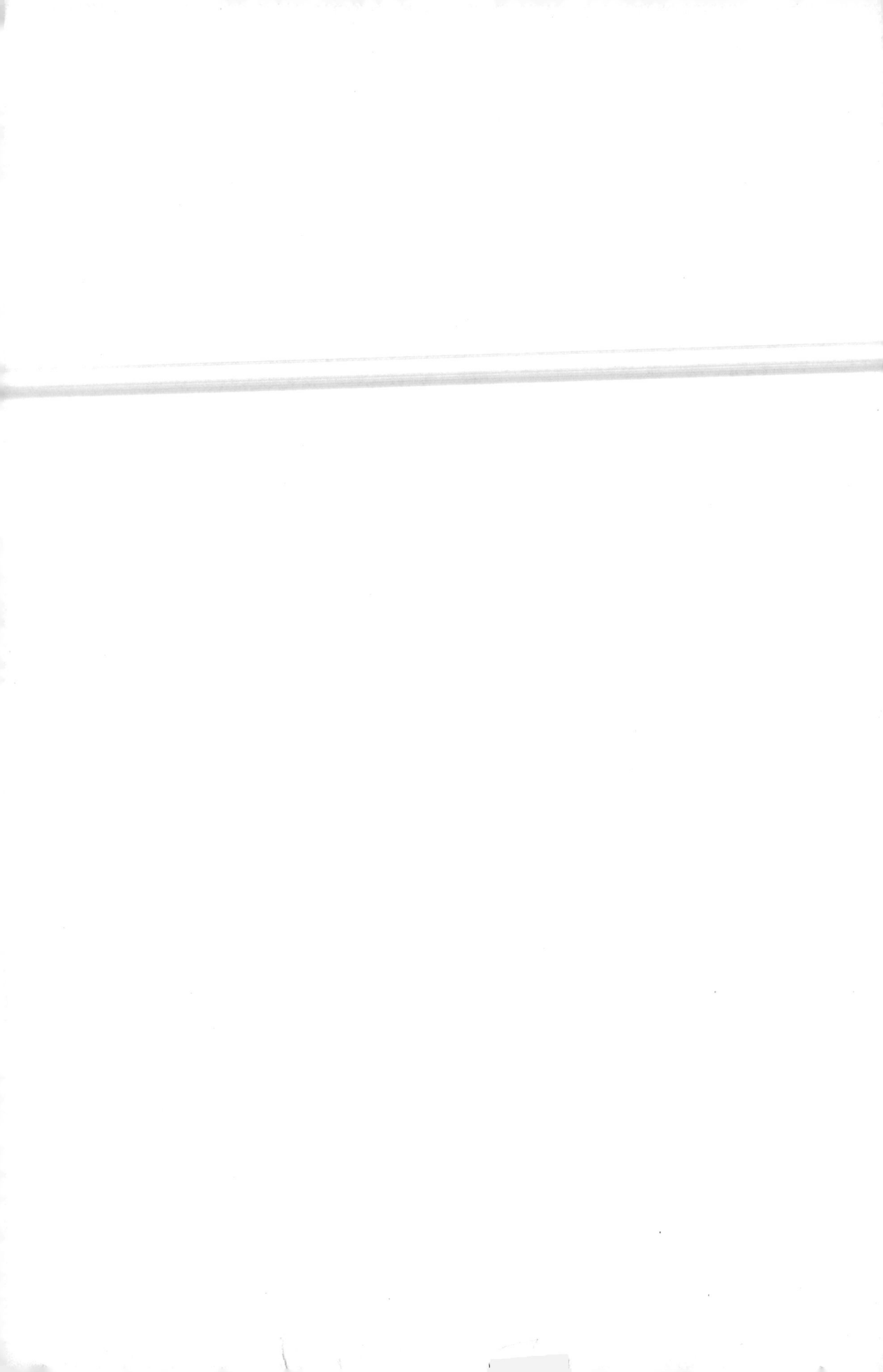

CRITICAL CARE REHABILITATION

重症康复

明州康复医学研究院　编著

ZHEJIANG UNIVERSITY PRESS

浙江大学出版社

·杭州·

图书在版编目（CIP）数据

重症康复 / 明州康复医学研究院编著 . -- 杭州 ：
浙江大学出版社，2025. 5. -- ISBN 978-7-308-26077-0

Ⅰ . R459.7；R49

中国国家版本馆 CIP 数据核字第 2025VW1556 号

重症康复

明州康复医学研究院　编著

责 任 编 辑　金　蕾

文 字 编 辑　范一敏

责 任 校 对　蔡晓欢

封 面 设 计　春天书装

出 版 发 行　浙江大学出版社

　　　　　　（杭州市天目山路 148 号　邮政编码 310007）

　　　　　　（网址：http://www.zjupress.com）

排　　　版　杭州晨特广告有限公司

印　　　刷　浙江新华数码印务有限公司

开　　　本　787mm×1092mm　1/16

印　　　张　25

字　　　数　518 千

版 印 次　2025 年 5 月第 1 版　2025 年 5 月第 1 次印刷

书　　　号　ISBN 978-7-308-26077-0

定　　　价　150.00 元

序

我国的重症医学与康复医学均起步于 20 世纪 80 年代。随着重症医学水平的提升，危重症患者的救治存活率不断提高。与此同时，患者常遗留高级神经功能障碍及肢体功能障碍等多方面的问题，严重影响患者的生活质量及重返工作岗位的可能，给社会、家庭带来长期且沉重的经济、精神及照护等负担。

康复医学是针对病、伤、残患者功能障碍的恢复和重建，提高患者生活质量的学科。重症康复是针对重症监护患者的功能障碍及并发症、重症监护后综合征进行的康复，其目标在于加速患者脱离呼吸机依赖，促进患者尽早转出监护室，加速优化医疗配置，同时加快患者功能水平恢复和重建的进程，并提高患者的生活质量。随着重症医学的发展，人们对重症康复的认识也不断提高，国家政策、医保政策共同推动了重症康复的快速发展。目前，重症康复已成为国内外广泛关注的方向，但关于重症康复的准确定义、其最佳工作模式的构建等问题，还有待深入探索和研究。

发达国家在 20 世纪 80—90 年代就逐步完成了医学模式的转化，并且形成了他们独特的医疗体系。例如，美国早已形成了由长期急性期医院、住院康复机构、高水平护理机构和家庭健康照顾组成的完整体系；在英国，ICU "降阶梯式单元" 比较普遍，在中心医院和地段医院建立高依赖病房（high dependency units，HDU）；HDU 也已在澳大利亚的许多医院被建立，旨在促进高危手术患者的快速恢复，减少 ICU 的工作量。明州医疗集团在国内较早组建多学科合作下开展的综合性干预体系，临床治疗效果显著。

本书针对 ICU 部分危重症患者，组建以神经重症康复为主的 HDU，在确保安全的前提下，在对患者的病情进行充分评估后，采用多学科协同工作模式的集束化管理与治疗方案，开展一系列的早期综合治疗及康复治疗，值得借鉴和推广。

目前，危重症早期康复介入领域的跨学科人才严重缺乏，HDU 的建设尚缺乏统一的规范，且重症康复的收治范围、评估方法和治疗标准也未实现统一。但 ICU+HDU+ 重症康复 + 高压氧救治的 "四位一体" 的综合救治模式，使进一步提高疗效、优化医疗资源配置成为可能。建立以重症康复为核心的 HDU，实现完整的 ICU—HDU—普通病房的康复链，将有力促进包括重症医学在内的多学科的协同发展。

令人欣慰的是，在刘长文教授的倡议与组织下，多名学者积极参与本书的编写工作，展现了他们对重症康复领域的思考与探索，非常值得肯定和鼓励。相信每位读者都能从书中获益，并愿意投身于重症康复事业，为重症患者提供更科学、更合理、更个体化的专业医疗服务。

南部战区总医院 黄　怀

2025 年 2 月

前　言

多年来，ICU 通过紧迫、及时和密切的医疗干预，有效纠正急性脏器功能障碍，显著提升了患者的生存率，而这已成为衡量 ICU 治疗效果的关键指标。然而，近年来，患者及其家属的反馈为我们揭示了更多关于重症康复的意义。这不仅拓宽了重症监护领域的视野，也激发了为患者探索最佳康复途径的新思路。康复医学在我国经历了几十年的发展，其学科体系已经初步得到建立。但我国在重症康复方面尚处于起步阶段，这一领域已成为国内外康复医学研究的新方向。现代康复强调早期、全面、主动的康复，更加强调脏器康复、肢体康复和心理康复的大康复理念，以疾病为中心，病理生理为导向，倡导多学科合作，以期促进重症患者的全面康复。

明州医疗集团（明州康复医学研究院）从 2002 年开始涉足医疗产业，2015 年更加关注康复产业，2016 年协同浙江省的重症、高压氧和康复专家开发出 ICU 的替代方案，经多年实践，以重症康复为主的 HDU 的临床效果明显。重症康复接收的患者大多是经过 ICU 急性期、手术和微创救治阶段的患者，这一类患者需要相对高水平重症康复的救治。重症康复强调多学科合作的治疗方案，治疗价值较高，团队的创新是学科的立足点。

重症康复涉及广泛，本书主要针对 ICU 部分危重症患者的康复策略，如脑复苏、重型颅脑损伤、重症脑卒中、高位脊髓损伤、长期呼吸机支持的呼吸衰竭和 ICU 获得性肌无力等患者，构建多学科合作下开展的综合性干预体系。在保证医疗安全的前提下，在 HDU 对患者的病情进行充分评估后采用多学科协同工作模式的集束化治疗方案，开展了一系列的早期综合治疗及康复治疗。其主要目的是最大限度地恢复患者的机体功能，缩短住院时间，促进患者尽早回归社会。

全书共分五篇，内容包括重症康复医学的发展现状与挑战、HDU 的发展与管理、高压氧在重症康复中应用的理论基础、高压氧舱内呼吸机的临床应用进展等，并重点描述了重症患者急性期、亚急性期和慢性期多学科合作治疗康复的特点，对重症康复治疗过程中的监测与管理进行了描述，介绍了重症康复的基本技术；附录为重症康复常用的评估方法。

　　本书的大部分内容来源于临床工作实践，强调理论与实践的结合，可能还存在许多不足之处，诚请同道们指正，以便再次修订时能够更加成熟，以飨读者。希望以此书促进重症领域的研究，同时更加优化我们的医疗服务。

明州康复医学研究院院长　刘长文

明州医疗集团总裁　吕　萌

目　录

第一篇

总　论

　　早在 20 世纪 60 年代，欧美的医学专家就已经提出在心内科 ICU 中开展早期康复的重要性。在我国，外科快速康复、重症康复直到 2010 年之后才逐渐走进人们的视野。关于重症康复的准确定义、其工作模式的构建，目前尚无统一的认识。

一、我国重症康复的三种形式

（一）以 ICU 为主导的重症康复

　　有调查研究显示，ICU 患者早期康复的实施率不足，实施质量不理想，我国 ICU 患者早期康复尚处于起步阶段。ICU 主要通过各种生命支持技术最大程度地挽救患者的生命。随着早期重症康复理念的介入，重症康复的深度和广度得到了进一步扩展，逐步开始关注减少疾病与插管对呼吸系统的不良影响，预防因各种并发症导致的呼吸机撤离困难和住院时间延长等问题，维持和提高身体功能，提高生活质量以及降低死亡率。因此，将早期重症康复的目标归纳为：①减少患者对机械通气的依赖，促进分泌物的排出，预防肺不张，增强肺复张，改善通气、顺应性和通气血流比，减少呼吸阻力和呼吸做功，优化氧合能力；②改善呼吸和外周肌肉的功能；③促进患者身体、精神和认知功能的全面恢复，回归日常生活和工作岗位。但是，ICU 中的早期重症康复由于空间、设备、人力资源和医疗报销等方面的限制，在临床实践中仍面临重重困难。此外，患者在 ICU 环境中通常处于高镇静的状态，且需要采用多种治疗方式，该环境下各医疗人员协调不充分、治疗时间冲突、治疗理念不一致是重症康复实施的难点。

（二）以康复科为主导的重症康复

　　目前国内学者已逐步认识到在 ICU 开展重症康复的重要性，但具体的临床应用还在不断实践中。南方医科大学南方医院在 2010 年就已开设重症康复医疗服务，目前该医院的重症康复模式除 ICU 床旁康复外，还对神经内外科 ICU 无须生命救治但仍留置气管插管及其他支持管道的重症患者进行集中管理，提供康复治疗服务。四川大学华西医院康复医学中心则通过前移康复为神经外科、神经内科、重症医学科、心脏内科、心脏外科、烧伤科及肺癌中心等科室的重症患者提供康复服务。干预内容包括主动关节活动度训练、体位适应性训练、转移训练、步行训练等，这些训练多针对无须生命救治的慢性危重症（chronic critical illness，CCI）患者。

（三）多学科协作的重症康复

多学科协作的重症康复更加强调脏器康复、肢体康复和精神心理康复的全面康复的理念，主要针对 ICU 部分危重症患者，如脑复苏、重型颅脑损伤、重症脑卒中、高位脊髓损伤、长期呼吸机支持的呼吸衰竭和 ICU 获得性肌无力等患者，组建 ICU+ 高压氧 + 康复等多学科合作下开展的综合性干预体系。在 HDU 采用多学科协同工作模式，在保证医疗安全的前提下，对患者的病情进行充分评估后采用多学科协同工作的集束化治疗方案开展一系列的早期综合治疗及康复治疗，其主要目的是最大限度地恢复患者的功能，缩短住院时间，促进患者尽早回归社会。

二、建立多学科协作机制的必要性

多年来，ICU 通过纠正急性脏器功能紊乱，提高患者的生存率。尽管生存率是衡量治疗效果的重要标准，但大量的 CCI 患者却面临缺乏成熟治疗经验的现状。ICU 幸存者给世界范围内的卫生系统带来了诸多挑战。目前，在美国，每年有 400 万～ 700 万人次入住 ICU，其中大部分患者能够存活，但幸存者中有 10% ～ 15% 会进展为 CCI。CCI 的特点是持续的脏器功能衰竭和对生命支持设备的长期依赖，包括长期使用呼吸机通气的综合征和肾脏替代治疗。目前，美国每年有 10 万名 CCI 患者，每年的花费约为 200 万美元 [①]，这一数据会随着老龄化加剧和重症治疗需求的增加而持续上升。随着越来越多的 ICU 患者得以生存，他们将成为 CCI 患者，而不是立即全面康复，此类患者已成为重症康复对象的一部分。

近年来，较多的临床研究表明，颅脑损伤患者的早期高压氧治疗（high pressure oxygen therapy，HBOT），可明显提高远期预后质量，对于暂不能脱离呼吸机的患者，应在损伤后 48h 内进行带呼吸机 HBOT。此外，临床证据表明，心肺复苏后进行早期 HBOT 的远期效果明显。专家建议因各种原因引起的心肺复苏后急性脑功能障碍患者可考虑选择包含高压氧的综合治疗，早期进行带呼吸机 HBOT 的效果更佳。严重的外伤性高位脊髓损伤患者，长期使用呼吸机和卧床会引发严重后果。临床研究表明，早期手术减压复位和内固定有利于术后的早期康复锻炼。有学者认为，早期 HBOT 可提高脊髓损伤伴神经功能障碍患者的体育锻炼能力。经过为期 3 周的 HBOT，41% 的患者的肺活量提高 10% 以

---

① 1 美元 ≈7.2493 元。

上，同时疲劳相关的代谢并发症减少。早期康复治疗应与疾病治疗同时进行，在患者入ICU 24h 内即应评估患者的生理功能，如果病情稳定，则实施早期康复治疗。

20 世纪 70—80 年代，当我国的 HBOT 刚刚兴起时，国外已有使用舱内呼吸机的报道，如使用美国 Sechrist 公司生产的 Sechrist 500A 型呼吸机。我国国产的舱内呼吸机更是刚刚起步。随着重症医学的发展和高压氧医学的不断进步，较多的资料证明高压氧与机械通气的合二为一，既扩大了高压氧治疗的适应证，又充分发挥了机械通气的优势，使危重症患者的早期 HBOT 成为可能。高压舱内专用呼吸机的应用将快速推动重症康复医学的发展。

上述疾病的综合治疗是单一 ICU、高压氧科和康复科难以完成的。根据欧美发达国家的经验，重症患者的康复医疗应由有关的临床专科组织多学科会诊（multi-disciplinary treatment，MDT），共同制订综合康复的计划，并由医生、治疗师和护士等协调执行。此外，还要对陪护人员和家属进行相关的健康教育。

三、重症康复的多学科组建

为了促进危重症患者恢复，在 ICU 和普通病房之间提供 HDU 是欧美国家广泛采用的方法。在英国，鉴于人均 ICU 床位资源有限，ICU "阶梯式单元" 的设置比较普遍，在中心医院和地段医院建立 HDU，为普外科、神经外科和心脏外科提供术后恢复，并为是否进入 ICU 提供决策。澳大利亚也已在许多医院建立 HDU，可促进高危手术后的快速恢复，减少 ICU 的工作量。美国医院和卫生系统对处于危重症的恢复阶段，但仍有持续脏器衰竭，需继续治疗的患者开发出 ICU 的替代方案，如美国长期急性治疗医院（longterm acute treatment hospital，LTAC）是 ICU 的另一种替代方式。LTAC 是专门为 CCI 患者设计的病房，在这里，患者的平均停留时间 ≥ 25 天，这意味着可以在亚重症监护的背景下提供 ICU 的所有服务。除了不治疗急性危重病外，LTAC 可对长期依赖呼吸机支持的慢性危重症患者提供定期运动疗法和作业疗法，部分患者接受高压氧等治疗，还可通过 MDT，进行规范撤机和早期活动来改善预后。这些方法已证明可缩短 ICU 患者的住院时间并改善其预后。

重症康复为主的 HDU 在硬件设施上更强调的是大型康复设备的接入，如高压氧舱、多功能站立床、运动踏车、减重体力训练设备等，对医生、治疗师和护士有严格的要求，不但要拥有扎实的临床各学科的基础知识，更要熟练掌握康复和高压氧等治疗技术。利用 ICU+ 高压氧 + 康复的综合处理模式，更有利于重症患者的早期康复，使早期促醒和远期功能的恢复成为可能。建立以重症康复为主的 HDU，ICU—HDU—普通病房，形成一个完整的治疗链，将进一步促进重症医学的发展。

四、多学科协作重症康复的实践

笔者在 2016 年 7 月创建了浙江省首家以重症康复为主的 ICU+ 高压氧 + 康复的多学科联盟 HDU，领衔编写了《浙江省重症康复专家共识》，倡导组织 MDT 参与重症康复计划的实施，编写的《重症康复集束化治疗方案》和《重症康复（HDU）管理质量评价标准》在全国 23 家医院得到推广。浙江明州康复医院建立的以重症康复为主的 HDU 收治的患者中，30% 的患者可完全恢复，重返工作岗位；70% 患者的功能得到明显改善，脱机成功率达 85% 以上，进行带呼吸机的早期 HBOT 千余次，未发生 1 例重大舱内并发症。MDT 的集束化治疗不是治疗方法的创新，而是管理方法的改进，由 ICU、高压氧治疗科和康复科共同参与制定治疗方案，其总体方案由 HDU 医生最终决定。科室相关人员熟知重症康复理论并进行专业培训，有具体的执行指南或有系统的教育和规范的管理，同时创建讲课计划，加强对家属的教育，提高家属的参与度，注重远期疗效的评估。

（刘长文）

第一章
重症康复医学的发展现状与挑战

第一节　康复医学的发展现状

相对发达国家，我国康复医学的起步较晚，20 世纪 80 年代才被引入我国。我国政府大力推进康复医学发展，部分三甲综合性医院相继设立了康复科室，开展了康复治疗。康复科属于综合性科室，康复治疗中心的建设涉及很多领域，比如矫形、假肢、心理治疗、传统治疗、言语治疗、物理治疗等。同时，我国也逐步形成了康复医疗体系，如神经康复、骨与关节康复、脊髓损伤康复、老年康复、中医康复、儿童康复等。康复科在促进患者的功能恢复方面有非常显著的效果，直接影响患者后期的恢复情况。国家近年来也逐渐加大了对康复事业的投入力度，并取得了非常显著的成果。随着社会经济的发展，老龄化进程加速，公众对于健康的认识也发生了巨大的变化，康复医疗不再局限于传统的理疗，这也在一定程度上推动了康复科的快速发展。为应对老龄化挑战，自 2013 年《国务院关于加快发展养老服务业的若干意见》颁布以来，国务院及各部委先后 11 次发布关于医养结合的重要文件，持续推进医养融合发展。医养结合，即将医学资源与养老资源结合，使康复服务融入老年人的生活，为老年人提供综合性的保障。与传统的养老模式不同，医养结合模式与现代医疗服务相结合，采取新型结合方式将康复融于生活，减轻康复医疗机构的负担，满足现代老年人多元化的养老与医疗服务的需求。另外，以家庭为基础，以社区为依托，促使康复医疗资源下沉于社区，方便群众就医。

近 30 年来我国危重症医学发展迅速。1989 年，卫生部正式要求所有的三级综合医院成立 ICU，推动全国重症医学科的建设和发展。2009 年，卫生部正式宣布在《医疗机构诊疗科目名录》中增加"重症医学科"诊疗科目，并发布了《重症医学科建设与管理指南（试行）》（以下简称《指南》）。《指南》要求，全国二级以上综合医院须设立至少 1 个 ICU，且三级综合医院重症医学科床位数应占医院病床总数的 2% ～ 8%。2016 年，中华医学会重症医学分会部分成员在《中华重症医学电子杂志》上发表的全国 ICU 普查结果显示：以

2014 年的人口为参照，中国每 10 万人拥有的 ICU 床位数平均为 3.19 张。该调查未将专科 ICU 纳入统计范围，而综合 ICU 与专科 ICU 的床位数大致持平。2024 年，国家卫生健康委员会等八部门印发《关于加强重症医学医疗服务能力建设的意见》。该意见提出，到 2025 年末，全国重症医学床位（包括综合 ICU 床位和专科 ICU 床位）达到 15 张 /10 万人，可转换重症医学床位达到 10 张 /10 万人，相关医疗机构综合 ICU 床医比达到 1：0.8，床护比达到 1：3；到 2027 年末，全国重症医学床位达到 18 张 /10 万人，可转换重症医学床位达到 12 张 /10 万人。

死亡率是衡量 ICU 对危重症的处理效果的指标，但产生的大量慢性危重症患者缺乏成熟的治疗经验，ICU 幸存者给世界范围内的卫生系统带来了很多问题。目前，美国每年有 10 万人长期需呼吸机的支持，这一数据会随着社会老龄化和重症治疗需求的增加而上升。这些患者消耗大量的医疗资源，并且出院后有较高的发病率和死亡率。

第二节 康复医学面临的挑战

重症医学的进步显著提高了危重症患者的生存率，但生存率提高的同时也伴随一些功能的失调，如肌肉无力、呼吸困难、抑郁、焦虑和与健康相关的生活质量下降。

危重症疾病的综合治疗是单一 ICU 难以完成的，根据欧美发达国家的经验，重症患者的康复治疗应由有关临床专科组织 MDT，共同制订康复计划，并由医生、治疗师和护士等协调进行。此外，还要对陪护人员和家属进行有关的健康教育。同时需要建立以康复为主的 HDU，形成 ICU—HDU—普通病房的治疗链。而目前国内的重症康复刚刚起步，危重症疾病早期康复介入所需的跨学科人才（有 ICU 经验，对高压氧和康复技能有理论基础）十分缺乏，HDU 的建设也缺乏规范，重症康复的收治范畴、治疗方法和评估标准也未实现统一。

第三节 未来的发展趋势

康复医学是医院联系社区和家庭的纽带，也是综合医院与基层医疗机构的接口。作为支撑和连接各环节的枢纽性学科，应建立三级康复医疗服务体系，即将康复措施从三级医院急性期康复开始一直延伸到社区和家庭，形成一个上下贯通、分层次、分阶段的康复服务体系，最终实现患者高质量地回归社会。综合性医院应建立康复医学科与临床相关专科的一体化的持续工作的模式，形成医疗、康复、护理团队全方位的协同工作。其次，需组织选派专病康复专业的人员，主动深入 ICU、骨科、神经内科、神经外科、老年科、呼吸内科、心脏内科、胸外科和高压氧科等临床科室，将康复教育前移，培养具有危重症患者管理能力的专业人员；或采用多学科合作的模式，为危重症患者提供早期、系统、专业、连续的康复治疗，从而提高整体的治疗效果，提高患者的生活质量，并为患者转入专业的康复机构或回归社区、家庭做好准备。同时，应全面、系统地理解和应用重症康复的脏器管理、物理治疗、作业疗法、言语治疗、心理治疗以及康复护理等技术手段，组成无缝连接的治疗小组。对于长期治疗后功能无法恢复的长期带呼吸机的患者可直接转入护理院。康复医院主要针对慢性危重症和疾病稳定期的患者，提供专科化、专业化的康复服务。

重症康复医学应强调以疾病为中心，以病理生理为导向，采用多学科合作的模式，对危重症患者进行超早期的综合康复治疗。从重症康复的视角考虑，康复治疗并非单纯的物理治疗、作业疗法和语言治疗，康复是指综合协调地应用各方面的措施促使患者的功能恢复，重症康复更加强调脏器康复、肢体康复和精神心理的康复。建立综合性的干预体系，由多学科合作模式向多学科交叉融合发展是今后发展的趋势。

加强康复医学的科研能力，产出高水平的科研成果是今后的努力方向。现代康复医学广泛深入整合了多个学科的临床知识、技能和服务，各领域的技术呈现出精细化、专业化的特点，同时学科间的界限也越来越模糊，呈现出一体化、大融合的发展趋势。而目前，我国的康复科还缺乏认可度高的多学科团队，更缺乏跨学科的人才，与兄弟学科共同开展学术研究的模式还未形成。提升康复医学学科的内涵和深度是今后努力的方向。

（刘长文）

第二章
高依赖病房的发展与管理

第一节　高依赖病房的发展史

高依赖病房（high dependency unit，HDU）的提法最早出现在美国的精神病管理指南中。根据美国的《精神卫生法》，住院患者治疗的最重要的原则是在有最低限度限制的环境中提供有效的治疗。美国精神病管理指南定义了精神科重症监护管理的原则，为精神科重症监护的地方政策和程序的发展提供了一个框架。在精神科病房中，有必要提高干预水平，以管理有行为严重障碍的患者。当有可能对患者本人或周围的其他人造成身体伤害时，或者当患者可能潜逃而给患者本人或其他人带来重大风险，可能会导致恶化的精神和（或）身体状况以及影响其他患者的精神状态时，应采取重症监护干预的措施。HDU 是为这些患者提供更高水平的个人护理和监测的环境。HDU 是精神科病房内的一个单独区域。几乎所有的精神卫生机构都设有医务人员小组，《临床服务审查》显示了 HDU 不同的使用做法，这表明需要制定指南来协助实施最佳做法的标准。

20 世纪 90 年代，美国医学界开始认识到，在 ICU 照顾 CCI 患者，有几个缺点：① ICU 工作人员不适合与患者建立长期联系；②可能导致稀缺的 ICU 资源的低效使用；③浪费大量宝贵的医疗资源和人力成本。

因此，美国医院和卫生系统对处于危重症的恢复阶段，但仍有持续脏器衰竭而需继续治疗的患者开发出 ICU 的替代方案，包括降阶梯式单元、能够提供呼吸机支持或肾脏替代治疗的专业治疗设施，如专业护理医院，它可以提供比传统医院更高强度的治疗，但不具备 ICU 的所有功能，其中的许多患者接受了气管切开和胃造瘘置管。在美国，LTAC 是 ICU 的一种替代方式。LTAC 是专门为 CCI 患者设计的病房，这意味着可以在亚重症监护的背景下提供 ICU 的所有服务。长期急性治疗计划是一个 24h 住院患者综合医疗和康复服务的综合计划，急性阶段由机构批准的 LTAC 提供，专门治疗需要长期集中住院治疗的患者。转移到这些医院的患者通常曾在传统医院的重症监护室进行过治疗。根据美国联邦政府的指导方针，只有少数几家医院被指定为专科医院，专门治疗需要长期重症医疗护理的患者。LTAC 除明确地不治疗急性危重症外，对长期使用呼吸机支持的 CCI 患者可提供定期运动疗法和作业疗法，部分患者可接受高压氧等治疗，还可通过 MDT，规范撤机并进行早期活动来改善预后。这些方法已被证明可缩短 ICU 患者的住院时间和改善预后。与传统的 ICU 相比，LTAC 可以通过减少呼吸机通气的总时间来提高医疗效率。LTAC 可通过优化人员配置，照顾大量的机械通气患者，创造经济优势，从而使每天的费用相较于 ICU 明显降低。在美国是按照该类患者的类型在该地区的平均成本，为每位患者支付固定的金额给医院，称为按病种付费，医院用比按病种付费更低的成本治疗患者，从而盈利。1997—2006 年，由 ICU 转入 LTAC 的患者人数增加了 3 倍，LTAC 从 192 个增加到 408 个，患者从 13732 人增加到 40352 人。采用此方法后，美国 ICU 患者的平均停留时间明显缩短，如美国哈佛大学医学院附属麻省总医院的 ICU 患者的平均停留时间为 6.3 天，ICU 资源得到充分地利用，总体的医疗费用明显下降。

重症康复医学与其他的学科一样，都是随客观需求在相关学科条件成熟的基础上发展起来的。20 世纪 90 年代初，一些发达国家在 ICU 和普通病房之间提供中级护理或 HDU 是 ICU 降阶梯治疗的另一种形式。许多医院已经设立了 HDU，以改善患者护理，促进高危手术后的恢复，减少 ICU 的工作量，并防止患者再次返回 ICU。如澳大利亚的许多医院在 ICU 和普通病房之间提供 HDU。HDU 的建立可促进高危手术患者的快速恢复，减少 ICU 的工作量和医疗费用的支出。英国在中心医院和地段医院建立 HDU 已有 20 多年的历史，起初是为普外科、神经外科和心脏外科提供术后恢复。2016 年开始建立耳鼻喉科的 HDU，为手术后的患者提供比 ICU 低一级的护理治疗，并为是否进入 ICU 提供决策。我国台湾地区也设置了慢性呼吸障碍支持病房，可在社区完成呼吸机的支持治疗，使医保支出大幅下降。

浙江省医学会物理医学与康复学分会重症康复专业委员会在 2017 年发布的《浙江省重症康复专家共识》中倡导，为促进危重症患者康复，临床应在 ICU 和普通病房之间提供 HDU，重症患者的康复治疗应由有关的临床专科组织 MDT 共同制订康复计划，并由医生、治疗师和护士等协同执行。

浙江明州康复医院于 2016 年 7 月开始建立 HDU 病房，HDU 的收治对象为来自 ICU 和脑外科为主的危重症患者，即持续昏迷、呼吸机脱离困难的患者。在 HDU 收治患者的选择上明确以下两点：①患者有进一步行综合康复治疗的适应证；②患者的严重程度经积极处理后有获得缓解的可能。

HDU 内，在有经验的重症医学、高压氧舱和康复医学专家的指导下，由医生、治疗师、护士组成的多学科团队对重症康复患者采用积极的运动和物理康复的治疗，这一模式不会增加短期危重症患者的死亡率，能够明显提高远期生存质量。

第二节　高依赖病房的适应证与非适应证

HDU 收治患者应有适应证和非适应证，根据医院的实际情况，介绍如下。

一、适应证

- 经 ICU 抢救后生命体征稳定，但仍需呼吸机支持的患者。
- 颅脑损伤伴有意识障碍，需要呼吸机支持的患者。
- 脑卒中伴有意识障碍，需要呼吸机支持的患者。
- 呼吸衰竭需长期使用呼吸机或需进行序贯治疗的患者。
- 处于慢性心功能衰竭终末期，需呼吸机支持的患者。
- 脊髓损伤伴呼吸、循环不稳定的气管切开的患者。
- 缺血缺氧性脑病急性期伴有意识障碍的患者。
- 缺血缺氧性脑病的非急性期、各种中毒、血流感染及大出血等伴有血流动力学不稳定的患者。

二、非适应证

- 脑死亡患者。
- 急性传染病患者。
- 无急性症状的慢性疾病、治疗无望或因某种原因放弃治疗的患者。
- 恶性肿瘤晚期患者。
- 老龄，处于自然死亡的过程。

第三节　高依赖病房的设置

一、高依赖病房的位置

HDU 应设置在医院内靠近 ICU 的位置，要特别适应 ICU 与各专科患者的转入与转出，最好有一个相对封闭的工作区，成为一个独立的病区。

二、高依赖病房的病床数量

HDU 的病床数量一般取决于收治患者的类型，建议占康复医院总床位的 25% 左右。

三、高依赖病房的病房设置

一个 HDU 内设置 3～4 张病床较为合理，每张床应占有最低限度的足够面积，以便放置呼吸机、监护仪，尚需要有足够的空间，使患者能完成站立起床练习、踏车和带呼吸机床边活动。同时，应有一定的空间完成每天患者带机 HBOT 的反复转运。病床最好带有可控制高低的床头，以便在紧急插管时不需要过多搬动患者；床尾及两侧床体有床挡保护，以防昏迷、躁动的患者发生意外；床腿应有可移动式的脚轮，以便在调整患者时不需要反复搬动患者。各床单元均应安置中心供氧输出口、负压吸引接口、压缩空气接口及足够的多路电源插座，在床头上方的墙壁应安装支架，以便放置床头监护仪。床位上方的天花板上设 U 形滑轨，供悬吊输液使用，并保证病房有良好的通风。

第四节　高依赖病房的管理模式

一、高依赖病房的工作模式

HDU 一般采用多科协同工作模式，由 ICU、高压氧科和康复科共同制定治疗方案，其总体方案由 HDU 医生最终决定。科室相关人员应熟知重症康复理论并进行专业培训，制订讲课计划。重症康复过程应加强对家属的教育，提高家属的参与度，并有具体执行指南或有系统的教育和规范的管理，注重远期疗效评估。

二、高依赖病房的人员配置

HDU 较 ICU 的治疗强度低，结合浙江明州康复医院的实际情况和经验，较为合适的人床配比为医生 0.15∶1，护士 0.8∶1，应根据医院的具体情况而定。

随着重症医学的发展、高压氧医学的不断进步和重症康复发展的需要，多学科融合的跨学科发展是必然趋势。随着高压氧舱内专用呼吸机的快速发展，较多的资料证明，对脑功能障碍、重型颅脑损伤、大面积脑梗死和高位脊髓损伤的患者进行早期综合治疗后，临床恢复的远期效果明显。浙江明州康复医院建立 HDU 以来，收治的脑功能障碍、重型颅脑损伤、大面积脑梗死和高位脊髓损伤的患者，收治时均需呼吸机支持，经康复治疗，30% 的患者完全恢复，重返工作岗位；50% 的患者的功能得到部分恢复，生活能自理。更重要的是浙江明州康复医院允许家属 24h 陪护，家属、护工参与常规的康复工作，充分调动了家属参与患者康复的积极性，弥补了 ICU 的亲情缺失，并大幅减少医保支出。HDU 学科的设想是支持重症患者从 ICU 过渡到 HDU，为很多曾经无法接受康复治疗的 ICU 重症患者，提供更好的早期康复治疗。

（刘长文）

第三章
高压氧在重症康复应用中的理论基础

随着重症康复医学的快速发展，新理论和新方法也不断涌现，较多的学者认为重症康复的概念已不局限在某一个专科，而是更加重视危重症疾病的病理生理学特点，采用多学科合作的新的医疗体系，更加强调脏器康复、躯体康复和心理康复的新理念。

第一节　高压氧在脑复苏应用中的病理生理学基础

心肺复苏能使缺血的机体恢复自主循环，但这之后患者也面临着缺血再灌注损伤，并呈现由全身缺血再灌注引起的病理的独特性，即发生心脏停搏后综合征。心脏停搏后综合征包括缺氧性脑损伤、心肌功能障碍、缺血再灌注损伤、原发病因的持续损伤。其中，缺氧性脑损伤是发生缺血再灌注损伤的基础，并随着氧供应不足的时间延长，脑损伤逐渐加重，一旦超过30min，不论再灌注是否发生，均会导致脑神经细胞死亡。脑缺血诱发损伤的机制主要为线粒体膜通透性的改变。人类脑组织一旦发生了缺血、缺氧，脑内神经细胞的腺苷三磷酸（adenosine triphosphate，ATP）最先消耗殆尽，致使细胞内线粒体膜孔开放，进而使神经细胞出现线粒体膜通透性的改变，最终导致线粒体肿胀，神经细胞因代谢障碍而死亡。

快速脑复苏的成功需要充足的高能磷酸盐供应，主要是ATP。呼吸链复合体嵌在线粒体内膜中，电子传递链利用三羧酸循环为ATP的生产提供电子能量。氧气也可认为是一种药物，它有一个剂量－反应曲线，合适的HBOT时长和压力可有效减少患者的氧债（或ATP债）。轻度缺血、缺氧和ATP耗损可能主要影响线粒体，特别是在再灌注期。严重血流量减少的主要损伤是ATP耗竭、膜离子泵功能障碍、细胞肿胀和坏死。继发性损伤会导致神经细胞早期电复极化损伤，随后是炎症反应，其中的一个环节是再灌注损伤。线粒体膜超极化引起活性氧的暴发，通过细胞内信号转导机制引发凋亡级联反应。而更严重的缺血、缺氧表现出异质性脑损伤。

昏迷是由双侧大脑皮质、脑干近端（网状激活系统）或两者的弥漫性破坏（功能或解剖）导致的各种脑损伤引起的一种神经状态。昏迷的特征是觉醒水平的改变，范围从浅昏迷到深度昏迷，可根据一些量表进行分级，其中最著名的是格拉斯哥昏迷量表。由于缺乏对其确切的病理靶点及其氧敏感性的认识，HBOT在急性全脑缺血、缺氧时变得复杂，且缺血后低灌注可能导致蛋白质合成受阻。

研究表明，对颅脑损伤患者早期进行HBOT，可明显提高远期预后的质量，对暂不能脱离呼吸机的患者应在损伤后48h进行带呼吸机的HBOT。临床证据表明，心肺复苏早期HBOT的远期效果明显，因此，专家建议由各种原因引起的心肺复苏后急性脑功能障碍患者可考虑选择包含 HBOT 在内的综合治疗，早期带呼吸机的 HBOT 的效果更佳。

第二节　高压氧在颅脑损伤应用中的病理生理学研究

中枢神经系统的损伤涉及广泛且复杂，包括缺氧和充血，以及细胞完整性、血液流动、酶的破坏。因此，多模式治疗对中枢神经系统的创伤至关重要，而且必须仔细监测特定的效果。目前，治疗外伤性颅脑损伤的研究重点为颅内病变的控制，使受伤的大脑能够愈合，并防止逐渐发展的损伤。近年来，高氧状态下的动物实验和临床研究表明，HBOT 在严重颅脑损伤中有很好的应用前景。HBOT 的并发症很少见，而且是可逆的。

重型颅脑损伤中损伤的大脑区域由于创伤而缺血，形成缺血半暗带。这一区域位于坏死脑组织的周围，这些组织缺乏足够的氧气来维持正常的功能，这些细胞被称为抑制、冬眠或睡眠神经元。细胞的完整性可维持 3 ~ 6 个月，但缺血半暗带由于缺乏氧气和营养物质，不能形成新的毛细血管，大量的脑组织仍处于缺血和无功能的状态，而适当的条件可促使缺血半暗带休克的神经元复苏。

缺血半暗带的存在已经通过在高压条件下使用高血浆氧浓度的单光子发射计算机断层成像证明。重型颅脑损伤继发的缺血缺氧性脑病最初是由于缺氧致大脑发生瀑布样细胞损伤，其次是 N- 甲基 -D- 天冬氨酸受体被激活，细胞内钙离子积累，线粒体功能障碍和其他脑细胞中自由基发生变化，最终导致细胞通过凋亡或坏死途径死亡。任何能有效逆转其中一步的干预，都可能有潜在的治疗效果。

近年来，较多的研究证明高压氧对颅脑损伤的治疗表现出明显的有氧代谢的作用，这可能与 HBOT 明显提高脑组织间氧分压有关，有助于改善线粒体功能的恢复，进一步唤醒缺血半暗带休克的神经元，抑制细胞凋亡。HBOT 通过促进血管收缩，减少脑血流量和降低颅内压，同时受损区域出现血流量增加（可能与红细胞可塑性的改变和窃血有关），也有学者发现损伤的局部区域红细胞可能难以通过，但血浆可以通过，从而增加缺血区的氧合作用，通过增加 O_2 传递扩散的梯度来恢复线粒体的功能，从而改善脑损伤后脑组织的有氧代谢。

高压氧作为早期康复的治疗介入，近年来被较多的学者认同。重型颅脑损伤 48h 后早期高压氧治疗组与常压氧治疗组比较，高压氧对颅脑损伤的治疗表现出明显的有氧代谢的作用，同时观察到颅内压下降，乳酸水平下降和乳酸 / 丙酮酸水平有改善，这可能与高压氧治疗能明显提高脑组织间氧分压有关。美国针对严重颅脑损伤的大规模二期研究证明，高压氧治疗明显优于常压氧治疗，约 50% 的患者的神经系统恢复明显，目前正在进行三期临床评价，参与的患者约有 1000 人，其中 500 人为对照组，主要观察不同的高压氧压力（1.5ATA[①]，2.0ATA，2.5ATA），频次（0，qd，bid）和是否伴随常压的高浓度的吸氧对患者预后的作用。暂不能脱机的患者在损伤后 48h 后带呼吸机行高压氧治疗，可明显提高

---

① 　1ATA=101.32kPa

远期预后的质量。因此，对生命体征稳定、颅内无活动性出血、无未处理的脑疝、无严重的肺损伤及脑脊液漏的重型颅脑损伤伴意识障碍的患者应尽早（48h 后）进行 HBOT。

HBOT 在外伤性颅脑损伤中的应用已有数十年的历史，高压氧在神经外科中的应用研究在不断发展。许多研究已确认 HBOT 对于脑水肿和脑细胞恢复的疗效，临床医生在治疗脑损伤中使用 HBOT 的不确定性已经得到了解决。

第三节　高压氧在脊髓损伤应用中的病理生理学研究

外伤性脊髓损伤的特点是缺血和水肿，可能是由血管麻痹和脊髓及其血管系统直接损伤造成的。脊髓微血管系统受损，导致灰质血供减少，周围白质充血。脊髓生理细胞在初始损伤的 24h 内，就发生病理生理变化。科学的治疗需要增加血供，纠正脊髓灰质缺血和后续白质水肿。高压氧治疗脊髓损伤（spinal cord injury，SCI）的关键因素是减少脊髓损伤继发水肿和缺血。有许多研究支持受伤后 24h 内接受 HBOT，这段时间是 SCI 病理生理后遗症进展的机会窗口。最初，可能无法区分是原本具有生理功能的脊髓永久性解剖破裂还是暂时性缺血和水肿。根据临床的经验，在外伤后 24h 内没有明显的脊髓解剖破裂的患者可能对 HBOT 有反应。

SCI 是一种复杂的疾病过程，它涉及原发和继发的损伤机制。SCI 没有特异性的治疗方法，目前的治疗侧重于减少 SCI 之后的继发性损伤。HBOT 在几项实验研究中已经显示出神经保护的作用，但是临床报告的数量有限。Holbach 等在 MRI 中发现了急性脊髓损伤发病 4h ～ 21 天的脊髓肿胀达高峰的特征表现。较多学者认为脊髓解剖结构被破坏和继发性血管损伤后静脉淤滞、水肿和缺氧，如果不纠正，就会导致组织坏死、脊髓病变水平以下的功能丧失。HBOT 的作用为高压氧能缓解脊髓灰质缺血、缺氧，减少白质水肿，纠正脊髓的损伤，使脊髓挫伤的一些神经功能逆转。

近年来，安全、有效的治疗手段是医学界探究的焦点，动物实验研究显示高压氧治疗 SCI 的机制包括以下几点。①抑制炎症反应：SCI 后局部微环境严重的炎症反应是继发性损伤的重要机制之一，过度的炎症反应可能阻碍了神经再生和修复，HBOT 可从多个途径抑制过度的炎症反应。②抑制细胞凋亡：细胞凋亡是机体维持稳态进行的自发程序性死亡，亦是 SCI 后神经细胞继发性死亡的主要方式，因此，抑制细胞凋亡是治疗 SCI 的重要途径之一。高压氧抑制 SCI 后细胞凋亡的可能机制包括抑制经典的凋亡途径、激活过氧化物酶体增殖物、激活受体的神经保护作用及调控凋亡相关的通路等。其中，经典的凋亡途径是介导细胞凋亡的主要方式，包括线粒体凋亡、内质网应激性凋亡和死亡受体介导的凋亡。③促进细胞自噬：神经细胞损伤后，细胞自噬通过吞噬细胞内受损的蛋白或细胞器来保证神经细胞的存活。SCI 后的组织损伤可立即激活细胞自噬，但低水平的自噬反应可能不足以发挥细胞保护的作用，而高压氧可促进细胞自噬，诱导较高水平的自噬反应，改善 SCI 后脊髓组织的病理状态，发挥自噬的保护作用。④促进神经和血管修复：神经营养因子治疗是临床中治疗 SCI 的常用方法，具有促进神经元修复的作用。研究发现，HBOT 可促进脑源性神经营养因子的释放，通过提高内源性神经营养因子的水平，促进大鼠脊髓神经修复和运动功能的恢复。促进微血管修复，维持血供以减轻损伤是治疗 SCI 的思路之一。血管内皮生长因子是诱导血管生成的关键信号，亦可通过非血管途径直接保护神经细胞。研究发现，HBOT 可促进受损脊髓组织中血管内皮生长因子的表达，改善脊髓的病理状态，提高大鼠的运动功能评分。

目前的研究模型多为由外力击打造成的急性 SCI，对其他因素或疾病引起的 SCI 的研究较少。另外，临床机制的相关研究较少，HBOT 能否通过类似的机制改善 SCI 患者的症状尚无确凿的证据。因此，在今后的研究中，应深入研究高压氧治疗 SCI 的作用机制，同时开展相关的大样本、多中心、随机对照的临床试验，以期在探究机制的同时，为 HBOT 的临床应用提供高级别的临床证据。

第四节　高压氧在脑卒中应用中的病理生理学研究

脑卒中是一种急性脑血管疾病，包括缺血性脑卒中和出血性脑卒中。完全性卒中是一种持续时间超过 24h 的急性非惊厥性神经功能障碍发作。短暂性脑缺血发作是一种持续时间少于 24h，通常持续时间少于 30min 的局灶性非惊厥性神经功能障碍发作。缺血性脑卒中发生时，血栓或栓子使脑部血管闭塞或血流受阻，从而阻碍了氧气的运输。

一、脑卒中的病理生理学

脑卒中是指由血管病理过程引起的任何的大脑异常。"病理过程"是指血管壁病变、血栓或栓子导致血管腔闭塞、血管破裂、血管壁的渗透性改变、血液黏度增加或其他变化。70% 的脑卒中由缺血性梗死引起，其中，9% 是由于大动脉闭塞，6% 是由于动脉病理改变，26% 是腔隙性脑梗死，19% 源自心脏，40% 的原因不明。脑卒中时大脑发生了组织学和生化的代谢改变。大脑每分钟需要 500 ～ 600mL 氧气（占全身消耗的 25%）。每分钟有 1L 的血液循环到大脑。如果血流完全中断，则在中断 6s 后神经元代谢紊乱，2min 后大脑活动停止，5min 后大脑损伤。急性脑卒中后的前 3h 通常被认为是治疗窗口期，在此期间，治疗干预可在一定程度上阻止脑卒中的进展并逆转生化紊乱。脑卒中的两种主要类型是缺血性脑卒中和出血性脑卒中。常见的临床表现是由颈动脉或大脑中动脉闭塞导致的偏瘫。如果主要半球受累，则伴有失语症状。在最严重的情况下，患者会昏迷。脑梗死的病理变化分为凝固性坏死、液化性坏死和囊腔三个阶段。

梗死灶内的病理学改变分为三个区域：①神经元坏死的中心区，有苍白的易损细胞和核固缩的萎缩神经元；②中心区外围的反应区，内有神经元损伤、白细胞浸润和新生血管；③反应区外围的边缘区，内有处于不同增生和肥大阶段的萎缩神经元和肿胀的星形胶质细胞。几分钟以上的血液和氧气供应不足会导致脑组织死亡的传统概念已经不再成立，大脑很少发生血流完全中断。脑血流下降到 50% 时，大脑仍可以维持功能；脑血流仅为正常的 15% ～ 20% 时，神经元结构得以保留。在梗死区和正常的脑区之间的区域是缺血半暗带，其中包含所谓的休眠或空转神经元。脑梗死的预后取决于脑代谢对循环衰竭的反应。

二、脑卒中的分子机制研究

脑卒中存在一系列基因表达的变化，这些基因的表达可能对神经元损伤产生影响。局灶性脑缺血神经元损伤后被激活的第一组基因是 *c-fos/c-jun* 复合物，是参与诱导调控细胞生长和分化的靶基因。根据神经兴奋毒性的假说，缺血神经元死亡是由兴奋性氨基酸的释放引起的。NMDA 受体和电压依赖性钙通道的激活导致钙内流，从而激活降解酶，导致细胞核和细胞膜的解体和氧自由基的产生。钙内流也诱导 *c-fos* 的表达。*c-fos/c-jun* 诱导神经营养因子的基因表达，但这些诱导蛋白在整体反应中的作用尚不确定。包括直接早期基因在内的基因调控是神经营养因子剥夺后程序性神经死亡所必需的，并参与脑卒中引发的细胞凋亡。脑卒中后的新疗法可能针对基因介导的细胞恢复或凋亡。缺血性病灶的代谢变化和血流动力学变化之间的相关性显示，谷氨酸作为脑卒中的生物标志物，在许多实验模型中，由高水平的细胞外谷氨酸和可能的其他兴奋性氨基酸引发的神经兴奋毒性的损伤已被确定为钙介导的灰质损伤的主要机制。进行性脑梗死患者的脑脊液的谷氨酸水平升高。皮质性梗死患者的谷氨酸水平高于深度梗死患者。对此的解释可能是白质和灰质缺血、缺氧损伤的潜在分子机制不同，不同类型的脑卒中可能有不同的分子特征。

（一）热休克蛋白的诱导

脑卒中发生后，热休克蛋白（heat shock protein，HSP）在大脑中的浓度增加。HSP 70 的诱导在缺血后 24h 的再灌注阶段才会发生，并且仅发生在 *c-fos/c-jun* 较早诱导的区域，这表明 HSP 的诱导发生在少量存活的神经元中，HSP 不参与全脑缺血后神经元存活的早期反应。尽管已知这些蛋白质可以保护细胞免受各种压力造成的损伤，但人们并不知道它们具体的作用。目前已认识到 HSP 可能是缺血耐受和缺血神经保护的因素。使用病毒载体将 *hsp72* 基因插入大鼠的大脑，可以防止缺血，这将是潜在的基因治疗方法的基础。

（二）细胞因子和黏附分子在脑卒中中的作用

炎症 - 免疫反应参与了脑卒中的发病机制。除此之外，人们还发现星形胶质细胞、小胶质细胞或内皮细胞等会被包括脑卒中在内的脑损伤激活，并通过产生细胞因子和黏附分子等物质相互作用。培养的脑细胞经过各种刺激后会产生肿瘤坏死因子 -α、白细胞介素 -1 和白细胞介素 -6 这三大细胞因子。肿瘤坏死因子 -α 处理后，体外培养的小胶质细胞中的黏附分子如细胞间黏附分子 -1 和血管细胞黏附分子的表达增加，内皮细胞 - 白细胞黏附分子和 p- 选择素也有表达。这些黏附分子在缺血级联过程中受到高度调控。对缺血大脑中细胞因子 - 黏附分子级联的理解可能会使我们开发出治疗脑卒中的新策略。这些细胞因子和其他信号分子对脑卒中的作用有待进一步的研究，为脑卒中的基因治疗开辟新的方法。

（三）脑卒中的 DNA 损伤与修复

有证据表明，在实验性脑卒中中存在 DNA 损伤，这是脑卒中病理生理中的一个重要因素。DNA 修复可能是维持正常生理功能的重要机制。DNA 损伤和修复的研究可能为细胞损伤的机制提供新的重要信息，并为开发新的有效治疗方法以减少脑卒中引起的中枢神经系统损伤提供机会。测量 DNA 损伤的技术适用于脑卒中的体外和体内模型。DNA 损伤可导致多腺苷二磷酸核糖聚合酶〔poly（ADP-ribose）polymerase，PARP〕的激活，PARP 催化腺苷二磷酸从 NAD 附着到 DNA 损伤后的核蛋白上。过度激活 PARP 会消耗 NAD 和 ATP，而 ATP 在 NAD 再生的过程中被消耗，表明旨在抑制 PARP 的治疗可能对脑血管疾病的治疗有益。

（四）神经营养因子的作用

神经营养因子是调节神经系统细胞增殖、存活、迁移和分化的多肽，由神经元的靶细胞合成和释放，与特定的受体结合，进入轴突后逆行运输到细胞体，启动多种促进细胞生存的作用。脑损伤中，神经营养因子的功能主要是保护神经元免受损伤，刺激神经元生长和突触重组。碱性成纤维细胞生长因子是一种被广泛研究与脑卒中相关的非转录因子。

三、高压氧被应用于脑卒中康复的理论进展

高压氧（hyperbaric oxygen，HBO）在缓解缺血和缺氧中起重要的作用，这是应用高压氧治疗脑卒中最重要的原因。在直径小于 1.5mm 的血管中，如毛细血管，血流阻力更大，黏滞效应较小（法－林效应），因为红细胞在通过管腔时呈柱状排列，而不是随机移动。出现微循环障碍时，如发生红细胞结块和循环减慢，血液黏度大大增加，红细胞会卡在内皮细胞伸入毛细血管腔的地方，血液流动可能会完全阻塞。同时，一些血浆可能会渗出阻塞物。

HBO 通过以下机制对脑卒中产生有益的作用。

1. 在压力下，溶解在血浆中的氧气会提高 PaO_2，即使在没有红细胞的情况下，也能给组织供氧。

2. 氧气可以扩散到血管外，正常的毛细血管中的高氧张力和闭塞毛细血管中的低氧张力之间的梯度促进了扩散。这种机制可以为血管闭塞后的组织提供氧气。

3. 通过降低血液黏度、减少血小板聚集和增加红细胞变形的能力，可以促进组织的氧气供应。

4. HBO 可以缓解脑水肿。HBO 通过其血管收缩的作用，抑制了缺氧组织中毛细血管的扩张，从而减少了液体外渗。

5. 血脑屏障在发生脑卒中时被破坏，HBO 可降低血脑屏障的通透性，HBO 治疗可减少大鼠和小鼠局灶缺血后早期和迟发性血脑屏障损伤和脑水肿。

6. HBO 通过改善神经元的新陈代谢来减少神经元的肿胀。

7. HBO 通过改善缺血半暗带的氧合，抑制糖酵解，防止细胞内乳酸造成的酸中毒，并维持受损区域的脑代谢。

8. 在缺血性脑卒中大鼠的模型中，HBO 治疗将骨髓干细胞动员到缺血的区域，刺激神经营养因子的表达，并改善神经元生长和胶质细胞增生。这些作用可能有助于缺血性脑卒中后神经元的修复。

四、临床研究回顾

文献中关于 HBO 在脑血管疾病中临床应用的病例总数超过 1000 例，报告的治愈率为 40%～100%，远高于自然治愈率。这是因为许多报告的病例处于慢性卒中后阶段，表现为稳定的神经功能缺损。这些研究存在的主要问题是，它们都是非随机对照研究。首先提出 HBO 对脑血管疾病有益的是 Ingvar 和 Lassen，他们是最早使用 HBO 治疗脑卒中患者的人，并提出了以下的基本原理。

1. 急性缺血性病变意味着病变中心部分的氧张力迅速下降到零。

2. 通过目前可用的任何形式的治疗，都难以改善缺氧部分的情况。

3. 在 2.0～2.5ATA 的 HBO 环境下，氧气向大脑非血管化部分的扩散得到增强。

Neubauer 和 End 对 122 例急性和慢性血栓形成的脑卒中患者进行了 HBO 治疗。根据要求，对患者进行脑电图、CT 扫描和脑脊液检查。完全性脑卒中的患者一般已接受过常规的药物和物理治疗。给予 1.5～2.0ATA 的 HBO 治疗，经过初始 HBO 治疗，在患者的病情有改善后，根据当前的症状，调整治疗时间和频率。79 名接受治疗的患者中，65% 的患者的生活质量得到提高。研究显示，轻 HBO 治疗的患者的住院天数更少（标准治疗为 287 天，HBO 治疗为 177 天）。自 1980 年发表报告以来，Neubauer 继续使用 HBO 治疗脑卒中的患者，并使用 rCBF 测量和 MRI 以及 SPECT 记录了治疗效果，并认为及时使用 HBO 治疗可以显著减轻患者的残疾程度。HBO 是否在临床实践中用于脑卒中，由治疗医生自行决定。Bohlega 和 McLean 报道了以下病例：使用 HBO 治疗一名年轻女性。该女性在插入右颈总动脉导管并注射肠外营养后出现偏瘫和癫痫，颈动脉造影和 MRI 结果显示动脉闭塞和缺血性梗死。患者在发作后 6h 开始 2.5ATA 的 HBO 治疗，治疗后数小时，症状有显著改善。随后，每天进行 HBO 治疗并持续 1 周，改善了部分的残余神经缺陷，MRI 结果显示梗死灶明显消退。加拿大正在进行 2 项 HBO 治疗脑卒中的临床试验，其中之一是不列颠哥伦比亚大学的 HOPE 研究。它是一项双盲随机试验，测试 HBO（每天治疗 2h，每周 5 天）在改善 6～36 个月脑卒中后在患者的神经功能方面的有效性。研究人员发现 HBO 治疗后的患者均表现出神经系统症状的改善，改善的程度根据脑卒中发作时神经功能缺损的程度以及脑卒中发作与 HBO 治疗之间的间隔而有所不同，治疗开始较早的患者的症状的改善最为显著。

脑卒中的病理生理学的研究为使用高压氧治疗脑卒中提供了基础。动物实验研究和人体研究已经证明了 HBO 治疗脑卒中的有效性和安全性，建议同时使用 HBO 和物理疗法治疗脑卒中的患者，可促进其更快地康复。在 HBO 治疗期间，对患者的客观评估显示 100% 的缓解率（痉挛或运动改善或两者兼有）。最重要的发现是，经过 6 周的物理治疗与 HBO 治疗结合并每天重复，脑卒中的临床症状会持续改善。随着脑卒中溶栓技术和神经影像技术的发展，HBO 可能有新的意义。如果在脑卒中发作后的最初几个小时内，或在影像证据显示可抢救的患者中，HBO 可用于延长溶栓药物或神经保护药物的使用时间窗。

第五节 高压氧与感染控制

HBO 已被证明是各种内科和外科感染治疗的辅助手段。低氧环境会削弱宿主抵抗感染的防御机制。氧气与抗生素在治疗过程中具有辅助作用,尤其是厌氧感染,如气性坏疽。HBO 在其他软组织感染的治疗中也起着重要作用,如坏死性筋膜炎、颅内脓肿、慢性骨髓炎和糖尿病足溃疡。

一、宿主对感染的防御机制

白细胞的吞噬作用是对抗进入体内的微生物的最重要的防线。白细胞的杀伤能力在很大程度上取决于它们所能获得的氧气量。白细胞杀灭细菌通常包括两个阶段。第一个阶段是脱颗粒,被摄入的细菌暴露于从白细胞释放的各种抗菌物质。第二个阶段是氧化阶段,它依赖于白细胞捕获的分子氧,并转化为高能自由基,如超氧化物、羟基自由基、过氧化物和次氯酸盐。自由基的产生速度决定了细菌的杀灭效率,这一速度取决于局部的氧张力。因此,缺氧会导致白细胞的杀伤能力降低。当组织中 PO_2 低于 30mmHg 时,白细胞的主要的杀伤能力丧失。

组织中高浓度的氧气能抑制厌氧菌的生长,因此,HBO 在厌氧菌感染中的作用是公认的。然而,需氧细菌在 HBO 环境中表现出双相反应,在 0.6～1.3ATA 的压力下,促进其增殖,但高于 1.3ATA 时抑制。将组织 PO_2 提高到对微生物的生长或代谢有不利影响的水平所需要的氧气量,与产生呼吸系统和中枢神经系统中毒症状的氧气量相同。因此,HBO 的应用有 2 个目标:①将微生物暴露在给定的 PO_2 中足够长的时间,从而对微生物的生理产生不利的影响,但暴露时间的确定应考虑避免产生组织毒性;②将培养菌置于间断高压氧中模拟临床情况,确定时间 - 剂量关系。Kaide 和 Khandel 等对结核分枝杆菌在 2.8ATA 条件下进行每天 2 次、每次 3h 的氧暴露,持续 5 天后结核分枝杆菌的生长明显受到抑制,而每天 2 次、每次 2h 的氧暴露在 1.8ATA 条件下则效果较差。此外,不同物种对增加的 PO_2 有不同的反应。

二、高压氧作为抗生素的辅助剂

一些抗生素如环丙沙星的作用是刺激病原体的有氧呼吸,而 O_2 缺乏抑制了药物的作用。慢性铜绿假单胞菌肺部感染是 ICU 患者最常见的严重并发症。它的特点是在支气管黏液中存在耐抗生素的生物膜,其中的多形核白细胞的活性增强,从而形成了低氧区。HBO 可通过恢复细菌的有氧呼吸而提高环丙沙星的易感性。Kolpen 等在 2.8ATA 条件下,使用 100% 的 O_2 对铜绿假单胞菌的生物膜进行 HBO 处理,发现环丙沙星联合高压氧治疗有可能改善铜绿假单胞菌的生物膜的形成并增强抗感染的疗效。铜绿假单胞菌是一种革兰氏阴性菌,在所有的医院感染中占 6%～22%。在感染铜绿假单胞菌的大鼠中,采用 2.0ATA 进行高压氧治疗,每天 35min,持续 8 天,可显著降低死亡率和发病率。Lima 等研究了 HBO(100% O_2,3ATA,5h)联合亚胺培南对铜绿假单胞菌细菌计数和细菌超微结构的影响。结果表明,HBO 增强了亚胺培南的抗菌作用,增加了巨噬细胞产生超氧阴离子，可能通过氧化机制杀灭细菌。

大约80%的医院获得性感染由需氧菌引起。临床研究发现并不是所有的HBO治疗方式都有抗菌效果。在压力低于1.3ATA的情况下，输送到体内损伤组织中的氧气增加，促进需氧细菌生长，必须增加到1.3ATA以上才能使氧气发挥抑菌或杀菌的作用。有专家提出，正常的血流量和血氧含量无法排除感染组织缺氧的可能性，如下肢溃疡、糖尿病足等。对于大多数的感染，使用100%氧气2.5ATA，每次1h，每天1次或最好每天2次，直到感染消失，是最佳的临床治疗方式。

三、高压氧控制感染的可能机制

临床有较多的研究认为：①氧气破坏细菌的新陈代谢，对治疗厌氧菌的感染最有效；②HBO可改善白细胞的吞噬作用，低氧会损害这一作用；③缺氧损害机体的免疫机制，而HBO改善机体的免疫机制；④HBO产生对微生物有毒的自由基；⑤与磺胺类药物合用时，HBO具有协同作用，使作用增加5～10倍；⑥HBO对耐药菌感染有效；⑦为了抗生素发挥最佳的效果，需要足够的组织氧张力，有利于组织将药物运输到细菌中；⑧氧气具有与某些抗生素相同的直接抑菌或杀菌作用；⑨HBO抑制外毒素的产生，例如产气荚膜梭菌的α毒素。

四、高压氧治疗感染的临床实践

在坏死性筋膜炎、气性坏疽、颅内脓肿和糖尿病足溃疡等的临床治疗过程中，建议高压氧与抗菌药物和积极的外科清创术同时使用。高压氧已被证明是药物和外科抗感染治疗的一个重要的辅助医疗手段。缺氧可破坏宿主对感染的防御机制，氧气与抗生素有辅助作用，特别是对于气性坏疽等厌氧菌感染的治疗。高压氧在其他软组织感染和骨髓炎的治疗中起着重要的作用。

（一）高压氧治疗皮肤软组织感染

这些感染通常发生在外伤性或外科创伤的异物周围，很多是坏死组织，多见于糖尿病、心力衰竭或两者兼而有之的患者，但也可能继发于有动脉硬化或糖尿病的高风险患者的溃疡或小伤口。缺氧、创伤性肌肉挤压、严重的细菌污染以及不正确的抗生素预防是其发生的主要原因。治疗方式包括厌氧菌及相关需氧菌的敏感抗生素和早期的手术清创术，以及强化的高压氧治疗。美国的一个治疗机构，8年间连续记录了2032例患者坏死性软组织感染的特点和预后，这些患者的死亡率为25.3%，表明坏死性软组织感染是一组高致命性的感染，最好通过早期和反复广泛的清创和广谱抗生素的治疗。高压氧可能为坏死性软组织感染伤口的早期关闭提供支持。

（二）高压氧治疗糖尿病足溃疡

专家认为，糖尿病患者的足部感染时可采用2.5ATA的100%氧气治疗1h，治疗频率为每天1～2次，一直持续到感染得到控制为止。

（三）高压氧治疗慢性骨髓炎

在慢性骨髓炎中，高压氧对细菌的直接影响并不重要。HBO 对大鼠葡萄球菌性骨髓炎的影响已在近半个世纪前被证实。一项对照研究对诊断为骨髓炎并伴有排出的窦道或脓肿的动物进行 HBO 治疗，根据氧气使用压力分组，治疗 3 周，没有动物接受抗生素或手术。结果表明，HBO 治疗组每天 3 次、每次 2h 的效果最好。由于预防性地给予高压氧不能防止感染的发展，因此可以得出结论，高压氧对已建立的骨髓炎的有效性是由于宿主防御的增强，而不是对细菌的直接影响。

HBO 治疗慢性骨髓炎的机制为：① HBO 能提高部分组织的氧张力；② HBO 通过提供足够的氧气，增强白细胞对过氧化氢和超氧化物产生的氧依赖的细胞杀伤机制；③ PO_2 能促进血管运化，改善的血管分布有助于白细胞、抗体和抗生素进入感染病灶；④ HBO 增强破骨细胞的活性，清除骨碎片；⑤ HBO 治疗慢性骨髓炎的有效性可能是由于宿主因素的增强，而不是直接作用于引起疾病的微生物。

（四）高压氧治疗放线菌病

放线菌病是一种厌氧感染，多见于面部、胸部、腹部、盆腔感染，HBO 被推荐作为外科和抗感染治疗的辅助治疗。

五、HBO 与真菌感染

（一）高压氧治疗毛真菌病感染

HBO 治疗毛真菌病的机制是为闭塞血管的远端组织提供氧气，以实现局部组织的存活，减少酸中毒并发挥杀菌剂的作用。

（二）高压氧治疗白念珠菌感染

体外观察单独增加大气压对白念珠菌感染的治疗无效，但在压力下添加 100% 的氧气，PO_2 达 900mmHg 时白念珠菌的生长受到抑制，1800mmHg 时能杀死白念珠菌。高压氧治疗白念珠菌感染的临床应用和高压氧与抗真菌药物相互作用的研究已经被提出，但尚未经过临床试验。

第六节　高压氧对血液系统和免疫系统的影响

一、高压氧对血液系统的影响

（一）高压氧对红细胞的影响

HBO 对血液的主要影响是改善血液流变学，这对许多微循环障碍的治疗是有益的。HBO 降低红细胞压积和全血黏度，增加红细胞弹性的作用已用于治疗内耳疾病。

红细胞的主要功能是运输氧气，通过血红蛋白将氧气从肺运送到组织。红细胞也含有碳酸酐酶，催化 CO_2 和 H_2O 之间的反应，产物以碳酸氢盐离子的形式运输到肺。

红细胞呈双凹圆盘状，平均直径为 8μm，外围的最大厚度为 2μm，中心的最大厚度

≤ 1μm。红细胞的平均体积为 83μm³。当红细胞通过毛细血管时，它可以变形成任何形状，这种变形性是全血黏度的一个重要决定因素，尤其是在毛细血管直径小于红细胞直径的微循环中。红细胞可以穿过长 14μm、宽 2.8μm 的通道，并可以挤过细胞之间 0.5μm 的间隙。红细胞的变形能力取决于正常的血红蛋白的结构以及 ATP 储存。正常的红细胞可以发生变形而不使细胞膜拉伸或破裂。红细胞的这种能力是微循环和组织氧交换的一个重要因素。

HBO 对红细胞变形性影响的动物实验的研究结果不一致。较高的压力通常会暂时降低红细胞的变形能力，2.0ATA 以下的压力通常会增加变形能力。健康志愿者在 1.5ATA 的 HBO 下运动时，红细胞的弹性增加，红细胞压积下降。这提高了红细胞在毛细血管中通过的能力，并改善了组织的氧合情况，向组织输送的最大氧量的血细胞比容水平为 30%～33%，显著低于标准大气压下血细胞比容 36%～47% 的正常范围。

HBO 环境中红细胞的变化有几个方面，如发生溶血和血细胞比容降低等。这些变化可能与膜结构的改变有关，细胞膜主要由磷脂构成，可能发生过氧化作用。在高氧的条件下，血浆和红细胞中几种磷脂的水平、红细胞中 ATP 和 2,3- 二磷酸甘油酸（2,3-diphosphoglyceric acid，2,3-DPG）的水平降低，同时伴有红细胞 K^+ 通量的降低。在低氧条件下，有机磷酸盐，尤其是 2,3-DPG 的水平会增加。高氧时 ATP 的降低可能与糖酵解酶的抑制有关。因此，2,3-DPG 和 ATP 的联合水平对测定血红蛋白的氧亲和力有重要的意义。

大鼠在标准大气压下持续暴露于 100% 氧气中几个月，红细胞质量、血浆容量和血浆铁的转换率没有变化，但长期暴露于 HBO 可能因毒性作用导致红细胞畸形，并发生破裂。HBO 暴露后出现溶血性贫血的报道很少。红细胞溶血可表现为血红蛋白和血细胞比容水平下降，伴有胆红素和网织红细胞百分比一过性升高。完整红细胞的还原型谷胱甘肽（glutathione，GSH）含量在 HBO 暴露后增加 15%，并在停止治疗后 24h 仍保持这种状态。红细胞磷脂脂肪酸周转受到抑制，这可能是氧中毒的早期生物标志物。用 3.0ATA 的 HBO 处理 2h，对红细胞还原型 GSH 含量无明显的影响。氧惊厥时红细胞的形态发生改变，这可能是超氧化物歧化酶含量降低的结果。膜内的变化可能是由于自由基的形成。在癫痫发作时红细胞中未发现这些变化。HBO 对储存血液也会产生影响（人红细胞在 4℃ 下储存 3 周），2.0ATA 比同期在标准大气压储存的红细胞更能抵抗渗透脆性引起的溶血。细胞膜活力的增加是由于代谢率的降低以及 ATP 和 2,3-DPG 与血红蛋白的结合减少，从而通过更可行的葡萄糖转运和脂质合成机制来维持能量代谢。HBO 暴露对血液的 pH 值、红细胞的稳定性等均有一定的影响，可能为提高储存血液质量提供有益的应用。

血红蛋白是一种呼吸色素，使血液能够将氧气运送到体内所有器官的毛细血管床。如果血红蛋白含量降至临界水平以下（例如由于严重失血），无法提供足够的氧气，可使用 HBO 临时供应急需的氧气。血红蛋白正常的个体暴露于高氧可导致血红蛋白降低和铁蛋白浓度升高，这些变化可能反映了由于血红蛋白合成下调或氧化应激增加，铁从骨髓内血红蛋白合成转变为在巨噬细胞内储存。这些变化太小，对评估 HBO 治疗的临床效应不具备显著性。

红细胞生成素是刺激红细胞生成的主要因素，其大部分是在肾脏中形成的。组织氧是红细胞生成素的基本调节因子。任何导致向组织输送的氧量减少的情况都会增加红细胞的生成速率。血液中氧分压升高可抑制红细胞生成素生成并减少红细胞生成。对暴露于高气压高氧模拟潜水的志愿者进行了外周血血浆中红细胞生成素含量的研究。实验中，压力为7.0ATA，呼吸混合气为 25% O_2+15% He+60% N_2，将氧分压升至 1400mmHg，10min 后将压力降至 2.5ATA，并继续减压，总时间为 40min。24h 后志愿者的血浆中红细胞生成素浓度明显降低，但未检测到红细胞生成抑制因子。在 4.0ATA 的 HBO 中暴露 24h 后，小鼠红细胞生成受到抑制，外源性红细胞生成素不能刺激红细胞生成。事实上，在 24h 内，红细胞计数不会因缺氧而增加，也不会因高氧而减少。因此，除非压力的维持时间较长，否则 HBO 暴露不会导致红细胞计数下降。

使用电子血液分析仪检测接受 HBO 治疗的患者的血液流变学和血液学参数，如红细胞变形性和聚集性、血液和血浆黏度、超氧化物歧化酶活性等的结果表明，高压氧治疗20 次后红细胞压积和红细胞计数较治疗前明显下降，但血液流变学指标无明显的变化。因此，高压氧对血液流变学无明显的影响。

（二）高压氧对白细胞的影响

一些大鼠的实验研究表明，高压氧引起多形核白细胞的代谢紊乱，损害了整合素 β_2 亚单位的功能。HBO 抑制了整合素 β_2 亚单位依赖的细胞之间的黏附，因为它损害了活化中性粒细胞的 cGMP 合成。在炎症的发生过程中，整合素 β_2 亚单位通过与其配体的结合，对于白细胞稳定黏附到血管内皮细胞具有重要的作用，为白细胞穿越血管内皮提供了条件。此外，在动脉粥样硬化、自身免疫性疾病及肿瘤转移过程中整合素 β_2 亚单位也发挥着重要的作用。临床较多研究认为，反复暴露于高压氧中并不影响人单核细胞和淋巴细胞的功能。

（三）高压氧对血小板和凝血功能的影响

将分离的马血小板单次暴露于 2.2ATA 的 100% 氧气中，对血小板生物化学过程没有有害的影响，并且在体外不会引起明显的氧化应激。在一项对人类患者进行的研究中使用了床旁凝血分析仪，将患者间歇性暴露于 2.4ATA 的 HBO 持续 90min。结果显示，对于凝血酶介导的血小板活化和花生四烯酸介导的血小板活化，标准实验室检测显示活化部分凝血活酶时间较低，白细胞计数较高。这表明 HBO 治疗后血小板通过凝血酶和花生四烯酸途径被激活。在长时间 HBO 治疗的期间，人们担心氧对血小板产生细胞毒性。对计划接受多次 HBO 治疗的患者进行研究以评价血小板中的氧化代谢和血小板聚集的情况，结果表明血小板的氧化代谢能力不受 HBO 的影响。但吸烟者在 HBO 治疗第 20 次时，其氧化代谢能力（乳酸比值）增加，花生四烯酸依赖性血小板活化增加了 24%，胶原依赖性血小板聚集未受影响。总体而言，没有证据表明 20 次的 HBO 治疗对血小板聚集、血小板氧化代谢或血浆总抗氧化状态产生不利的影响。

（四）高压氧对血浆和血容量的影响

足够的氧气溶解在血浆中可以维持生命。Boerema 等通过静脉切断术换血，将幼猪血红蛋白降至 0.4%。在高压舱内，动物在 3.0ATA 的压力下吸氧 45min，这些动物在几乎没有任何血红蛋白的情况下存活，心电图未见明显的变化，循环及血压均自行正常。在减压到标准大气压之前回输血液后恢复顺利。Bokeria 等报道血液稀释的使用率高达 55%，在心脏手术中，HBO 能够提供足够的氧合。Koziner 等用右旋糖酐替代猫 94%～98% 的血容量，让猫呼吸 100% 的氧气，猫可存活 8～9h。急性贫血时高氧对氧摄取量（VO_2）的影响正在进行实验研究。Chaper 等将狗麻醉后，采用等容量右旋糖酐换血法诱导贫血，先用室内空气（常氧），再用 100% 氧气（高氧）通气 20min，然后再用常氧，并重复常氧—高氧—常氧的序列。结果显示，缺氧时全身 VO_2 和心排血量增加，高氧后均下降。这可能是毛细血管血流量随着 PO_2 的升高而重新分布所致。

二、高压氧对免疫系统的影响

据报道，根据使用的压力和实验模型，HBO 对免疫系统既有刺激作用，也有抑制作用。De Graeve 等研究了 HBO 对成年大鼠胸腺的影响，结果表明胸腺功能短暂抑制后出现皮质增生，新生胸腺细胞迁移并储存于脾红髓中。他们认为 HBO 对胸腺细胞有刺激作用，是免疫防御的表现。Lotovin 等报道了高氧下细胞和体液的变化。他们发现，经过 6 次 2.5ATA 的 HBO 治疗后，豚鼠的 T 淋巴细胞增加；当压力升高至 5.0ATA，治疗 30min 时，会发生氧中毒，表现为 T 淋巴细胞功能活性降低和血液中免疫细胞指数下降，这些指标在 10 天后恢复正常；而 2.5ATA 高压氧治疗 15 次，每次 60min，T 淋巴细胞数增加 1.4 倍，B 淋巴细胞数增加 2.8 倍，其他所有的免疫球蛋白也有所增加。

Feldmeier 和 Boswell 分析了 9 名健康人类志愿者经过 20 次 2.4ATA 的 HBO 治疗 4 周后的免疫反应，发现 HBO 治疗对这些受试者的免疫系统没有影响。Bitterman 和 Melamud 研究了单次 HBO 暴露（2.8ATA，90min）对健康志愿者的血液单个核细胞亚群的影响。在暴露后即刻与对照组相比，细胞毒性 T 淋巴细胞的百分比和绝对数量显著增加，辅助性 T 淋巴细胞的百分比和绝对数量显著降低，携带 HLA-DR 抗原的细胞数量也有一过性的增加。这些变化在 HBO 暴露 24h 后仅部分逆转，表明 HBO 诱导的特异性 T 细胞亚群的转移和隔离。Biriukov 等观察到手术后淋巴细胞数量减少的患者，经高压氧治疗后淋巴细胞数量增加，研究认为高压氧刺激淋巴细胞生成，提高了患者术后抵抗感染的能力。已发表的证据支持 HBO 通过降低免疫球蛋白 IgE 和 IgG 水平，对 Ⅰ 型超敏反应产生有益的作用，这也可以解释 HBO 对哮喘的有益的作用；HBO 暴露后血清中补体活性增加，可能有助于抗 Ⅱ、Ⅲ 型超敏反应；也有证据表明 HBO 对 Ⅳ 型超敏反应有益。HBO 已被发现可减轻免疫反应，其中，许多免疫反应与同种异体移植物的排异有关，因此，为其可能作为辅助手段帮助保存和保护移植组织提供了理论基础。排异反应既涉及淋巴系统的免疫反应，也涉及创伤或其他因素造成的淋巴非依赖性损伤。淋巴细胞诱导的损伤涉及细胞成分，如 CD4 和 M1 型巨噬细胞，以及促炎和抑制性细胞因子。肿瘤坏死因子和白细胞介素等细胞因子激活 T 细胞和巨噬细胞，导致内皮损伤。HBO 的免疫抑制作用包括抑制自身免疫症状、减少 IL-1 和 CD4 阳性 T 细胞的产生以及增加 CD8 阳性 T 细胞的百分比和绝对数量。研究表明，HBO 除对免疫系统具有特异性的作用外，还可改善组织氧合，减少再灌注期间的自由基损伤，保护边缘缺血组织，加速伤口愈合。

总之，在高压氧治疗的免疫学效应方面仍有大量的工作要做，以解释高压氧在感染、免疫系统紊乱和移植中的有益的作用。

第七节　自由基与高压氧治疗的关系

氧中毒的中枢神经系统的表现被称为"保罗－伯特效应"。在 20 世纪，人类受试者进行了几项实验，以显示氧毒性的影响。半个世纪后，持续暴露于 HBO 的毒性效应被发现，其导致不可逆转的神经损伤并最终导致死亡，现在被称为"约翰·宾效应"。由于这些早期研究的结果，人们普遍认为肺部和中枢神经系统毒性的发生，取决于氧分压和暴露时间。有研究推导出 PO_2 随时间和压力变化对肺和中枢神经系统的影响，认为在高压下长期暴露于氧气中会产生毒性作用，特别是对中枢神经系统，但在临床常规使用的压力下不会造成问题。持续 3h 的 3.0ATA 暴露和 30 ～ 40min 的 4.0ATA 暴露是健康成人的安全耐受极限。

自由基在介导氧毒性中的作用受到关注。氧自由基是正常的细胞氧化还原过程的产物。在高氧的条件下，它们的产量显著增加。氧分子的性质使其容易在细胞内发生单价还原反应，形成超氧阴离子，这是一种高活性的细胞毒性自由基，同时也可以形成氧代谢的其他反应产物，包括过氧化氢、羟基自由基、单线态氧。这些氧自由基能够氧化酶的巯基基团，与 DNA 相互作用，并促进细胞膜的脂质过氧化。

Boveris 和 Chance 在 1978 年提出了一个关于氧毒性机制的极好的统一概念，至今仍是经典。H_2O_2 的产生作为一种生理事件已经在多种分离的线粒体中得到证实，并在高氧条件下迅速增强。虽然在有意识的大鼠中，HBO 引起惊厥发作前活性氧（reactive oxygen species，ROS）的生成增加，但在人类受试者中，ROS 的产生与氧毒性的关联尚未得到证实。在长期暴露于高压的实验性氧毒性的研究中，许多器官受到了影响，这种情况在临床实践中并未出现。

一项实验研究了人类和实验动物长时间暴露于 100% 常压的氧气环境（超过 24h），以及暴露于 2.0 ～ 3.0ATA $100\%O_2$ 的 HBO 环境中的表现，HBO 的肺损伤是由肺血管压力突然显著增加引起的，这足以在毛细血管中产生气压损伤。极端的 HBO 暴露会介导中枢交感神经兴奋和儿茶酚胺的释放，从而抑制左心室的功能，导致急性左心房和肺动脉高压。氧中毒引起的急性肺部改变包括肺泡和间质水肿、肺泡出血和蛋白渗出。随后是炎症反应。进一步长时间暴露于氧气中会导致 Ⅱ 型上皮细胞和成纤维细胞的增殖，随后是胶原沉积。停止氧气暴露后可能有所缓解，但纤维化和肺气肿可能仍然存在。在心力衰竭患者或心室射血分数降低的患者中，HBO 可能通过增加左心室后负荷、增加心肌氧化应激、通过氧自由基介导的 NO 减少来降低左心室顺应性、增加肺毛细血管的通透性或引起肺氧毒性来促进肺水肿。在另一个实验研究中，暴露于 HBO 的大鼠在压力超过 4.0ATA 之前没有对中枢神经系统造成损伤，反复暴露于高氧压（超过 5.0ATA）后，在大鼠中观察到永久性痉挛性肢体麻痹，且脊髓和脑白质均有选择性坏死。HBO 诱导的大鼠脑损伤电镜检查显示两种类型的神经细胞改变：①A 型病变的特征为神经细胞固缩和色素沉着，细胞质空泡化，同时，神经周围胶质突起肿胀；②B 型病变以细胞质溶解和核裂为特征。

尽管 HBO 治疗被认为会由线粒体产生过多的 ROS 而导致更高水平的氧化应激，但作为保护性反应的一部分，短期内 HBO 治疗（1～5 次）细胞会降低其线粒体活性以降低 ROS 的产生并减轻氧化应激。还应该注意的是，在 ROS 水平升高的同时，抗氧化途径也被激活。HBO 治疗有抗氧化的作用，可改善组织氧化应激的状态，减轻氧化损伤。其主要机制在于抑制氧自由基和脂质过氧化物引起的氧化反应。也有研究证明，HBO 治疗能有效增加超氧化物歧化酶的活性。超氧化物歧化酶可催化超氧阴离子自由基歧化生成氧和过氧化氢，有抗氧化的作用。因此，自由基水平与抗氧化水平和活性之间的平衡将决定氧化应激的程度。

经过长期的实验和临床研究，高压氧的理想剂量比较明确。在理想剂量的高压氧治疗下氧中毒很少发生，但是，每个治疗患者的临床医生都应该知道氧中毒，各种自由基清除剂可能是 HBO 治疗的有效的辅助药物。

（刘长文）

第四章
高压氧舱内呼吸机的临床应用进展

20 世纪 70—80 年代，当我国的高压氧治疗兴起时，国外已有使用舱内呼吸机的报道了，而国产的舱内呼吸机则刚起步。随着重症医学和高压氧医学的不断发展，较多的资料证明早期的高压氧治疗对脑功能障碍患者的抢救十分重要，治疗愈早，疗效愈好。对重型颅脑损伤、大面积脑梗死和高位脊髓损伤，早期高压氧治疗的临床恢复远期效果明显。对于需要气管插管和应用呼吸机等存在呼吸障碍的患者，则需等到堵管后再行高压氧治疗，因昏迷时间较长，中枢神经系统严重受损，失去了理论上的最佳的治疗时机。手控呼吸器操作因呼吸频率、潮气量无法准确控制，模式单一无法适应危重症患者的需要，被限制了临床的应用，因此，高压氧与机械通气的合二为一，既能扩大高压氧治疗的适应证，又能充分发挥机械通气的优势，高压氧舱内专用呼吸机的应用将快速推动重症康复医学的发展。

第一节　高压氧环境下的呼吸生理

高压氧使体内血氧分压明显增高，抵消了低氧所引起的呼吸兴奋，呼吸受到抑制，呼吸频率减慢，呼吸幅度变浅。高压暴露使胃肠道内气体受到压缩，体积缩小，膈肌下降，胸腔容积增大，负压加大，肺总容量及肺活量均增加，但是残气量和功能残气量无明显的改变。在高压的环境下，气体密度随压力的增加而增加，黏滞阻力增加，弹性阻力也增加，故而呼吸阻力和耗能增加。在 0.6MPa 条件下，气压是标准大气压的 6 倍，空气密度是标准空气密度的 6 倍，气道阻力明显增加伴肺顺应性改变。研究发现，随着环境压力的升高，通气频率会明显下降，在 0.6MPa 时下降 72%。在 0.1MPa 时，呼吸机的最大通气量为 48L/min；在 0.6MPa 时，最大通气量只有 18L/min，下降了 62.5%。

由于舱内外不同的压力环境对呼吸生理的影响，常压下能够满足患者呼吸需要的各个参数值到高压下并不一定适合，必须随压力的变化重新调整。高压氧舱内压力为 0.6MPa 时，舱内氧分压为 0.12MPa，呼吸机内氧分压为 0.6MPa，一旦泄漏，将升高舱内的氧浓度，因此，呼吸机气体必须排出舱外。Stahl 等对 ICU 常用的呼吸机（Evita 4 和 SV900C 型伺服呼吸机）使用容积控制通气和压力控制通气，观察高压（0.13MPa、0.16MPa、0.19MPa、0.28MPa）的环境对潮气量、气道压和流速的影响，发现随着环境压力的增加，呼吸机的实际潮气量下降，可能与最大容积流量下降有关。

高压下由于实际潮气量下降不能得到进一步补偿，与常压条件下相比，环境压力增加时，吸气量减少的幅度更大，因此，ICU 常用的呼吸机一般设计用于正常大气压下，不允许在高压舱内使用。高压氧环境下呼吸生理的改变使目前 ICU 常规使用的呼吸机不能满足高压下的使用需要。

第二节　国外舱内呼吸机的进展

20 世纪 70—80 年代，国外已使用舱内呼吸机，如美国 Sechrist 公司生产的 Sechrist 500A 型呼吸机。1978 年，Mark 2 Bird 呼吸机和 Urgency Bird 呼吸机等在高压环境下开始被应用。发现 IMV Bird 和 Urgency Bird 呼吸机在 0.3MPa 时的潮气量不恒定，改进的 Mark 2 Bird 呼吸机在 0.4MPa 时的潮气量不恒定，气动 Emerson 呼吸机在 0.6MPa 以下的潮气量保持不变。

意大利生产的高压舱内专用 Siaretron 1000 型呼吸机具备间歇正压通气、同步间歇指令通气、气道持续正压通气、压力支持等四种通气模式，由低压电池驱动，潮气量可随环境压力的改变有相应的补偿，最高可耐 0.6MPa 的环境压力。Siaretron 1000 型呼吸机为气动电控式氧舱专用型呼吸机，可以根据周围环境的压力增减来自动调节潮气量。Ross 等应用模拟肺检测 3 种高压氧舱内呼吸机的使用情况。结果显示：Pneupac 呼吸机和 Motivus 呼吸机为了维持恒定的吸 / 呼比，不断增加呼吸频率，吸气时间缩短，潮气量下降，在 0.3MPa 环境下只能提供常压时潮气量的 25%；Stephenson Minutman 呼吸机因为压力切换，到达切换压力时吸气时间随舱压的升高而增加，从而保证了压力升高时潮气量保持不变。理想的舱内呼吸机应能持续提供一种不随舱压变化的固定的呼吸模式。

法国 LAMA Ventilator 呼吸机能在容量控制的通风模式下运行，对高压条件下的潮气量变化能自动补偿。实际上，在高压氧治疗的期间，由于压缩气体的密度改变，如果没有这种补偿模式，当压力增加、空气被压缩时，用户将不得不自行调整流量。近期推出了一种先进的高压氧专用呼吸机（Maquet Servo-iHBO），有三种通气模式，不需要对压力进行任何重大的调整，在许多方面满足了高压氧舱内重症抢救的需要。该呼吸机使用空气／氦氧混合气或氧气，可以满足 0.4MPa 以下的高压氧治疗，具有完备的 ICU 通气性能和监测能力，适用于成人、儿童和新生儿。即使在加压和减压期间，也能自动调整容量、吸气压力和其他的参数。

第三节　高压氧舱内呼吸机使用的安全探讨

法国里昂高压氧治疗中心对 2005 年 1 月 1 日至 2010 年 12 月 31 日连续接受高压氧治疗的呼吸机支持患者进行了前瞻性研究，认为机械通气是高压氧治疗危重症疾病的安全方法，可作为高压氧治疗的常规应用。

高压氧舱内机械通气治疗的应用为危重症患者的脑复苏、重型颅脑损伤、大面积脑梗死和高位脊髓损伤等的早期高压氧治疗提供了一种有效的积极手段，但由于高压氧舱内专用呼吸机的使用需要一定的专业知识，因此，须有经过专业培训的医护人员陪舱，同时应配备舱内生命体征监护的设备，以便及时掌握病情的变化。陪舱护士要注意观察患者的自主呼吸与机械通气是否协调，避免患者出现呼吸对抗。陪舱医生要熟悉舱内呼吸机的性能，熟练掌握舱内呼吸机的操作方法，能分析各种异常状态的原因，应急处置舱内各种突发情况，这样才能保证治疗的顺利进行。

总之，高压氧舱内专用呼吸机的发展，使危重症患者在早期进行高压氧的治疗成为可能，高压氧舱内专用呼吸机的应用将快速推动重症康复医学的发展。

（刘长文）

第二篇

重症康复：急性期及亚急性期

第一章

心搏骤停后脑复苏的早期康复治疗

心搏骤停（cardiac arrest，CA）是导致死亡的主要原因。目前，全球 CA 的发生率约为 20～140 例 /10 万人，尽管患者的自主循环恢复率已达到 20%～40%，但出院存活率仍很低，院外心搏骤停的患者仅有 6%～10.8% 可存活至出院，院内 CA 的患者亦仅约 25.8% 存活至出院，且这些患者中仅有 9%～15.9% 未遗留任何的神经功能后遗症。因此，CA 后的脑损伤是影响患者病死率和致残率的主要因素。目前，针对 CA 后脑复苏的药物和方法很多，但效果均不理想。

第一节　脑缺血诱发损伤的病理生理特点

成功的心肺复苏能使长时间缺血的机体恢复自主循环，尽管患者的自主循环恢复率已达到 20%～40%，但出院存活率仍很低。早在 1970 年，Negovsky 发现心肺复苏后患者病理变化很独特。当停搏心脏复跳、自主循环恢复后，机体开始进入一个新的更为复杂的病理过程。国际复苏联络委员会的专家们为了让人们强化对这一复杂病理过程的认识，将其命名为心脏停搏后综合征（post-cardiac arrest syndrome，PCAS）。PCAS 包括缺氧脑损伤、心肌功能障碍、缺血再灌注损伤、原发病因的持续损伤。其中，缺氧脑损伤是发生缺血再灌注损伤的基础，心肌功能障碍是由于全身循环障碍所引起的，而心搏骤停的原发病因的持续性损伤会使 PCAS 的过程更加复杂。

当患者的心搏骤停引起的缺血、缺氧超过脑组织耐受，便会触发损伤机制，并随着氧供应不足的时间延长，脑损伤逐渐加重，一旦超过 30min，不论再灌注是否发生，均会导致神经元死亡。

一、线粒体膜通透性的改变

人类脑组织一旦发生了缺血、缺氧，脑内神经元的 ATP 最先消耗殆尽，致使细胞内的线粒体膜通道开放，进而使神经元出现线粒体膜通透性的改变，最终导致线粒体肿胀，神经元因代谢障碍而死亡。在人脑中，能量和氧气储备是有限的，需要持续的灌注才能保证 ATP 的充足供应。全脑缺血 1min 后 ATP 水平接近零。突触功能的改变（即神经元向其他神经元传递化学信号的过程）是脑缺血最早的损伤之一，即使在适度减少的灌注水平下，也可能迅速发生该变化。早期突触失效是由突触前损伤和递质释放受损引起的，此时，突触活动的消失可能是可逆的。然而，如果脑灌注没有及时恢复，即使保留膜电位，突触传递的障碍也可能成为永久性损伤。ATP 耗竭的结局是，神经元质膜离子泵可能无法维持离子梯度浓度，导致大量的 Na^+、Ca^{2+} 和 Cl^- 流入，以及 K^+ 流出，同时膜电位发生异常。渗透活性颗粒（钠、氯）的净流入大于流出（钾），导致细胞内渗透压增加，使水进入细胞，发生细胞毒性水肿。在脑缺血时，一系列复杂的级联事件被启动，包括自由基形成、线粒体功能障碍、蛋白酶激活、基因表达改变和炎症反应。脑循环恢复后，随着能量代谢的改善突触功能和膜电位可能恢复，这取决于剩余血流量、缺血持续时间和（延迟）再灌注的程度。虽然再灌注是神经元功能恢复的先决条件，但它也可能通过再灌注损伤引发继发性组织损伤。再灌注损伤的程度与原发性缺血的严重程度和持续时间成正比。

二、凋亡蛋白酶（Caspase）的活化

Caspase 共有 13 个亚型，活化后的 Caspase 主要作用是分解细胞蛋白，诱导受损细胞自然凋亡。其中，活化的 Caspase3 还可进一步诱发线粒体膜通道开放，引起细胞代谢障碍。

三、细胞凋亡

脑组织缺血后，大量基因的表达会增强，其中部分基因表达能引起细胞凋亡的发生。心搏骤停后全脑缺血时诱发凋亡的机制如下。①凋亡基因（*Bax* 基因）表达增强：线粒体膜通透性常常因缺血、缺氧时 *Bax* 基因表达增加而改变，导致能量供应不足，发生细胞凋亡；②脑组织细胞凋亡基因跨膜受体的信号表达活化：Fas 是一种典型的跨膜蛋白，在脑组织细胞发生缺血后能与其配体（Fasl）结合，启动凋亡基因信号的转导。在全脑缺血的状态下脑组织产生多种急性炎症反应介质，发生急性炎症反应，介导炎性损伤，诱发神经

毒性作用。

脑组织的易损性是由于对缺血耐受力差及再灌注损伤反应。损伤的机制复杂，包括自主循环恢复后神经元兴奋毒性、细胞内钙稳态失衡、自由基生成、病理性蛋白酶级联反应以及细胞死亡通路的激活等。心脏停搏后神经元坏死及凋亡均有发现。长时间的停搏恢复再灌注后，尽管自主循环恢复，仍可出现固定或动态脑微循环衰竭、再灌注受损和无复流的现象，将导致大脑若干部位出现持久性缺血及小梗死灶。心脏停搏复苏后既有脑微循环衰竭的表现，又有大血管灌注增多的现象，表明脑血管自主调节受损，潜在加重脑水肿。氧及代谢底物供给过多会增加自由基的产生及线粒体的损伤，从而加重神经元的损伤。此外，还有许多因素可加重脑损伤，如低血压、低氧血症、脑水肿、血管自主调节受损、发热、高血糖、癫痫发作等。脑损伤的临床表现包括昏迷、癫痫、肌阵挛、认知障碍，从丧失记忆到植物状态以及脑死亡等。

昏迷是全脑缺血所致的无意识状态，这表明与唤醒有关的部位（如上行网状结构、脑桥及皮质等），以及与意识有关的部位（如双侧皮质及皮质下结构等）的脑组织广泛的功能不全。脑干及间脑的易损性较低或较早恢复，如患者可唤醒、睡眠觉醒周期保存，但对自我及环境表现持续无意识的植物状态或较低程度的意识状态，表现不恒定。皮质区具有较高的易损性，许多存活者可能恢复意识，但存在明显的神经精神功能损害和肌阵挛与癫痫。运动及协调功能的损害可能表明皮质、基底节及小脑与运动相关的中枢受损。这些表现均提示功能预后较差。

第二节　常规治疗

心肺复苏后，尽管患者的自主循环恢复率已达到20%～40%，但出院存活率仍很低，因此，心肺复苏后的脑损伤是影响患者病死率和致残率的主要因素。目前，针对 CA 后脑复苏的药物和方法很多，但效果均不理想。HBO 治疗脑复苏后的脑损伤主要基于以下原理：① HBO 可以增加血氧含量；② HBO 可以降低颅内压；③ HBO 可以明显提高血氧弥散率和有效扩散距离；④ HBO 环境下的适度氧化应激可动员炎症保护性的机制。心肺复苏后呼吸循环均不稳定，早期 HBO 治疗促进脑复苏大多需在呼吸机的支持下进行，需在ICU 综合治疗的基础上，在 ICU 医生、护士的严密监护下进行。

全面评估患者的病情、一般情况、基本体征等，根据患者的治疗需求制定针对性的治疗目标，设定恢复血流动力学的治疗目标，通过血管活性药物、补液等治疗方式给予处理，尽快恢复自主循环。观察患者的血红蛋白的情况，当该值低于10g/L 时，给予输血等方式处理。

一、亚低温治疗

早期实施12～24h 的持续亚低温心搏骤停后的治疗，治疗期间密切观察各项生命体征的变化情况并给予对症处理。

二、血压的目标管理

血压是心搏骤停患者接受治疗时的一个可变的生理指标。目前的指南推荐，实施液体复苏和使用血管升压药将平均动脉压（mean arterial pressure，MAP）控制在 65 ~ 70mmHg 以上，以维持足够的灌注压来生成尿液和清除乳酸。治疗策略将根据具体的情况有所不同。理论上，较高的 MAP 可以增加冠状动脉血流量，但血管加压药可能会导致心脏需氧量增加和心律失常。MAP 对于维持脑血流量至关重要，心搏骤停患者的脑血流自动调节功能可能受到损害，导致需要更高的 MAP 以避免脑血流量减少，因此，低血压与不良的预后有关。

MAP 在维持脑血流量和氧输送中十分关键，其通过脑血流自动调节介导的作用一直是观察性临床研究的重点。应该实施脑血流自动调节监测来定制患者的个体化 MAP 目标。目前的研究表明，维持最佳脑血流自动调节状态的最低 MAP 在 85mmHg 左右，这比目前的指南或来自随机对照试验的证据要高得多。

三、血氧饱和度和局部脑组织氧合

血氧饱和度评估患者是否出现缺氧等情况，必要时可通过呼吸机等方式给予呼吸辅助治疗。呼吸机支持可采用 A/C 模式，吸入氧浓度（FiO_2）60%，维持 $PaO_2 > 80mmHg$、$SaO_2 > 95\%$、$PaCO_2$ 35 ~ 45mmHg。2 ~ 4h 后复查血气，以调整呼吸机的参数。

缺血、缺氧性脑损伤是 CA 患者发病和死亡的主要原因，因此，了解脑组织氧合、血流量以及 MAP 对这些变量的影响对治疗至关重要。大脑前动脉和中动脉之间的额顶分界区的局部脑组织氧合可通过近红外光谱技术进行测量。该技术的专业要求低，可在床旁使用，通过增加 MAP 来提高脑组织氧合，可作为干预措施有可能改善脑缺氧。临床研究显示，心肺复苏期间或心肺复苏后的脑组织氧合与动脉血压相关，但与动脉氧分压无关。此外，他们还发现，缺血、缺氧性脑损伤患者的氧气扩散受到限制，从而不利于血管输送氧气和细胞摄取氧气，这种现象可能会影响脑组织氧合的监测，因此，近红外光谱技术需要进一步的临床研究。

四、镇　静

镇静药物输注在缺血、缺氧性脑损伤治疗中的重要性已在多个广泛采用的指南中得到认可。镇静药物输注后，可以安全有效地提供气道、机械通气和支持性护理。镇静药物的特点是能够穿越血脑屏障，并对大脑功能、血流和新陈代谢产生影响。这些特性导致它们被广泛作为优化颅内血流动力学的手段，包括颅内压和脑灌注压。丙泊酚和咪达唑仑均可达到镇静的目的，两者的有效性和安全性无明显的差异，但大剂量的丙泊酚可能会干扰大脑的自动调节的功能。右美托咪定和丙泊酚 / 右美托咪定联合应用可能会引起临床上显著的低血压。右美托咪定可有效达到目标镇静评分。使用阿片类药物与升高的颅内压和降低的脑灌注压相关。氯胺酮推注和输注与颅内压升高无关，并可能降低皮层扩散性去极化事件的发生率。

五、体温管理

密切测量患者的体温变化情况，做好治疗及护理过程中的体温管理，必要时通过输液等方式帮助患者维持体温，避免出现抽搐、寒战等症状。根据患者的临床症状及需求，必要时可给予脱水、镇静药物、营养支持等辅助治疗的手段。

六、内环境管理

密切测量患者的内环境变化情况，纠正严重贫血，使血红蛋白 > 10g/L；避免高血糖症，必要时使用胰岛素，控制血糖低于 10mmol/L；防止高钠血症；中心静脉压在 6 ～ 15cmH_2O，维持出入量平衡或轻度负平衡。

七、脑电图监测

脑电图在缺血、缺氧性脑病（hypoxic-ischemic brain injury，HIBI）结局预测中有一定的价值。根据心搏骤停后的时间点，脑电图抑制（< 10mV）表明预后不良。在心搏骤停后的最初几个小时内，如果突触及时恢复，抑制模式可能是短暂的，即使在预后良好的患者中也是如此。对于持续超过 24h 的骤停，脑电图抑制被认为是一个可靠的不良结局的预测指标。心搏骤停后 12 ～ 24h 内，振幅正常的连续模式表明神经系统恢复良好的可能性很大。在心搏骤停后的前 24h 内，脑电图对预后好坏的区分程度最高，随着时间的推移，严重 HIBI 患者的突触活动可以在一定程度上恢复，如果在心搏骤停后 12h 内出现连续的脑电图模式，则预后良好。心搏骤停后的临床检查侧重于意识、肌阵挛状态和脑干反射的评估。长期缺乏脑干反射与不良的预后密切相关。脑干反射反映的是脑干功能，而脑电记录的是皮层活动。因此，即使脑电严重紊乱，脑干反射仍然可以完好无损。欧洲复苏委员会和欧洲重症医学会关于复苏后护理的指南建议采用多模式方法预测缺氧后昏迷的预后。这种多模式方法应包括临床检查、电生理检查、生物标志物和成像参数。当组合不同领域的测试时，结果可能是一致的，也可能是不一致的。一致性测试提高了特异性，降低了错误悲观预测的风险。

八、血液生物标志物监测

近年来，随着疾病生物标志物的研究和液体活检技术的进步，相关的创伤性脑损伤生物标志物逐渐走向临床，为 HIBI 的早期诊断、动态监测和预后评估提供重要的辅助手段。HIBI 在发生发展过程中产生了大量的生物分子标志物。这些标志物在损伤早期就可出现在血清和脑脊液中，其敏感性和特异性往往比影像学检查更具优势。脑组织损伤类标志物中，一些由神经元或神经胶质细胞合成的蛋白质在神经系统中高表达，且在 HIBI 后表达量显著升高，因此，被认为有可能成为 HIBI 诊断和预后的特异性的标志物。近年来，研究的热点标志物包括星形胶质细胞钙结合蛋白（S100B）、神经元特异性烯醇化酶（NSE）、神经胶质细胞原纤维酸性蛋白（GFAP）、微管相关蛋白（Tau 蛋白）、髓鞘碱性蛋白（MBP）、泛素 C 末端水解酶-L1（UCH-L1）。

九、脑复苏的常规基础治疗

1. 脑复苏的常规护理。

2. 将患者的头部抬高 $10°\sim30°$。

3. 呼吸机支持（采用 A/C 模式，FiO_2 60%，维持 $PaO_2 > 80mmHg$，$SaO_2 > 95\%$，$PaCO_2$ 35～45mmHg）。

4. 保持体温 36～37℃。如果体温 > 38℃，使用吲哚美辛栓 25mg，prn；用冰毯控制体温。

5. 甘露醇 0.5～1.0g/kg，q6h（发病 > 15 天时，不建议使用）。

6. 苯妥英钠 750mg，iv，drip（根据临床或脑电决定）。

7. 丙泊酚 5～15mL/h 维持或咪达唑仑 0.05mg/（kg·h）静脉滴注维持（发病 > 15 天时，不建议使用）。

8. 保持平均动脉压 70～80mmHg，必要时使用等渗溶液或胶体溶液纠正低血容量。可联合应用血管活性药物，如去甲肾上腺素和多巴胺。

9. 保持出入量平衡或轻度负平衡。

10. 当收缩压 > 180mmHg 或舒张压 > 120mmHg 时，应进行血压的干预治疗。

11. 发病后 48～72h 可给予肠内营养，达目标量 70% 即可，并逐渐过渡到靶目标。的最初的肠内营养（2～3 天内）应监测胃残留量。每 4h 1 次，如 > 200mL/4h 时应给予增加胃蠕动药物（如甲氧氯普胺或红霉素）。

12. 纠正严重贫血，使血红蛋白 > 100g/L。

13. 避免高血糖症（Glu < 10mmol/L），必要时使用胰岛素。

14. 保持血清 Na^+ 在 145mmol/L，K^+ 在 3.5～4.5mmol/L。

15. 保持中心静脉压 8～12cmH₂O。

16. 痰培养、尿培养为抗生素应用提供依据。

第三节　高压氧治疗的评估

CA 及其之后的心肺复苏，可以认为是复苏后全身性的缺血再灌注过程，人体发生强烈的应激反应，导致相应的多组织器官功能障碍而出现 PCAS，常与引起 CA 的疾病或损伤产生叠加效应，显著增加患者的病死率，其中 CA 后脑损伤尤为突出。研究发现，PCAS 后的脑损伤可导致约 23% 院内 CA 患者和约 68% 院外 CA 患者死亡。CA 后脑损伤的发生机制非常复杂，包括钙超载、兴奋性氨基酸损伤、ROS 损伤、细胞内酸中毒及细胞死亡信号传导通路的激活等，这些在心肺复苏后数小时到数天内激活并发挥作用。

目前，较多的研究认为 HBO 对脑复苏各阶段均有一定的积极作用，并且在自主循环恢复的基础上，越早开始 HBO 治疗，效果越好，尤其是在脑组织细胞产生不可逆性损害之前行 HBO 治疗的效果最好。临床上，许多学者认为心肺复苏后脑损害早期脑水肿的形成与发展常是最致命的因素，在脑水肿高峰形成前早期或超早期，HBO 治疗有利于脑功能的恢复。笔者所在的浙江分区的医院 33 例脑复苏患者中，有 23 例完全恢复，早期呼吸机支持下 HBO 治疗发挥了关键作用。

脑复苏 HBO 治疗的常规处理如下。

1. 早期复苏后患者需经 HBO 专科医生评估。

2. 血流动力学不稳定且仍需大剂量的血管活性药物维持者，应慎重行 HBO 治疗。

3. 转运过程中确保收缩压 > 90mmHg，SaO_2 > 90%。

4. HBO 舱内急救设施（插管喉镜、去甲肾上腺素、阿托品）。

5. 舱内有急救人员陪舱。

6. 全程心电、血氧饱和度监测。

7. 采用舱内专用呼吸机，潮气量 8 ～ 10mL/kg，舱内稳压期间注意潮气量补偿。

8. 监测气道压力，防止气胸发生。

9. 早期（第 2 ～ 3 天）高压氧治疗 1 ～ 2 次 / 天，随后为每天 1 次，持续约 40 次。

10. HBO 治疗压力可采用 2.0 ～ 2.5ATA。

11. 溺水患者应尽早接受 HBO 治疗，治疗压力为 1.8 ～ 2.0ATA，1 ～ 2 次 / 天。治疗 7 天后改为 1 次 / 天。

12. 对自缢患者，尽早实施 HBO 治疗，压力为 2.0 ～ 2.5ATA，7 天内可进行 2 次 / 天，后可改为每天 1 次，总疗程为 7 ～ 30 天左右。

13. 电击复苏后的 HBO 治疗应尽早进行，治疗压力可予首次 2.5 ～ 2.8ATA，之后治疗压力可选择 2.0 ～ 2.5ATA，每日 1 ～ 2 次治疗。

14. 在无镇静、肌松药物的影响下，GCS 评分中，M（运动反应）为 5 分，可提示预后良好。心肺复苏后 72h 神经系统查体；GCS-M < 2 分联合双侧瞳孔对光反射和（或）角膜反射消失，可预测不良的预后。心肺复苏后 48h 内出现缺氧后癫痫持续的状态（结合脑电图监测），需联合其他的监测手段来判断不良的预后。

第四节　康复治疗的评估

一、昏迷期（早期）的康复治疗

其适用于生命体征稳定，但仍处于昏迷状态的患者。

1. 维持合理的体位：脑损伤较严重时，常需卧床较长时间，由于大脑皮层高级中枢的受损，会出现一些异常的姿势。异常的卧位姿势易加重患者运动功能障碍，影响恢复期的运动功能康复。

2. 定时翻身、改换体位。

3. 排痰引流，保持呼吸道通畅。

4. 使用充气气垫可有效预防压疮的发生，每日至少 1 次全身热水擦身，大小便后必须用热毛巾擦干净。

二、清醒期的康复治疗

急性期过后，生命体征稳定后即可进行康复治疗。

主要包括：运动功能训练、认知能力的提高和综合解决问题能力的改善。

1. 进行床上良肢位的摆放。

2. 被动运动、早期床上活动（包括翻身、床上移动、床边坐起、桥式运动）等康复训练。

3. 一旦患者神志清醒、生命体征稳定，应指导和帮助患者尽早开始床上活动（包括深呼吸、肢体主动活动和躯体的翻动等）。

4. 从床上活动过渡到坐位练习，再过渡到直立练习。

5. 可在心电监护下进行针刺、指针、鼻饲中药等治疗。

三、康复评定

选择的量表包括 GCS 和美国国立卫生研究院卒中量表（National Institnte of Hedth stroke scale，NIHSS）（见附录4）。如果发现存在抑郁以及运动、感觉、认知、交流和吞咽功能缺损，由康复治疗小组的相应医生进行评定。

较多的学者认为在运动及物理治疗循序渐进的过程中，如出现下列情况，应暂时停止治疗：① MAP < 65mmHg 或 > 120mmHg，原有肾脏疾病患者的收缩压或舒张压较治疗前下降 10mmHg；②心率 < 50 次 /min 或 > 140 次 /min；③出现新的心律失常或需用去甲肾上腺素维持血压，剂量 > 1μg/（kg·min）；④吸入氧浓度（FiO_2）60%，伴随动脉压分压（PaO_2）< 70mmHg；⑤ PEEP > 8cmH_2O；⑥动脉血氧饱和度（SpO_2）下降 10% 或 SpO_2 < 85%；⑦呼吸频率 > 35 次 /min；⑧体温 > 38℃；⑨在运动及物理治疗后病情恶化，出现新的脓毒血症，患者再次昏迷，新出现消化道出血，新出现胸痛等。

发生上述情况后，应在第二天重新评估患者的状态。

第二章
颅脑损伤的早期康复治疗

颅脑损伤的早期康复是一个超早期介入的综合康复治疗体系，在早期康复理念的基础上，进一步突出"神经重症康复"的特点。在充分评估患者的病情、有效控制原发病及并发症、保证医疗安全的前提下，尽早选用适宜的多学科合作的综合治疗康复技术体系进行康复治疗，从而达到减少并发症、激发康复潜能、促进快速康复的目的。

第一节　颅脑损伤的病理生理特点

一、颅脑损伤后脑水肿

创伤性脑损伤（traumatic brain injury，TBI）后脑水肿的主要形式是充血所致的血管源性水肿，而非缺血所致的细胞毒性水肿，临床上减轻这种血管源性的细胞外脑水肿是治疗的关键。许多临床资料证实，重型颅脑损伤后常伴有脑血流量（cerebral blood flow，CBF）增加，尤其多见于损伤后 1～3 天，并认为是由于患者自身调节机制被破坏，如一些舒张血管的代谢产物（乳酸、神经肽、腺苷等）增加，进一步降低血管阻力，颅脑损伤后出现的阵发性出血、缺氧、惊厥等导致脑内代谢性酸中毒，代偿性地引起脑血管扩张；同时，创伤后顽固性高血压超过自身调节的压力上限，可导致 CBF 增加，发生脑充血。重型颅脑损伤还可引起血脑屏障的半透膜效应以及 CBF 自身调节机制的破坏，使脑容量调节机制发生改变。此时，决定跨膜的液体移动因素并非是晶体渗透压，而是由毛细血管静水压与胶体渗透压的平衡来决定，降低毛细血管静水压或提高胶体渗透压可减少跨膜的液体滤过，促进液体重吸收，降低颅内压。颅脑减压术后，重建脑血液循环通路，扩张脑血管床，随着脑灌注压的升高，脑血管进一步得到扩张，使脑体积增加；同时，脑血管阻力下降，毛细血管静水压升高，跨毛细血管液体滤过增多，进一步导致脑水肿的发生。

二、炎症反应

炎症反应是 TBI 继发病理过程的重要组成。TBI 后，炎症过程包括细胞炎性反应和递质炎性反应，前者由中性粒细胞和单核细胞参与，后者涉及细胞因子、化学因子等。研究表明，脑外伤后脑缺血或炎性细胞成分的积聚，均会诱发炎症前细胞因子、化学因子以及内皮细胞 - 白细胞黏附因子的表达上调。以下证据显示，这些因子的增高可导致继发性脑损害：①细胞因子本身可加重脑损害；②特异性细胞因子拮抗剂（如 IL-1Ra）可减轻颅脑外伤继发的缺血性脑损害；③去除循环血中的中性粒细胞，可减弱颅脑外伤继发性缺血性脑损害；④拮抗内皮细胞 - 白细胞黏附因子的效应也可削弱外伤后缺血性脑损害。

三、炎症因子的双重效应

炎症因子具有脑损害与脑保护的双重效应。细胞因子是一类炎性介质，它们以前体形式存储于细胞内，创伤发生后经激活可释放于细胞外产生效应。近年来，国外对急性颅脑损伤后细胞因子作用效应的研究存在许多分歧。有些研究发现，TBI 后，脑内细胞因子与脑水肿、血脑屏障破坏、神经元死亡、神经损伤症状加重有关；在实验性 TBI 中，用抗体或免疫抑制剂阻断细胞因子可获得良好的预后。但也有研究指出，细胞因子起神经保护作用，诱导神经营养因子的产生，促进神经元的分化和存活；细胞因子基因敲除的鼠或细胞因子受体基因敲除的鼠在颅脑创伤后，脑水肿明显加重。上述研究表明，细胞因子的效应具有双重性，它既可加重脑继发性损害，同时也可诱导神经修复和组织重建。细胞因子脑损害 / 脑保护的双重性问题，给人们留下了广阔的研究空间。

目前研究较多的细胞因子是：肿瘤坏死因子（tumor necrosis factor，TNF）、白细胞介素 -6（interleukin-6，IL-6）、化学因子、黏附分子、抗炎细胞因子［如白细胞介素 -10（interleukin-10，IL-10）］、转移生长因子 -β（transforming growth factor-β，TGF-β）。大鼠 TBI 模型和人类 TBI 中，TNF 含量增高，并与组织损伤程度和临床症状的轻重有关，这种关系存在明显剂量 - 反应效应和时相关系。但有研究指出，在 TNF 基因敲除的鼠中，TNF 早期有神经毒性作用，晚期则有神经保护效应；TNF 受体敲除后，TBI 大鼠的脑组织损伤明显加重。IL-6 可抑制 TNF 的合成，起抗炎性反应、促神经元分化的作用；但也有研究指出，IL-6 及其受体（IL-6R）含量与动物模型 TBI 的严重程度呈正相关。IL-10 和 TGF-β 可抑制炎症反应，减轻脑损害，TGF-β 还有利于组织修复；但有研究发现，TBI 中 IL-10 水平越高，患者的死亡率越高。分歧结果对指导临床治疗极为不利。这提示我们有必要积极开展研究，深入探讨在实验性 TBI 动物模型和人类 TBI 中关键的炎症因子群，明确哪些炎症因子的存在和堆积引发并加重了脑神经元的损害，而哪些炎症因子的出现减轻了脑组织损伤。据此，在临床上通过监测标志性炎症因子的含量变化，可对 TBI 的预后做出评价，还可控制这些因子以取得减轻脑损害、保护脑功能的效果。这些研究可为 TBI 的临床治疗提供依据，从而有利于从整体上提高 TBI 的救治水平。

四、炎性生化标志物

颅脑损伤后的炎性生化标志物直接来自受损的脑细胞，可由其指标变化来推断脑组织的功能和代谢情况，被认为是重要的临床诊治的参考指标，既能反映脑损害的程度和状态，也与患者病情的发展和预后相关。能够反映 TBI 的脑内病理学变化且可以预测脑震荡后综合征的血浆生化标志物，对临床极有价值，前文已述及的炎性细胞因子尚不足以作为 TBI 的特异性的生化标志物来指导临床诊断和治疗。尽管国外有关 TBI 后炎性细胞因子的研究报告为数不少，但对其敏感性、特异性尚缺乏共识，而国内在 TBI 后炎性细胞因子研究领域起步较晚，与国外还存在较大的差距。

TBI 临床诊治中需要的特异性生化标志物应符合以下特点：①对脑损伤有高度敏感性；②在脑脊液和外周血中迅速出现；③与性别、年龄的关系不大；④属于脑组织不可逆损害的释放物。

脑损伤在发生发展过程中产生了大量的生物分子标志物，如钙结合蛋白（S100B）与神经元特异性烯醇化酶（NSE）。S100B 是神经胶质细胞的标志蛋白，NSE 是神经元的标志酶。在大多数的颅脑损伤中，神经胶质细胞和神经元都会有不同程度的损伤。S100B 和 NSE 在脑内分别代表神经胶质细胞和神经元的损伤程度，两者联合检测具有互补的诊断价值，能更全面、更准确地反映脑损伤的程度。

神经胶质细胞原纤维酸性蛋白（glial fibrillary acidic protein，GFAP）是一种表达于星形胶质细胞的中间丝蛋白，目前仅在中枢神经系统中发现，在检测颅脑损伤上具有较高的特异性，是比较有研究前景的颅脑损伤标志物。颅脑损伤后，脑脊液和血清中就可检测到 GFAP 升高，其浓度可预测继发性脑损伤的情况，血清 GFAP 浓度的变化也可以反映脑损伤后星形胶质细胞和神经元的损伤程度。

Tau 蛋白主要分布于神经元的细胞核中，在轴突稳定、神经元发育、神经元极性等方面起着重要作用，Tau 蛋白在脑脊液和血液中的释放是轴突损伤的标志。Liliang P C 等的研究发现，血清 Tau 蛋白水平可作为预测重型颅脑损伤预后的指标。这些标志物在损伤早期就可出现在血清和脑脊液中，其敏感性和特异性往往比影像学检查更具优势。血浆 S100B、NSE、MBP、GFAP 等，均由脑内神经元和胶质细胞产生，符合以上特点，而且国外的研究也证实在脑卒中、痴呆、阿尔茨海默病、多发性硬化中，这些物质有较高的表达，但它们与 TBI 的损伤程度和不良的预后是否有明显的相关性，尚需深入研究，所选择的生化标志物在 TBI 的临床实践中应具有检测敏感度高、出现时相早、操作便捷、费用低廉、假阳性率低等特点。

在筛选和评价与 TBI 严重程度和预后有关的标志性炎性生化物质时，既要重视炎症因子的脑损害作用，也不应忽视其存在的某些脑保护作用（在一定程度上或在某个时相上）。通过制定针对炎症反应的干预措施，抑制或减轻继发性脑损害，对提高颅脑损伤的救治率有重要意义。应重视 TBI 后继发性脑损害过程中的炎症反应环节，提倡 TBI 早期甚至超早期对炎症产物的监测、检查，动态观察标志性炎性生化物质的变化规律，以期对患者的损伤程度及预后做出可靠的判断和评估，在颅脑损伤后的各个时相给予相应的处理，遏制 TBI 后炎症反应可能造成的更为严重的继发性脑损害，并促进炎症过程中有利于脑组织修复和脑功能康复的炎性效应得以发挥。

五、颅脑损伤与高钠血症

颅脑损伤后的高钠血症与神经、体液、细胞免疫原性因素有关。① 颅脑损伤之后神经递质分泌紊乱：颅脑受伤后，脑区周围的神经元也受到损害，γ-氨基丁酸分泌减少，谷氨酸释放增多，使得下丘脑—垂体—肾上腺系统出现异常兴奋的情况。创伤以及缺氧症状会造成血浆中 ρ-内啡肽大量分泌，加上患者的交感神经兴奋程度提高，其交感神经末梢会释放大量的去甲肾上腺素，去甲肾上腺素与 ρ-内啡肽联合作用使抗利尿激素分泌量降低，患者极易出现中枢性尿崩，从而因失水过多而使血液浓缩，血钠浓度升高。②炎症因子影响：严重的颅脑损伤患者通常会出现较严重的炎症反应，炎症细胞被激活后，大量的炎症因子被释放，并进入血液中，到达脑神经系统激活下丘脑—垂体肾上腺皮质系统，促进促肾上腺皮质激素及皮质醇、醛固酮分泌，从而使血液中的钠浓度升高。

六、意识和认知方面的改变

创伤性颅脑损伤患者的死亡率大幅下降，但患者幸存之下却遗留有不同程度的意识障碍，表现为无反应觉醒综合征（unresponsive wakefulness syndrome，UWS）或最小意识状态（minimally conscious state，MCS），严重影响了患者的预后和生存质量。

第二节　颅脑损伤的规范化基本处理

研究表明，颅脑损伤患者进行早期康复可有效预防并发症，降低院内感染，缩短住院周期，并且不增加不良反应。HBO 作为早期康复的治疗方式，近年来被较多学者认同，暂不能脱机的患者在损伤后 48h 进行带呼吸机 HBO 治疗，可明显提高远期预后的质量。因此，对生命体征稳定、颅内无活动性出血、无未处理的脑疝、无严重肺损伤及脑脊液漏的重型颅脑损伤伴意识障碍的患者应早期（48h 后）进行 HBO 治疗。早期康复在颅脑损伤患者中并未得到广泛开展，较多学者推荐颅脑损伤患者在急性危重期尽早开始康复治疗，加强与周围环境之间的积极互动，以减轻残疾、促进恢复。

一、血压和氧合

严重 TBI 患者低氧血症的发生率为 22.4%，并且与病死率和致残率增加相关，需监测血氧饱和度并避免低氧血症（氧分压 < 60mmHg 或血氧饱和度 < 90%）。全身性的低血压和低氧血症可能导致 TBI 患者继发性脑损伤。对创伤性昏迷的数据库研究发现，入院前观察到低血压、年龄、入院 GCS 评分、颅内疾病诊断和瞳孔状态 5 个独立危险因素影响预后，其中，入院前观察到低血压（收缩压 < 90mmHg）是 5 个独立危险因素中最强的预测指标。因此，90mmHg 应该是患者收缩压不能低于的阈值。

二、高渗性治疗

在颅内压（intracranial pressure，ICP）升高时，静脉输注甘露醇 0.25 ～ 1.0g/kg 是有效的，低血压（收缩压 < 90mmHg）时避免使用；在未监测 ICP 时，甘露醇仅限于小脑幕切迹疝或神经功能进展性恶化（排除颅外原因）。甘露醇是降低脑外伤患者 ICP 的有效药物。目前的证据对于高渗盐水治疗外伤性颅内高压的浓度、应用指征、使用方法，还无统一的意见。

三、感染预防

对插管患者在围手术期使用抗生素，可以降低肺炎的发病率，然而，它不会改变住院时间或病死率。早期气管切开，可以减少机械通气的时间，然而，它并不能改变病死率和院内获得性肺炎的发生率。目前，没有依据支持插管的 TBI 患者的全身长期预防性抗生素的使用可能增加耐药的风险。

四、深静脉血栓形成的预防

建议使用弹力袜或间歇充气装置压缩，并持续使用到患者能够活动。低分子量肝素或低剂量普通肝素应该与机械装置同时使用以预防血栓，但是存在增加扩大颅内出血的风险。关于预防深静脉血栓用药的时间、剂量，并没有统一的意见。

五、脑组织氧监测和阈值

颈静脉血氧饱和度或脑组织氧监测反映脑氧合，颈静脉血氧饱和度（50%）或脑组织氧分压（15mmHg）是治疗的阈值。目前的证据表明，重度 TBI 患者的缺氧（SjO_2 50% ～ 55%）与预后差相关，脑组织间氧分压低值（10 ～ 15mmHg）的持续时间长

（＞30min）与高病死率相关。尽管很多技术，例如脑微透析、热扩散探针、经颅多普勒超声、红外光谱法及其他可利用的手段被用于严重的 TBI 患者的护理，当前没有充足的证据证明其对患者的管理和预后有益。

六、麻醉药物、镇痛药物和镇静药物

不推荐预防性应用巴比妥类药物抑制脑电活动。建议大剂量的巴比妥类药物用于常规内科和手术治疗无法控制的 ICP 升高的患者。血流动力学稳定是巴比妥类药物治疗的前提。丙泊酚被推荐用于控制 ICP，但是不能改善患者 6 个月的病死率。高剂量丙泊酚可产生显著的药物不良反应。镇痛药物和镇静药物是常用的控制 ICP 的管理策略，使用时必须注意潜在的不良影响。这些患者用药前的血流动力学稳定，并且有适当、连续、系统的监护。

七、营 养

伤后 7 天内患者的营养应该达到充足的热量。数据显示，饥饿的 TBI 患者丢失了大量的氮，导致每周体质量减少 15%；非脑外伤患者的体质量降低 30%，将增加病死率，至少在 1 周内需给予营养。目前，还没有确定哪种营养途径更具有优越性。基于脑外伤患者的基础氮消耗水平及喂养的氮补充能力，7 天内达到全量的喂养，经胃—空肠营养可降低呼吸机相关肺炎的发病率。

八、癫 痫

（一）癫痫持续状态

宜静脉用药并维持输注，尽快控制发作。即刻启动脑保护，保持气道通畅或气管插管、高流量氧疗、心电和血压监测等，癫痫持续状态发病后给予 24 ~ 48h 连续性脑电监测。

（二）症状性癫痫

立即进行抗癫痫药物治疗可降低 2 年内的再发风险。根据癫痫发作的次数和性质，选择单一药物治疗或 2 种或多种药物联合治疗。成人初诊或未经治疗的部分癫痫可选用卡马西平、左乙拉西坦、苯妥英钠、唑尼沙胺、丙戊酸钠；儿童初诊或未经治疗的部分癫痫可选用奥卡西平、卡马西平、苯巴比妥、苯妥英钠、托吡酯、丙戊酸钠和氨己烯酸；老年初诊或未经治疗的部分癫痫可选用加巴喷丁、拉莫三嗪和卡马西平。应该定期监测患者的血清抗癫痫药物浓度，同时，应该重视抗癫痫药物的毒副作用。

（三）难治性癫痫

经过 2 种抗癫痫药物的正规治疗后无效，每月发作 1 次以上，可考虑外科手术治疗。

（四）预防性抗癫痫

不推荐预防性使用苯妥英钠或丙戊酸钠来防止晚期外伤后癫痫发作（post-traumatic

epilepsy，PTS）。抗癫痫药物可减少早期 PTS（外伤 7 天内）的发病率，苯妥英钠对减少早期 PTS 有效。丙戊酸钠可能与苯妥英钠的效果相当，但是早期 PTS 不影响预后。

九、激 素

对中度和重度 TBI 患者应用大剂量的甲泼尼龙，与病死率增加有关。很多证据显示，激素不能降低严重 TBI 的 ICP 并改善预后。因此，激素不推荐用于脑外伤患者。

十、自主神经功能障碍（交感神经过度兴奋）

重型颅脑损伤患者在康复期的交感神经兴奋表现为间断性、发作性的易激惹、躁动、多汗、高热、血压升高、心动过速、呼吸急促及去皮质强直或者去大脑强直等症状，在创伤性脑损伤患者中其发生率约为 10%～28%，而在植物状态的患者中的发生率更高，出现这类症状会加重患者的病情，预后不良，多为对症治疗。

常用的药物：①作用于多巴胺受体的溴隐亭、多巴丝肼、盐酸氯丙嗪、氟哌利多醇；②作用于 GABA 受体的苯二氮䓬类药物咪达唑仑、地西泮、氯硝西泮；③阿片受体激动剂吗啡；④作用于 α 受体的可乐定、哌唑嗪；⑤β 受体阻滞剂普萘洛尔；⑥肌松剂丹曲林、巴氯芬等。其中，吗啡和咪达唑仑多用于早期，溴隐亭、巴氯芬则多用于后期的康复阶段。

十一、尿崩症

脑损伤后下丘脑—神经垂体通路受损，抗利尿激素合成和释放不足，尿液浓缩功能障碍引起尿崩症。一般，下丘脑—垂体神经通路损伤，多为暂时性尿崩；下丘脑正中隆突严重受损或神经垂体损伤 80% 以上，有可能会导致永久性尿崩，预后不良。有颅脑损伤史，24h 尿量＞4000mL 或尿量＞200mL/h，并排除肾脏原因导致的多尿，可诊断为尿崩症。

临床处理：①控制尿量，可用醋酸去氨加压素片或垂体后叶激素；②维持容量平衡行 CVP 监测或有创血流动力学监测，量出为入，根据每小时尿量来补充液体和饮水，保持出入量平衡或入量稍大于出量，维持容量正常，避免尿崩导致的低血容量性休克及急性肾损伤；③维持水电解质平衡，尽量避免甘露醇等脱水药物的使用；④应严密监测 24h 的液体出入量，定时查血、尿电解质。

十二、颅脑损伤的常规基础治疗

1. 颅脑损伤的常规护理。

2. 头位抬高 30°～45°，头部处于中立位。

3. 使用呼吸机支持，保证足够的供氧（$PaO_2 \geq 70mmHg$），避免 $PaO_2 < 60mmHg$，$SaO_2 < 90\%$。

4. 保持体温 36～37℃。若体温升高，则使用吲哚美辛栓 25mg，prn，并用冰毯控制体温。

5. 甘露醇 0.25～1.0g/kg，低血压（收缩压＜90mmHg）时避免使用。

6. 至少在 1 周内给予营养，外伤 7 天内达到全量的喂养。

7. 常规预防性使用抗癫痫药物（苯妥英钠或丙戊酸钠），建议早期使用（发病后 1 周内）。

8. 充分镇静可采用丙泊酚 5 ~ 15mL/h 维持或咪达唑仑 0.05mg/(kg·h) 静脉滴注维持。在发病急性期使用，超过 15 天不建议使用。

9. 有足够的循环血量，维持血红蛋白在 110g/L，红细胞比容在 0.35 以上，血浆白蛋白接近 40g/L；维持每 8h 阶段的出入量基本平衡，保证水电解质和内环境稳定。

10. 保持入出平衡或轻度负平衡。

11. 当收缩压 > 180mmHg 或舒张压 > 120mmHg 时，应进行血压的干预治疗。

12. 避免高血糖，控制血糖在 5 ~ 8.5mmol/L，必要时使用胰岛素。

13. 避免低钠血症，允许的血钠浓度最高为 150mmol/L。

14. 保持中心静脉压 6 ~ 15cmH$_2$O。

15. 痰培养、尿培养为抗生素应用提供依据。

第三节　高压氧治疗的评估

HBO 治疗最显著的效果是缓解缺氧。低氧血症可以通过常压 100% 吸氧来纠正，但某些中枢神经系统病变的低氧需要 HBO 来纠正。HBO 治疗脑缺氧的有益作用已被研究证实。众所周知，脑损伤和缺氧时，脑和脑脊液中的乳酸含量增加。在 HBO 暴露期间，脑脊液乳酸/丙酮酸的比值降低，导致无氧代谢减少，有利于有氧代谢。在 HBO 的环境下：①能有效地提高血氧、组织氧的含量，增加红细胞的变形能力，抑制血液凝固系统，降低血液黏度，改善脑血流。②使颈动脉血流量减少，椎动脉血流量增加，从而改善椎基底动脉供血不足。有研究证明，在 2.0ATA 高压氧下，椎动脉血流量可增加 18%，动脉血氧分压增加 14 倍，毛细血管的有效弥散距离明显增加。③加快了侧支循环的建立，同时由于局部组织缺氧状态得以改善，血管收缩，减轻局部组织水肿，HBO 在颅脑损伤促醒中有着重要的作用。

近年来的体外动物模型显示，经 HBO 预处理可保护低氧血症条件下闭锁蛋白和紧密连接蛋白的表达，修复血脑屏障，对预防脑水肿的进展有重要的临床意义。美国大规模针对严重颅脑损伤（GCS < 8 分）的二期研究证明，HBO 和常压氧治疗明显优于常规治疗组，约 50% 的患者的神经系统恢复明显。目前正在进行三期临床评价，估计参与的患者约有 1000 例，其中 500 例为对照组，主要观察压力（1.5ATA、2.0ATA、2.5ATA）、频次（qd、bid）和是否伴随常压高浓度吸氧。

HBO 治疗的常规流程如下。

1. HBO 和 ICU 综合评估。

2. 建议在呼吸机支持下早期接受 HBO 治疗。

3. 治疗建议在发病 48h 后开始，除非患者的病情近期恶化。

4. 必须全程使用心电图或脑电图监视。

5. 采用轻度过度通气，维持 $PaCO_2$ 在 30 ～ 35mmHg。

6. 舱内压力建议在 1.5 ～ 2.0ATA 之间，每天 1 次或每 12h 治疗 1 次，视临床状况而定。

7. 确保脑灌注压力足够（70mmHg 或以上），必要时可给予去甲肾上腺素、多巴胺和垂体后叶激素。

8. 舱内处理癫痫（地西泮 10 ～ 20mg 静脉推注或肌注，若不能控制发作，与鲁米那 100mg 肌注，每隔半小时交替各使用 1 次）。

9. 颈静脉血氧饱和度和乳酸监测（判定是否 HBO 受益）。

10. 有条件应用脑代谢监测或神经成像技术应用（判定是否 HBO 受益）。

高压氧是临床治疗脑损伤患者的常用的治疗手段，其能够有效提高脑组织中的氧分压，扩大氧的弥散半径，增加血氧含量，促进受损的脑细胞功能恢复。此外，高压氧能够减轻毛细血管通透性，促进炎性介质的吸收，改善神经元细胞膜功能，减轻脑水肿及降低颅内压。HBO 治疗下能够增加椎动脉的血流量，有利于改善患者受损的脑血管调节功能。此外，HBO 可清除氧自由基以及炎症因子，可抑制血小板激活，进而促进脑细胞生长和神经功能的恢复。

第四节　康复治疗的评估

一、昏迷期（早期）的康复治疗

其适用于生命体征相对稳定，但仍处于昏迷状态的患者。

1. 定时翻身、改换体位。

2. 排痰引流，保持呼吸道通畅。

3. 充气气垫可有效预防压疮的发生。

二、恢复期的康复治疗

（一）运动功能训练

颅脑损伤后运动功能方面的障碍通常表现为一侧或双侧的肢体瘫痪。

（1）恢复与增强肌力练习

1）肌力 0 ～ 1 级：采用被动运动、推拿和低频直流电刺激，以增加局部瘫痪肌肉区域的血供，减缓肌肉的萎缩。在相应的穴位上做针灸治疗。

2）肌力 1 ～ 2 级：增加肌电生物反馈电刺激治疗。

3）肌力 3 级：继续采用肌电生物反馈电刺激治疗。

4）肌力 4 级：依靠肌肉的主动收缩练习来增强肌力，包括等张收缩或等张运动，等长收缩或等速收缩练习。

（2）改善关节活动度：包括主动运动、被动运动、助力运动、关节牵引和固定法等。

（3）抗肌痉挛练习：早期坐位与坐位平衡训练。

（4）床上动作训练：在坐位训练的同时可进行床上动作训练，如翻身、移动、搭桥与躯干活动等。

（5）站立及站立平衡训练。

（6）步行训练。

（二）认知障碍的康复

认知障碍主要表现在觉醒和注意障碍、学习和记忆障碍及解决问题的能力障碍等。根据认知障碍的程度不同（见附录5），采用相应的治疗手段。

（1）早期（Ⅱ、Ⅲ）：对患者进行躯体感觉方面的刺激，提高觉醒能力，能认识环境中的人和物。

（2）中期（Ⅳ、Ⅴ）：减少患者的定向障碍和言语错乱，进行记忆、注意力、思维的训练，训练其组织和学习能力。

（3）后期（Ⅵ、Ⅶ）：增强患者在各种环境中的独立和适应能力，提高中期训练的各种功能，并应用于日常生活中。

（三）感知障碍的治疗

感知障碍包括失认症和失用症。康复训练的方法是采用反复多次的训练，通过给予患者特定的感觉刺激，大脑对感觉输入产生深刻的反应，提高感知能力。

（四）言语功能障碍的治疗

颅脑损伤的部分患者会出现失语或不完全失语。

（1）针刺治疗。

（2）言语训练：失语症患者的言语障碍主要表现在听力理解障碍、口语表达障碍、阅读障碍和书写障碍。在功能训练方面要坚持"听、说、读、写"四者并重，针对这4个障碍的程度不同，选择不同的训练内容。

（刘长文）

第三章
脑卒中的早期康复治疗

第一节　脑卒中患者的康复技术简介

研究结果表明，在脑卒中后的数分钟到数个月，其他的脑区会发生变化。这些变化可能是由于传入神经阻滞、抑制作用的解除、活动依赖性突触的改变、细胞膜兴奋性的改变、突触新连接的形成或原有连接的暴露所致。自然发生的大脑皮质功能重组是有限的，要提高患者功能恢复的程度，使其能够适应环境与独立生活，功能训练是极为重要的因素之一。

功能训练是通过重新学习生活和工作所需的技能，练习在接受刺激时，及时和适当地做出反应以适应环境的过程。在功能恢复的过程中，潜在突触的启用和侧支长芽新形成突触的利用是非常重要的因素。潜在突触原来是相对无效的，中枢神经损伤后要求它们变得有效的话自然需要大量的功能训练；侧支长芽新形成的突触与靶组织的连接也不一定准确，为使反应最终能与损伤前尽量接近，需要经过大量的训练。

中枢神经为重组系统内功能还常需病灶周围组织和低级中枢的代偿，而这些组织原来都不承担已损伤组织的功能或只承担次要的作用。脑卒中后，需改由它们来承担主要的作用或精细的功能时，必须进行重新学习并经过大量的功能训练。此外，对侧半球来承担言语功能或利用皮肤触觉来代替视觉功能等是通过中枢神经的系统间功能重组来完成的，这更需要经过重新学习和功能训练。

1.强制性使用运动疗法

应用功能性 MRI 等的研究均表明，脑卒中后，充分利用和加强功能训练的各种外周刺激和感觉反馈对促进中枢神经的功能重组和帮助患者适应环境是非常重要的。强制性使用运动疗法（constraint-induced movement therapy，CIMT），又称强制性治疗，是 20 世纪 80 年代开始兴起的一种新的康复治疗方法。CIMT 的治疗策略是限制患者的健侧上肢，强迫使用患侧上肢，提供患侧上肢特定塑形任务和密集反复的练习，促进患者上肢运动功能恢复。在患侧上肢得到强化运动治疗后，运动皮质代表区出现了有益的功能重组，这与病灶半球可兴奋的神经组织增加和（或）患侧上肢运动引起的神经元兴奋性增加有关。其可能的机制是局部神经元间抑制性活动减少，潜在的兴奋性连接启用。肢体功能性活动可以产生使用依赖性皮层的功能重组，从而为治疗效果的持续存在奠定基础。

2.计算机软件辅助训练

随着现代社会信息化产业的飞速发展，计算机技术已经深入康复医学的多个领域。目前计算机软件技术在步态分析、平衡测试等项目、物理、作业、言语治疗等方面都有着广泛的应用。

另外，计算机软件可以观察卒中康复的过程，潜在地提高卒中后康复治疗的质量。英国上肢功能康复评估与控制训练系统 E4000（Biom-E4000）是一套全球领先的功能训练的康复系统，其中设计了 19 个游戏程式配套训练，可选择不同难度、速度、等级来提高患者的训练兴趣。通过一系列的组合模块，在优秀软件包的配合下，该系统提供了一种创新的、寓教于乐的康复方法。其 19 个游戏程式配套训练能全面涵盖多功能系统康复的需求，在得到了准确的功能评估后，设定相应的最合适的训练疗程。这套训练系统可根据不同的配件与抗阻训练控制器连接，进行指关节捏、握，腕关节屈、伸、桡侧、尺侧、臂前后左右、肘关节屈、伸，肩关节屈、伸、外展、内收和旋转等的主动性抗阻训练。陈金等采用 Biom-E4000 仪器进行计算机辅助的上肢功能训练，从 Biom-E4000 中选择 6 个游戏：击墙、下坡、房子和家、改变外形、球和桶、驾驶，训练后分别对左侧腕关节和右侧腕关节运动时进行 fMRI 扫描，比较治疗前后的大脑激活部位、激活强度、体系的变化；最后得出计算机软件辅助训练可诱导出大脑皮质功能区的重组与代偿，使其趋向正常化的结论。

第二节　脑卒中的规范化基本治疗

一、血压管理

一般将血压控制在 140/90mmHg 以下。对高于目标血压的患者，应早期使用降压药物使血压达标。多数患者在脑卒中后 24h 内的血压自发降低。在处理高血压时，难以有一个统一的方案，必须进行个体化治疗，才能达到较理想的血压水平，有利于脑血管病的总体治疗和康复。应用降压药物的原则是既要有效和持久地降低血压，又不至于影响重要器官的血流量。

二、血糖管理

有脑卒中病史或脑卒中的高危人群，应进行糖尿病筛查，建议定期检测空腹血糖，必要时做糖耐量试验或测定糖化的血红蛋白。糖尿病患者的血糖控制目标为糖化血红蛋白＜7%，但必须遵循个体化的原则。

（一）高血糖

约 40% 的患者存在脑卒中后高血糖，多在脑卒中发病后 12h 之内升高，血糖的增高可以是原有糖尿病的表现或是应激性反应。血糖升高的程度与脑卒中的严重程度及预后不良有关。

（二）低血糖

脑卒中后低血糖的发生率较低，但因低血糖直接导致脑缺血损伤和水肿加重而对预后不利。

三、血脂调控

定期检查血脂，存在血脂异常的缺血性脑卒中或短暂性脑缺血发作的患者，应进行生活方式干预及药物治疗。根据危险分层使用他汀类药物，在他汀类药物治疗前及治疗中，应注意肌痛等临床症状，监测转氨酶和肌酶的变化。对于脑出血病史或脑出血高风险人群，应权衡风险和获益，谨慎使用他汀类药物。

四、急性期血管再通治疗

血管再通治疗应严格遵循溶栓时间窗及适应证的治疗。在治疗时间窗内，首先考虑静脉溶栓或取栓。

（一）静脉溶栓适应证

对于急性缺血性脑卒中患者，在发病 4.5h 内静脉应用 rt-PA 溶栓治疗。

（二）相关治疗

其包括动脉溶栓、桥接（静脉溶栓＋血管内介入治疗）、机械取栓、血管成形和支架术。接受动脉血管内再通治疗应符合以下条件：①临床症状符合缺血性脑卒中的诊断，血管检查显示闭塞特征符合动脉粥样硬化性动脉病变；②前循环卒中治疗时间窗在 6h 以内，后循环缺血治疗时间窗为 12h 内（尚未完全确定），少部分患者可延长时间窗；③靶血管为大血管闭塞（基底动脉、椎动脉、颈内动脉、大脑中动脉 M1 及 M2 段或大脑前动脉 A1 段等）。

五、抗血小板治疗

脑卒中高风险患者使用阿司匹林进行一级预防。抗血小板药物的选择以单药治疗为主，阿司匹林、氯吡格雷均可以作为首选药物。

六、抗凝治疗

对于既往有阵发性或持续性房颤的缺血性脑卒中病史的患者，推荐使用华法林进行抗凝治疗，以预防再发的血栓栓塞事件。

七、中医药治疗

有针灸、艾灸等中医特色疗法。

八、脑卒中基本治疗的常规处理

1. 脑卒中的常规护理。

2. 将患者的头部抬高 30°。

3. 对有意识障碍的患者，应使用呼吸机支持（采用 A/C 模式，FiO_2 60%，维持 PaO_2 ＞ 80mmHg，SpO_2 ＞ 95%，$PaCO_2$ 35 ～ 45mmHg）。

4. 保持体温 36 ～ 37℃。若体温＞ 38℃，吲哚美辛栓 25mg，prn；用冰毯控制体温。

5. 甘露醇 0.5 ～ 1.0g/kg，q6h。发病＞ 15 天时，不建议使用。

6. 保持平均动脉压 70 ～ 90mmHg，必要时使用等渗溶液或胶体溶液纠正低血容量。维持收缩压＜ 160mmHg，如血压增高时，先降颅内压，后控制血压。切忌降压过度，避免使大脑灌注压降低，导致脑缺血加剧。

7. 丙泊酚 5 ～ 15mL/h 维持或咪达唑仑 0.05mg/（kg·h）静脉滴注维持。发病＞ 15 天时，不建议使用。

8. 保持出入量平衡或轻度负平衡。

9. 发病后 48 ～ 72h 可给予肠内营养，达目标量 70% 即可，并逐渐过渡到靶目标。最初（2 ～ 3 天内）给予肠内营养时应监测胃残留量。每 4h 监测 1 次，如＞ 250mL/4h 时，应增加胃蠕动药，如甲氧氯普胺或红霉素。

10. 抗血小板治疗：常用的药物有阿司匹林、噻氯吡啶和氯吡格雷。阿司匹林以小剂量为宜，一般以 50 ～ 100mg/ 天为宜。

11. 降纤治疗：此疗法应在早期应用（发病 6h 以内）。

12. 抗凝治疗：肝素除增加脑出血的危险外，亦可引起血小板减少。关于 CT 显示脑梗死面积多大时忌用肝素，尚无定论。肝素和口服抗凝剂的应用取决于主治医生的选择。

13. 避免高血糖症（Glu ＜ 10mmol/L），必要时使用胰岛素。

14. 保持血清 Na^+ 在 145mmol/L，K^+ 在 3.5 ～ 4.5mmol/L。

15. 保持中心静脉压 6 ～ 15cmH$_2$O。

16. 痰培养、尿培养为抗生素应用提供依据。

第三节　高压氧治疗的评估

急性缺血性病变意味着病变中心区域的氧张力迅速降至零。目前，任何形式的治疗都不太可能纠正这种缺氧状态。当 HBO 在 1.5 ～ 2.5ATA 时，氧气进入大脑非血管化部分的扩散得到增强。近年来，较多的研究认为，早期 HBO（1.5 ～ 2.5ATA）使未闭毛细血管和闭塞毛细血管间的氧张力梯度增加，有利于氧气向外扩散。HBO 可增加红细胞变形能力，促进组织的氧气供应。HBO 通过收缩血管的作用，抑制缺氧组织毛细血管的血管舒张，减少液体渗出，缓解脑水肿。同时，HBO 可改善缺血区周围区域的氧合，防止糖酵解和细胞内乳酸酸中毒，并维持受损区域的代谢。HBO 治疗缺血、缺氧性脑损伤的主要机制可能是通过影响线粒体氧化还原酶系统中 O_2 的结合，从而有助于改善线粒体功能，并抑制细胞凋亡。同时，观察到 HBO 治疗第 1 ～ 4 天时，细胞膜电位下降可能与皮层缺氧后再灌注损伤、氧自由基释放有关，但后期 HBO 对线粒体功能的恢复是有益的，HBO 治疗后可使膜电位恢复，改善线粒体功能，增加 ATP 合成，从而减少细胞凋亡。HBO 在脑卒中治疗中的作用已被临床认可，一般在发病后 1 周即可行 HBO 治疗。

HBO 治疗脑卒中的临床评估如下。

1. 脑卒中后的第 1 周建议开始 HBO 治疗。

2. 对因闭塞性脑血管疾病导致神经功能障碍的患者，1.5ATA 的 HBO 治疗是安全的，患者的耐受良好。

3. 对 HBO 的反应，最初是短暂的，但随着每天重复的治疗，6 周后，大部分患者的病情有好转。

4. HBO 的作用受缺血半暗带大小的影响。

5. HBO 是目前常用的控制痉挛的方法，效果的持续时间更长，未出现副作用。在 HBO 治疗期间，如果同时进行物理治疗，痉挛症状可以得到较长时间的改善，从而改善部分运动能力。

6. HBO 舱是将物理治疗与心理训练相结合的理想场所。

7.在 HBO 条件下，体育锻炼可以改善大脑的血液灌注和氧合。

第四节　康复治疗的评估

一、急性期（发病 2 周以内）

（一）康复评定

选择的量表见附录 2、附录 4。如果发现存在抑郁以及运动、感觉、认知、交流和吞咽功能缺损，由来自康复治疗小组的相应医生进行评定。

（二）康复方案

在脑卒中发病后或入院 2h 内建议使用 NIHSS 来评估患者脑卒中的严重情况，患者病情稳定（生命体征稳定，症状体征不再进展）后应尽早进行介入康复治疗。在超早期（发病 24h 内），不建议患者进行大量的活动和高频率的训练，这会降低 3 个月时获得良好功能转归的可能性。

脑卒中早期患者的体位摆放尚无统一的建议，体位摆放应尽可能达到预防痉挛、使患者舒适且避免并发症的目的。推荐定时（每隔 2h）为患者进行翻身，并重新摆放体位。

住院期间，应定期进行皮肤状态的评估。卧床期间需注意预防皮肤破损，尽量减少或避免患者的皮肤与床面的摩擦，减小局部皮肤的受压强度，为患者提供适当的支撑面。避免身体局部过度潮湿，同时保持充足的营养和水分摄入。

保持良好的皮肤卫生，可使用专用床垫、轮椅坐垫和座椅，直到患者的活动能力恢复。早期，患者应以循序渐进的方式进行康复训练，必要时需在治疗师的监护下进行训练。

脑卒中早期卧床患者应坚持肢体关节活动度训练，并注意保护患侧肢体，避免机械性损伤。可以借助器械进行站立、体位转移等康复训练。避免患侧肢体输液。同时，发挥传统康复方法的优势，可在心电监护下进行针刺治疗。

二、软瘫期

（一）康复评定

运动功能评定首选 Brunnstrom 运动六阶段理论分级（见附录 6）、Fugl-Meyer 量表（见附录 7），根据患者的功能障碍情况选择相关的评定内容，如认知功能的评定包括失认症、失用症评定等；在康复训练中还应了解患者的心肺功能，避免过度疲劳，必要时可进行心肺功能评定。此期可以进行肌力评定，但需注意防止评定的姿势和方法会引发肌痉挛的出现。

（二）康复方案

此期相当于 Brunnstrom 运动六阶段理论分级的 Ⅰ～Ⅱ级，功能训练应循序渐进。

1.维持在床上的正确体位：在软瘫期积极维持床上的正确体位。坐位或站立时，应注意支持偏瘫侧上肢，尽量避免牵拉肩关节。

2. 被动活动：若患者不能主动活动，应尽早进行各关节被动活动训练。在进行训练时，训练时的手法应在无痛范围内进行。对于已经出现关节疼痛的患者，训练前可做热敷等止痛治疗。注意保护肩关节、髋关节。

3. 床上训练：只要患者神志清醒、生命体征稳定，应及早指导患者进行床上的主动性活动训练，包括翻身、床上移动、床边坐起、桥式运动等。

4. 应用中医诊疗设备智能通络治疗仪、经络导平治疗仪进行神经肌肉电刺激和功能性电刺激、肌电生物反馈等物理治疗，提高肌肉张力，20min/次，每天1次。

5. 作业疗法的主要目的在于配合运动治疗、物理治疗等其他手段来提高患者躯体及肢体的肌力和肌张力，使其尽快从卧床期过渡到离床期，并能独立地完成一部分的日常生活中的活动（如穿脱衣物等），恢复一定的自理能力，从而建立和增强回归家庭、重返社会的信心。

6. 对于下肢肌群具备足够力量的脑卒中患者，建议进行增强心血管适应性方面的有氧训练，如活动平衡训练、水中运动等。

7. 对于重症脑卒中合并呼吸功能下降、肺部感染的患者，建议加强床边的呼吸道管理和呼吸功能训练，以改善呼吸功能、增加肺通气和降低脑卒中相关性肺炎的发生率和严重程度，改善患者的整体功能。脑卒中后血氧分压、血氧饱和度、肺活量和第1秒用力呼气量可以作为评价肺功能的监测指标。有必要在经过成功筛选后实施个体化的训练方案，增强心肺功能并降低脑卒中复发的风险。对于健康状况极差的患者，锻炼强度在心率储备的30%就可以达到心血管训练的效果，以维持其心肺功能。

三、痉挛期

此期的康复大多在普通病房完成。

（刘长文）

第四章
急性脊髓损伤的早期康复治疗

严重的外伤性高位脊髓损伤患者可因呼吸循环系统功能衰竭而当场死亡。相对较轻者伤后即便有幸存活，但如果处理不当，也会因高位瘫痪引起呼吸功能障碍、长期卧床等并发症，导致严重的后果。临床研究表明，早期手术减压、复位和内固定有利于术后早期康复锻炼，对患者神经功能的恢复以及防治术后并发症均有积极意义。有学者提出早期康复治疗应与疾病治疗同时进行，患者进入ICU 24h后即评估其生理功能，如稳定，则实施早期康复治疗。

近年来，有较多的学者认为，HBO 可减轻脊髓水肿，增加组织内的氧含量，改善局部细胞的缺氧，减少脊髓损伤后神经元凋亡，促进脊髓神经功能的恢复。HBO 的治疗作用一般在脊髓损伤的早期，脊髓损伤后越早介入越好。HBO 治疗的目的是保护并挽救那些因缺血、缺氧而濒临死亡的细胞，尽量保存受损细胞的功能。因此，推荐脊髓损伤早期接受 HBO 治疗。

第一节　脊髓损伤的病理生理学特点

脊髓损伤有两个主要的影响：①解剖结构破坏和继发性血管损害后静脉淤积，出现水肿和缺氧。如果不加以纠正，就会导致组织坏死。②病变水平以下的功能丧失和瘫痪。脊髓损伤后，损伤平面以下的交感神经受到抑制，导致心率减慢、外周血管扩张，易发生低血压和休克，而脊髓血供呈节段性分布，其侧支血流少，缺血代偿能力差，脊髓损伤后一旦发生低血压，即可导致脊髓灌注不足。脊髓损伤后平均动脉压维持在 85 ～ 90mmHg 以上对患者有益。而且，适当补充体液扩容或应用去甲肾上腺素，有利于改善损伤后局部脊髓灌注压、缓解脊髓缺血。低钠血症是脊髓损伤的常见的并发症，中重度稀释性低钠血症患者需在高盐饮食的基础上输注氯化钠溶液；而低血容量性低钠血症既要扩容，又要补充钠盐。

一、完全性脊髓损伤

此种损伤较多见，创伤本身决定了脊髓损伤的严重程度，脊髓解剖结构连续，但传导功能完全丧失，临床表现为脊髓损伤平面以下感觉、运动、括约肌功能全部丧失。伤后 15min ～ 3h，可见中央管出血，灰质呈多灶性出血，出血区神经元部分退变；伤后 6h，出血遍布灰质；伤后 24 ～ 48h，灰质中几乎看不到神经元，白质中神经轴突退变，有的地方开始坏死；伤后 1 ～ 2 周，脊髓大部分坏死；6 周时，脊髓的神经组织完全消失，被神经胶质替代。其继发损伤如水肿、出血、微循环障碍、氧自由基释放等，较重且呈进行性，如无干预，最后常导致脊髓坏死。然而，在脊髓损伤后的 6 ～ 8h 内虽然中心有出血、水肿，但尚未坏死，周围白质也完整，就是治疗的最佳时期。脊髓休克过后，损伤平面以下的肌张力增高，腱反射亢进，病理反射阳性，但各种感觉无恢复，并可早期出现总体反射，即当损伤以下的皮肤或黏膜受到刺激时，髋膝关节屈曲、踝关节跖屈、两下肢内收、腹肌收缩、反射性排尿和阴茎勃起等，但运动和各种感觉及括约肌功能无恢复。这种屈曲型截瘫通常是脊髓完全性横贯损害的指征，伸直型截瘫显示为脊髓非完全性横贯损害。

二、不完全性脊髓损伤

此类损伤本身相对较轻。脊髓解剖的连续性完好，传导功能部分丧失，临床表现为脊髓损伤平面以下有不同程度的感觉、运动、括约肌功能障碍。依据损伤部位的不同，分为 5 种综合征。①脊髓前部损伤：表现为损伤平面以下的自主运动和痛觉消失。由于脊髓后部无损伤，患者的触觉、位置觉、振动觉、运动觉和深压觉完好。②脊髓中央性损伤：在脊髓损伤时多见。表现为上肢运动功能丧失，但下肢运动功能存在或上肢运动功能丧失明显比下肢严重。损伤平面的腱反射消失，而损伤平面以下的腱反射亢进。③脊髓半侧损伤综合征：表现为损伤平面以下的对侧痛温觉消失，同侧的运动功能、位置觉、运动觉和两点分辨觉丧失。④脊髓后部损伤：表现为损伤平面以下的深感觉、深压觉丧失，而痛温觉和运动功能完全正常，多见于椎板骨折。⑤圆锥及马尾损伤：脊髓圆锥含有自主神经和副交感神经，主要负责膀胱和直肠的反射及生殖器的功能，即支配膀胱及肛门括约肌和邻近皮肤、阴唇、阴囊、阴茎海绵体、阴茎的勃起和射精。单纯脊髓圆锥损伤的临床特点为膀胱过度膨胀与麻痹性失禁、大便失禁、性功能障碍、鞍区骑跨形感觉障碍，马尾损伤时损伤平面一般高达 L3 神经根，故双下肢出现瘫痪表现。损伤后 1～3h，中央管内渗出及出血，灰质中有数处点状或灶性出血；6h 后，灰质出血区部分神经元开始退变；24h 后，少数白质发生退变；6 周时，脊髓中已不见出血，神经元存在，少数仍呈退变形态。其继发损伤相对较轻，为非进行性，多有部分功能恢复，但脊髓中可遗留软化坏死灶。

　　脊髓病变呈完全性横贯损害者比较少见，更多见的是脊髓不完全性横贯损害，其发生可以是急性的，也可以是慢性的。如为急性病变，其损害虽然是不完全性的，但早期生理功能却处于完全抑制的状态，即脊髓休克，故在早期与脊髓完全性横贯损害很难区别，必须经过一段时间待脊髓休克逐渐消除后，真正的病灶与体征方可显示出来，其脊髓休克时间通常较完全性损害要短。如为慢性病变，则无脊髓休克的表现，随着病变的发展，脊髓损害的表现逐渐出现并加重。不完全性脊髓损伤的表现有：①运动障碍，其范围与程度决定于病变的性质和部位，肢体瘫痪的程度通常比完全性横贯损害要轻，肌张力增高的程度和病理反射的出现亦不如完全性横贯损害显著，腱反射亢进亦较轻，早期可出现回缩反射；②脊髓不完全性横贯损害时多数在病灶以下出现感觉障碍，其类别、程度则根据感觉传导束受损的情况而定，肛门周围感觉常为完好，并可出现疼痛症状；③膀胱与直肠功能障碍，其出现与脊髓病变的程度有关，通常与肢体瘫痪的轻重相平行。轻者可无膀胱直肠功能障碍，但常有排尿困难；重者则常有尿频、尿急甚至尿失禁，膀胱不能排空，大便常秘结，失禁者较少。

三、脊髓半横切损害的表现

（一）典型的 Brown-Sequard 综合征

　　1. 病灶侧症状和体征。①传导束症状和体征：在病灶侧出现皮质脊髓侧束和后束损害的表现，在病灶侧出现肢体运动障碍，同侧下肢或上下肢呈上运动神经元麻痹，出现病理反射，病灶侧水平以下出现深感觉和识别触觉障碍，因有后索及脊髓小脑束的损害，同侧尚有共济失调；②病灶髓节症状和体征：因损害了进入病灶水平髓节的后跟纤维，在此髓节的后角支配区出现痛觉、温度觉及粗大触觉的障碍，在病灶水平上缘出现痛觉过敏，由于病灶侧侧角的损害，在相应区出现皮肤温度降低、排汗和血管舒缩障碍，由于前角细胞的损害，受其支配的肌肉出现萎缩，但常不明显。

2. 病灶对侧的症状和体征：由于损害了脊髓丘脑束，表现为病灶对侧浅感觉障碍，在病灶实际水平低 2～3 个节段以下呈痛温觉丧失。

（二）不典型的 Brown-Sequard 综合征

此型在临床上比较多见，脊髓的损害以一侧为重，另一侧亦有部分性损害，可出现双侧传导性运动和感觉障碍，例如病灶侧肢体出现上运动神经元麻痹及病灶水平以下深层感觉和识别触觉障碍，对侧肢体亦可出现轻瘫及锥体束征，可以出现双侧的痛温觉丧失。

四、脊髓不同节段损伤的特点

（一）颈段和上胸段损伤

1. 高颈段损伤（C1～C4）：C1～C2 损伤时，可立即死亡。C2～C4 因有膈神经中枢，无论直接挫伤还是下部挫伤水肿向上扩延，可使膈肌和其他呼吸肌瘫痪，患者呼吸困难，往往很快丧命。损伤水平以下的四肢呈痉挛性瘫痪。括约肌功能和性功能也完全丧失。由于三叉神经脊髓束损伤，面部感觉丧失，而口唇、鼻尖、鼻翼的感觉保留（此部感觉纤维终于延髓下端的三叉神经脊束核），呈洋葱皮样感觉分离障碍（Dejerine 综合征）。自主神经功能障碍明显，由于排汗和血管运动功能障碍而出现高热，为 Guttmann 综合征（因鼻腔黏膜血管扩张、水肿而出现鼻塞）。由丘脑下行至睫状脊髓中枢（C8～T1 外侧角）的自主神经纤维受损，出现单侧或双侧的 Horner 综合征。

2. 颈膨大（C5～T1）损伤：因肋间神经瘫痪，有严重的呼吸困难。四肢瘫痪，上肢呈弛缓性瘫痪，下肢呈痉挛性瘫痪。损伤平面以下的感觉消失。如 C5～C7 尚未受损，上肢运动功能仍有部分保存，肘关节能屈曲。此时，争取手术能挽救 1～2 个神经根，使四肢瘫痪在一定程度上转化为截瘫。有自主神经功能和括约肌功能障碍。

颈部脊髓损伤患者，在脊髓休克期过后，可出现集合（总体）反射：刺激下肢立即出现肌肉痉挛、膝和髋关节屈曲、踝部跖屈、下肢内收、腹肌强力收缩、反射性排尿（或伴直肠排空）、阴茎勃起甚至射精，并有出汗及立毛反射。7～8 周时，可建立反射性膀胱。

（二）胸中下段（T3～T12）损伤

下肢截瘫及损伤平面以下的感觉消失，肋间神经瘫痪致呼吸轻度困难，脊髓休克期过后可有集合反射出现。

T6 以上（包括颈髓）的损伤，在脊髓休克期中可出现交感神经阻滞综合征，即血管张力丧失，血压下降，脉搏徐缓，体温随外界的温度而变化，呈嗜睡的状态。自主神经反射过度综合征表现为严重头痛、头晕、心悸、恶心，偶有呼吸困难。

（三）腰膨大（L2～S2）损伤

第 10 胸椎与 L1 相对应。此部以下的损伤特征有：下肢弛缓性瘫痪，提睾、膝腱反射消失，膜壁反射存在；腱反射保留，甚至可能增强，并出现踝阵挛。此部受损伤时，应注意腰神经的损伤，保留腰神经就可保留髋和膝关节的运动，有利于患者站立及步行。

（四）脊髓圆锥（S3～S5）及马尾损伤

脊髓圆锥内有脊髓排尿中枢，损伤后不能建立反射膀胱，只能形成自律膀胱。

1. 排尿、排便失禁，有阳痿、直肠括约肌松弛及臀肌萎缩。

2. 会阴部有马鞍形感觉消失区。

3. 膝腱和跟腱反射存在，肛门和龟头—球海绵体肌反射消失。损伤仅在圆锥部时，可无肢体瘫痪。第 2 腰椎以下的椎骨骨折及脱位仅损伤马尾神经，多为不完全性损伤，表现为下肢弛缓性瘫痪、腱反射消失、感觉障碍不规则、括约肌和性功能明显障碍。

（五）脊髓不同范围损伤的主要表现

1. 脊髓中央性损伤：受损节段分布区痛觉、温度觉消失，触觉基本正常。

2. 脊髓前部损伤：损伤平面以下两侧肢体运动障碍，痛觉和温度觉障碍。

3. 脊髓半侧损伤：损伤平面以下同侧肢体运动及深感觉障碍，对侧肢体痛觉、温度觉障碍。

4. 脊髓后部损伤：损伤平面以下深感觉（位置觉、振动觉）障碍。

5. 脊髓完全性损伤：损伤平面以下感觉及运动功能完全丧失。

在过去的 30 年里，医学对脊髓损伤的病理特点以及病理生理过程深入探索，尤其是近 20 年来，大量基础实验研究和临床实践证明脊髓具有一定的再生和修复能力。近年来，我国对脊髓损伤的治疗取得了长足的进步，包括现场急救水平的提高以及临床通过采用药物、早期手术减压、固定和晚期功能重建等方法，让脊髓损伤的治疗取得了一定的进展。脊髓损伤后的解剖重建和功能康复还十分困难，各种手术和药物治疗虽然有一定的进展，但几乎无法治愈。由于 MRI 不能显示脊髓解剖破坏，建议临床监测 SEP。常规手术的作用仅限于去除压缩性病变和稳定骨性脊椎，干细胞移植和脊髓再生的研究正在进行。脊髓损伤研究的主要进展包括使用 SEP、局部脑血流显像详细描述脊髓组织形态和内容的方法，以及使用 HBO 可能的获益程度。

第二节　脊髓损伤的规范化基本处理

脊髓损伤的基本处理原则是抢救患者的生命，预防及减少脊髓功能的丧失，预防及治疗并发症。在抢救患者生命的同时，早期采取急救措施、制动固定、药物治疗和正确地选择外科手术适应证，开展早期康复。在脊髓损伤造成脊髓功能障碍后，应用全面康复措施，最大限度地利用所有的残存功能，学习使用辅助用具，并适当改造外部条件，使患者尽可能地在较短的时间内全面康复。

一、脊髓损伤的常规处理

1. 在面对可能合并脊髓损伤的患者时，应首先对其进行彻底的神经系统检查。

2. X 射线检查是最基本的影像学检查，在筛查疑似或有脊柱损伤风险的急性损伤患者时，CT 比 X 射线更具优越性，MRI 可以帮助我们早期诊断、估计预后及制定治疗决策。

3. 进行早期（受伤时间＜24h）手术的患者比进行晚期手术的患者能够获得更好的神经系统改善，缩短患者的住院时间。重型急性脊髓损伤后继发的脊髓髓内高压，是脊髓继发性损伤的一种机制，脊髓缺血、水肿、挫裂伤以及椎管容积变小，均可以导致髓内高压，从而进一步加重脊髓缺血、水肿和变性坏死损伤，如此的恶性循环加重继发性损伤。此外，早期施行脊髓减压术有利于脊髓功能恢复，因此，无论是完全性损伤还的是不完全性损伤的患者均应尽早（＜24h）施行减压术和内固定术。

4. 密切监测患者的呼吸功能，如有需要，应早期行气管切开。

5. 建议维持脊髓损伤患者的平均动脉压＞80mmHg。对于颈椎和胸椎高位脊髓损伤的患者，推荐使用去甲肾上腺素。对于胸椎低位脊髓损伤患者，推荐使用去氧肾上腺素。

6. 甲泼尼龙的使用可能并不能够改善患者的远期预后，使用时需谨慎。

7. 伤后 6h 内开始接受持续 HBO 治疗可能是一种有效的方法。

8. 建议采用物理疗法（下肢气压泵、弹力袜等）联合应用低分子量肝素以预防静脉血栓形成。

二、急性脊髓损伤治疗的常规认知

1. 高位脊髓损伤的常规护理。

2. 将患者的头部抬高 30°。

3. 呼吸机支持采用 A/C 模式，并逐渐过渡到同步间歇指令通气和压力支持通气。

4. 甘露醇 0.5 ～ 1.0g/kg，q12h。发病＞21 天时，不建议使用。

5. 对于最初（2 ～ 3 天内）肠内营养，应监测胃残留量，每 4h 监测 1 次，如＞250mL/4h，应给予增加胃蠕动药，如甲氧氯普胺或红霉素。

6. 胃管鼻饲或肠外营养同步进行，力求达到正氮平衡（血白蛋白＞35g/L）。

7. 纠正顽固性低钠血症（根据血钠浓度及尿钠浓度调整，每天缓慢输入 5% 高渗钠 100 ～ 200mL）。

8. 纠正顽固性低血压：急性期可给予去甲肾上腺素或垂体后叶激素，逐渐过渡为口服米多君（盐酸多米君）。

9. 保持平均动脉压＞80mmHg 左右，必要时使用等渗溶液或胶体溶液来纠正低血容量。

10. 避免高血糖症（Glu＜10mmol/L），必要时使用胰岛素。

11. 保持血清 Na^+ 处于 135 ～ 145mmol/L、K^+ 处于 3.5 ～ 4.5mmol/L。

12. 保持中心静脉压 6 ～ 15cmH_2O。

第三节　高压氧治疗的评估

在临床中如何客观地评判脊髓损伤的功能障碍程度一直是一个难点。CT 和 X 射线平扫不能很好地显示脊髓水肿和功能损伤。急性脊髓损伤后，MRI 能显示脊髓水肿损伤，临床监测患者的脊髓功能的恢复多采用 SEP。自 1917 年 Dawson 首创诱发电位测定以来，目前此技术在临床医学中已逐步普及，并已在法医学鉴定中使用。通过 SEP 检查可以对受测者的感觉神经传导功能进行评判，SEP 完全消失，其脊髓完全性损伤的可能性极大；潜伏期延长及波幅下降可以反映其感觉神经传导功能存在不同程度的障碍。通过 SEP 异常表现出现的时间，可以对损伤的部位进行定位，对颅脑损伤及脊髓损伤的预后进行客观的评价。

康复治疗是脊髓损伤患者管理的重要的组成部分。HBO 治疗对截瘫患者的康复有以下几个方面的帮助。在脊髓损伤的最初几个小时内，很难判断脊髓震荡和挫伤对脊髓的严重损害。由于时间是重要的因素，我们建议所有的脊髓损伤患者，任何程度的神经受累（小或大）都应在损伤后的 1h 内预防性地进行高压氧治疗。这可能有助于防止脊髓压迫挫伤部位的水肿。脊髓损伤的治疗应在受伤后 4h 开始，但在实践中这很难实现。在可移动高压氧舱中治疗急性脊髓损伤可以解决时间因素。这样的流动设施应具备所有标准的急救设备和 1 名能够处理脊髓损伤的医生，最终应将患者转移到脊髓损伤中心，在那里应给予进一步的治疗，并采取任何必要的手术和康复措施。临床研究建议使用 HBO 治疗（1.5ATA），可提高神经功能障碍患者的体育锻炼能力。使用 HBO（2.0ATA）每天治疗 2h，持续 3 周，41% 的患者的肺活量提高 10% 以上，疲劳相关的代谢并发症减少。肌肉痉挛是康复的主要障碍，但 HBO 可以减轻肌肉痉挛，尤其是结合物理治疗时。建议所有的脊髓损伤患者无论神经系统受到何种程度（轻微或严重）的损伤，都应预防性地使用 HBO 治疗。

Shihara 等评估了 HBO 在预测颈椎压迫性脊髓病患者术后恢复的有效性。这是第 1 次利用 HBO 作为诊断工具来评估脊髓功能完整性。实验组有 41 例颈椎病患者，年龄为 32 ～ 78 岁。术前对高压氧治疗效果进行评价和评分。脊髓病的严重程度和术后的恢复情况以日本骨科协会（Japanese Orthopaedic Association，JOA）评分进行评估。评价 HBO 疗效等临床参数与 JOA 评分恢复率的相关性。JOA 评分的治愈率为优秀组 75.2%，良组 66.7%，差组 31.7%。术后 HBO 效果与 JOA 评分的恢复率有统计学意义。与其他研究参数相比，HBO 的效果与术后恢复率有较高的相关性。HBO 可用于评估手术减压后脊髓功能恢复的机会。

有作者建议，急性脊髓损伤患者在适当的牵引或手术固定后，即可行 HBO 治疗，如高位脊髓损伤时，可在呼吸机支持下行 HBO 治疗，使用 1.5 或 2.0ATA，每天 1 ～ 2 次。根据最初和随后的临床评估以及治疗前后的 SEP，如果有改善，则继续 HBO 治疗。临床研究表明，早期手术减压、复位和内固定有利于术后早期康复锻炼，对患者神经功能恢复以及防止术后并发症均有积极的意义。有学者提出，早期康复治疗应与疾病治疗同时进行，在患者进入 ICU 24h 后即评估生理功能，如稳定，则实施早期康复治疗。

近年来，有较多的学者认为，HBO 可减轻脊髓水肿，增加组织内氧含量，改善局部细胞的缺氧作用，减少脊髓损伤后神经元凋亡，促进脊髓神经功能的恢复。HBO 的治疗作用一般在脊髓损伤的早期，脊髓损伤后越早介入越好。HBO 治疗的目的是保护并挽救那些因缺血、缺氧而濒临死亡的细胞，尽量保存受损细胞的功能。因此，推荐脊髓损伤早期 HBO 治疗。脊髓损伤是一种复杂的疾病过程，它涉及原发和继发的伤害机制，暂时没有特异性的治疗方法，目前的治疗方法侧重于减少脊髓损伤之后的继发性损伤，HBO 治疗在几个实验研究中已经显示出有希望实现的神经保护作用，但是临床报告的数量有限。

脊髓损伤 HBO 治疗的协议方案如下。

1. 初步评估，包括完整的神经和全身检查。

2. 必要时行辅助呼吸功能，维持 $PaO_2 > 90mmHg$。

3. 收缩压维持在 $100 \sim 130mmHg$。

4. 获得脊柱 X 射线和骨折脱位牵引并保持对齐。

5. 收缩压 $> 110 \ mmHg$ 时，静脉注射甘露醇减少脊髓损伤后水肿效果比较好。

6. HBO 治疗（2.0ATA）下 100% 氧气 45min，每日可重复 $1 \sim 2$ 次，连续 20 天，如果没有反应，可停止治疗。

7. 建议有神经系统受累程度（轻微或重大）的所有脊髓损伤患者，在最初的几小时或 1 周内，用预防性 HBO 治疗，可以防止该部位的水肿、挫伤与脊髓压迫。

第四节　康复治疗的评估

一、功能评价

入院后进行初期评价，住院期间根据功能变化的情况可进行 1 次或多次中期评价。

（一）躯体功能评价

有脊髓损伤水平评分（见附录 8）、肌力评价、关节活动度评价、感觉评价、牵张反射评价、平衡功能评价、肢体形态评价、疼痛评价、上肢功能评价（四肢瘫患者适用）、日常生活活动评价、功能独立程度评价、泌尿功能评价、性功能评价、辅助器具适配性评价，可步行者需进行步态分析。

（二）精神心理评价

有情绪评价、人格评价等。

二、康复治疗

高位脊髓损伤的早期康复分为急性不稳定期康复与急性稳定期康复。本节的重点为前者，脊髓损伤患者应进行损伤平面、损伤程度的神经功能评定及呼吸功能、膀胱功能的评定，采用的方法主要有脊髓损伤水平评分、徒手肌力分级、肺功能检测、尿动力学检测等。

急性期主要进行良肢位摆放、关节被动运动、肌肉牵伸、上肢残存肌肉的肌力训练、呼吸训练等。早期康复阶段主要进行血管舒缩训练（包括由仰卧至坐起、由床边坐至坐轮椅、向倾斜床过渡等训练）、平衡功能训练（包括坐位平衡训练、垫上平衡训练、轮椅上的平衡训练）、转移训练（包括床至轮椅和轮椅至床的转移训练），同时继续进行关节被动运动、肌肉牵伸、上肢残存肌肉的肌力训练、呼吸训练。

（一）膀胱功能训练

高位脊髓损伤患者的排尿机制较为复杂，不同部位的脊髓损伤会造成不同类型的神经源性膀胱。高位脊髓损伤患者晚期死亡的主要原因是膀胱内的压力过高，尿液反流引起肾积水，影响肾功能，出现肾衰竭。因此，膀胱压力容积测定可以及时反映膀胱当时的压力情况。加强患者定时夹管、尿动力学测定，予间歇导尿，改善膀胱功能，促进尿液排出，减少泌尿系统的感染。

（二）排便功能障碍训练

高位脊髓损伤后骨盆内脏神经与脑的联系中断，则便意消失，排便不能很好完成，此时，水分在不断被吸收而使粪便变硬，甚至梗阻。为帮助结肠内粪便的移动，可以脐为中心按摩腹部，定时到卫生间排便，从身体及精神上刺激排便，建立排便反射。

（三）翻身训练

患者翻身时注意固定颈椎，将其身体和头部肢体同时呈直线翻身，避免颈部扭转及强行翻身而引起二次损伤。

（四）良姿位的摆放

高位脊髓损伤者加强肢体良姿位的摆放，预防髋关节外旋，防止跟腱挛缩及内翻发生。

（五）肌力增强及关节活动度训练

原则上所有能主动运动的肌肉都应当运动，这样可以预防肌肉萎缩和肌力下降，防止关节僵硬、挛缩等，可应用床边主被动康复训练器、电动站立床、超声波、中低频电刺激等。

（六）呼吸肌肉训练（respiratory muscle training，RMT）

呼吸锻炼先从腹式呼吸开始，逐渐过渡到对膈肌进行抗阻训练；同时训练残存的胸锁乳突肌、斜方肌，补偿胸式呼吸。通过深呼吸锻炼、助咳、被动的手法牵引、间歇正压通气等，可以维持或改善胸壁的运动幅度。胸部物理治疗可用一定的手法振动和叩击患者的胸背部，通过振动和叩击，将分泌物从小的支气管内移动到大的支气管内，然后咳出体外。RMT 对于增加高位脊髓损伤患者的呼吸肌强度和肺容量是有效的，但需要进一步研究 RMT 的远期效果。

脊髓损伤的康复目标主要是保持呼吸道清洁及畅通，维持关节活动度和瘫痪肌肉的长度及紧张度，加强神经瘫痪肌及膈肌的力量，预防并发症。

（刘长文）

第五章

儿童重症康复治疗

成人重症的早期康复开展较早，已有文献报道其有效性和安全性，而儿童重症康复近几年才刚刚起步。因此，现将儿童重症疾病常见的早期功能障碍、处理原则及综合康复策略的现状综述如下。

第一节　儿童早期康复的理论基础

随着重症医学及儿童神经专科诊疗水平的逐年提高，越来越多的神经重症患儿的生命得以成功挽救，但严重脑外伤、缺血、缺氧性脑病、脑血管意外、脊髓损伤和细菌或病毒造成的脑损伤需要重症监护病房（intensive care unit，ICU）持续高级生命支持的时间更长，以及保护性镇静镇痛技术的使用等，导致儿童ICU获得性衰弱综合征的发生率非常高，同时不可避免地遗留不同程度的意识障碍、运动功能障碍等严重的神经系统后遗症，极大地影响患儿的生命质量，给患儿家庭及社会带来沉重的负担。

一、神经重症患儿的病理生理学特点

脑的发育是神经系统发育的关键，在出生后3年内发育较快，可塑性最强。虽然受损的神经元不能再生，但神经元之间可通过树突与轴突建立新的突触连接，恢复兴奋传递，发挥代偿功能。对脑损伤患儿越早介入干预，患儿的脑可塑空间越大；同样，周围神经损伤后，损伤本身及损伤周围均可产生瘢痕组织，导致神经粘连和瘢痕压迫，形成卡压，影响神经再生，早期水肿、无菌性炎症反应也会影响神经的修复和再生。尽早开展周围神经损伤康复，可以改善神经和周围组织的血液循环及营养代谢，提高局部组织免疫细胞的吞噬功能，使神经肌肉兴奋性和生物电活性升高，加速轴索、髓鞘再生和神经传导速度的恢复，有助于促进水肿消散和炎症产物的吸收及神经的再生，促进瘢痕的软化和吸收，有利于神经修复疗效的全面提高。较多学者认为，在发病早期进行神经康复可以促进中重度创伤性脑损伤患儿的功能恢复。Ram等的研究也发现，通过早期康复可以改善缺氧性脑损伤患儿的预后，降低患儿的残疾程度。

近年来的研究表明，颅脑损伤患者的早期HBO治疗，可明显提高远期预后质量，对暂不能脱机的患者应在损伤后48h行带呼吸机HBO治疗。临床证明，心肺复苏早期行HBO治疗的远期效果明显，专家建议各种原因引起的心肺复苏后急性脑功能障碍患儿可考虑选择包含HBO治疗的综合治疗，早期带呼吸机HBO治疗的效果更佳。严重的高位脊髓损伤，长期使用呼吸机和卧床会导致严重的后果。临床研究表明，早期手术减压、复位和内固定有利于术后早期康复锻炼。有学者提出，早期康复治疗应与疾病治疗同时进

行，在患儿进入 ICU 24h 后即评估患儿的生理功能，如稳定，则实施早期康复治疗。上述疾病的综合治疗是单一 ICU 难以完成的，根据欧美发达国家的经验，重症患儿的康复医疗应由相关的临床专科组织多学科团队参与制订康复计划，这在成人重症康复中已很成熟，而在儿童则刚刚起步。

早期康复应与疾病治疗同时进行，生理功能稳定后即有必要进行早期康复，若康复过程中出现呼吸频率改变、意识障碍、血流动力学不稳定等生命体征明显波动，有可能进一步恶化并危及生命时，需暂停康复训练。当患儿出现明显的胸闷、胸痛、气急、眩晕、显著乏力等不适及存在未经处理的不稳定性骨折时，亦应暂时中止康复技术操作，经由物理治疗师、护士、医生共同评估决定何时以何种方式再启动康复训练。

二、儿童重症康复的常见疾病

神经重症患儿多以颅内感染、免疫性神经损伤、脑卒中、颅脑创伤、脑脊髓损伤和缺血、缺氧性脑病等多见。近年来，更多的研究注意到，组织和器官的功能依赖于组织细胞维持完整性和完成其特定任务的能力。组织细胞需要不断地以 ATP 的形式产生能量，哺乳动物细胞的心理活动严重依赖线粒体氧化磷酸化，线粒体呼吸的耗氧量约占哺乳动物耗氧量的 90%。因此，氧供与氧耗不平衡会导致组织缺氧和氧化应激的风险。较多的动物实验表明，大脑中动脉暂时或永久阻断后，早期 HBO 治疗可使线粒体膜电位恢复，改善线粒体的功能，增加 ATP 合成，促使损伤脑细胞恢复功能，从而减少细胞凋亡。

三、儿童神经重症早期康复的探索

关于儿童重症康复目前较多的研究集中在神经重症康复，并认为儿童神经重症康复是一个需要超早期介入的综合康复治疗体系，是需要跨学科如 ICU、高压氧科和康复科参与的综合治疗。在充分评估患儿的病情、有效控制原发病及并发症、保证医疗安全的前提下，尽早选用适宜的康复技术进行康复治疗，从而达到减少并发症、激发康复潜能、促进快速康复的目的。重症康复的目标是希望加快神经重症患儿功能恢复的进程，降低病残率，缩短住院时间，减少医疗费用，促进患儿尽早回归家庭和社会。

在临床工作中，最常见和最棘手的神经重症患儿的功能障碍主要包括意识功能障碍、呼吸功能障碍、吞咽功能障碍、膀胱功能障碍及肌骨功能障碍。近年来，较多研究认为线粒体是氧代谢的最终场所，线粒体膜电位的恢复可产生一定水平的 ATP，保持氧供和氧耗的稳态是受损脑细胞恢复功能的基础，意识功能障碍的恢复才有可能。有作者研究认为，提高脑组织间氧分压（$BtPO_2 > 200mmHg$），有助于改善线粒体的功能，抑制细胞凋亡。近年来，有较多的学者认为，高压氧能缓解脊髓灰质缺血、缺氧，减少白质水肿，增加组织内的氧含量，改善局部细胞的缺氧作用，减少脊髓损伤后神经细胞凋亡，促进脊髓神经功能的恢复。笔者曾将 60 例心肺复苏后的患者随机分为常规治疗组和常规处理＋带呼吸机高压氧组（HBO 治疗组），经矢状窦静脉监测血氧饱和度、乳酸变化，并计算氧摄取率，发现 HBO 治疗组 1 周后和 4 周后 GCS 评分均优于常规治疗组，同时发现 HBO 治疗组的 PaO_2 明显高于常规治疗组，氧摄取率下降，这可能与 HBO 能促进脑的有氧代谢有关。

（一）儿童意识障碍的管理

目前，临床上，儿童神经系统创伤评分系统已经比较成熟，常用的是成人版的 GCS，也有学者对 4 岁以下的儿童颅脑创伤使用改良版的 GCS、儿童昏迷评分（children coma scale，CCS）、针对婴幼儿颅脑创伤的婴幼儿神经创伤评分（trauma infant neurologic score，TINS）和格拉斯哥预后量表（glasgow outcome scale，GOS）。

康复治疗促进意识障碍恢复的方法包括早期 HBO 治疗，国外较多采用呼吸机支持下的 HBO 治疗，对于颅脑损伤、缺血、缺氧性脑病、急性脊髓损伤和脑干脑炎等越早使用越好，也可采用经颅磁刺激、有创的脊髓电刺激、脑深部电刺激等多种治疗方法。

（二）儿童呼吸功能障碍的管理

神经重症患儿的肺通气和（或）换气功能下降，动脉血氧分压低于正常的范围，伴或不伴二氧化碳分压升高，提示存在不同类型的呼吸功能障碍，是其病死率增高及住院时间延长的重要原因之一。呼吸康复是呼吸管理的重要环节，对存在呼吸功能障碍的患儿需及时给予安全有效的呼吸管理。神经重症患儿合并呼吸功能障碍的高危因素，如持续存在的意识障碍、呼吸和（或）换气功能障碍，导致持续机械通气、ICU 获得性肌无力等。在康复治疗的过程中强调：①儿童的颈部较成人短，气道容易被阻塞，在体位训练时需特别关注患儿的生命体征、面色、口唇颜色等指标；②对于气管切开、意识障碍、小年龄不能配合训练的神经重症患儿，成人使用的气道廓清技术可能无法使用；③意识清醒的患儿可以通过各种呼吸运动和治疗技术来重建正常的呼吸模式，包括腹式呼吸训练、抗阻呼吸训练、深呼吸训练、呼吸肌训练等多种方法和技术。咳嗽训练在重症儿童康复中的使用受限。

第二节 儿童重症康复的技术

儿童重症康复常使用促醒、运动康复、吞咽康复、心肺康复、语言认知行为康复等常规技术，还包括经颅磁刺激、经颅直流电刺激和虚拟现实疗法等新兴技术。应用这些技术时，需要详细评估重症患儿的病情和功能障碍。儿童重症康复技术的适时介入有利于改善患儿的长期预后，缩短住院时间。

一、促醒技术

促醒技术是指通过各种综合性的感官刺激，促进意识障碍患儿的意识得到改善的治疗技术。重症患儿常由于各种原因而有意识丧失或障碍，而处于重症病房的封闭环境亦会造成患儿出现不同程度的感知觉缺失。早期开展促醒治疗，可防止感官剥夺，促进意识恢复。促醒技术包括音乐疗法、感觉刺激（包括触觉、听觉、视觉、嗅觉、味觉和口腔刺激等）、运动与体位刺激、针刺、正中神经电刺激、低频电刺激、迷走神经电刺激、高压氧及药物疗法等。

二、运动康复技术

运动康复可预防重症患儿因长期制动引起的皮肤压疮、深静脉血栓和静脉淤血，防止或减缓继发性关节挛缩和肌力下降，降低因长期卧床所产生的不良影响，促进运动功能恢复。运动治疗可在患儿的血流动力学及呼吸功能稳定后立即开始，其方法、强度、频率和持续时间需根据患儿的具体情况和生命体征进行选择，且应根据病情做出相应的调整。对于存在意识障碍或不能主动配合的患儿，运动康复技术主要包括良姿位的摆放、被动体位转换、被动关节活动、肌肉牵伸、力量训练、物理因子治疗、矫形器等。对于反应良好或可主动配合的患儿，运动康复技术包括床上被动或主动活动、力量训练、坐位、转移、步行训练、日常生活训练等。

三、吞咽康复技术

重症患儿早期常存在中度至重度口腔运动功能障碍、吞咽障碍以及对鼻胃饲管的依赖。考虑到患儿的认知状态和误吸风险，在此期间，应进行保守的吞咽障碍管理，且每天监测患儿在增稠流体或泥状食物的试验期间口服喂食的安全性。吞咽障碍康复技术包括口腔感觉刺激（如冰酸刺激、K点刺激、口面部震动刺激）、口腔运动训练（如被动舌前伸、左右运动）、代偿性策略（如姿势调整、改变食物性状、选择饮食工具）、经颅磁刺激、营养管理、非经口进食的替代疗法及人文关怀等。治疗时，应密切观察患儿的生命体征，遇到如下情况须暂缓治疗，如收缩压＜90mmHg或＞200mmHg、平均动脉压＜65mmHg，以及患儿治疗时口周发绀、感到费力，出现胸痛、眩晕、出汗、疲乏及严重的呼吸困难、血氧饱和度＜90%等。

四、心肺康复技术

心肺康复是在对重症患儿的意识、配合度及肢体运动功能等综合评估的基础上，制定并实施相应的康复方案，从而改善心脏、呼吸和全身功能的康复技术。研究表明，心肺康复可促进重症患儿清除分泌物，改善氧合作用、肺部顺应性、阻力以及潮气量，协助患儿撤离机械通气。具体的内容包括体位训练（翻身、床头抬高、床上长坐位等）、气道廓清（叩击、振动、体位引流）、咳嗽训练（手法协助咳嗽、物理刺激诱发咳嗽）、呼吸训练（腹式呼吸、抗阻呼吸、缩唇式呼吸、呼吸肌训练）、运动训练和物理治疗等。

五、语言认知行为康复技术

研究显示，重症患儿常伴有语言认知行为障碍，且因原发疾病和住院因素，还可引起心理健康及行为问题，如焦虑、恐惧、睡眠障碍和社会关系改变等，部分患儿甚至出现精神疾病和偏执人格。语言治疗早期以口部运动、口腔感觉刺激和体位调整为主，待其恢复意识后，适当进行发声、认知、呼吸和辅助性训练，对于长期训练仍无法达到交流目的的患儿，可采用交流辅助系统。对于意识状态较好的患儿，可进行感知觉、注意力、记忆力等的认知训练。感知觉训练包括触知觉和视知觉训练；注意力训练包括猜测游戏、删除作业、时间感训练、数目顺序等；记忆训练包括联想、背诵、记忆技巧和应用记忆辅助物等方法。早期需根据重症患儿的年龄与病情，及时进行心理与行为干预，可通过言语表情、姿势、态度与行为等，影响和改善患儿的不良的心理状态与行为，相应的技术包括环境设定、音乐疗法、家长宣教和专业心理咨询等。

儿童重症康复患者由相关的临床专科组织 MDT 制订个性化的康复计划，在医生、治疗师、护士的协同下，通过 ICU+ 高压氧 + 早期康复介入的综合治疗手段帮助患儿早期促醒、早期脱离呼吸机、减少并发症的产生。笔者所在的医院至今已收治 300 余例儿童重症康复患者，年龄最小的才 44 天，最大的有 14 岁，患者来自全国各地，包括福建、安徽、上海、南京、河南、吉林和贵州等地。患儿得到了不同程度的恢复，有的患儿完全康复，回归课堂。

（刘长文）

第三篇
重症康复：慢性期

第一章
慢性危重症患者的多器官功能障碍

重症医学的发展使得重症患者在初始疾病的危重阶段得以存活，但这些幸存的重症患者通常会出现慢性多器官长期后遗症，需要依赖机械通气、透析、升压药或强心药、肠内或肠外营养、静脉输注抗生素等生命支持治疗，维持数周乃至数月的生命，称为慢性危重症（chronic critical illness，CCI）或重症监护后综合征（post-intensive care syndrome，PICS）。CCI通常被定义为一种亚急性、慢性疾病的状态，需要长时间的重症监护，其特点是住院时间长、患者遭受痛苦大、死亡率高和消耗大量的医疗资源。相比之下，PICS涉及出院后由重症引起的剩余的健康问题，这些问题通过及时、正确的康复训练，往往达到良好的治疗效果。

慢性炎症、高分解代谢和神经内分泌改变，会导致慢性器官功能衰竭和衰弱，延迟不良临床结果的发生，并控制临床发展变化的轨迹。因此，尽管ICU的死亡率大幅下降，但出ICU后到普通病房进行康复治疗的患者比例却大幅增加。目前，经济合作与发展组织的国家中，约50%的ICU患者的年龄超过65岁，而这些患者发病之前存在衰弱症、肌少症以及其他的慢性伴随疾病，ICU住院可能会导致这些老年患者的脏器功能衰退并影响预后。

越来越多的证据表明，即使是可逆的急性器官衰竭，也会导致后续的慢性器官功能障碍，可能通过器官相互作用来加速其他系统的退化与衰弱（图 3-1-1）。本章主要讨论慢性多器官功能障碍的临床特点以及治疗策略。

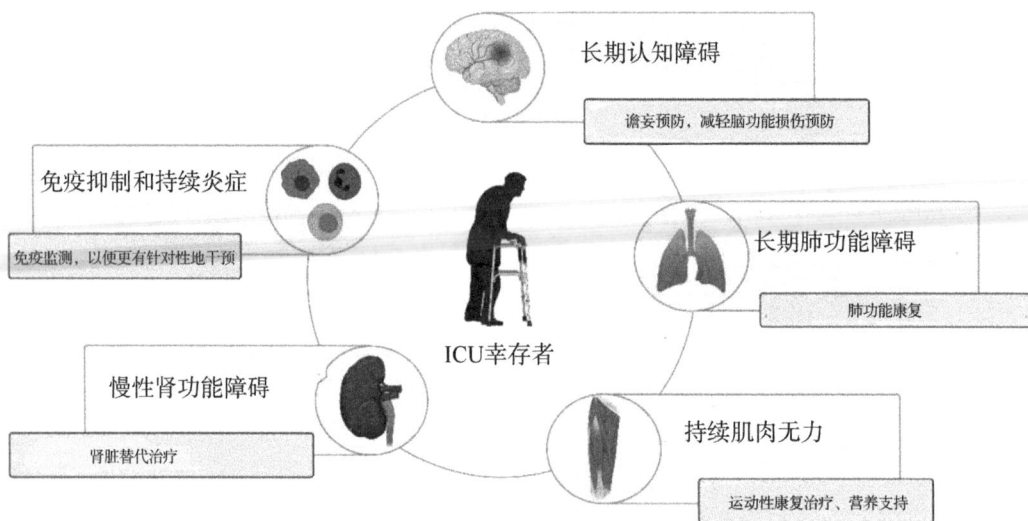

图 3-1-1　慢性多器官功能障碍

第一节　临床特点

慢性多器官功能障碍的临床特征有需要长期依赖机械通气的呼吸衰竭，还包括：①由肌病、神经病变和机体器官改变引起的严重衰弱，如瘦体质量减少、肥胖和全身性水肿；②特殊的神经内分泌变化，如垂体前叶激素节律性分泌减少，导致靶器官激素水平降低和合成代谢受损；③对感染的不耐受性增加，通常感染的是多重耐药微生物；④持续或永久性昏迷或谵妄的脑功能障碍；⑤皮肤损伤与营养缺乏、水肿、尿失禁等。其中，一些特征（如脑功能障碍、呼吸窘迫症状）可能在急性危重症期间出现，但其持续时间和强度是慢性多器官功能障碍独有的，其他特征（如机体器官和神经内分泌模式的变化）仅在慢性多器官功能障碍中出现。

一、神经内分泌的改变

神经内分泌应激反应是一个动态的过程，涉及多种激素的变化，在危重症的急性和慢性阶段具有不同的临床表现。急性危重症的神经内分泌的变化促使能量和营养物质从合成代谢途径转移到分解代谢途径，以支持重要器官的功能和应对急性炎症。慢性多器官功能障碍导致神经内分泌激素水平的下降，致使靶器官功能减退、分解代谢亢进、合成代谢受损，导致肌肉萎缩、瘦体质量减少、脂肪增加和全身性水肿，从而阻碍危重症患者的康复。图 3-1-2 为危重症过程中垂体前叶依赖性激素变化的简化图。

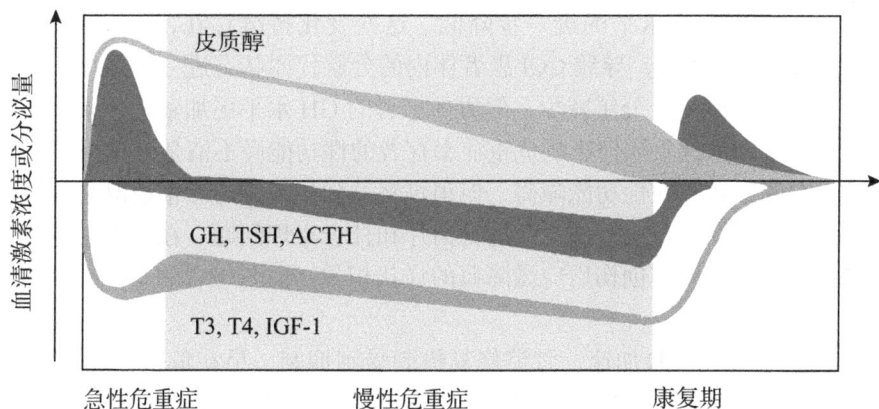

图 3-1-2　危重症过程中垂体前叶依赖性激素变化的简化图

注：GH，生长激素；TSH，促甲状腺激素；ACTH，促肾上腺皮质激素；T3，三碘甲状腺原氨酸；T4，甲状腺素；IGF-1，胰岛素样生长因子-1。

危重症急性发作时，促肾上腺皮质激素（adrenocorticotropic hormone，ACTH）释放增加，皮质醇水平提高，其反过来也受到促肾上腺皮质激素释放激素、细胞因子和去甲肾上腺素的影响。皮质醇增多会使碳水化合物、脂肪和蛋白质的代谢发生急剧转变，从而有利于重要器官获取能量，同时也抑制了合成代谢。CCI 患者体内的 ACTH 水平下降，而皮质醇在大多数的患者体内保持升高，致使分解代谢旺盛，阻碍受损脏器的恢复。尽管 ACTH 水平降低，由于来自其他未知途径的补充，皮质醇水平仍保持升高。孕烯醇是皮质醇和雄激素的前体，优先转化为皮质醇，导致雄激素缺乏，进而引起肌肉萎缩、合成代谢受损和伤口愈合障碍。最终，随着危重症的进展，出现皮质醇水平下降。CCI 引起的肾上腺皮质功能减退几乎影响每一个器官和系统，从而增加了发病率和死亡率。许多研究者建议对肾上腺功能不全的患者使用皮质醇替代治疗，然而，关于该疗法的时间、相关研究的解释以及所选用的治疗方案仍存在相当大的争议。

在急性危重症期间，外周甲状腺激素的代谢和有效性发生变化。T4 转化到 T3 的途径受损，导致 T3 水平降低，并且往往无法刺激促甲状腺激素（thyroid stimulating hormone，TSH）适当分泌，这表明在危重症期间，下丘脑—垂体甲状腺轴的反馈机制受损。TSH 的减少首先导致甲状腺激素的减少，其目的在于减少危重症急性期所需的能量和营养物质的消耗。当患者的病情进展到 CCI 时，存在节律性 TSH 分泌的缺失，出现持续性的甲状腺功能减退。慢性甲状腺功能减退导致神经精神病学的改变、液体潴留、水肿、低体温、通气动力衰竭、肠运动减弱、贫血、葡萄糖耐受不良和吸收障碍。对于危重症患者何时以及如何进行甲状腺激素替代疗法，仍存在争议。

在危重症过程中，生长激素（gravth hormone，GH）水平首先上升。此外，由于对 GH 的外周负反馈作用，胰岛素样生长因子-1（insulin-like growth factor-1，IGF-1）水平降低。IGF-1 的下降以及 GH 的升高，增加了 GH 的脂肪分解和胰岛素抵抗的作用，同时抑制 IGF-1 的合成代谢作用。由于急性危重症在 7 ~ 10 天发展为慢性危重症中，GH 水平显著降低，导致 IGF-1 水平的进一步降低。这些变化持续存在，但在慢性危重症中，GH 与 IGF-1 水平呈正相关，导致 CCI 患者体内的分解代谢状态进一步恶化。在男性和女性 CCI 患者中都观察到 GH 分泌减少，但男性患者的 GH 水平更加紊乱，睾酮水平有不同程度的减少。这些异常现象如何影响危重症幸存者的性功能尚不清楚。据报道，高达 44% 的危重症后幸存的患者存在性功能障碍，但很难将这样的内分泌异常情况与其他问题分开讨论，包括潜在的并发症、血管病变、药物治疗和社会心理问题。在一项小型研究中，危重症幸存者的性功能障碍与创伤后应激障碍的症状相关，而与患者的年龄、性别以及 ICU 停留的时间无关。

在危重症期间，骨吸收加速，骨骼修复机制受到抑制。早在危重症发生的最初 24h，骨转换率显著升高。此外，在危重症期间，骨形成可能也会受到损害。ICU 相关骨代谢性疾病的原因包含多种因素，直到危重症对身体造成的压力消失时，高代谢性骨丢失才得以下调。涉及危重症相关骨骼疾病的因素包括特定细胞因子的作用、长期卧床、激素分解代谢过量、ICU 中使用药物的影响和维生素 D 的缺乏。骨的丢失和修复抑制的组合效应使危重症幸存者有较高的骨折风险。一些研究表明，应用双磷酸盐能降低骨吸收，但这是否能使骨折的风险降低尚不清楚。

二、神经肌肉的改变

ICU 获得性肌无力（intensive care unit acquired weakness，ICU-AW）是一种获得性伴随危重症的肌无力，包括肌病、神经病变、神经肌肉传导缺陷或这些病变的组合表现。由于这种肌无力同时影响肢体肌和呼吸肌，所以会造成患者脱离机械通气时间延迟，同时损害机体功能的康复。ICU-AW 的明确危险因素有脓毒血症、全身炎症反应综合征（systemic inflammatory response syndrome，SIRS）、肾脏透析、高血糖和多器官功能衰竭；而与糖皮质激素、肌松药和苯二氮䓬类药物的相关性尚不明确。对于危重症患者，ICU-AW 的发生率分别为：60% 的急性呼吸窘迫综合征（acute respiratory distress syndrome，ARDS）患者，70% 的 SIRS 患者，100% 的 SIRS 和多器官功能障碍患者。ICU-AW 诊断的金标准是肌电图和肌肉活检。然而，这些测试对于慢性多器官功能障碍的临床实用性尚不明确。医学研究委员会评分是用于诊断 ICU-AW 的临床评分系统，主要用于研究，具有很高的非特异性。

ICU-AW 包括危重症多发性神经病（CIP）、危重症肌病（CIM）或两者同时存在，称为危重症多发性神经肌病（CIPNM）。CIP 是外周运动神经轴突功能障碍的紊乱。CIP 患者的尸检结果显示，肢体功能和呼吸系统相关的运动和感觉神经变性。CIP 的病理生理机制尚不清楚，目前已经发展形成的几种理论包括：脓毒血症相关的炎症性细胞因子引起的微循环紊乱、高血糖和水肿，以及细胞因子可能对周围神经的直接损伤。CIM 是一种急性原发性疾病，包括单纯功能障碍（具有正常的细胞组织结构）到萎缩和坏死等病理改变。CIM 的病理生理机制很复杂，涉及代谢、炎症和生物能量的改变。与 CIP 患者相比，CIM 患者的长期预后可能更好。

ICU-AW 在危重症幸存者中的影响可能取决于每个患者的基础功能水平和生理储备

的程度。虽然年龄没有被最终确定为发生 ICU-AW 的独立危险因素，但也会影响患者的康复。年轻患者在有疾病之前的健康状况良好并且功能状态完整，可能有更大程度的功能储备和康复潜能。老年患者或有严重慢性并发症的患者可能具有较小的康复潜力，因为他们更容易发生医疗干预相关并发症和重复入院治疗。在最近一项关于经历危重症的老年患者机体功能的纵向研究中，危重症之后身体功能障碍最严重的患者，在发病前功能已经下降，从而导致急性疾病的发生。

尽管人们对 ICU-AW 越来越感兴趣，但仍需进一步研究 ICU 幸存者加速肌肉老化的机制（图 3-1-3）。目前，尚无预防或改善 ICU-AW 的药物。营养策略是最重要的，但由于持续的炎症和合成代谢障碍，其效果可能会减弱。除了与年龄相关的骨骼肌质量和功能丧失之外，加速 ICU-AW 肌肉减少症是一个关键问题，尤其是在老年患者中。在 ICU 出院时，适当的物理康复可能很有价值，但几乎没有证据支持这一策略。

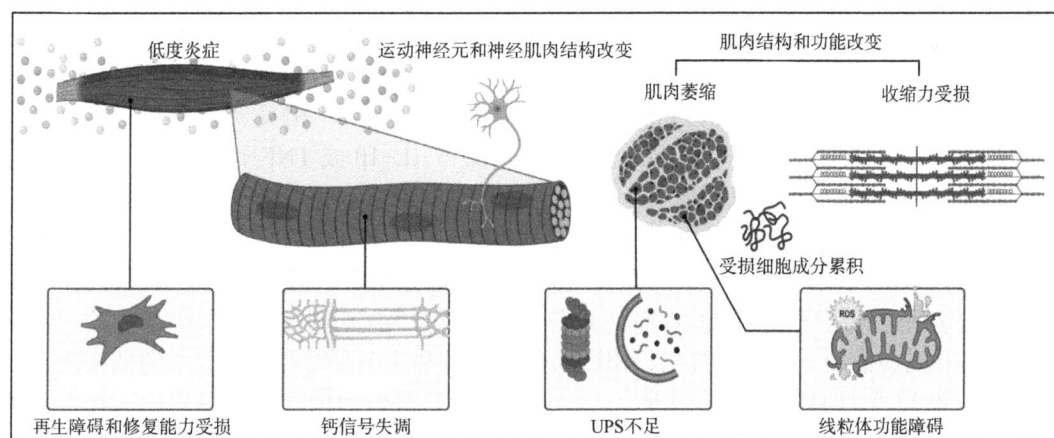

图 3-1-3 ICU-AW 推定机制

三、长期的神经认知障碍和心理障碍

（一）神经认知障碍

在危重症期间和之后，观察到高发病率的神经认知功能障碍可以持续数月至数年，并且可能永久存在，影响患者的生活质量、重返工作岗位的能力和整体功能。谵妄和昏迷是危重症急性期和慢性期常见的症状；然而，也经常观察到更微妙的功能障碍，包括执行功能、记忆和注意力障碍。即使没有发生谵妄，ICU 患者常在急性期和恢复期表现为神经认知功能障碍。在一项对 30 名非镇静、非妄想性患者超过 6 天机械通气的研究中，100% 的患者表现为执行功能受损，67% 的患者在急性期出现记忆受损；在 2 个月随访时，50% 的患者表现为执行功能受损，31% 的患者合并记忆受损。神经认知障碍的发生机制目前尚不完全清楚，但可能包括谵妄、缺氧、低血压、葡萄糖调节异常、代谢紊乱、炎症以及镇静药物和麻醉药物的影响。这些因素可能更大程度地影响预先存在认知功能不全的患者，包括轻度认知障碍、痴呆或先前的创伤性颅脑损伤。发病前认知功能障碍虽然不能解释 ICU

后认知功能障碍的高发病率，但最近 2 个关于 ICU 前后认知评估的大型前瞻性队列研究表明，当发病前的认知功能一致时，危重症是痴呆或其他认知功能障碍的独立危险因素。

一项前瞻性研究表明，因严重脓毒症住院的 ICU 患者在 1 年内发生中度 / 重度认知障碍的可能性（多变量分析）比普通住院的非脓毒症患者高 3.33 倍。同样，另一项回顾性研究表明，在调整年龄、性别和并发症后，因脓毒症住院的 ICU 患者患痴呆症的可能性比对照组高 2 倍。还有一项研究表明，与对照组相比，痴呆症患者患脓毒血症的概率更高。除了脓毒症和感染性休克，一项前瞻性研究表明，无论是因为什么原因进入 ICU，40% 的 ICU 患者在出院后 3 个月的全面认知评分低于人群平均值 1.5SD，26% 的患者的评分低于人群平均值 2.0SD（相当于轻度阿尔茨海默病）。认知缺陷持续到 12 个月，并导致生活质量和与先前在 ARDS 患者或心脏手术中报告的精神病理学症状相关的日常活动的显著损害。值得注意的是，在这项研究中，医院谵妄持续时间较长，与 3 个月和 12 个月时整体认知和执行功能评分较差有关。在专注于 ICU 后认知能力加速下降的预测因素的研究中，谵妄（或对精神安定药物的需要）、脓毒血症、低血糖和血清 NSE 含量高与较差的认知结果相关。

一些神经元损伤的生物标志物与术后谵妄（postoperative delirium，POD）和随后的术后认知功能障碍（post-operative cognitive dysfunction，POCD）相关。血液或脑脊液中的全身炎症的非特异性标志物，例如 C- 反应蛋白、IL-6、IL-1β 或 TNF-α，通常与谵妄相关，但对 POCD 的预测效果不佳。相反，神经元损伤的生物标志物，如 S100B、NSE 或磷酸化的神经丝重亚基，与 POD 和 POCD 相关。2012 年，一项试验性研究结合了 47 名 ICU 幸存者的弥散加权成像 MRI、急性谵妄监测和认知评分结果，对这些患者在 3 个月和 12 个月的随访后进行了评估。他们观察到谵妄持续时间与出院时显著的白质破坏相关，特别是胼胝体和内囊前肢。该报告提出，出院时内囊前肢和 3 个月时胼胝体膝部的低密度病灶与 3 个月和 12 个月时的认知结果差有关，这表明现代神经影像技术可以帮助筛查患者在 ICU 后的认知能力下降的风险。

迄今为止，对于危重症后的长期认知障碍机制的主流假设是脓毒血症 / 炎症性危重疾病相关的全身性炎症，可诱导一些急性中枢神经系统损伤和可能长期持续激活其中的细胞，如血脑屏障内皮细胞或神经胶质细胞，因此会促进导致神经元死亡和神经系统疾病的低度持久炎症。然而，实验数据不足以支持这种假说，系统性炎症诱发的急性脑功能障碍和长期神经认知障碍是否通过重叠或离散机制发生仍有待研究。然而，由于与预先存在的轻度认知障碍和急性期中谵妄的严重程度密切相关，应采取在 ICU 中检测脑功能和预防谵妄的措施，避免长期认知障碍的发生。

（二）心理障碍

包括抑郁症、焦虑和创伤后应激障碍（post-traumatic stress disorder，PTSD）在内的心理障碍，在危重症后频繁发生。据报道，25% ～ 58% 的危重症患者患有抑郁症。在一项对发病前和 ICU 后抑郁状态评估的队列研究中，危重症被认为是发生抑郁症的独立危险因素。已有文献报道，23% ～ 41% 的 ICU 幸存患者中存在焦虑，5% ～ 63% 的 ICU 幸存患者中有 PTSD。与抑郁和焦虑发生相关的危险因素包括 ICU 停留时间、机械通气的依赖时间、原发性精神病、高体重指数（body mass index，BMI）、外科手术后进入 ICU、最大器官衰竭评分和平均苯二氮䓬类药物的用量。PTSD 的危险因素包括妄想记忆和镇静药物的使用。ICU 幸存者精神障碍的潜在机制包括器官功能障碍、药物、疼痛、睡眠剥夺、细胞因子增多、应激相关的下丘脑—垂体轴激活、低氧血症和脑损伤导致的神经递质功能障碍。

四、免疫学改变和感染

感染是 CCI 患者死亡的主要原因，并且对发病率有很大的影响。感染与脱离机械通气的困难程度相关，因为发热和高代谢状态增加了患者对呼吸机的需求。脓毒症也诱导了膈肌的线粒体功能障碍，进一步增加对呼吸机的依赖。经历急性和慢性危重症的患者面临"三重感染风险"：屏障破坏（留置导尿管、皮肤皲裂等）、在医疗环境中暴露于多种耐药菌、危重症和潜在的并发症引起的免疫衰竭综合征。

屏障破坏在危重症中很常见。由于 CCI 患者的营养不良和伤口愈合能力受损，所以褥疮导致的皮肤屏障破坏难以治愈。医源性屏障破坏较常见，如静脉留置针、导尿管、鼻饲胃管和气管切开术。静脉留置针和导尿管可能成为病原体定植，继而引发感染的部位。鼻饲胃管与鼻窦炎相关，并且可能和吸入事件相关。经历气管切开的患者通常会出现呼吸道分泌物增加，坠积于下呼吸道，引起气管内和声门黏膜炎症，以及黏液纤毛清除功能受损，这些都可能会增加感染的风险。

慢性危重症患者长期暴露于强毒和多种耐药菌的环境中，并有耐药菌定植的危险。常见的病原微生物包括耐甲氧西林金黄色葡萄球菌、耐万古霉素肠球菌、革兰阴性肠道微生物、念珠菌和艰难梭菌。这些微生物可能在"患者—患者"或"治疗者—患者"之间传播。医源性病原体一旦发生定植，可以取代患者体内的正常菌群，同时污染留置设备，使其难以根除。

急性危重症，尤其是脓毒症之后，越来越多的证据表明幸存者的免疫反应发生了深刻而持续的变化。在危重症的急性期，趋化因子、细胞因子和肾上腺素能风暴会在急性危重疾病期间触发脾脏和骨髓中先天性骨髓细胞的快速动员，为髓源性抑制细胞（myeloid-derived suppressor cell，MDSC），主要是未成熟的单核细胞和中性粒细胞的释放，旨在同时对抗入侵的病原体并启动炎症的消退。因此，中性粒细胞的反应能力降低。类似地，单核细胞对进一步损伤的反应能力降低（通过测量微生物刺激后细胞因子的产生量进行实验探索）。单核细胞 MDSC 产生大量的 IL-10，导致先天细胞和免疫细胞失活，并具有以低 HLA-DR 表面表达为特征的抗原传递能力受损。单核细胞膜上 HLA-DR 的低表面表达是这种免疫抑制状态的一种常用的替代标志物，与医院感染和死亡率密切相关。总体而言，MDSC 是未成熟和免疫抑制性骨髓细胞的异质群体，从早期到脓毒症发作后 6 周发现于危重症患者，并且始终与医院感染和不良结果相关。大量的 MDSC 释放也会在骨髓生态位中产生空白，刺激早期骨髓祖细胞的分化，而抑制淋巴细胞和造血功能，这部分解释了在 ICU 幸存者中观察到的持续性淋巴细胞减少和慢性贫血。

淋巴细胞也与危重症后的免疫功能障碍有关。首先，淋巴细胞减少是脓毒症的典型特征，脓毒症发病后第 3 天和第 4 天，持续淋巴细胞减少与医院感染和死亡有关。关于 B

细胞的数据相对较少，但 B 细胞耗竭已在危重疾病的早期和后期出现，可能是由于细胞凋亡增加和 B 细胞成熟减少。除了 B 细胞耗竭外，表型（B 细胞亚群）和功能似乎也发生了变化，数据表明转向疲惫状态，与死亡率相关。

关于 T 细胞，许多研究首次报道了危重疾病（尤其是脓毒症）期间的 T 细胞耗竭和伴随的细胞凋亡。T 细胞分为 CD4[+] 或 CD8[+]，CD4[+] 亚群发挥"辅助"功能，产生参与免疫反应的细胞因子，而 CD8[+] 亚群以细胞毒活性为特征。不同的 CD4[+]T 细胞亚群并非都同样受到细胞凋亡的影响，存活的细胞会经历多种改变其功能的表型变化。调节性 T 细胞比例增加和主要"辅助"亚群（即 Th1、Th2 和 Th17，能够产生 IFN）比例减少。除了数值变化外，还发现了功能变化，并且主要的 Th 亚群似乎在急性危重疾病后处于"无反应性"低反应状态，其特征是产生细胞因子的能力下降和共抑制受体的表达。CD8[+] 的 T 细胞反应也被证明在实验性脓毒症后发生改变，对抗原遇到的反应降低，增殖能力降低，清除病原体的能力下降。最终，这些改变终止于适应性反应的缺陷，其特征是淋巴器官中大量的 T 淋巴细胞和 B 淋巴细胞凋亡，其 T 细胞抗原受体或 B 细胞抗原受体的急剧减少，以及导致对进一步损伤反应不足的效应器功能下降。此外，由长期组织损伤导致的持续低度炎症可能使这种现象持续存在，并自相矛盾地导致免疫抑制（图 3-1-4）。在老年患者中，除了免疫衰老和炎症老化过程之外，感染后的免疫特征显著增加了传染病和癌症的发病率和严重程度。

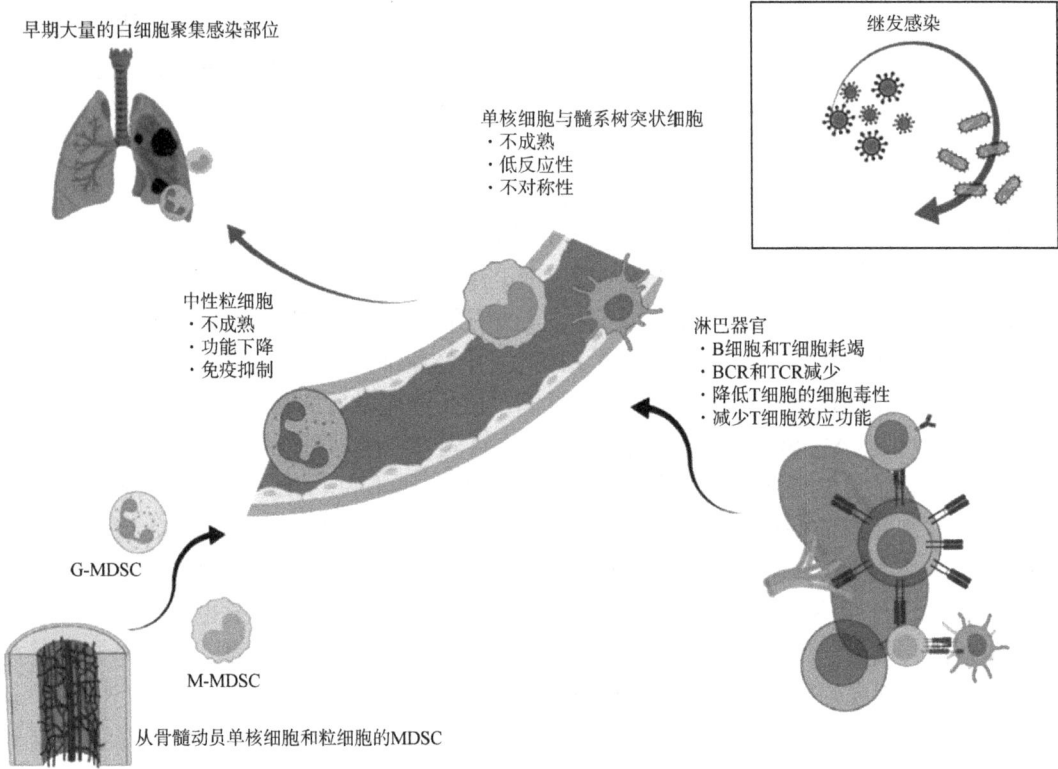

早期大量的白细胞聚集感染部位

单核细胞与髓系树突状细胞
·不成熟
·低反应性
·不对称性

继发感染

中性粒细胞
·不成熟
·功能下降
·免疫抑制

淋巴器官
·B细胞和T细胞耗竭
·BCR和TCR减少
·降低T细胞的细胞毒性
·减少T细胞效应功能

G-MDSC

M-MDSC

从骨髓动员单核细胞和粒细胞的MDSC

图 3-1-4　ICU 获得性免疫缺陷的假设机制

总的来说，免疫反应是高度动态的，很少是二分法的（例如促进/抑制炎症）。此外，由于许多关于危重疾病期间和之后的人体免疫功能研究都是在血液中进行的，因此，不应将结论外推至免疫细胞发挥其功能的远处外周器官。因此，我们可以肯定危重疾病后免疫反应的持续改变，更全面、更动态和更理想区域化的免疫监测似乎是未来有针对性的治疗干预的先决条件。

五、长期肾损伤问题：进展为慢性肾病的风险和后果

急性肾损伤（acute kidney injury，AKI）长期以来一直被认为是一种完全可逆的综合征。然而，最近的证据表明，AKI 是进展为慢性肾脏病（chronic kidney disease，CKD）和终末期肾病的主要的危险因素，尤其是在 ICU 患者中，风险随着 AKI 的严重程度而增加。AKI 还与心血管风险相关，如充血性心力衰竭和急性冠状动脉综合征，AKI 后因重大心脏不良事件而死亡或入院的风险高于心肌梗死后。从这些流行病学数据中发现了"适应不良修复"的概念以及 AKI 和 CKD 之间的相互之间关联。从 AKI 进展到 CKD 的主要实验模型是缺血再灌注（I/R）的啮齿动物。实验结果显示了肾损伤的两种主要机制，这意味着不同的细胞死亡机制——肾小管和血管损伤，都会导致间质纤维化。近端小管中的 I/R 诱导坏死性凋亡、促炎细胞因子（IL-18、IL-1β 和 TGF-β）的延长表达、巨噬细胞浸润和炎症小体激活，并带有放大环，即使在肾功能正常化后也是如此。这些病变是导致肾脏纤维化和 CKD 的原因。

AKI 后向慢性肾病的进展包括多种机制（图 3-1-5）。在近端小管中，由 I/R 诱导的 ATP 动态相关蛋白消耗负责通过动态相关蛋白进行线粒体裂变，从而诱导活性氧释放。因此，肾小管细胞增殖受到抑制，而 IL-6 分泌、中性粒细胞募集和细胞凋亡增加。AKI 后 1 个月输注有丝分裂保护剂可减少炎症，恢复肾脏结构的完整性（毛细血管和足细胞），并减少间质纤维化。尽管对初始 AKI 有保护作用，但肾小管细胞中的自噬导致小鼠 I/R 后 30 天有更多的炎症和更差的肾脏结果。它导致促纤维化细胞因子（TGF-β、结缔组织生长因子）上调、COL4A1 和 COL1A1 基因的激活以及细胞去分化。纤维化的强度不依赖于细胞凋亡的水平（细胞周期停滞对纤维化过程的细胞凋亡的主要作用），还涉及表观遗传现象，如组蛋白去乙酰化酶抑制通过减少纤维化来改善长期肾功能。在 I/R 后的几周内，管周毛细血管密度会降低。因此，其对血管紧张素 II 和高血压的敏感性增加。TGF-β 在缺血性肾脏中的延迟表达与毛细血管稀疏有关，例如内皮缩血管肽 -1，其转录在 I/R 后持续增加，导致肾脏质量减少。毛细血管稀疏导致慢性缺氧，在 I/R 后持续长达 5 周，缺氧诱导因子 -1（HIF-1）升高。巴塞尔等证明了内皮—间质转化的证据，这比上皮—间质转化更为普遍。细胞凋亡也在毛细血管稀疏中起作用。半胱天冬酶 -3（细胞凋亡的主要效应物）在 I/R 后数周仍保持激活状态，并且半胱天冬酶 -3 在小鼠中表现出较少的微血管稀疏和肾纤维化。在人类细胞培养中，缺氧会增强内皮细胞而非上皮细胞的细胞凋亡，而肾小管的主要问题是坏死。最后，DRP1 诱导的线粒体裂变也与毛细血管稀疏相关。

除了肾脏病变，AKI 是一个多系统问题，会产生多种影响，如淋巴结纤维化、肺和脑促炎细胞因子的转录增加。在这些远隔脏器的影响中，心血管影响是一个主要问题。小鼠

I/R 诱导 TNF-α 和 IL-1，内皮功能障碍和心肌细胞凋亡增加。

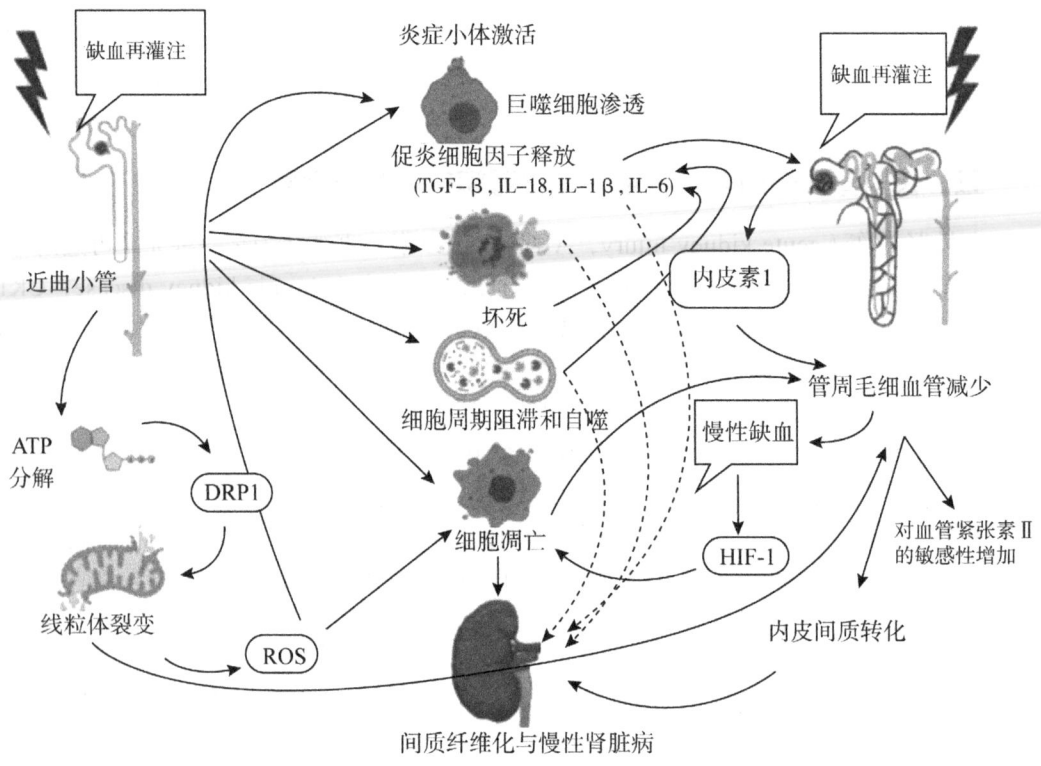

图 3-1-5　AKI 后向慢性肾病进展的潜在机制

　　总之，在过去的 20 年里，从 AKI 进展到 CKD 的病理生理学研究已经得到了一些成果，为肾脏保护性介入研究开辟了新领域：线粒体保护、抑制有害效应物（如组蛋白去乙酰化酶、TGF-β、内皮素）、肾脏保护效应物（如 VEGF 和精氨酸）。

六、急性呼吸窘迫综合征后的长期肺功能障碍

　　ARDS 的发病机制涉及直接或间接的肺损伤。治疗是一个复杂的过程，旨在恢复肺部的结构和功能特性。在炎症期，通过肺泡巨噬细胞吞噬凋亡的中性粒细胞而消退，而在增殖期恢复肺泡—毛细血管屏障的完整性。上皮修复涉及与成纤维细胞流入相关的 II 型肺泡细胞的迁移、增殖和分化，旨在重塑裸露的基底膜。不适当的、广泛的、长期的炎症和过度的细胞外基质沉积和重塑可能导致残留的肺损伤，导致患者长期身体残疾。一段时间后，放射学检查、功能和物理测试可以评估后遗症。ARDS 幸存者第 1 年后进行的放射学检查可能显示实质浸润完全消退。然而，在超过一半的幸存者中观察到持续性的异常，主要是网状结构和磨玻璃影。总体范围通常较低，占肺实质的 8% ~ 15%，优先位于非依赖性的区域。由原发性肺部原因（如肺炎）导致的 ARDS 患者比肺外 ARDS 患者表现出更严重的纤维化后遗症。

　　除了残留的解剖异常外，许多 ARDS 幸存者还有持续的肝功能障碍。在 ARDS 后的

第 1 年，肺一氧化碳弥散功能（diffusing capacity of the lungs for carbon monoxide，DLCO）有所改善，但未达到正常范围的下限。因此，一项研究报告 6 个月时 DLCO 为预测值的 65%，而另一项研究则描述了从 3 个月时的 63% 提高到 12 个月时的 72%，在接下来的 4 年中保持稳定。

关于肺活量测定，ARDS 后的第 1 年内存在非常轻微的阻塞性和限制性通气功能障碍。第 1 秒用力呼气容积（FEV_1）和 FEV_1/用力肺活量分别为 12 个月预测值的 85% ～ 87% 和 96% ～ 101%，而肺总量（total lung capacity，TLC）范围为 12 个月预测值的 88% ～ 95%。保护性通气策略（使用低潮气量）并未对 ARDS 幸存者的长期肺功能带来益处。此外，在原发性肺源性 ARDS 和肺外 ARDS 之间以及是否有俯卧位的患者之间没有观察到肺容量的差异。使用 6 分钟步行试验（6MWT）评估身体功能，表明 ARDS 幸存者存在显著且持续的运动限制。在 3 个月时，一项研究描述了 6MWT 距离为预测值的 49%，而在 ARDS 后 12 个月的预测值范围为 66% ～ 72%。值得注意的是，这种无法运动与 ARDS 幸存者报告的轻度结构和功能异常不成比例。这种差异可以用肺外长期改变来解释，例如心功能不全、肌肉功能失调和神经肌病。因此，在 ARDS 幸存者的 CT 扫描病变范围或肺活量异常的重要性与 6MWT 距离之间没有发现相关性。总之，这些发现说明了 ARDS 的长期肺部后果，在放射学异常和肺活量变化方面的影响较小，但在降低扩散能力和运动限制方面更为关键。

七、症状负荷

身体和心理症状在 CCI 患者中很常见。Nelson 和他的同事进行了一项队列研究，对 50 例因 ICU 时脱离呼吸机治疗失败而气管切开的老年患者（中位年龄 73 岁）进行研究，大多数患者（86%）在院前居住于家中，具有多样的共病和医疗条件，这些患者在院前的平均住院时间为 15 天。在入组的患者中，28% 的患者存在身体上或认知上的损伤，难以对调查做出反应，因此只能推测他们的症状负荷。在能够对此做出反应的患者中，存在高症状负荷；90% 的患者报告了相关症状，平均每个患者有 8.6 个症状。44% 的患者报告了最高程度的疼痛症状。60% 的患者报告了高水平的心理症状，包括悲伤、担忧或紧张。由于存在沟通交流困难，90% 的患者对此表现出高水平的痛苦。其他常见的症状包括口渴、恶心、失眠、呼吸困难、疲劳、饥饿、口干和缺乏食欲。

关于 CCI 的症状治疗是否影响疾病结局的系统证据很少。Nelson 及其同事认为症状体验是患者群体疾病结局的重要的独立预测因素，高症状负荷与高死亡率相关。减少患者的症状负荷可能促进有利的疾病结局，包括生理状态的稳定和有效的医疗资源利用。

第二节　慢性危重症儿童患者的多器官功能障碍

与成人一样，儿科 ICU（PICU）幸存者的身体、认知、社会和心理功能可能会发生恶化。与儿童健康相关的特定因素至关重要。危重疾病发生在快速的成长期和成熟时期，越来越多的重症监护病房儿童在基线时患有慢性疾病和发育障碍。出院后，儿童的身体、认知、情感和社会健康受到儿童在 PICU 之前的状况、发育和成熟的强烈影响，家庭、父母和兄弟姐妹的情绪和社会健康也可能有影响。因此，恢复的轨迹和持续时间是高度可变的。

一、身体机能障碍

PICU 获得的新功能障碍（呼吸障碍、疼痛、行动不便以及自我保健和喂养受损）的发生率为 10%。最近开发的功能状态评估量表涉及 6 个领域，包括精神状态、感觉、交流、运动功能、进食和呼吸。已确定的不良功能结局风险包括基线残疾、因创伤入院、神经或肿瘤疾病、心搏骤停、年龄＜ 1 岁和疾病的严重程度。基线功能正常的儿童的功能衰退更为显著，但恢复速度比基线功能受损的儿童快。功能状态评估量表不评估可能被低估的睡眠障碍、疲劳和严重肌无力。

二、儿科 ICU 获得性肌无力（PICU-AW）

与成人不同，PICU-AW 的数据有限，PICU 幸存者的发生率在 1.7%～ 4.7%，远低于成人。具体原因仍不清楚，可能是由于儿童的轴突较短，因此不易受伤，儿童的线粒体功能更好，恢复性神经营养因子浓度更高、功能更好，使儿童从免疫介导的周围神经病变中恢复得更好。此外，儿童先前存在的神经或肌肉损伤性疾病较少，如糖尿病、癌症、慢性器官衰竭等。针对多器官衰竭、严重的脓毒症、高频振荡通气、ARDS 或多发伤患者的高危人群的研究，可能会更好地估计 PICU-AW 在易感危重症儿童中的真实风险。

三、儿童长期机械通气的肺部损伤

实验性儿科数据显示，与年龄相关的肺损伤有易感性。婴儿肺部弹性蛋白的浓度在生命的前 20 天内增加了 10 倍，然后增加的速度较慢。从婴儿期到儿童期，胶原蛋白浓度呈线性增加。肺弹性特性的差异可能解释了肺顺应性的差异。已在动物模型中描述了 NF-κB 的年龄依赖性的差异，表明暴露于高氧后新生小鼠的炎症较少。伤害性机械通气不会像成人一样激活婴儿或幼儿的先天免疫，因为先天免疫系统到青春期才能发育完全。幼儿和成人的适应性免疫也不同，儿童倾向于产生更强的抗炎反应。总之，与成人相比，儿童患者对肺损伤的敏感性可能较低。

四、儿童神经危重疾病和认知功能障碍

为了评估认知障碍，儿童脑功能分类（pediatric cerebral performance category，PCPC）通常用于估计基线整体认知功能以及 PICU 住院期间和之后的变化。据报道，3.4% 的 PICU 幸存者出现认知能力下降。风险因素包括外伤、中毒、神经系统疾病或癌症的入院诊断、有创机械通气和体外生命支持。在调整疾病的严重程度和在入住 PICU 前的功能后，急性神经系统疾病是 6 个月时不良认知结果的最重要的预测因素。损伤、炎症、再生和可塑性的血液生物标志物可能有助于评估急性脑损伤后功能障碍的风险。在患有创伤性脑损伤或心搏骤停的儿童中，已经评估了诊断和预后生物标志物，例如 NSE 和 S100B。最近，作为再生生物标志物的脑源性神经营养因子和血管内皮生长因子的血液水平低，可

诊断儿科神经重症监护幸存者中存在新的认知障碍风险的儿童。认知障碍会逐渐发展，PICU 出院时的 PCPC 评分可能会恶化或有改善。

五、心理功能障碍

17% ～ 62% 的 PICU 幸存者经历过 PTSD。PICU 出院后的儿童也有抑郁、自尊心改变、妄想性记忆或恐惧以及睡眠障碍的报告。一些证据表明，出院后患有精神疾病的儿童更有可能在接下来的 6 ～ 12 个月内因身体问题再次入院。某些因素会增加心理问题的风险。在调整疾病的严重程度和紧急入院状态时，妄想记忆与镇静时间和随后的 PTSD 症状独立相关。相反，入住 ICU 的事实记忆与 PTSD 症状无关，但急诊入院状态、疾病的严重程度、侵入性操作暴露和脓毒症与其相关。

第三节　治疗策略

尽管从流行病学和卫生服务的角度越来越关注慢性多器官功能障碍，但确定有效治疗方法的实证研究仍然匮乏。大多数的具体的治疗方法的数据来自在单个中心进行的描述性研究，这使得临床医生主要依靠自己的经验和从急性危重症患者研究中推断的证据，在这种情况下可能缺乏科学可信度。以下介绍主要的治疗慢性多器官功能障碍的策略。

一、机械通气脱机

呼吸肌无力、呼吸肌力和呼吸系统负荷之间的不平衡以及心血管损害是机械通气脱机失败的主要因素。在 ICU 患者中，这些因素和过度使用控制机械通气（特别是在过去）可能会迅速导致膈肌功能障碍。然而，对危重症患者进行呼吸肌肉训练的基本原理仍然存在争议，并不是主流临床应用的一部分。事实上，慢性阻塞性肺疾病（chronic obstructive pulmonary disease，COPD）患者的膈肌在相当的肺容积下产生压力和气体交换，并通过减少气道阻力和呼吸而工作。经常采用几种手动辅助技术（手动肺复张和冲击波 / 振动）和机械装置来促进过量黏液的排出。

（一）手动肺复张

该技术旨在防止肺塌陷（或再次扩张的肺泡萎陷），改善氧合和肺顺应性，并促进分泌物向中央气道移动。手动肺复张的应用指南因单位而异，必须仔细考虑通气的流量和气道压力可能产生的生理副作用，特别是对于正在进行机械通气的患者。使用这种技术可以通过人工或辅助机械通气来增加潮气量，每种方法在清除过量的黏液方面都能产生类似的好处。

（二）冲击和振动

在胸部壁的选定区域进行冲击和振动，振动是通过将分泌物从周围气道向中央气道转移的常用技术。目前的研究表明，在咳嗽能力正常的危重通气患者中，使用冲击和振动方法，黏液清除率增加，但血气分析和肺顺应性没有明显的变化。

（三）鼓　气

这是最常用的机械辅助技术，用以促进神经肌肉疾病中过量黏液的清除。鼓气也被称为咳嗽辅助，通常仅限于神经肌肉和骨骼疾病的患者（流速250L/min）。作用是向气道内注入大量的空气，并通过负压迅速排出，从而模拟咳嗽的生理机制。与传统的胸部物理治疗相比，该装置的安全性和临床优势（避免或延迟气管切开术和 / 或气管插管）已在近期有上呼吸道感染的住院神经肌肉患者中得到证明。最近有报道称，该技术在被认为需要气管切开术的患者拔管方面是有效的。

（四）肺内冲击性通气

这种机械装置在气道中产生冲击效应，从而通过直接的高频振荡通气促进黏液清除，从而帮助肺泡充气。该技术在呼吸窘迫、神经肌肉疾病和肺不张患者的急性期和慢性期均显示了积极的作用。在患有呼吸性酸中毒的住院COPD患者中，该技术也被证明可以防止急性发作的恶化，从而避免气管插管。对于严重COPD和神经肌肉疾病患者，吸气肌肉训练作为肺康复的一个组成部分的潜在作用仍存在争议。但是对呼吸机依赖性COPD患者的研究表明，呼吸肌肉训练可能与良好的脱机结果相关。

（五）气道分泌物的管理

黏液纤毛功能障碍导致支气管分泌物增加，呼吸肌无力导致咳嗽功能降低，最终导致医院内获得性肺炎的风险增加。胸部物理治疗通过改善通气来预防此类并发症发生，物理治疗与改善氧合和呼气肌力相关，也可显著降低晚发性肺炎的风险。

二、ICU 获得性肌无力

ICU-AW被动和主动运动有助于患者的肌力康复，通常逐步增加运动的强度和持续时间。

（一）运　动

早期运动是一种可行和安全的干预措施，可在心肺和神经系统稳定后实施。该方法结合特定的肌肉训练，可以改善机体功能、认知和呼吸状况，并减少静脉淤积和深静脉血栓形成，特别是持续旋转治疗。持续旋转治疗是指使用专门的床将患者沿纵轴连续旋转到每侧60°，并预先设定旋转度和速度。持续旋转治疗可以降低气道关闭和肺不张的风险，降低下呼吸道感染和肺炎的发生率，减少气管插管时间和住院时间。

（二）体　位

仰卧体位已被证明可以改善氧合，改善通气和灌注不匹配以及残余肺活量。侧卧位时，病侧肺位于上面时，有利于肺功能的改善和降低肺不张率。尽管体位作用生理原理明确，但这些易于应用的技术仍未被广泛使用，目前尚不清楚所报道的改善是否可能与死亡率有关。

（三）肢体运动和外周肌肉训练

被动、主动辅助或主动抵抗肢体运动的目的是保持关节活动度，改善软组织长度和肌肉力量，并降低血栓栓塞的风险。与单纯的胸部物理治疗相比，将早期活动加入标准胸部物理治疗的患者的四头肌力量和功能状态没有差异。然而，早期活动患者的总行走距离等长的股四头肌力和感知到的功能健康状况等，能得到明显的改善。然后引入一种针对上肢和下肢的渐进活动方案，发现这是可行且安全的，并可缩短需要机械通气的患者的住院时间。特别是，增加脱机的手臂训练方案，对呼吸重症监护病房的患者是有效的。

肌肉质量和有氧运动的能力随着长期不运动而下降。在危重症和复杂症患者中，骨骼肌训练旨在提高力量，从而提高患者恢复日常生活活动的能力、缩短住院时间和提高生存率。对于长期使用机械通气和难以脱机的患者，量身定制的训练计划能有效地加快脱机时间，改善住院时间和生存质量。

长时间缺乏活动更有可能导致骨骼肌功能障碍和反重力肌萎缩，而进行有氧运动的能力降低。在严重残疾的患者中，外周肌肉训练（举重或对抗四肢阻力）会产生特定的力量增加和日常生活活动的恢复，但对急性呼吸衰竭发作后的影响尚不明确。

（四）神经肌肉电刺激

神经肌肉电刺激（neuromuscular electrical stimulation, NMES）可改善肌肉功能。在ICU中NMES常应用于卧床患者的下肢肌肉。然而，迄今为止，没有临床研究完全证明，与传统训练相比，NMES对运动耐量的额外影响。COPD或充血性心力衰竭患者更有可能受益；此外，NMES也被认为是预防ICU神经肌病的一种手段。虽然NMES可能有作用，但干预时间尚不确定。NMES对危重症早期的患者可能没有作用，如在脓毒症休克患者的研究中，结果显示NMES无效。然而，急性疾病的严重程度似乎也有重要的作用，因为NMES的益处已在无休克性的脓毒症患者中得到证明，这一点也得到了基础科学文献的支持，危重症患者早期存在肌肉细胞线粒体功能障碍，这时NMES的刺激可能无效。

三、营养和代谢支持

高达43%的危重症患者存在营养不良，这与发病率和死亡率、感染率、ICU住院时间、伤口愈合不良和肌肉无力的增加有关。因此，应由合格的营养师进行全面的营养评估，以形成最佳的营养计划，包括热量、蛋白质、电解质、维生素和矿物质的支持。

数据支持对胃肠道功能正常的危重症患者使用肠内营养。最近的一项研究显示，机械通气患者的鼻空肠喂养和鼻胃喂养并没有改善患者的营养。肠内和肠外营养治疗的时机一直是临床试验的一个主题，最近的一项随机试验表明，在ICU第3天至第8天的机械通气患者中，增加肠外注射以达到100%的营养目标，随后（第9～28天）医院感染减少，但没有统计学意义。机械通气时间、ICU住院时间和住院死亡率均无变化，这些研究涉及危重疾病急性期的早期营养问题。CCI患者缺乏最佳热量输送的数据。然而，过度喂养可能比喂养不足更常见，同样会导致感染并发症、肝功能障碍和增加死亡率。因此，需要对CCI人群进行有效的营养评估和提供喂养策略。

四、停止液体复苏和容量管理

液体复苏是脓毒症治疗的一个关键点，因此，86%的患者在脓毒症休克后液体平衡呈过负荷，35%的患者在ICU出院时符合容量过负荷（液体平衡与体重增加10%相关）。此外，积极的液体复苏与不能行走和出院到重症后护理机构有关。同时，也可能增加患者在脓毒症后出现再入院的风险，如充血性心力衰竭加重、急性肾功能衰竭或COPD加重。

虽然水肿可能导致残疾和进一步的健康伤害，但危重疾病期间的保守性液体复苏也与较差的长期认知功能有关。因此，建议采用干涸疗法，即一旦患者脱离危重状态，使用利尿剂清除多余的液体。值得注意的是，稳定的体重并不能确保有效地利尿，因为干体重很可能在危重疾病的过程中由于肌肉质量的损失而下降。

五、认知障碍和心理健康

脑功能障碍是危重疾病的常见的并发症，由大量的损伤引起，如毒性或代谢紊乱、缺血性或创伤性脑损伤、药物的副作用（特别是在ICU中常用的镇静剂）。谵妄的管理中，最重要的是评估引起急性精神障碍的病因，如感染、低血压、电解质紊乱、缺氧和镇静药物。

从急性重症监护病房的情况推断，由于苯二氮䓬类药物具有致谵妄的潜在风险，应尽量避免使用。氟哌利多醇和较新的非典型抗精神病药物（如齐拉西酮）已被推荐用于ICU控制躁动或谵妄，但有关减少谵妄，特别是控制躁动效果的数据有限。

六、医院感染

在CCI患者的住院期间，继续采取预防医院感染的策略是很重要的。相关死亡率最高的感染是导管相关性血流感染。呼吸机相关肺炎预防策略对于降低发病率和住院时间也很重要。

导尿管相关的尿路感染在CCI中很常见，因为CCI患者的导尿管的置管率很高。工作人员对基本感染控制和减少导尿管使用的教育已被证明可以降低住院患者导尿管相关的尿路感染的发生率。在最近的一篇综述中，建议适当使用抗生素（抗菌药物管理），以帮助降低多重耐药菌和艰难梭菌的感染率，监测培养以指导隔离实践、家庭／患者教育等管理方案，以减少CCI中医院感染的发生率。

七、气管切开术的时机和其他问题

患者长时间脱机失败时，气管切开术是急性和慢性阶段过渡的临床标志。在临床实践中，从开始机械通气到气管切开术的平均时间正在减少。如果在急性重症监护室系统应用其他循证实践，减少患者使用呼吸机的天数，可能有助于降低慢性危重症的发生率。从机械通气中有效解脱需要有组织的ICU管理实践，最好是在"封闭"ICU模式中由重症监护医生指导。

八、姑息治疗

姑息治疗是所有慢性危重症患者综合治疗的重要组成部分，包括那些接受延长生命治疗的患者。这种治疗包括与患者和家属就预后、可实现的治疗目标以及继续重症监护的替代方案进行敏感、有效、主动和持续的沟通。理想情况下，目标应该是治疗患者的可接受的功能和生活质量，但大多数的慢性危重症患者无法直接参与讨论或决策且很少有指定代理决策者或准备另一个预先指令。一项前瞻性的研究表明，慢性危重症的治疗和决策通常在没有患者直接参与的情况下进行（大多数的患者在危重症变成慢性时缺乏决策能力，85% 的患者缺乏预先指示表达治疗的首选项）。限制生命支持疗法（机械通气、肾脏替代疗法、人工喂养、静脉补液或血管加压药）的情况很少见（203 例中出现 39 例），而且在病程后期（中位数为住院后 39 天），患者濒临死亡。在另一项研究中，三分之一的家属在长期机械通气方面没有发挥任何决定作用，并认为这一决定完全由医生做出。

为了确保家属有意义地参与，临床医生应该让他们参与交流，使用外行能够清楚理解的方式提供相关的医疗信息，同时调查患者的价值观和目标。一种基于 4 个简单指标的新模型可能有助于估计需要延长机械通气的患者的 1 年生存率。使用客观死亡率预测模型来指导预后和护理目标。因此，设计一种更简单的模型，以识别死亡风险最大的慢性危重症患者，并具有高度特异性，这将使临床医生更有信心直接讨论不良的预后。

患者及其家属，甚至临床医生在患者刚从危重疾病的急性期存活下来时，可能无法预判死亡或严重残疾的持续风险。解决家庭情感、精神和实际需求的跨学科支持，有助于在危重疾病进入慢性阶段时，作为讨论和决定继续重症监护治疗的框架。越来越多的姑息治疗顾问可以帮助解决沟通方面的挑战，并为患者和其家属提供其他的支持，以及优化症状控制和过渡计划。建议早期姑息治疗与治愈或延长生命的治疗相结合。

第四节　预　后

慢性危重症患者的多器官功能障碍使他们易患新的并发症，从而阻碍疾病的恢复。慢性危重症患者的 1 年死亡率为 50% ～ 60%，并且年龄和进行性器官功能障碍的数量是重要的独立危险因素。对于延长脱机的机械通气患者，尽管成功脱机，也不能确保患者的长期生存。与需要短期机械通气的患者相比，在开始机械通气后 60 ～ 100 天的慢性危重症患者的死亡风险特别高。

慢性多器官功能障碍患者的功能预后和生活质量也很差，部分原因是出院时都有严重的身体功能、认知状态或两者均有的损害，因此，大多数的患者需要再次住院治疗，出院后 1 年的再入院率超过 40%。出院到护理机构的患者如果不能在 6 个月后充分康复并返回家中，通常要一直待在医疗机构中直到死亡。在多项研究中，不到 12% 的慢性危重症患者在急性疾病 1 年后仍存活并独立生活。能够响应健康相关生活质量（health related quality of life，HRQOL）调查的长期幸存者通常报告的情感和社会功能优于身体功能或症状体验。尽管这些发现符合研究 HRQOL 的急性严重疾病的幸存者，在健康状况能够适应情感深刻的变化，大多数的生存不到 1 年，大多数幸存者缺乏足够的认知功能来响应 HRQOL 的调查。

第五节 结 论

慢性多器官功能障碍不仅是急性疾病的延续，而且是不同生理功能异常和代谢功能障碍的离散综合征。医疗卫生工作者们已经增加了对该综合征的认识，并且对于预防和治疗该综合征中的部分疾病已做出了卓有成效的努力。然而，由于其复杂性，没有某种单一的干预可能预防或治疗这种综合征，因此需要设计和实施全面、系统的方案，以减少慢性多器官功能障碍的发病率以及改善其预后。

（尤荣开）

第二章

慢性危重症患者的神经认知障碍

认知功能是人类大脑通过处理外界信息而获取并运用知识的能力，内容包括记忆、语言、视空间、执行能力、计算能力、思维能力、学习能力等一系列的心理和社会行为。认知功能的基础是大脑皮层功能正常，任何引起大脑皮层功能或结构异常的因素均会导致不同程度的认知功能下降。认知损害指的是与上述学习记忆和思维判断相关的大脑高级功能加工过程紊乱，从而导致学习能力受损和记忆力下降，同时伴有失语、失用、失认或失行等改变的病理过程。慢性危重症患者虽然有正常的意识水平，但在记忆力、注意力、定向力、执行能力、视觉构造能力及语言能力等方面出现不同程度的损害性下降。

第一节 流行病学

迄今为止的研究表明，危重症幸存者在患病期间将有很大可能出现明显的认知功能障碍，这可能影响患者数年，也可能是永久性影响。研究显示，ICU 幸存者出院后的第 1 年，认知功能障碍的发病率在 9% ～ 70%。而患者出院时的认知评估报告显示，认知功能障碍的发病率为 78% ～ 100%，且出院后 2 年内认知功能障碍的发病率仍保持在 45% 左右。与其他获得性脑损伤（如脑外伤）所观察到的恢复情况相似，一部分危重症患者在出院后的 6 ～ 12 个月内，其认知功能可能会有所恢复。危重症后的认知功能障碍通常是严重的，并且许多危重症患者在 ICU 出院后数年还存在严重的慢性认知障碍。Girard 和他的同事发现，在老年群体中（平均年龄为 61 岁），80% 的 ICU 幸存者在 3 个月时出现认知障碍，70% 的 ICU 幸存者在 12 个月时出现认知障碍，这个比例高于之前的大多数研究。

一项针对慢性危重症的前瞻性研究显示，在 126 例长期机械通气的患者中生存时间达 1 年的只占 56%，而这些患者中又有 65% 出现严重的认知功能障碍。由于这项研究只评估了严重的认知损害，还有很多幸存者可能患有轻度至中度的认知功能障碍。

研究报道，危重症后长期认知障碍的患病率在 4% ～ 62%，变异度大与各个研究的时间跨度与疾病种类不一样有一定的关系。其中最重要的是，美国范德堡大学发表的多中心 BTAIN 研究，其提示了 ICU 生存患者出院后神经心理改变的风险因素和发病率。该项前瞻性研究共纳入 821 例呼吸衰竭或休克的患者，在患者出院后第 3 个月和第 12 个月评估认知和功能状态。整体认知和执行功能分别采用可重复神经心理状态评估量表和连线试验。40% 重症患者出院后 3 个月的得分比正常同龄人的标准低 1.5SD，与轻中度创伤性脑损伤患者相似；有 26% 患者的得分比正常同龄人低 2SD 以上，与轻度阿尔茨海默病患者的得分相似。在出院后 12 个月的患者中，分别仍有 34% 和 24% 的患者跟 3 个月时的结果一样。参与者在出院后 3 个月和 12 个月整体出现执行能力差的情况。所有出院 3 个月和 12 个月后认知损害的患者都表现为与血管性痴呆相似的皮层下功能缺失，这与和阿尔茨海默病的情况相反。

对 109 例 ARDS 患者的长期功能研究发现，患者在出院后 3 个月、6 个月和 12 个月的 6 分钟步行测试和 36 项简短健康状况调查（36-item short-form health survey，SF-36）的结果均低于正常同龄人。该数据首次证实了重症监护室患者出院后存在长期心功能不全。根据存活者神经心理功能障碍的危险因素和发生率的调查研究结果，32% 的患者出院后 3 个月的日常生活中至少会表现出部分功能不全，26% 的患者在出院后 3 个月的日常生活中表现出明确的功能障碍。22% 的患者在第 12 个月的日常生活活动中存在功能不全，23% 的患者在第 12 个月的日常生活活动中存在功能障碍。

危重症对认知和功能状态的影响随着机械通气时间的延长而增加。在 743 例危重症需要机械通气患者中，61% 的患者在出院 1 年后恢复了 Barthel 指数测定的基线，而只有 53% 的患者在出院 5 年后才恢复了功能基线。最近对 222 例 ARDS 患者的研究结果与之相似，患者的生活质量和耐力测试在 2 年内下降最明显，上肢肌肉力量的下降尤为明显。

认知功能障碍可以是危重疾病的结果，同时也可明显影响危重症患者的预后。对 66540 例重症脓毒症患者的回顾性分析发现，34% 的患者在入院时即表现出严重或非常严重的认知障碍，72.5% 的患者在日常生活活动中表现出完全依赖。认知障碍和日常生活活动的依赖都与严重的脓毒症的预后不良有关。一项对 1 万多例重症监护出院患者进行的研究发现，在 3 年内与对照组相比，患者被诊断为认知功能不全的风险增加了约 50%。

以上数据表明，危重症后的认知功能障碍不仅常见，而且通常比较严重，并且这种影响可能是永久性的。随着 ICU 患者的存活率持续上升，这将成为一个日益严重的公共卫生问题。

第二节　影响发生的危险因素

认知功能障碍的发生涉及许多的危险因素（表 3-2-1），而且这些危险因素常常是相关的，或者可能增加脑部损害的风险。

表 3-2-1　认知功能障碍的危险因素

状态	危险因素
入院前	年龄
	教育程度
	基线认知水平
	较重的并发症
ICU	长期谵妄
	长期机械通气
	严重的脓毒症
	体外循环后谵妄

（一）年　龄

年龄是否是重症患者转出 ICU 后认知损害的影响因素，国内外的研究结果并不完全一致。有研究表明，年龄较大的重症患者转出 ICU 后发生认知功能损害的风险增加 0.1 倍，60 岁以上患者转出 ICU 后认知损害的风险增加 6.5 倍，这与 Hughes 等的研究结果一致。赵晶晶等认为年轻人群由于有更好的认知功能储备，转出 ICU 后认知功能恢复会更快。但 Davydow 等认为年龄不是重症患者转出 ICU 后认知损害的影响因素，低龄重症幸存者亦表现出了较差的认知功能水平。

（二）教育程度

受教育水平高是 ICU 后认知损害的保护性因素。有 Meta 分析显示，受教育水平低的重症幸存者转出 ICU 后的认知损害发生概率比受教育水平高者增加 2.6 倍。Davydow 等研究者发现受教育水平低于高中的 ICU 幸存者出院后 12 个月的认知水平更差。De Azevedo 等学者也发现受教育年限与转出 ICU 后的认知水平明显相关，受教育年限长者表现出较好的认知功能，这与 Hughes 等的研究结果一致。接受教育可以促进脑部结构和神经系统网络的发展，有利于明确概念、语言表达及感知觉、记忆、视空间等认知功能的进一步完善。在一项队列研究中亦发现受教育水平高可以延缓认知功能水平下降的速度。

（三）基线认知水平

Baumbach 等研究者采用老年人认知功能减退知情者问卷评价重症患者住院前基线认知功能状态。结果显示，得分较低与 ICU 后认知损害相关。可见，先前存在的认知功能损害是 ICU 后长期认知功能障碍的一个独立的危险因素，医务人员与照顾者应关注其先前的认知水平。

（四）谵　妄

谵妄在危重症患者中十分常见，是一种常见的急性脑功能障碍，其与患者的认知功能受损有关，也是老年住院患者认知障碍的独立危险因素。国内外的多项研究均发现 ICU 住院期间发生谵妄的患者，更易发生 ICU 后的认知损害。一项关于危重症患者谵妄与认知结局的研究显示，谵妄持续时间为 2 天的患者，ICU 后 3 个月和 12 个月的认知损害发生率分别为 79% 和 71%，其中重度认知损害发生率分别为 62% 和 36%。可见谵妄持续时间是 ICU 后长期认知损害的独立预测因子，这与 Pandharipande 等的研究结果一致，谵妄持续时间越长，发生认知障碍的可能性越大。Girard 等根据不同的临床表型将谵妄分为代谢型谵妄、缺氧型谵妄、感染型谵妄、镇静型谵妄和未分类型谵妄，除感染型和代谢型谵妄的持续时间未能预测危重症患者转出 ICU 12 个月后较差的认知功能外，其他类型谵妄的持续时间是 ICU 后长期认知损害的危险因素。此外，有研究者还发现谵妄的严重程度与认知功能密切相关。因此，ICU 住院期间的谵妄与 ICU 后的认知水平密切相关。

（五）机械通气

大多数研究均未发现机械通气的使用与重症患者转出 ICU 后的认知损害之间存在相关性，但我国学者邵聪等发现机械通气的患者转出 ICU 后 7 天的认知损害的发生风险增加 7.8 倍。机械通气的使用是重症监护室常用的一种治疗手段，其是否会加剧重症患者转出 ICU 后的认知损害，有待进一步的研究。但值得一提的是，机械通气时间延长的患者并发 ICU 后认知损害的概率明显增加，Hopkins 等的研究也佐证了这一研究结果。

（六）脓毒症

重度脓毒症患者存在一系列的神经炎症反应，血脑屏障通透性增加，细胞因子激活的免疫系统失调等，引发脓毒症相关性脑病，导致患者的记忆力下降，认知障碍从发病前的 6.1% 上升到 16.7%。59.3% 的脓毒症幸存者存在严重的认知或躯体功能障碍，若认知功能进一步损害性下降，可能会增加阿尔茨海默病发生的风险，与健康对照组相比，重度脓毒症患者的大脑左侧的海马体积显著减少，而与非脓毒症 ICU 患者相比，脑电图中出现更多的低频活动。Götz 等研究者采用核磁共振和脑磁图技术进一步证实，重度脓毒症患者的某些大脑区域出现萎缩，导致认知功能下降。由此可见，重度脓毒症的发作与认知障碍的发生存在相关性。

第三节　病理机制

导致慢性危重症后认知障碍的机制是由相互联系的多因素造成的。近年来，虽然关于慢性危重症后认知障碍机制研究的数量不断增加，但是进展仍然很有限。现有的数据表明，与认知障碍后遗症相关的病理机制有低氧血症、低血压、血糖调节障碍、炎症等。

（一）低氧血症

缺氧与各类患者的认知障碍有关，包括心肺功能异常的患者。在一项机械通气 ARDS 幸存者的前瞻性队列研究中，评估了低氧血症的持续时间及严重程度与认知功能之间的关系，发现低氧血症的持续时间与认知后遗症显著相关。这与以前的研究结果一致，最近一项急性呼吸窘迫综合征液体和导管治疗（fluids and catheters treatment trial，FACTT）临床试验的辅助研究，即成人呼吸窘迫综合征认知结局研究发现，低氧血症是导致长期认知障碍的潜在风险因素。试验期间的低氧血症、保守的输液治疗以及 FACTT 期间的中心静脉压降低都与较差的认知执行功能有关。在控制其他变量的情况下，在 12 个月的随访中发现低氧血症和保守性的输液治疗都与认知功能障碍独立相关。

缺氧对大脑的损伤包括以下几个生化级联反应：① ATP 产量降低；②乳酸性酸中毒；③由兴奋性神经递质过度释放导致的兴奋性中毒（如谷氨酸）；④离子泵受损而导致钙离子增多和细胞内钙蓄积；⑤再灌注损伤；⑥坏死和细胞凋亡。

（二）低血压

目前，仅有少量数据表明低血压与认知障碍有关。一项关于 ARDS 患者的研究发现，患者低血压的持续时间和患者出院时（并非出院后的 1 ~ 2 年内）记忆的受损程度存在联系。正如前文提及的成人呼吸窘迫综合征认知结局研究发现，在 FACTT 期间较低的中央静脉压与较差的执行功能和认知功能障碍有关。然而，在 FACTT 的研究中没有低血压的间接证据，比如脑血流量灌注的减少、心排血指数的降低或心脏收缩压降低。因此，仍需更多的研究来证明危重症患者的低血压是出现认知障碍的危险因素之一。

（三）血糖调节障碍

血糖调节障碍与 ARDS 患者 1 年随访时的认知功能障碍相关。血糖高于 153mg/dL（中度高血糖）预示严重的认知障碍后遗症，但是认知障碍的严重程度并不会因为血糖指数的升高而加重。除此之外，血糖的波动（血糖 SD > 15.9）增加了认知障碍后遗症的风险。

有研究评估低血糖发作至少 1 次以上的外科危重症患者，与无伴发低血糖的外科危重症患者相比，两组患者在认知功能中的注意力、执行力、工作记忆、记忆和视觉—空间处理能力方面都存在功能障碍。危重症导致的认知障碍会因低血糖而进一步加重，但是包括高糖血症、血糖波动等血糖调节障碍也是重症患者出现认知障碍后遗症的重要原因。最近一项关于 ICU 死亡患者的尸检研究评估了与正常血糖、中度高血糖和高血糖症相关的神经病理学改变。研究发现，高血糖症患者的小胶质细胞活化增加，星形胶质细胞数量减少并被激活，神经元凋亡增加，以及对海马体及额叶皮质的神经损害加重。中度高血糖的神经病理学改变减弱，而血糖正常的患者没有发生病理学改变。

高血糖症可降低脑血流量，损害血管内皮，增加血脑屏障的通透性，增加兴奋性神经递质释放，最后导致神经元死亡。由高血糖症引起的大脑损伤的病理机制包括以下方面：乳酸堆积形成酸中毒、代谢障碍、钙离子过度内流及释放、儿茶酚胺释放增加及神经元坏死。高血糖还导致氧自由基、溶细胞蛋白酶的形成及促炎细胞因子的释放，最终导致神经元损伤。

（四）炎　症

危重症患者中的炎症可能导致神经炎症，是导致细胞凋亡和神经影像学观察到萎缩的原因。脓毒症是炎症过度反应性疾病，其特征是肿瘤坏死因子和 IL-1、IL-6 和 IL-10 等细胞因子过度分泌。对 ICU 住院患者出院 48h 内炎性细胞因子水平的分析显示，IL-6 和 IL-10 的升高与长达 48 个月的认知障碍有关。据推测，外周细胞因子活性升高会引发炎症级联反应，启动位于中枢的小胶质细胞（在正常情况下处于静止状态的巨噬细胞）产生促炎细胞因子和活性氧，并向大脑募集单核细胞，导致神经元凋亡和脑水肿。外周细胞因子也与血脑屏障的内皮细胞结合，改变黏附和通透性，促进活跃的细胞因子在血脑屏障的转运。血浆 S100B 水平升高提示血脑屏障或星形胶质细胞损伤，E－选择素水平升高提示内皮细胞损伤。危重症时 S100B 和 E－选择素水平升高，与危重症患者 3 个月和 12 个月后认知功能恶化有关。

与认知功能类似，脓毒症等危重疾病相关的炎症反应可能在身体损伤中发挥作用。有研究提示出现 ICU 获得性肌无力的重症患者的 IL-6、IL-8、IL-10 和趋化因子水平明显高于正常患者。ICU 获得性肌无力表现为两种病理生理改变：多发性神经损伤和肌病。危重症多发性神经病的特征是近端肢体肌力对称性降低，并可能累及呼吸肌。有研究表明，这些患者的肌酸激酶水平在正常范围内，也没有观察到脱髓鞘改变，所以这不是神经组织破坏的过程。危重症肌病是一种原发性肌病，在电生理研究中复合肌动作电位的幅度和持续时间降低，给予直接刺激时肌兴奋性降低。对 202 例危重症患者的肌肉组织切片进行组织学分析结果显示，与对照组相比，危重症患者的肌肉组织中参与蛋白水解的酶表达上调，参与蛋白合成的酶表达下降。危重症患者出现肌肉萎缩，肌纤维变细小，肌肉内肌球蛋白最先失能。ICU 获得性肌无力后持续的肌肉萎缩似乎与持续的蛋白水解、炎症或代谢活动失调无关，而是与卫星细胞含量降低有关，这表明受影响肌肉的再生能力受损。

尽管还需要大量的研究和数据来阐明认知功能障碍复杂的机制，但目前的证据表明，认知功能障碍可能与疾病导致的炎症及炎症介质的激活有重要的联系，炎症对神经系统和肌肉组织结构的影响是导致长期认知功能障碍的重要原因。

第四节　认知损害的评估工具

目前国内外尚未完全统一 ICU 后认知损害的评估工具，主要包括专业的神经心理学测试和相关的认知功能评估量表等评价手段。同样的 ICU 后认知功能测评工具，由于研究目的、地域、研究对象等因素的差异，研究者所选择的诊断界值可能也不一样。认知损害的早期评估与诊断至关重要，因为危重症患者转出 ICU 后的认知水平受损，有可能仅表现为某些日常生活技能受影响，而这类认知功能损害的表现很难评估，需要专业人员采用专业设备进行评价，但这些认知损害持续存在会阻碍患者的身体功能恢复，影响其与家庭的生活，降低其总体生活质量。

目前，研究报道用于 ICU 幸存者认知功能评价的神经心理测试包括可重复神经心理状态评估量表（Repeatable Battery for the Assessment of Neuropsychological Status，RBANS）、剑桥自动化成套神经心理测试和计算机化神经心理测试等。研究者常采用的认知评估工具包括蒙特利尔认知评估量表（montreal cognitive assessment，MoCA）、简易精神状态检查表（mini-mental state examination，MMSE）、认知失败问卷（cognitive failure questionnaire，CFQ）和认知功能电话问卷修订版等。

MoCA 广泛应用于评估各种轻度认知功能障碍的患者，考量视空间与执行能力、命名、注意力、语言流畅性、抽象思维、延迟记忆、定向力等 8 个项目，共 28 个条目，信效度良好。

Karnatovskaia 等采用 MoCA 评估不同类型的 ICU 患者转出 ICU 后第 4 天的认知状况。结果发现，45% ～ 83% 的患者的得分小于 18 分，存在认知功能障碍；创伤外科 ICU 患者的认知障碍发生率最高，为 83%。该结果与 Svenningsen 等的系统评价结果基本一致，可见 MoCA 能较好地反映重症患者转出 ICU 后的认知功能状况，而 MMSE 与 MoCA 在分值上有较好的相关性，但 MoCA 在脑卒中、帕金森病等重症患者中测量的灵敏度更高，无明显的天花板效应。此外，有研究者发现相比于安静的测试环境，在重症监护室使用 MoCA，测试结果并不会产生差异。可见，MoCA 对测试环境的要求并不高，在普通病房环境下使用亦可得到较可靠的测评结果。而且，MoCA 比 MMSE 测量认知功能的内容更广泛。邵聪等采用 MMSE 判断 ICU 幸存者是否存在认知障碍，结果发现，ICU 后认知损害的发生率为 35.86%，略低于其他的类似研究，这可能与该量表在 ICU 患者中使用的灵敏度不够高有关。

MMSE 和 MoCA 都需要与患者面对面进行评估，因此受人力、物力和地域的限制，可能在 ICU 患者出院后的长期随访中不方便使用，故有研究者将 CFQ-25 用于重症患者的长期随访中，判断患者是否存在认知障碍。

原版 CFQ 共 25 个条目，分为知觉、记忆、运动技能 3 个维度，可运用到不同的人群中，秩相关系数 r > 0.8，具有较高的一致性。为减少失访率与缺失值，Wassenaar 等在一项多中心研究中开发并验证了简化版认知失败问卷（CFQ-14），新版问卷减少了 11 个条目，保留原版问卷的 2、3、6、7、9 等 14 个条目，Pearson's 相关系数为 0.986。因此，CFQ-14 可以很好地代替原版 CFQ-25，更便于我们评价 ICU 幸存者的认知水平，但国内尚没有研究者将 CFQ-14 应用于 ICU 幸存者中。此外，认知功能电话问卷修订版在 ICU 幸存者中的应用也较为广泛，且具有较高的信效度，说明此问卷可以作为 ICU 幸存者电话随访评估认知功能的有效的评估工具。

第五节　预　防

危重症患者的认知和功能损害可能持续数年，并对患者和护理人员的生活产生重大影响，所以制定有效的护理方案来预防损伤的发生显得尤为重要。这些方案包括避免谵妄和低氧血症、控制血糖、减少过低和过高血压的出现。

ICU 不合适的镇静策略可能会导致谵妄的出现并影响谵妄的治疗和预后。有研究表明，在 ICU 使用苯二氮䓬类药物会导致机械通气时间延长和脑功能障碍的风险增加。令人欣慰的是，目前出现了越来越多的苯二氮䓬类药物的替代品，比如右美托咪定。研究显示，使用右美托咪定治疗的患者能更好地达到目标镇静水平，发生谵妄的风险降低 60%。与咪达唑仑相比，右美托咪定的安全性和有效性很明显，使用右美托咪定镇静，与咪达唑仑相比可缩短呼吸机的使用时间，减少谵妄。比较丙泊酚与右美托咪定在心脏手术后镇静作用的研究发现，接受右美托咪定的患者发生谵妄的风险和谵妄的持续时间均有所降低。在一项心脏病术后患者的试验中，将吗啡镇静与右美托咪定进行比较，发现接受右美托咪定的患者的谵妄持续时间有所缩短。

在 ICU 镇静管理中，除了药物选择外，另一个重要问题是监测镇静的深度并以轻度镇静为目标。深度镇静往往与较差的临床结局有关，包括机械通气时间延长、ICU 住院天数增加、精神状态变化需要评估的频率增加以及发生谵妄的可能性增加，深度镇静也可增加出院后 2 年出现神经认知后遗症的风险。减少镇静药物的使用，会减少机械通气时间和 ICU 的住院天数，再加上训练患者自发觉醒和呼吸试验能降低出院后 12 个月的死亡率。

目前，许多研究打破了机械通气患者不能参与配合的传统观念，证明早期物理治疗的安全性和可行性，包括被动和主动的活动范围、床上活动、转移、坐下、步态和步行。早期物理治疗在感染性休克期间能使肌纤维横截面和泛素蛋白酶体通路（一种肌肉分解的机制）的表达下调，从而维持危重症患者正常的肌肉功能。在临床上，早期的物理治疗也与出院时的恢复能力呈正相关。随机对照试验发现，早期目标导向活动会降低外科 ICU 患者的谵妄发生率。在早期导向活动联合浅镇静后谵妄的发生率降低、总住院时间减少、出院时的功能恢复程度较好。

为优化患者重症治疗并预防危重症的短期和长期后遗症，在用于减少内外科住院患者谵妄的早期治疗的基础上，提出了觉醒和呼吸协调、谵妄监测和早期活动束来解决 ICU 患者的特殊治疗，实施这种集束化治疗可降低谵妄的发生率并缩短持续时间（表 3-2-2）。这一多成分策略已得到调整和扩展，概括为 ABCDEF 集束化策略：评估、预防和管理疼痛；每天进行自发觉醒试验和自主呼吸试验；选择合适的镇静药物；谵妄评估、预防和管理；早期运动；家庭参与和赋权。ABCDEF 集束化策略的大规模实施试验，使多因素干预的依从性增加、存活率增加以及无谵妄或昏迷的天数增加，但是还缺乏长远期的数据。

表 3-2-2　ICU 内改善认知功能障碍的预防策略

序号	策略	
1	减少谵妄的发生	尽可能避免使用苯二氮䓬类药物和抗胆碱能药物
		使用短效镇静药物，如右美托咪定或丙泊酚
		目标镇静
		重新适应，睡眠卫生和其他非药物干预

续表

序号	策略
2	使用集束化治疗策略（评估、预防和管理疼痛；每天进行自发醒觉试验和自发呼吸试验；镇静药物的选择；谵妄评估、预防和管理；早期运动；家庭参与和赋权）
3	避免低氧血症
4	避免过高或过低的血压
5	早期运动和物理治疗

第六节　康复治疗

慢性危重症患者的认知功能损害急需康复策略，而现有康复干预措施的差异很大，缺乏标准化的治疗方法和治疗目标，需要形成从门诊到住院一体化、制度化的治疗。认知康复基于两条最基本的原则：①大脑有可能从直接或间接损伤中恢复；②患者具有脑损伤后适应和调整的潜在能力，以便更有效地应对当前的状态。虽然大脑可塑性及自发性恢复会给许多脑损伤患者带来希望，但是其他的各种因素和条件，比如年龄和康复的时间选择是患者预后更重要的判断因素。大脑的可塑性受年龄的影响很大。许多啮齿动物的研究表明，幼鼠比老年大鼠对于行为压力有更多的神经元的改变，而老年的大鼠大脑基本没有变化。类似地，大脑可塑性是时间依赖性的，在患者脑损伤后的头几周和几个月内发生相对大的变化，但是它们随着时间逐渐消失。基于这些事实可以发现，重症监护后能够获得较好恢复的患者应该是那些较为年轻以及在脑损伤之后尽早进行认知康复的患者。

Meta 分析回顾了 6 项 ICU 患者出院后的运动康复研究，涉及 483 例 ICU 幸存者，其在重症住院时都使用了超过 24h 的机械通气。出院后提供给患者的康复干预措施主要集中于物理和专业治疗干预。

早期的认知康复最常用于创伤性脑损伤患者，在 ICU 幸存者中行早期认知康复以改善重症患者的认知。利用康复网络随机选择住院的 ICU 的患者并在出院时也有认知或功能缺陷，然后进行为期 12 周的家庭认知、身体和功能康复计划。康复计划是一种有针对性的、渐进的方法来恢复执行功能。在 12 周的研究结束后干预组的执行功能和功能状态均有显著改善。

研究者将早期治疗干预的概念与认知功能恢复策略相结合，在 ICU 开展物理和认知疗法试验，评估在 ICU 实施早期物理和认知联合治疗方案的安全性和可行性。将患者（87 例）随机分为 3 组：常规护理组、早期物理治疗组、早期物理和靶向认知疗法组。住院认知疗法项目的重点是记忆力、注意力、定向力、延迟记忆、问题处理和解决速度。结果表明，早期物理和靶向认知疗法组、早期物理治疗组患者 12 周后的认知功能明显优于常规护理组。一项对 24 例重症患者通过电脑游戏的方法进行认知康复的研究表明，患者的认知能力得到改善，改善程度与接受的训练量呈正相关。但是，这些研究规模较小，需要更大型的临床随机试验来确定最有效的康复策略和干预措施，来促进患者认知和功能的康复。

事实上，重症康复的中心目标可能是帮助这些患者减轻痛苦并适应新的伤后角色，更好地应对他们的伤后功能状态。

第七节 预 后

正如很多研究所提出的观点，危重症幸存者的认知功能障碍可能会自发恢复，但往往是部分恢复且非常有限。这种自发恢复的时间可能是数月至数年之间，并且恢复率随时间以及患者情况的不同而不同，不能就此简单地认为所有的患者都可以恢复。危重症幸存者在恢复期的认知恢复可能有以下几种趋势：包括恢复到危重症之前的认知功能水平，认知功能减退，认知功能没有变化，或随着时间的推移，认知功能保持稳定。而对于随时间推移而保持稳定的患者还有以下两种可能：①患者在危重症前后的认知功能保持正常；②患者在 ICU 出院时有认知功能障碍，随着时间的推移，认知功能仍然受损（没有恢复）。

危重症发病后认知功能的结局可能出现以下几种可能：①新发的认知障碍，其随着时间的推移可能会自发恢复到患者之前的功能水平（自然恢复）；②认知功能减退或是部分恢复到新的功能水平；③认知功能降低到一个新的基线且没有恢复；④危重症后认知功能下降并随着年龄的增长而持续降低。除此之外，还有其他可能的结局，如认知功能先改善后下降。对于一部分患者而言，神经可塑性理论上可能会帮助患者自发恢复一定程度的认知功能，当然，这里所指的自发性恢复不包含康复治疗的介入。事实上，也没有一种万能的康复方法可以改善所有危重症后认知障碍患者的功能水平。

第八节 结 论

近年来，ICU 幸存者的认知功能障碍已成为研究热点。越来越多的证据表明，ICU 幸存者在危重症后出现明显的认知缺陷，大量的知识已经被更新。20 余篇研究报道得出几乎一致的答案，认知问题发生在出院后 3 个人中的 2 个以上，并会持续多年，而这些患者在患病之前往往并不存在认知问题。但是许多相关的关键性问题依旧需要继续进行研究，包括认知障碍随时间的变化趋势、ICU 幸存者认知功能是否会持续降低以及患者如何应对在日常生活中由认知障碍所带来的问题。关于认知功能随时间变化的趋势已经在其他类型的患者中广泛研究，但是很少用于重症监护后的危重症患者，是因为随访次数有限（往往只会进行 1 次）。因此，关于患者的长期自然病史以及 ICU 获得性认知障碍的恢复还存在许多未知。更重要的是，需要全面评估危重症后，特别是在老年患者中，发生持续性认知障碍或危重症加速认知功能减退的程度，以及不同的风险因素是否导致不同的认知障碍模式。阿尔茨海默病的发病率增加可能部分受危重症及其治疗的影响，尚有待证明。

关于 ICU 幸存者常见的认知功能障碍对他们生活的影响仍然是一个关键问题。遗憾的是，这方面依旧缺乏关注。通过其他认知障碍患者的观察可以发现，认知障碍可能影响到的生活技能包括开车、管理药物、经济能力（例如平衡自己的收支）、购买日常生活必需品以及看地图等。这种认知功能表现很难评估，需要专门的设备和进行专业的训练。此外，关于这种任务导向性的规范的数据，比如自己服用药物的数据非常有限甚至不存在。这些限制不应该阻碍我们探知认知障碍对日常生活活动影响的热情，因为这些研究将使我们能够更充分地理解 ICU 后认知障碍的功能结局。

ICU 幸存者的认知障碍是一个公共卫生问题。近年来，越来越多的人开始关注到这一问题，无论是临床、研究还是公众方面。现有的努力对于改变 ICU 后患者认知障碍的发病率还是非常有价值的，并且重症监护后的康复治疗是一个非常被看好的研究方向。未来努力的方向应反映对认知结局日益成熟和细化的评估，并解决在本章中所提及的重要问题。届时，这些努力将直接有助于提高 ICU 幸存者的生活质量以及健康，并最终改善公共卫生的现状。

第三章
慢性危重症患者的心理障碍

第一节　危重症后的创伤后应激障碍

创伤后应激障碍（post-traumatic stress disorder，PTSD）是指人在经历过情感、战争、交通事故等创伤事件后产生的精神疾病，可能发生在经历或目睹过如自然灾害、严重事故、恐怖行为、战争、强奸或其他暴力人身攻击等创伤事件的人群中。尽管经历过上述创伤的人大多可以及时恢复，但部分患者仍具有强烈的、令人不安的想法和感觉，这种想法和感觉在创伤事件结束后的很长一段时间内会持续存在。

危重症患者在住院期间承受着各种身心压力。这些压力包括但不限于痛苦的手术、下丘脑—垂体—肾上腺轴的失调、谵妄和对即将死亡的恐惧（在 ICU 出院后的几天里，患者意识到自己离死亡有多近时，对死亡的恐惧通常会加剧）。在 ICU 住院期间，患者的自主性降低（例如无助感、极度依赖和感觉无法做出选择），以及难以沟通与谵妄相关的可怕经历和知觉障碍等，导致 PTSD。近年来，PTSD 逐渐受到重视，国外学者对危重症后 PTSD 的研究逐渐增多。有研究表明，8% ～ 42% 的危重症患者并发 PTSD 相关症状，而 10% ～ 75% 的患者家属遭受焦虑、抑郁的困扰。因此，危重症后 PTSD 不仅影响患者自身的康复进展，同时降低家庭整体的生活质量。

一、概念与特征

PTSD 被归类为一种焦虑症。2013 年，在美国精神病学协会发布的《精神障碍诊断与统计手册（第 5 版）》中将 PTSD 定义为：当个体经历或目睹创伤事件后产生的一种严重的精神焦虑障碍。患者通过闯入性记忆和梦魇再次体验创伤事件，神经警觉性增强，表现为严重的睡眠障碍、敏感和过度的惊吓反应。PTSD 患者还会产生反应性麻木综合征，并回避创伤相关的人物、地点、情境。危重症患者在 ICU 治疗过程中具有多种创伤经历，是 PTSD 的罹患人群之一，这符合美国精神病协会第 5 版心理障碍诊断指南的标准。

急性 PTSD 的症状必须在创伤性事件后持续 1 个月；而慢性 PTSD 的症状持续 3 个月或以上。危重症后 PTSD 的临床特征包括担忧疾病复发和担忧未来，从而导致身心健康问题。康复心理学家意识到，危重症后 PTSD 的独特的临床特征可能需要独特的评估和治疗实践。

二、危重症幸存者 PTSD 的危险因素

（一）人口统计学因素

危重症后 PTSD 相关的个人因素难以被改善，但了解这些因素有助于医护人员尽早识别高危患者，并积极采取预防措施。患者的年龄、性别、文化程度、经济状况等人口统计学因素在危重症后 PTSD 的发病中具有重要作用。Wallen 等的研究表明，年龄＜65 岁是患者 ICU 后 PTSD 症状发生的独立预测因素，但目前的研究结论并不一致。相比而言，学界普遍认为女性患者是 PTSD 发病的危险因素。有研究者还表示，男女性患者 PTSD 的发病率差异尚不能被女性患者的高水平焦虑和抑郁症状所解释。同时，低学历、高急性生理与慢性健康评分（acute physiology and chronic health evaluation，APACHE Ⅱ）及睡眠质量较差与 PTSD 的产生明确相关。这可能是因为低学历患者对医学知识的认知能力、接受能力以及重大疾病后自身调整能力相对较差，而 APACHE Ⅱ 评分越高，提示病情越重，并发 PTSD 的可能性和严重程度越高。此外，患者入院前的精神状态也是影响因素之一。据研究表明，患者原有的心理状况，尤其是焦虑和抑郁症状是 ICU 后 PTSD 的危险因素。

（二）遗传因素与人格特征

研究显示，同卵双生子经历创伤事件后 PTSD 的发病率显著高于异卵双生子，这表明遗传因素是对 PTSD 发病的重要作用。人格是最早被重视的身心相关因素之一。特定的人格特征易导致特定的负性情绪反应，进而与精神症状和躯体症状发生联系。有研究显示，具有神经质、内向性、冲动性人格的个体在创伤后发展为 PTSD 的可能性大，尤以神经质为显著。此外，具有乐观个性特征的患者与悲观主义患者应对危重症疾病的方式明显不同，其 ICU 后的结局也不相同。前者通常恢复更快、心理障碍发生更少、症状更轻，且生命质量更高。

（三）治疗相关因素

1. 血管活性药物

ICU 治疗过程中，肾上腺素、去甲肾上腺素常被用于治疗心血管功能衰竭。这类药物通过收缩皮肤、黏膜以及内脏器官血管，增加外周血管阻力，使血压回升以保证心、脑等重要生命器官微循环血流灌注。但随着升压药物的持续应用，机体逐渐形成慢性应激状态。有队列研究显示，患者的焦虑症状与升压药、正性肌力药的使用有关。而 Krauseneck 等的研究表明，β- 肾上腺素受体拮抗剂（如普萘洛尔）能减少女性患者心脏术后 PTSD 症状和体征的发生，且术后 6 个月的创伤性记忆更少。这可能是由于普萘洛尔阻断了血脑屏障，通过阻断杏仁核中的儿茶酚胺受体，抑制害怕、恐惧、忧虑等情绪对机体产生影响。

2. 镇静镇痛药物

在降低危重症患者的疾病应激原、减少机体代谢和氧耗及保护脏器方面具有重要作用，已成为 ICU 的常规治疗方法。Wade 等通过系统评价发现，苯二氮䓬类药物的使用和镇静持续时间与 PTSD 的症状和体征有关。苯二氮䓬类药物具有遗忘作用，使患者产生记忆缺失，而患者记忆的缺失程度与 PTSD 的症状和水平呈正相关。尽管如此，就现有研究而言，这类药物的使用是否为 PTSD 形成和发展的始动因素，还不得而知。

3. 机械通气与物理约束

机械通气是常见的针对危重症患者的救治措施，ICU 患者的 PTSD 相关症状和体征与机械通气具有相关性。Davydow 等认为，随着机械通气时间延长，急性肺损伤和 ARDS 患者并发 PTSD 的危险性增加。Bienvenu 等对来自 13 个监护室的 186 例危重症患者进行为期 2 年的随访。结果显示，35% 的患者在危重症后 2 年内出现 PTSD 相关症状和体征，并且超过 1/3 的患者创伤后压力症状的平均得分为 20 分（测量工具为事件影响量表修订版）。可见，机械通气是危重症后 PTSD 症状产生的危险因素之一。在 ICU 环境下，医护人员常采用保护性约束防止患者坠床、伤害他人和干扰治疗活动。但越来越多的证据表明，身体约束不仅存在伦理与法律问题，还使患者产生心理创伤的危险性增加。

4. 创伤经历与患者记忆

ICU 生存者的记忆分为事实记忆、情感记忆和妄想记忆。事实记忆对患者心理结局的影响存在争议。部分研究显示，事实记忆能够防止患者产生创伤后焦虑和压力症状。也有研究表明，事实记忆与患者恢复期间较差的心理结局有关，患者痛苦记忆的数量是其发生创伤后压力症状的危险因素。患者在 ICU 治疗过程中的创伤经历，使其产生一系列的情感相关性创伤记忆（例如焦虑、惊恐和噩梦），其对患者 ICU 后心理及认知状况有确切影响。而对不真实事件，如幻觉、梦魇和猜疑的回想是妄想记忆的表现，它与患者 ICU 后焦虑、抑郁及 PTSD 的产生及发展息息相关。

三、临床表现

尽管对 ICU 幸存者发生 PTSD 的风险因素已经有所了解，但对于 ICU 幸存者的独特临床表现却知之甚少（表 3-3-1）。对危重症患者的研究表明，某些精神疾病（如焦虑症和抑郁症）可能有不同的表现方式。例如，危重症后常见的抑郁症似乎由躯体症状而非认知症状组成，这一发现具有潜在的重要临床意义。同样，危重症后 PTSD 可能具有特定的标志性临床特征，要与其他创伤事件后 PTSD 区分开来。例如，危重症后 PTSD 患者更加担忧疾病的复发和当前功能的衰退，注意力通常更集中在关注以及担忧未来的生命威胁，即不是过去发生的危险，而是认为将来的危险，认为自己在世即将不久。ICU 留下的痛苦症状和阴影难以抹去，导致患者害怕就医，害怕见到医院，害怕看医疗题材新闻和影视作品。

在危重症后 PTSD 患者中，最普遍的心理障碍是既要回避而又不断重新体验症状，回避自身出现症状是最常见且使人衰弱的，与功能障碍有关，但不愿就医寻求帮助，否认困难，担心因暴露问题而再次进入 ICU。

表 3-3-1　危重症后 PTSD 患者的独特的临床表现

序号	日常症状的"表达"
1	避免到医疗诊所、医院就诊
2	担忧疾病重新出现，担忧未来
3	对身体症状的高度警惕
4	对 ICU 住院时"妄想记忆"的关注
5	对危重症期间痛苦的记忆感到困惑
6	害怕讨论与"细菌"或"生病"有关话题
7	幽闭恐惧症——与在 ICU 被控制或压抑的记忆有关
8	拒绝看以医院生活为主题的医疗新闻或电视节目，比如《急诊室》或《实习医生格蕾》
9	害怕听到类似于 ICU 中发生的噪声——例如"哔哔"声

四、诊　断

鉴于 PTSD 对危重症幸存者的普遍性和影响，应确保早期有效和可靠的 PTSD 的干预措施，ICU 中 PTSD 的评估很重要。ICU 中的患者经常遇到口头交流困难、睡眠不佳、疲劳、疼痛、注意力的持续时间有限以及可用于心理健康评估的时间有限。因此，评估措施必须简明扼要，在混乱的 ICU 环境中可行，并且易于患者理解。用于危重症后 PTSD 评估已有 2 项量表，即事件影响量表修订版和创伤后应激障碍筛查量表。

（一）事件影响量表修订版

事件影响量表修订版（表 3-3-2）是由 Horowitz 和 Wilner 根据 DSM-Ⅲ 中 PTSD 诊断标准编制的量表，经 Weiss 和 Marmar 修正后，提出 3 个维度：①侵扰，意指受创者对于受创场景反复重现的体验（8 条目）；②回避，意指受创者对于与受创场景相似或有关情景回避的状态（8 条目）；③警觉性，意指受创者处于持续警觉性的状态增高，如睡眠或注意力等方面的不安行为（6条目）。将受试者感受、反应及认同程度作为评定指标，采用0～4分五级评分，其标准为："0"表示从未；"1"表示稍微；"2"表示普通；"3"表示经常；"4"表示总是。超过35分为阳性结果。

表 3-3-2　事件影响量表修订版

一、侵扰
1. 任何暗示都能把我带回到当时对此事的体验中。 （0）从未　　　（1）稍微　　　（2）偶尔　　　（3）经常　　　（4）总是
2. 我难以入睡。 （0）从未　　　（1）稍微　　　（2）偶尔　　　（3）经常　　　（4）总是
3. 我常因为其他事物想起此事。 （0）从未　　　（1）稍微　　　（2）偶尔　　　（3）经常　　　（4）总是
4. 虽然我不愿意，但还是想起此事 （0）从未　　　（1）稍微　　　（2）偶尔　　　（3）经常　　　（4）总是
5. 关于此事的画面或形象常在脑海闪现。 （0）从未　　　（1）稍微　　　（2）偶尔　　　（3）经常　　　（4）总是
6. 我发现我的所做所想好像又回到了那时。 （0）从未　　　（1）稍微　　　（2）偶尔　　　（3）经常　　　（4）总是
7. 关于此事常有强烈的情感波澜袭扰我。 （0）从未　　　（1）稍微　　　（2）偶尔　　　（3）经常　　　（4）总是
8. 我做与此事有关的梦。 （0）从未　　　（1）稍微　　　（2）偶尔　　　（3）经常　　　（4）总是
二、回避
9. 当我想起此事时，我避免让自己难过。 （0）从未　　　（1）稍微　　　（2）偶尔　　　（3）经常　　　（4）总是
10. 我觉得此事仿佛没有发生或者不是真的。 （0）从未　　　（1）稍微　　　（2）偶尔　　　（3）经常　　　（4）总是
11. 我远离能让我想起此事的提示物。 （0）从未　　　（1）稍微　　　（2）偶尔　　　（3）经常　　　（4）总是
12. 我努力不想此事。 （0）从未　　　（1）稍微　　　（2）偶尔　　　（3）经常　　　（4）总是
13. 我知道自己仍对此颇有感触，但是我不愿面对这种情感。 （0）从未　　　（1）稍微　　　（2）偶尔　　　（3）经常　　　（4）总是
14. 我对此事的感触有些麻木。 （0）从未　　　（1）稍微　　　（2）偶尔　　　（3）经常　　　（4）总是
15. 我试图把此事从记忆中抹去。 （0）从未　　　（1）稍微　　　（2）偶尔　　　（3）经常　　　（4）总是

16. 我尽量不谈论此事。 （0）从未　　　（1）稍微　　　　（2）偶尔　　　　（3）经常　　　　（4）总是
三、警觉性
17. 我容易感到烦躁和生气。 （0）从未　　（1）稍微　　　　（2）偶尔　　　　（3）经常　　　　（4）总是
18. 我很敏感并且容易受到惊吓。 （0）从未　　（1）稍微　　　　（2）偶尔　　　　（3）经常　　　　（4）总是
19. 我难以入睡。 （0）从未　　　（1）稍微　　　　（2）偶尔　　　　（3）经常　　　　（4）总是
20. 我难以集中注意力。 （0）从未　　　（1）稍微　　　　（2）偶尔　　　　（3）经常　　　　（4）总是
21. 想起此事导致我有生理反应，如出汗、呼吸困难、恶心或心跳加速。 （0）从未　　　（1）稍微　　　　（2）偶尔　　　　（3）经常　　　　（4）总是
22. 我充满警惕性或处于警觉状态。 （0）从未　　　（1）稍微　　　　（2）偶尔　　　　（3）经常　　　　（4）总是

（二）创伤后应激障碍自评量表 – 公民版

创伤后应激障碍自评量表 – 公民版（表 3-3-3）是美国创伤后应激障碍研究中心根据 DSM- Ⅳ 制定，后由姜潮教授、美国纽约州立大学布法罗分校张杰教授和美国国家 PTSD 研究中心翻译为中文版，共有 17 个条目，采用 Likert 5 级评分法，评估的是 PTSD 的 3 个主要症状：侵扰症状、回避症状和警觉性增高症状，总分范围为 17 ～ 85 分，以 50 分为临界值，总分＞ 50 分提示可能存在 PTSD。

表 3-3-3　创伤后应激障碍自评量表 – 公民版

量表前须知：当您经历或目睹了创伤事件后，可能产生痛苦 / 不适的情绪反应，请您自己评估您对创伤事件的反应，包括这些反应的严重程度。请您记录在每项上的得分，并进行简单相加。
每项评定分数：1= 没有；2= 轻度（1 周出现 1 ～ 2 次）；3= 中度（1 周出现 3 次以上）；4= 重度（每天小部分时间）；5= 极重度（每天大部分时间）。
项目
1. 即使没有什么事情提醒您，也会想起这件令人痛苦的事，或在脑海里出现有关画面。
2. 经常做有关此时的噩梦。
3. 突然感觉到痛苦的事件好像再次发生了一样（好像又经历了 1 次）。
4. 想起此事，内心就非常痛苦。

续表

5. 想到这件事情，就出现身体反应，如手心出汗、呼吸急促、心跳加快、口干、肌肉紧张等。
6. 避免想起或谈论过去的那段压力性事件经历或避免产生与之相关的感觉。
7. 努力地回避会使您想起此事的想法或感觉。
8. 忘记了此事件中的重要部分。
9. 对您过去喜欢的活动（如工作、业余爱好、运动或社交活动等）失去兴趣。
10. 感觉与其他人疏远或脱离。
11. 感觉情感变得麻木了。
12. 对将来没有远大的设想（例如对职业、婚姻或儿女没有期望，希望生命早日结束）。
13. 难以入睡，或者睡眠很浅。
14. 容易被激怒或者一点小事就大发雷霆。
15. 很难集中注意力。
16. 变得很警觉或者没有安全感（例如经常巡视你的周围、检查异常的声音、检查门窗）。
17. 容易被突然的声音或动作吓得心惊肉跳。

测试结果分析：

1. 分数为 17 ～ 37 分：表明无明显的 PTSD 症状。这一阶段没有强烈的心理痛苦，通过自己或家人、亲友帮助可以排解，没有影响日常的工作和社交活动。

2. 分数为 38 ～ 49 分：表明可能有一定程度的 PTSD 症状。这一阶段伴随中等程度的心理痛苦，通过自己无法排解，可以通过家人、亲友帮助排解，中等程度影响日常的工作和社交活动。

3. 分数为 50 ～ 85 分：表明可能有较明显的 PTSD 症状。这一阶段伴随程度较重的心理痛苦，即使通过家人、亲友的帮助也无法排解，严重影响日常的工作和社交活动。如果处于这一阶段，需要寻求专业的心理帮助。

五、PTSD 相关的不良结局

（一）心血管功能障碍

PTSD 导致患者结局较差的机制是多方面的。下丘脑—垂体—肾上腺轴和交感神经—肾上腺髓质轴异常以及自身免疫系统功能紊乱，常与患者危重症后 PTSD 的病理生理学改变有关。患者心血管并发症的出现是由于下丘脑—垂体—肾上腺轴和交感神经—肾上腺髓质轴被激活，产生高血压、心动过速、血脂异常等不良影响。这些心血管功能的改变将导致血管内皮细胞损伤，逐渐形成动脉粥样硬化，最终导致心肌梗死和缺血性脑卒中。一项 Meta 分析显示，对抑郁水平进行调试后，PTSD 与冠心病独立相关，并且与未产生临床相关压力症状的患者相比，具有 PTSD 症状的 ICU 生存者产生其他合并症和发生出院后死亡的风险增加。

（二）其他生理障碍及生命质量降低。

在一项大样本（36000 例）的调查中发现，PTSD 与患者的慢性疼痛、呼吸困难、胃肠功能障碍、关节炎、癌症和致残率增加有关。其他的自身免疫功能障碍，尤其是银屑病和甲状腺功能减退与 PTSD 症状和体征也具有一定的相关性。尽管这些疾病状态与 PTSD 发展形成之间的联系并不确切，但这些临床特征可以作为 PTSD 高危人群筛查的标记。值得注意的是，与一般人群相比，ICU 生存者并发 PTSD 后面临的身心与认知缺陷，其社交能力和人际关系的发展受到挑战，生命质量明显下降。来自 11 项多中心试验研究的数据显示，多达 59% 的受试者表示其生命质量严重受损。Pagotto 等用 SF-36 对该群体的生命质量进行调查，结果显示研究对象的生命质量的 8 个维度及总体健康均受到很大程度的损害。因此，应将提高健康相关生存质量作为 ICU 生存患者的治疗性目标和治疗结果的评价指标之一。

（三）心理障碍

PTSD 与焦虑症、抑郁症呈密切正相关。研究显示，PTSD 合并焦虑症、抑郁症的发生率分别为 13.6% 和 8.5%，PTSD 与焦虑症、抑郁症的共存率为 8.1%。有关研究显示，PTSD 患者同时患 3 种以上心理障碍的危险性是非 PTSD 患者的 9 倍，与 PTSD 有关的常见合并症为抑郁、乙醇或药物依赖 / 滥用以及其他焦虑障碍，而并发抑郁症的患者出现自杀行为的风险大大增加。此外，近期的一项前瞻性研究显示，在曾进行机械通气的急性肺损伤远期生存者中，35% 的患者在随访期间具有 PTSD 症状，50% 的患者曾服用精神疾病药物以及 40% 在出院后需要进行精神疾病的治疗。

（四）PTSD 的长期影响

对其他患者如交通事故受害者的长期随访的研究发现，PTSD 会妨碍他们重返工作、社会交往和休闲活动。此外，PTSD 已被证明与医学上不明原因的躯体症状和高水平的医疗使用率相关，对妇女的医疗成本有重大的影响。最近对持续轻度 TBI 的军人进行的一项大规模的研究强调，健康和功能问题归因于纯粹的器官损伤的危险。虽然 TBI 似乎预示了一系列的健康问题，但如果考虑到 PTSD 和抑郁，它便不再是重要因素。事实上，相关的 PTSD 是各种神经和躯体健康问题的主要原因。

六、PTSD 的预防与治疗

关于慢性 PTSD 影响的案例研究表明，在急性危重症病情还未稳定时提供早期治疗是非常重要的，可以使患者在危重症后尽可能恢复正常的生活。

（一）改善 ICU 的治疗环境

良好的治疗环境可有效促进患者康复，与危重症后 PTSD 相关的部分因素（如 ICU 声光刺激、物理约束、早期活动等）能够得到改善。有研究表示，对患者使用耳塞、眼罩，合理设置报警参数，严格遵守护理操作"四轻"原则，能够有效减少声光刺激，促进患者的睡眠，降低谵妄和躁狂的发生率。

（二）实施早期活动计划

目前，普遍认可早期活动有助于减少患者谵妄和躁动，促进气管插管尽早拔除，预防危重症后心理障碍的形成和恶化。尽管如此，目前，ICU 患者的早期活动现状并不理想，这可能与 ICU 内康复意识薄弱有关。有学者提出应该在 ICU 内形成早期活动的氛围，树立早期康复意识。

（三）心理治疗

推荐的心理治疗包括认知行为疗法（cognitive behavioral therapy，CBT）、眼球运动脱敏和再处理以及暴露疗法。各种形式的 CBT，以不同的组合，已被用于门诊治疗 PTSD，包括暴露疗法、系统脱敏疗法、认知加工疗法、压力接种训练、认知疗法、断言训练、生物反馈和放松疗法。在这些疗法中，暴露疗法或将暴露与认知疗法或压力接种训练相结合具有最有力的证据，并被推荐作为 PTSD 的一线治疗。多项研究表明，长期暴露在门诊环境中是一种有效的治疗方法，也可能有效缓解 ICU 住院期间的急性压力，从而预防出院后的 PTSD。这些方法尚未在 ICU 中进行测试，特别是在危重症幸存者中进行测试。然而，最近的一些研究表明，这些策略和暴露技术，包括短暂的长时间暴露和虚拟现实，可能有利于治疗 PTSD 的早期症状，以及预防长期的不良后果。因为危重症幸存者最显著的症状是逃避，所以包括暴露疗法在内的认知行为疗法可能是有效的。

（四）早期识别与筛查

由于人们对精神疾病根深蒂固的认知偏见，许多具有心理障碍症状的患者常不会主动寻求帮助。因此，医护人员对 ICU 后 PTSD 高危人群进行早期筛查至关重要。对高危患者进行筛查的方法之一是基于患者电子病历的自动筛查程序。有研究显示，性别、创伤经历、社会经济状况、精神障碍、物质使用障碍、入院时患者的血液乙醇测试阳性等因素有助于 PTSD 的早期预测。

（五）重症监护日记与随访门诊

重症监护日记是医护人员、家属或朋友在患者意识不清、虚弱或生理功能受损的情况下代为患者记录的 ICU 治疗经历和周围事件，旨在为患者提供 ICU 期间相关事件的准确翔实、连贯性的叙述，可以给患者提供在 ICU 期间发生的情况信息。最近的一项研究调查了重症监护日记对危重症后新发 PTSD 发病率的影响。这项研究表明，PTSD 的发病率可以通过简单的日记减少一半以上，从对照组的发病率 13% 到干预组的 5%。此外，一部分家庭被要求加入这项研究。结果表明，记录日记的患者，其家庭成员的 PTSD 症状也减少了。最近发表的一项研究支持这些在患者及其家属中的发现。除了对 PTSD 的影响外，重症监护日记也能降低患者的焦虑和抑郁。

（六）药物治疗

1. 适当镇静

患者在 ICU 期间治疗方面的措施可能对他们的经历产生显著的影响，例如镇静措施可使患者更清醒且舒适，或者任何时期谵妄的识别与处理可能影响患者事后的记忆，从而降低发生 PTSD 的风险。

2. 氢化可的松

对于重症患者的 PTSD 预防，研究最多的药物是氢化可的松，PTSD 发展的一个潜在机制是通过创伤事件过度刺激内源性应激激素和神经调质，导致创伤记忆的形成和过度巩固，随后在 PTSD 的条件性情绪反应和侵入性回忆中表现出来。有研究发现，长时间使用糖皮质激素的剂量与创伤记忆和应激症状评分存在相关性。患者在 ICU 期间使用氢化可的松可减轻 PTSD 的症状，但局限于小规模的研究，后期需要进一步研究氢化可的松在预防危重症后 PTSD 中的使用。

七、结　论

PTSD 在危重症幸存者中很常见，出院后的发生率在 10% ～ 30%。尽管研究已经确定了这种综合征的患病率以及风险因素，尚不清楚危重症后 PTSD 独特的临床特征，需要独特的评估和治疗实践，目前缺乏这方面的经验。康复心理学家经过培训，有能力研究最佳的治疗方案，并为遭受与 ICU 住院和危重疾病相关的 PTSD 患者提供持续的治疗服务，帮助患者恢复并回到正常的生活，提高其生命质量。

第二节　危重症后抑郁症

危重症后出现心情抑郁，对绝大多数活动的兴趣或快乐显著减退，感觉悲伤或空虚、疲劳、企图自杀等症状，称之为危重症后抑郁症。危重症后抑郁症和其他遗留的综合征一样，可能会阻碍危重症幸存者的全面恢复。第一，抑郁症状可能会降低身体活动的自我驱动和自我激励能力，与临床经验一致，抑郁症状患者参与物理治疗会更加困难，而物理治疗对于恢复身体功能通常是至关重要的。第二，抑郁症状可以放大普通临床疾病的症状，以及增加身体症状负荷，从而对功能产生负面影响。第三，抑郁症状会影响患者对药物治疗的依从性，这可能会使一般的临床疾病出现恶化。第四，抑郁症状可能通过直接的神经生物学途径影响功能，包括神经内分泌和炎症机制。危重症后抑郁的治疗已经显示出能够改善危重症患者的身体功能，并能改善患者的生活自理能力。

一、定　义

美国的精神科医生通常根据对症状和行为分类的模式来定义疾病，但有大量的证据表明精神症状和状况是连续发生的。抑郁相关情绪障碍定义的基础是存在严重的抑郁发作，2 周或更长时间的每日抑郁情绪或快感缺乏，以及其他同时发生的躯体或心理主要症状，如低能量、无价值或自杀念头。如果这些因素不能完全解释情绪症状，则诊断为重度抑郁症。

抑郁情绪状态通常是在危重症或 ICU 长期预后的研究中评估得出的结果，而不同于重度抑郁症、恶劣心境障碍、双相情感障碍伴近期抑郁发作、抑郁情绪调节障碍、不另外指定说明的抑郁症、物质诱发的情绪障碍或医源性的情绪障碍等这些精神病学诊断。

二、危重症后抑郁症的危险因素

危重症后抑郁症的危险因素包括 ICU 前危险因素、ICU 危险因素、ICU 相关因素以及 ICU 后危险因素和相关因素。

（一）ICU 前危险因素

在关于人口危险因素的研究中，其中一项研究报道女性与更多的抑郁症状相关联，但是年龄与抑郁症状没有关联。一项研究检查了先前的抑郁症和身体功能，作为 ICU 后抑郁症的预测因子；作者发现，在 ICU 前 6 个月没有服用过抗抑郁药物，但在 ICU 前的 1 个月，如果出现身体功能差和旁人汇报的抑郁症状可预测 ICU 后抑郁症的发生。研究表明，基线病态肥胖是抑郁症状的危险因素，4～6 周随访期间评估的性格悲观与抑郁症状相关，既往的精神病史、酒精依赖与抑郁障碍相关。

（二）ICU 危险因素

在一项研究中，研究人员将 ICU 入院诊断作为 ICU 后抑郁症状的潜在危险因素进行了调查，但两者没有明显的相关性。三项研究调查了 ICU 住院时间、APACHE Ⅱ 与 ICU 抑郁症状之间的关系，没有发现有关联。此外，ICU 的镇静持续时间和连续镇静的每日中断与 ICU 后抑郁症状无关。研究发现，手术或外科 ICU 入院、长时间的机械通气和 ICU 停留过长与抑郁症状相关，低血糖是早期抑郁症状的危险因素，多器官衰竭或器官恢复缓慢与后期的抑郁症状相关。

（三）ICU 相关因素

研究发现，在 ICU 中接受高剂量苯二氮䓬类药物的患者具有更多的抑郁症状。一项横断面研究中，患者对 ICU 的回忆较少、记住更可怕的经历、对护理的满意度较低，则在出院时出现更多的抑郁症状。此外，另一项横断面研究表明，那些能回忆起在 ICU 中不能表达其需要的患者具有更多的抑郁症状。在一项研究中发现，经常采取适应性应对措施的患者很少有较多的抑郁症状。长期急性治疗医院的抑郁症患者具有更长的机械通气持续时间、更高的脱机失败率和死亡率。

（四）ICU 后危险因素和相关因素

在五项研究中，出院时和出院后的神经精神症状是 ICU 后抑郁症状的前瞻性预测因素或横断面相关因素。一项研究表明，出院时的抑郁症状是 6 个月和 12 个月随访时抑郁症状的强烈预测因素；而另一项研究表明，2 个月随访时的抑郁症状是 6 个月随访时抑郁症状的强烈预测因素。在研究相关问题的两项研究中发现，ICU 后 PTSD 症状与 ICU 后抑郁症状呈显著横向相关。同样，在验证该问题的一项研究中显示，ICU 后非特异性焦虑症状与 ICU 后抑郁症状显著相关。最后，一项研究中发现，6 个月随访时的认知缺损与抑郁症状横向相关。

三、危重症后抑郁症的患病率和自然史

对 ICU 预后文献中关于急性肺损伤（acute lung injury，ALI）/急性呼吸窘迫综合征（ARDS）幸存者的抑郁症文献进行系统性回顾分析发现，在 277 名患者中，ALI/ARDS 之后的最初 2 年使用问卷确定的严重的抑郁症状的患病率范围为 17%～43%（中位数为 28%）。

对 ICU 幸存者的抑郁症状进行单独系统回顾分析，在 1213 例患者中，危重症后第 1 年使用调查问卷确定的严重的抑郁症状的患病率为 8%～61%（中位数为 28%）。尽管重度抑郁症的患病率较低（13% 患有重度抑郁症或双相障碍），但是临床医生诊断的抑郁障碍时的患病率却很高。

Hopkins 等使用贝克抑郁量表评估了 1 年和 2 年后 ARDS 幸存者的神经认知缺陷和抑郁症。1 年时抑郁症患病率为 16%，2 年时抑郁症患病率为 23%。抑郁症和认知功能障碍之间没有相关性，表明发病机制不同。在研究中评估的所有结果中，只有抑郁症和精神症状的发生率在第 1 年和第 2 年之间恶化，但这期间没有发现抑郁症发展的风险因素。

Kess 等对参加临床试验的 32 名急性呼吸衰竭患者进行了横断面随访研究，中度至重度抑郁症的患病率为 34%。与常规镇静护理组相比，每日镇静中断组的抑郁评分差异无统计学意义。

Jackson 等研究呼吸机支持的患者，在出院时和 6 个月后通过老年抑郁量表（the geriaeric depression scale，GDS）诊断，出院时抑郁症发病率为 16%，在 6 个月时抑郁症发病率超过 25%。认知障碍与抑郁的严重程度呈正相关，但应谨慎解释结果，因为随访率显著下降。

Chelluri 等招募了 877 名需要机械通气治疗超过 48h 的患者。1 年时，154 名受试者的抑郁症的患病率为 32%。这些结果与最初 2 个月随访获得的结果几乎相同，表明抑郁症的症状在 ICU 幸存者的第 1 年没有改善。

Wcincrt 等在急性呼吸衰竭发作 2 个月后进行了 105 次结构式临床访谈。重度抑郁症的患病率为 15%，抑郁症的发病率为 11%。另有 16% 的人患有情绪低落的适应障碍；37% 的 2 个月时仍存活的患者接受了新的抗抑郁药物治疗，大多数接受抗抑郁药物的患者在 2 个月时接受了住院治疗。这些结果表明，临床医生会给患有严重的抑郁症状患者提供抗抑郁药，但抗抑郁药的安全性和有效性尚未在这种疾病的患者中进行过测试。

Joncs 等在 3 家医院对需要机械通气和 ICU 治疗时间超过 48h 的患者进行了一项随机试验。对照组患者接受常规护理，两组均在 2 个月和 6 个月时由盲法评估者进行评估。在 2 个月时，12% 的干预组的得分高于医院焦虑抑郁量表阈值，而对照组为 25%；在 6 个月时没有差异。一家医院有 48% 的受试者接受了抗抑郁药治疗，而其他医疗单位的这一比例分别为 25% 和 13%。这表明，临床医生需要更多的证据来确定抗抑郁治疗对 ICU 后患者的益处。

四、危重症后抑郁症的诊断

贝克抑郁量表（Beck depression inventory，BDI）和医院焦虑抑郁量表（hospital anxiety and depression scale，HADS）都是可靠的评定量表，可以使用。这些量表侧重于观察抑郁症状的严重程度，如情绪低落、失眠、激越、焦虑和体重降低等。

（一）贝克抑郁量表

BDI（表 3-3-4）由美国著名心理学家 A.T.Beck 编制于 20 世纪 60 年代，后被广泛运用于临床流行病学调查。BDI 早年的版本为 21 项，其项目内容源自临床。后来发现，有些抑郁症患者，特别是严重抑郁者，不能很好地完成 21 项评定，于是 Beck 在 1974 年推出了 13 项版本。本量表采用的是标准 21 项的版本。结果判断：①总分 10 分者，很健康、无抑郁；②总分 10～15 分，有轻度情绪不良，要注意调节；③总分大于 15 分者，表明已有抑郁，要去看心理医生了；④当大于 25 分时，说明抑郁已经比较严重了，必须看心理医生。

表 3-3-4　贝克抑郁量表

指导语：本问卷有 21 组陈述句，请仔细阅读每个句子，然后根据您近两周（包括今天）的感觉，从每一组中选择一个最适合您情况的项目。如果一组句子中有两条以上适合您，请选择最严重的一个。请注意，每组句子只能选择一个条目。
题目
1. 结合您最近一周内的情绪（包括今天）做出符合自己情况的选择？ A. 我不感到悲伤 B. 我感到悲伤 C. 我始终悲伤，不能自制 D. 我太悲伤或不愉快，不堪忍受
2. 结合您最近一周内的情绪（包括今天）做出符合自己情况的选择？ A. 我对将来并不失望 B. 对未来我感到心灰意冷 C. 我感到前景黯淡 D. 我觉得将来毫无希望，无法改善
3. 结合您最近一周内的情绪（包括今天）做出符合自己情况的选择？ A. 我没有感到失败 B. 我觉得比一般人失败要多一些 C. 回首往事，我能看到的是很多次失败 D. 我觉得我是一个完全失败的人
4. 结合您最近一周内的情绪（包括今天）做出符合自己情况的选择？ A. 我和以前一样，从各种事件中得到乐趣 B. 我不像往常一样从各种事件中得到乐趣 C. 我不再能从各种事件中得到真正的乐趣 D. 我对一切事情都不满意或感到枯燥无味

续表

5. 结合您最近一周内的情绪（包括今天）做出符合自己情况的选择？ A. 我没有特别的内疚感 B. 我对自己做过或者该做但没做的许多事感到内疚 C. 我在大部分时间里觉得内疚 D. 我在任何时候都觉得内疚
6. 结合您最近一周内的情绪（包括今天）做出符合自己情况的选择？ A. 我没有觉得受到惩罚 B. 我觉得可能受到惩罚 C. 我预料将受到惩罚 D. 我觉得正受到惩罚
7. 结合您最近一周内的情绪（包括今天）做出符合自己情况的选择？ A. 我对自己并不失望 B. 我对自己感到失望 C. 我对自己感到讨厌 D. 我恨我自己
8. 结合您最近一周内的情绪（包括今天）做出符合自己情况的选择？ A. 与过去相比，我没有更多地责备或批判自己 B. 我比过去责备自己更多 C. 只要我有过失，我就责备自己 D. 只要发生不好的事情，我就责备自己
9. 结合您最近一周内的情绪（包括今天）做出符合自己情况的选择？ A. 我没有任何自杀的想法 B. 我有自杀的想法，但我不会去做 C. 我想自杀 D. 如果有机会，我就自杀
10. 结合您最近一周内的情绪（包括今天）做出符合自己情况的选择？ A. 与过去相比，我哭的次数没有增加 B. 我比过去哭得多 C. 现在任何小事都会让我哭 D. 我过去能哭，但现在要哭也哭不出来
11. 结合您最近一周内的情绪（包括今天）做出符合自己情况的选择？ A. 和过去相比，我没有更加容易烦躁 B. 我现在比往常更容易烦躁 C. 我常常烦躁不安，难以保持安静 D. 我非常烦躁不安，必须不停走动或做事情
12. 结合您最近一周内的情绪（包括今天）做出符合自己情况的选择？ A. 我对其他人或活动没有失去兴趣 B. 和过去相比，我对别的人或事情兴趣减少了 C. 我失去了对其他人或事的大部分兴趣 D. 任何事情都很难引起我的兴趣

续表

13. 结合您最近一周内的情绪（包括今天）做出符合自己情况的选择？ A. 我做决定和过去一样好 B. 我现在做决定比以前困难 C. 我做决定比以前困难了很多 D. 我做任何决定都很困难
14. 结合您最近一周内的情绪（包括今天）做出符合自己情况的选择？ A. 我不觉得自己没有价值 B. 我认为自己不如过去有价值或有用了 C. 我觉得自己不如别人有价值 D. 我觉得自己毫无价值
15. 结合您最近一周内的情绪（包括今天）做出符合自己情况的选择？ A. 我和过去一样有精力 B. 我不如从前有精力 C. 我没有精力做很多事情 D. 我做任何事情都没有足够的精力
16. 结合您最近一周内的情绪（包括今天）做出符合自己情况的选择？ A. 我睡觉与往常一样好 B. 我睡觉比以前略少，或者略多 C. 我的睡眠比以前少了很多，或者多了很多 D. 我根本无法睡觉，或我一直想睡觉
17. 结合您最近一周内的情绪（包括今天）做出符合自己情况的选择？ A. 我并不比过去容易发火 B. 与过去相比，我比较容易发火 C. 与过去相比，我非常容易发火 D. 我现在随时都很容易发火
18. 结合您最近一周内的情绪（包括今天）做出符合自己情况的选择？ A. 我没觉得食欲有什么变化 B. 我的食欲比过去略差，或略好 C. 我的食欲比过去差了很多，会好很多 D. 我完全没有食欲，或总是非常渴望吃东西
19. 结合您最近一周内的情绪（包括今天）做出符合自己情况的选择？ A. 我和过去一样可以集中精神 B. 我无法像过去一样集中精神 C. 任何事情都很难让我长时间集中精神 D. 任何事情都无法让我集中精神
20. 结合您最近一周内的情绪（包括今天）做出符合自己情况的选择？ A. 我没觉得比过去累或乏力 B. 我比过去更容易累或乏力 C. 因为太累或者太乏力，许多过去常做的事情不能做了 D. 因为太累或者太乏力，大多数过去常做的事情都不能做了

续表

21. 结合您最近一周内的情绪（包括今天）做出符合自己情况的选择？ A. 我没有发现我对性的兴趣最近有什么变化 B. 我对性的兴趣比过去降低了 C. 现在我对性的兴趣小多了 D. 我对性的兴趣已经完全丧失

（二）医院焦虑抑郁量表

医院焦虑抑郁量表（表 3-3-5）由 Zigmond 和 Snaith 于 1983 年编制，分为焦虑和抑郁两个分量表，共 14 个条目，其中 7 个条目（A）评定焦虑，7 个条目（D）评定抑郁，各条目分为 0 ～ 3 四个等级分，分量表以 8 分为临界值，0 ～ 7 分提示无症状，8 ～ 10 分提示可能存在焦虑或抑郁症状，11 ～ 21 分提示肯定存在焦虑或抑郁症状，得分越高表示焦虑或抑郁症状越严重。该量表具有较好的信效度。

表 3-3-5　医院焦虑抑郁量表

回答问题前阅读：根据自己在过去一段时间内的感受作答。对这些问题的回答不要做过多的考虑，立即做出的回答往往更符合实际情况。
问题
1. 我感到紧张（或痛苦）（　） A 根本没有　　　　　　　B 有时候　　　　　　　C 大多时候　　　　　　　D 几乎所有时候
2. 我对以往感兴趣的事情还是有兴趣（　） A 肯定一样　　　　　　　B 不像以前那样多　　　C 只有一点　　　　　　　D 基本上没有了
3. 我感到有些害怕，好像预感到有什么可怕的事情要发生（　） A 根本没有　　　　　　　　　　　　　　　B 有一点，但并不使我苦恼 C 是的，但并不太严重　　　　　　　　　　D 非常肯定和十分严重
4. 我能够哈哈大笑，并看到事物好的一面（　） A 我经常这样　　　　　　　　　　　　　　B 现在已经不大这样了 C 现在肯定是不太多了　　　　　　　　　　D 根本没有
5. 我心中充满烦恼（　） A 偶尔如此　　　　　　　B 有时，但并不经常　　C 常常如此　　　　　　　D 大多数时间
6. 我感到愉快（　） A 大多数时间　　　　　　B 有时　　　　　　　　C 并不经常　　　　　　　D 根本没有
7. 我能够安闲而轻松地坐着（　） A 肯定　　　　　　　　　B 经常　　　　　　　　C 并不经常　　　　　　　D 根本没有
8. 我对自己的仪容（打扮自己）失去兴趣（　） A 我仍然像以往一样关心　　　　　　　　　B 我可能不是非常关心 C 并不像我应该做的那样关心　　　　　　　D 肯定
9. 我有点坐立不安，好像感到非要活动不可（　） A 根本没有　　　　　　　B 并不很多　　　　　　C 是不少　　　　　　　　D 确实非常多

续表

10. 我对一切都是乐观地向前看（　　）			
A 差不多是这样做		B 并不完全是这样做的	
C 很少这样做		D 几乎从不这样做	
11. 我突然发现有恐慌感（　　）			
A 根本没有	B 并非经常	C 时常	D 确实很经常
12. 我好像感到情绪在渐渐低落（　　）			
A 根本没有	B 有时	C 很经常	D 几乎所有时间
13. 我感到有点害怕，好像某个内脏器官变坏了（　　）			
A 根本没有	B 有时	C 很经常	D 非常经常
14. 我能欣赏一本好书或一个好的广播或电视节目（　　）			
A 常常如此	B 有时	C 并非经常	D 很少
总分：			

五、危重症后抑郁症的预防和治疗

虽然缺少指导危重症后的抑郁状态预防和治疗的证据，但是我们已有大量关于抑郁状态治疗的信息，并且目前可以相信这些信息能很好地应用于危重症幸存者的治疗。

（一）心理干预

在最近对重度创伤患者的研究中，Peis 及其同事检查了在 ICU 制定心理干预之前和之后患者的治疗结果。研究使用医院焦虑抑郁量表评估 ICU 出院后 12 个月的患者的抑郁症状。他们发现干预队列与干预前队列相比，干预队列的患病率较低，但该差异没有达到统计学的显著性。有趣的是，在 12 个月的随访中，干预队列中患者的精神病药物的使用率明显低于干预前队列的患者。

（二）镇静策略

有 4 项随机研究表明替代镇静策略对危重症患者的长期心理影响。这些研究的目的之一是确保减少苯二氮䓬类药物和其他镇静药物的使用而又达到镇静目的。首先，Kress 等发现，在 6 个月以上的随访中，每日中断镇静与抑郁症状无关。其次，Treggiari 等的随机研究发现，在 4 周的随访中，轻度镇静患者没有比深度镇静患者出现更多的抑郁症状。再而，Jackson 和同事发现，随机分为自发觉醒试验的患者在 3 个月和 12 个月的随访中与对照组相比没有出现更多的抑郁症状。最后，在 2 年随访中，Strom 等发现，使用吗啡镇静治疗的患者没有比用异丙酚、咪达唑仑输液治疗患者的抑郁症状更严重。

（三）康复策略

Jones 等进行旨在帮助身体和心理恢复的 6 周自助康复指导研究，将危重症幸存者随机分成接受组或不接受组。他们发现，与对照组相比，在 8 周随访时干预组患者的医院焦虑抑郁量表的抑郁评分≥11 的比例更低，表明抗抑郁药物似乎提高了干预的效果。

Elliott 等将危重症幸存者随机分为以家庭为基础、为期 8 周的个性化物理康复组与常规治疗组，旨在促进生理和心理康复。但结果发现，干预组和对照组患者的抑郁症状没有差异。

（四）护士主导的重症监护随访计划

Cuthbertson 等将危重症幸存者随机分配到由护士主导的重症监护随访计划组与常规护理组。干预组中的患者纳入物理治疗师制定的基于手册的、自我导向的身体康复计划，该计划在医院开始并在出院后持续 3 个月。通过手册为基础的治疗监测这些患者自己的依从性和进展，并在出院后 3 个月和 9 个月，在以护士主导的诊所进行评估。如果护士发现患者有精神问题或身体虚弱，他们会将患者转诊给心理健康专业人员或物理治疗师，如果需要，则转至 ICU，同时了解患者目前的药物治疗情况。护士还向患者的全科医生发送了关于患者进展的信件。结果表明，在 1 年的随访中，干预组和对照组的抑郁症状没有差异。

六、结　论

迄今为止，用于预防或早期干预危重症后抑郁症的最佳措施是 ICU 心理干预和自助康复手册，其重点在于生理和心理康复。虽然早期的研究表明，ICU 使用大剂量的苯二氮草类药物与以后的抑郁症有关，但最近的随机试验没有显示减少苯二氮草类药物剂量的益处。针对长期抑郁症状风险最大的患者，利用危险因素信息可以大大提高干预的效益。针对先前具有焦虑和抑郁障碍的患者以及那些早期在 ICU 后感到悲痛的患者，更应开展ICU 后早期抗抑郁药物和心理治疗干预。

（尤荣开）

第四章
ICU 获得性肌无力的康复治疗

第一节　关于 ICU 获得性肌无力的概述

ICU 获得性肌无力（intensive care unit acquired weakness，ICU-AW）是一组在危重症患者急性发病期间所表现的临床综合征，如肌肉无力现象，部分患者伴随肢体麻木，这一综合征在后续的慢性危重症期间仍存在，严重影响幸存者的生活质量以及再住院率。早在 19 世纪就有学者提出，ICU-AW 导致的肌肉质量和力量的丧失，直接威胁患者的生命安全。然而，又过了一个世纪，人们才认识到 ICU-AW 包括 3 个类型，分别是危重症肌病（critical illness myopathy，CIM）、危重症多发性神经病（critical illness polyneuropathy，CIP）以及两者合并发生的危重症多发性神经肌病（critical illness polyneuromyopathy，CIPNM）。其中，CIM 是一种表现为四肢肌无力、萎缩和肌肉电静息的运动蛋白病，CIP 是一种出现肢体远端无力和感觉障碍的运动感觉性轴索性神经病，而 CIPNM 出现上述两者的所有临床表现，既有四肢远、近端萎缩无力，也有肢体远端感觉丧失。

2014 年，由美国胸科协会（American Thoracic Society，ATS）牵头，第 1 次拟定 ICU-AW 美国胸科学会诊断指南，来自美国、加拿大、比利时、英国和意大利的重症医学、重症护理、物理治疗以及神经病学等领域的 18 位专家参与，对 1995—2009 年的 26707 篇文献进行回顾性分析。指南将 ICU-AW 定义为患者在重症期间发生的、不能用重症疾病外的其他原因解释的、以全身四肢肢体乏力为表现的临床综合征。

一、发病率

ICU-AW 的发病率因定义、使用的诊断标准和研究的特定人群而异。确定 ICU-AW 发病率的一个关键问题是，在患危重症后出现神经肌肉无力，而不是由先前存在的（如重症肌无力）和（或）特定的病因（如新的脑血管事件）导致的无力。ICU-AW 在一般急性危重症患者中可能难以诊断，但在慢性危重症患者和（或）需要延长机械通气的患者中普遍存在。在一项对至少 7 天机械通气的 95 例患者的前瞻性队列的研究中，通过临床检查、徒手肌力测试等，诊断 ICU-AW 的发病率为 25%。对机械通气 7 天的患者，前瞻性地使用电生理测试或肌肉活检来诊断 ICU-AW，发病率约为 45% ～ 58%。基于电生理标准或肌肉活检结果的诊断，脓毒症、多脏器功能衰竭或长期机械通气患者的 ICU-AW 发病率更高，达 50% ～ 100%。

二、诱发因素

近 20 年的研究显示，脓毒症、机械通气、营养状况和长期制动等是导致 ICU-AW 发生的重要原因。

（一）脓毒症

早在 1892 年，Osler 就报道了长期脓毒症患者存在"肌肉快速丢失"的案例。其后，更有大量的动物研究表明，脓毒症可导致严重的骨骼肌蛋白丢失、肌萎缩、肌无力以及膈肌和骨骼肌功能障碍，是 ICU-AW 发生的独立危险因素。目前，有学者认为，脓毒症时炎症因子（如 IL-1、IL-6、TNF-α）等被激活，累及肌肉或周围神经时发生 CIM 和 CIP，累及中枢神经时发生脓毒症脑病，造成长期卧床，均可增加 ICU-AW 风险。

同时，一项对 ICU 患者进行前瞻性横断面的研究显示，脓毒症患者较非脓毒症患者更易发生肌无力，甚至脓毒症致多器官功能障碍患者的 ICU-AW 发生率可高达 100%，进一步证实脓毒症是发生 ICU-AW 的独立预测因子。

（二）机械通气

机械通气作为 ICU 常见的支持治疗手段，挽救了无数急慢性重症呼吸衰竭患者的生命。但机械通气也是一把"双刃剑"。大量研究表明，机械通气后膈肌活动缺如、无负荷承受等可导致膈肌失用性萎缩，造成膈肌的收缩力下降。这一理论在呼吸肌力测定时更能有所体现。测定呼吸肌力的经典方法是应用两个磁线圈进行双侧颈前膈神经磁刺激，当测定的颤动跨膈压 < 11cmH$_2$O，则可诊断为膈肌功能障碍。Jung 等的研究表明，80% 的脱机患者的颤动跨膈压 < 11cmH$_2$O，提供了直接的证据证明机械通气患者的呼吸肌力量明显减弱，说明机械通气可促进 ICU-AW 的发生。

（三）营养状况

大量研究表明，营养不良时蛋白质的合成与降解失衡、能量消耗、代谢紊乱等可导致细胞死亡和肌肉萎缩，进一步促进 ICU-AW 的发生；即使有足够的营养支持，其预后也会受营养方式和起始时间的影响。Hermans 等的随机对照试验表明，早期肠外营养可增加 ICU-AW 的发生率，并且患者更容易在进入 ICU 9 天内发生肌无力，这可能与异常激活自噬相关。在进入 ICU 1 周内避免肠外营养可减少 ICU 患者发生 ICU-AW，并可促进康复，进一步说明营养状况与 ICU-AW 的发生密切相关。

（四）长期制动

有证据表明，即使是健康者，在制动 4h 后也会开始发生肌肉退化，平均每天肌肉总强度损失 1.0% ~ 1.3%。制动会迅速导致肌肉萎缩和肌力下降。尽管制动本身不足以解释危重症患者的肌无力的现象，但它是一个促成因素。此外，早期康复已经被证明可以减少 ICU-AW 的发生，这也支持了长期制动对 ICU-AW 发生的影响。

三、病理生理

ICU-AW 的病理生理学机制仍不清楚，涉及代谢、炎症、能量转换。众多研究显示，ICU-AW 的发病机制与离子通道、线粒体和肌肉蛋白代谢的异常及部分细胞因子异常释放等有关，这些途径导致肌肉萎缩、肌力下降及神经传导受损。

（一）离子通道

离子的跨膜移动平衡形成静息电位，在此基础上通过离子通道的开放、关闭和离子跨膜流动，将信号传导到细胞内部，形成动作电位，启动兴奋—收缩耦联。因此，静息电位离子平衡的破坏、动作电位传递的跨膜电子流异常及其离子通道的失活、结构修饰和分布异常都将对肌膜的兴奋性和兴奋—收缩耦联产生影响。与 ICU-AW 发生相关的离子通道主要为电压依赖性钠通道及钙通道。这两者的异常均可导致肌膜兴奋性下降以及兴奋—收缩耦联障碍。

1. 电压依赖性钠通道

危重症患者可出现肌纤维传导速度降低，相对不应期增加，肌纤维兴奋性降低。在去神经支配联合类固醇治疗的大鼠中，发现多数的肌纤维无兴奋性是由静息电位去极化与电压依赖性钠通道失活超极化所致。在脓毒症大鼠中也发现电压依赖性钠通道失活超极化的现象。这些数据表明，失活钠通道增加是肌纤维兴奋性降低的主要原因。

骨骼肌分布的电压依赖性门控钠通道有 Nav1.4 和 Nav1.5 两个亚型，其中 Nav1.4 分布不均衡，神经肌肉接头和 T 管部位最多，而 T 管的 Nav1.4 是动作电位从肌膜向三联结点传播、触发兴奋—收缩耦联的必要结构；Nav1.5 在骨骼肌胚胎期表达，随后表达逐渐下调。有文献报道显示，ICU-AW 中的 Nav1.4 和 Nav1.5 均失活，向超极化方向转变，钠电流和电导率降低，可用钠通道减少，肌细胞膜无反应性，骨骼肌细胞兴奋性下降或丧失。在去神经支配联合类固醇致 CIM 模型中发现电压依赖性 Nav1.4 失活超极化是其主要原因，同时还发现 Nav1.5 及 Nav1.5 的信使 RNA 显著上调，高于单独去神经支配或类固醇治疗者；在脓毒症动物模型中也发现 Nav1.5 上调。此外，在此模型中发现骨骼肌细胞膜明显去极化，Na^+、Cl^- 浓度选择性增加，推测是因为细胞肿胀引起细胞损伤，使 Na^+ 通透性增加而致骨骼肌细胞膜去极化。因此，除了钠通道失活超极化能降低肌纤维的兴奋性外，骨骼肌细胞膜去极化、静息电位降低也可限制肌肉的兴奋性。还有研究推测，这可能与 Na^+/Ca^{2+} 泵活性增加有关，可引发 Ca^{2+} 摄取增强及去极化。

2. 钙通道

肌细胞膜二氢吡啶受体（dihydropyridine receptor，DHPR）/L 型电压门控钙通道和肌浆网（sarcoplasmic reticulum，SR）雷诺丁受体（ryanodine receptor，RyR）1/ 钙释放通道相互作用，通过机械和化学的双向耦联机制传导信号以调节钙离子通道。任何导致上述环节异常的因素均可导致骨骼肌兴奋—收缩耦联障碍及肌力受损，这一点在 ICU-AW 啮齿类动物模型中得到验证。

（二）肌肉蛋白代谢

分解代谢旺盛是慢性危重症患者特别是老年患者重要的代谢特征，肌肉蛋白降解是其重要的组成部分，直接促进 ICU-AW 的发生。目前认为肌肉蛋白降解主要是通过泛素 - 蛋白酶体和自噬 - 溶酶体等途径进行。

1. 泛素 - 蛋白酶体途径激活

泛素 - 蛋白酶体途径是真核细胞内最主要的蛋白降解途径，E3 泛素连接酶是其关键酶，肌萎缩素 Atrogin-1/ 肌萎缩因子（muscle atrophy F-box，MAFbx）和肌肉环指蛋白 1（muscle ring finger protein1，MuRF1）正好能编码它。Atrogin-1/MAFbx 和 MuRF1 表达增加造成肌球蛋白分解增加，减少肌肉合成，导致肌肉萎缩。

2. 自噬 - 溶酶体途径激活

自噬是细胞清除胞质内受损细胞器和蛋白聚集体的一个途径，参与调节多种细胞内蛋白质、溶酶体降解及再生的过程。mTOR 活性的下降可诱发自噬过程，而微管相关蛋白 1 轻链 3（LC3）是检测细胞自噬的关键蛋白，常利用 LC3-II /LC3-I 的比值大小来评估自噬水平的高低，而自噬基因 *Beclin1* 与 PI3K 的复合体控制自噬体的形成，调节自噬活性。p62 是一种泛素结合蛋白，结合泛素化的靶蛋白形成多聚体，进一步结合 LC3 或其他的自噬相关蛋白质，启动"泛素 -p62-LC3- 自噬小体"途径，从侧面反映自噬的活性。屈惠莹等在地塞米松诱导的 CIM 大鼠模型中发现 mTOR 表达减少，*Beclin1* 激活，LC3 表达显著增加，但 p62 初期增加，后逐渐下降，因此推测肌细胞可能是通过"泛素 -p62-LC3- 自噬小体"途径启动自噬，引起肌肉萎缩及肌肉震颤，导致 CIM 发生，且通过激活

Beclin1 和 LC3 的表达，从而发挥细胞自噬的调节作用。在机械通气、内毒素、神经肌肉阻滞剂联合类固醇诱导的 CIM 猪模型中发现自噬核心分子受损，伴侣蛋白表达下降和蛋白合成减少，肌球蛋白损失和广泛的肌肉萎缩。此外，在制动动物模型中也发现 LC3-Ⅱ / LC3-Ⅰ 的比值升高，线粒体融合蛋白 2 降解增加，自噬相关蛋白的含量明显增加，上述变化受 FoxO3 活性的影响，再次证实自噬途径在 ICU-AW 中的作用。

3. 肌肉蛋白合成减少

mTOR 不仅是调节自噬途径的因子，还是调控蛋白质合成的重要因子。Han 等分别用 IGF-1 和亮氨酸处理肌卫星细胞。结果显示，添加 IGF-1 和亮氨酸都能提高 mTOR 下游效应因子核糖体蛋白 S6 激酶 1（S6K1）和真核翻译起始因子 4E 结合蛋白 1（4E-BP1）磷酸化；若抑制 mTOR 水平，S6K1、4E-BPl 磷酸化则减少，同时，骨骼肌蛋白合成和细胞增殖受抑。此外，TGF-β 家族的 GDF-15 也受到关注。

Bloch 等发现入住 ICU 的心脏术后高危患者的 GDF-15 长期升高，进行体外试验证实 GDF-15 可引起肌管萎缩。对 ICU-AW 患者行股直肌活检和血液采样。结果显示，GDF-15 蛋白升高，TGF-β 信号增加，尤其是重组人富半胱氨酸蛋白 61 表达增加，参与肌肉平衡非编码微小 RNA（microRNA，miRNA）的表达却显著降低，而 C2C12 肌管经 GDF-15 处理后，肌萎缩相关基因的表达显著提高，miRNA 表达下调；同时，ICU-AW 患者的肌肉中 Smad 蛋白增加，因此，推测 GDF-15 可能通过增加 TGF-β 信号的敏感性来抑制肌肉 miRNA 表达，从而促进肌萎缩的发生。miRNA 可调节肌肉再生、分化、阻碍肌原细胞正常增殖和分化。miRNA 与 TGF-β 信号通路相互作用，通过 Smad 蛋白磷酸化，启动 TGF-β 信号通路致肌萎缩。肌肉生长抑制素通过抑制成肌细胞增殖，增加泛素－蛋白酶体的活性，抑制 IGF-Akt 通路诱导肌萎缩。

（三）线粒体

微循环障碍、能量代谢紊乱广泛存在于危重症特别是脓毒症患者中，直接或间接参与 ICU-AW 的发生，表现为骨骼肌内高能磷酸化合物合成减少、分解增加，能量储备下降，腺苷一磷酸（adendsine monophosphate，AMP）和自由肌酸增加，钠钾 ATP 酶活性增加，伴乳酸水平升高，乳酸与丙酮酸的比例增加，且与生存率呈负相关。在此过程中，线粒体的功能障碍、结构破坏、数量减少、动力学紊乱、修复异常及其诱发的氧自由基生成增加。Friedrich 等在总结能量代谢与 ICU-AW 关系时指出，虽然在一些脓毒症动物模型中显示能量代谢紊乱与组织灌注不足有关，大部分的研究结论与之相反，因此赞同前人提出的获得性细胞能量代谢紊乱可能是其本质的观点。膜蛋白侧基的修饰、降解增加或合成途径的元件减少，蛋白复合物的不能分离等内在的多种因素致线粒体结构破坏，膜的完整性受损，呼吸链电子传递受抑制，酶复合体活性降低，相关基因表达下调，或者二磷酸腺苷 /ATP 异常等，为细胞内 ATP 的下降提供佐证。

线粒体功能障碍不仅使能量代谢紊乱，还增加氧自由基生成，后者进一步加重线粒体功能障碍。Pollock 等研究发现氧自由基增加引起线粒体功能障碍，ATP 产生减少致能量衰竭，使肌肉容易出现疲劳及虚弱，从而引起骨骼肌功能障碍。Wagatsuma 等发现实验性去神经支配大鼠和小鼠的腓肠肌中线粒体含量显著减少，几个星期后线粒体生物合成的关键因子显著下调。近期的一项研究显示，在 ICU 动物模型中，线粒体动力学在肌肉萎缩中起重要的作用，ICU 干预会引起线粒体显著变化，导致线粒体动力学紊乱，从而激活肌肉萎缩网络，导致肌力下降和肌肉萎缩。同时，Rocheteau 等证实脓毒症小鼠的肌卫星细胞线粒体功能修复可增加肌力。钙瞬间摄取可增加线粒体活性氧的产生，局部激活 RhoA，触发肌动蛋白类在损伤部位蓄积，促进细胞膜修复。阻断线粒体钙摄取及活性氧的产生，则引起损伤部位的 RhoA 活化触发，肌动蛋白的聚合、细胞膜修复过程受阻。同样，线粒体活性氧受抑会增加肌纤维损伤，肌力丧失较大。这表明线粒体修复细胞膜过程受损也是 ICU-AW 发生的一个潜在机制。

高血糖可导致线粒体功能障碍。Derde 等证实严格的血糖控制虽不能改善骨骼肌细胞线粒体的功能，但可减弱诱导型一氧化氮合酶在肌肉中的表达，防止一氧化氮过度生成。维持患者危重疾病期间的正常血糖可以减轻神经元、星形胶质细胞和小胶质细胞水平等大脑易受影响区域的神经病理学的改变，从而减少多发性神经病的发病率。同时，高血糖对周围神经轴突有毒性作用，轴突死亡之后，通透性增加，导致神经内水肿，可降低轴突的能量传递，因此，推测高血糖通过抑制线粒体功能参与 ICU-AW 的发生。

（四）细胞因子

危重症患者常出现各种细胞因子级联释放，如 IL-6、TNF-α 等，一方面加重患者的炎症反应，另一方面也影响肌肉蛋白代谢，导致肌萎缩，诱发 ICU-AW。激活 Toll 样受体 4（toll-like receptor 4，TLR4）及 NF-κB 信号通路和成肌细胞来源的 TNF-α，可抑制 C2C12 成肌细胞的分化，阻止肌肉再生。成肌细胞来源的 TNF-α 在肌肉再生障碍中发挥关键作用，抑制 TLR4 信号通路和抗体介导的 TNF-α 的中和作用，可降低 NF-κB 的活性，减少脂多糖诱导的肌肉调节因子失调。而 Friedrich 等则发现 IL-1α 可减少大鼠腓肠肌（主要由快缩肌组成）的肌肉重量和蛋白含量，降低蛋白的合成率，其受体拮抗剂能够保持肌肉的重量。同时，注射 IL-1α 可提高肌纤维蛋白总量与水解蛋白比例，增加泛素在肌纤维中的表达。此外，IL-6 是肌肉收缩和刺激葡萄糖产生的能量传感器，可维持运动过程中的能量状态。然而，持续升高的 IL-6 会加速肌肉蛋白水解。Munoz-Canoves 等推测 IL-6 以减少血浆 IGF 结合蛋白 3 的水平、促进血浆 IGF-1 降解的方式来减轻 IGF-1 对肌肉生长的影响。

细胞因子除了影响肌肉蛋白代谢外，还可导致肌肉收缩力下降。其中，TNF-α 可降低小鼠肌肉的等长收缩力，并减少肌纤维束的横截面积。研究表明，TNF-α 通过人 TNF 受体 1 介导刺激 nNOS，进而增加一氧化氮，增加细胞溶质内的氧化剂活性，降低肌肉收缩力，但未发现 TNF-α 能刺激产生活性氧；然而，选择性清除细胞溶质活性氧，在不破除 TNF-α 途径的情况下可消除 TNF-α 对肌肉收缩力的影响，同时显示内源性活性氧是降低肌力信号传导途径的共同介导者。此外，神经肌肉兴奋消失可能也是 TNF-α 引起衰弱的另一个潜在的原因。IL-1 影响骨骼肌收缩力的猜测源于：①由脂多糖刺激单核细胞产生的 IL-1 可改变骨骼肌 SR 钙的释放，抑制肌收缩力；②外源性 IL-1α 与 RyR1 有天然的共同区域；③ IL-1α 对 SR 钙释放和肌收缩力的影响可逆，且依赖于镁离子浓度。Janssen 等研究了 IL-6 对收缩功能的直接影响，但未得到阳性结果。

（五）制动状态

骨骼肌的机械刺激完全丧失是引发危重症肌病的一个重要因素，例如丧失与负重相关的外部应变和与收缩蛋白激活有关的内部应变，以及机械通气、深度镇静和（或）药理瘫痪的 ICU 患者。Corpeno K R 等通过对实验性 ICU 大鼠模型研究发现，制动状态是导致肌球蛋白优先丧失、肌肉萎缩、快速和缓慢收缩肌肉和肌肉纤维中力量减少的一个主导因素；机械传感在转录水平影响线粒体动力学和线粒体自噬，制动状态诱发的肌肉变化可由被动的机械负荷抵消，早期活动与物理治疗对于卧床的 ICU 患者可能具有重要的临床意义。

（六）其　他

Wieske 等发现 ICU-AW 患者的血浆中轴突损伤标志物——神经丝蛋白升高，推测 ICU-AW 患者出现周围神经损伤。Price 等进行的 Meta 分析表明，尽管有研究发现神经肌肉阻滞剂的应用会导致肌肉萎缩无力，但与 ICU-AW 的神经肌肉功能障碍无明显的相关性。而 Nardelli 等在脓毒症大鼠中发现运动神经元的兴奋性降低，放电减少，即使脓毒症恢复后放电减少依然存在，1 个月后才有所回升；在内毒素诱导慢性脓毒症致 ICU-AW 中发现神经动作电位振幅显著减低，强刺激可部分恢复，但不能完全恢复正常。此外，Aare 等发现 ICU 模型中肌肉组织出现衰弱，7 个免疫应答基因（如补体成分 C7）上调 2 ~ 5 倍，促进脓毒症的严重并发症的发生。还有研究发现，悬吊大鼠的下丘脑—垂体—肾上腺轴受累，推测其免疫功能受累。因此，提出免疫机制可能参与 ICU-AW 的发生。

ICU-AW 严重降低危重症患者的生存质量，影响预后。多种机制参与促进 ICU-AW 的发生发展，如细胞因子 TNF-α 不仅可以激活蛋白分解途径，还可增加一氧化氮的产生，更影响离子通道。然而，这些具有网络化特性的机制间的关系仍有待阐述，其影响程度与关联方面尚不清楚，需要进行更深入的研究，例如线粒体损伤致活性氧释放增加，进一步加重线粒体功能障碍，引起骨骼肌功能障碍；同时，钙瞬变引起活性氧释放，促进肌细胞膜修复，当线粒体内活性氧释放下降，导致肌纤维损伤、肌力缺失。这些看似矛盾的结果，一方面说明 ICU-AW 的发病机制错综复杂，不同的研究方法可得到不同的结论，使该疾病的治疗手段十分有限，主要侧重于早期功能锻炼、康复训练、功能电刺激以及胰岛素等方面；另一方面提示对不同的模型条件进行比较，并对各种机制之间的关联进行探讨，以期寻找更佳的干预位点，降低 ICU-AW 的发生率，改善危重症患者的远期预后。

四、病　理

（一）危重症肌病

多表现为非特异性选择性 N 型肌纤维圆状或角状萎缩（图 3-4-1A 和 B），伴随肌球蛋白的丢失，特别是膈肌的肌纤维，伴随泛素蛋白酶活性的增加，电镜检查可见选择性粗肌丝缺失，膈肌纤维肌小节收缩蛋白表达下降及相应横桥数目的减少。其周围神经没有明显的病理改变。

（二）危重症多发性神经病

骨骼肌出现神经源性损害，即Ⅰ型和Ⅱ型肌纤维均出现角状萎缩改变，伴随靶纤维形成。周围神经出现神经纤维轴索变性（图3-4-1C和D），可伴随皮肤小神经纤维丢失，出现在疾病早期，在疾病后期表现为轴索性神经病的特点，出现大神经纤维丢失，伴随有髓神经纤维的髓鞘变薄和再生现象。电镜检查可见轴索内神经丝丢失。

（三）危重症多发性神经肌病

出现CIM和CIP的双重病理改变，骨骼肌出现广泛的肌纤维萎缩，以Ⅱ型肌纤维萎缩为主，伴随靶纤维形成，其神经出现急性活动性轴索性周围神经病。

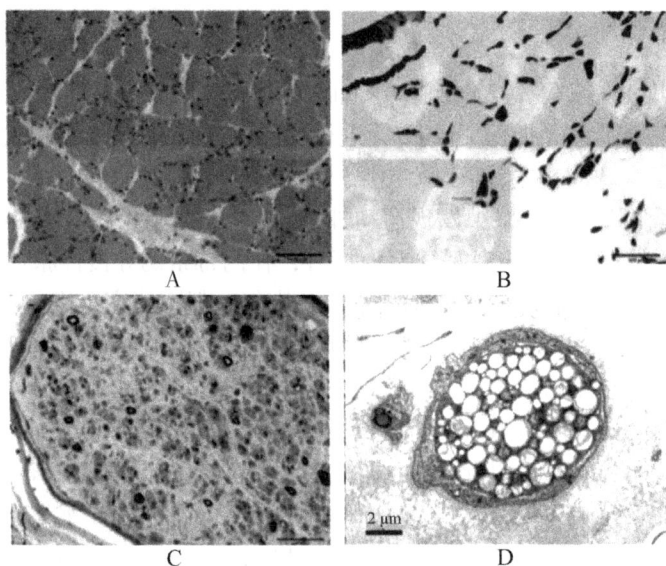

图 3-4-1　病理变化

A.肌肉横切面可见许多角状萎缩的肌纤维；B.ATP染色显示为Ⅱ型肌纤维广泛萎缩；C.周围神经有髓神经纤维轴索变性伴随大量丢失；D.Wallerian变性的有髓神经纤维内充满大量的脂肪滴

五、临床表现

（一）原发病

最常见的疾病是急性系统性炎症，包括脓毒症。其次是各种导致呼吸功能衰竭的疾病，出现ARDS或需要机械通气。神经系统疾病主要是运动神经元病、吉兰－巴雷综合征。导致危重症神经肌肉病的其他疾病还有慢性肾功能衰竭、慢性肝功能衰竭、多器官衰竭、糖尿病、白血病、脑卒中、脑变性病。这些疾病并非都在重症监护病房发生。

（二）神经肌肉病

CIM主要表现为在原发病基础上出现四肢对称性近端肌无力和肌萎缩，头面部肌肉及眼外肌一般不受累，无延髓性麻痹症状。膈肌的肌无力造成患者撤机困难。无四肢的感觉障碍，除非发生 CIP 或原发病存在肢体感觉障碍。

CIP 主要表现为在原发病基础上出现四肢近端和远端肢体无力和萎缩，同时存在四肢远端的感觉障碍和腱反射消失，伴随自主神经症状，出现血压不稳、心率异常、四肢无汗、疼痛以及直立性低血压，无自主神经功能障碍导致的瞳孔改变。

CIM 和 CIP 的发生多出现在原发病出现后的 2 周内，81% 的 CIP 患者在进入 ICU 的 14 天内发生。症状可以持续非常长的时间。离开 ICU 后，患者还可以存在心理障碍、肺功能不足、疲劳、无力、睡眠障碍和肢体疼痛症状。慢性疲劳现象持续很长时间难以缓解。

六、辅助检查

（一）常规的实验室检查

一般应当注意常规的生化和血气检查。血常规检查明确是否存在感染，血清尿素、肌酐检查确定是否存在肾功能衰竭，而转氨酶、总蛋白、白蛋白检查确定是否存在慢性肝功能衰竭，血糖和糖化血红蛋白的检查确定是否存在糖尿病。注意患者的血清电解质改变确定是否伴随低钾性瘫痪，注意血清肉碱的水平。检查血气和肌酸激酶改变，发病前一般存在血二氧化碳的增加，特别是那些存在慢性呼吸功能衰竭的患者。部分患者可以出现血清肌酸激酶的增加，一般不超过 2 周，而后逐渐下降，严重者出现骨骼肌溶解而使该指标显著升高。

（二）电生理检查

首先需要了解原发病是否已经存在神经和肌肉的电生理改变，比如运动神经元病，在此基础上出现了新发生的电生理改变才有意义。在 ICU 进行神经电生理检测存在技术难度，患者的肢体常存在水肿和低温，还有其他电器干扰以及患者不能配合检查，这些都导致神经电生理检查结果的可靠性下降。

急性的神经肌肉损害的神经电生理改变常滞后于临床表现，重点注意患者的复合肌肉动作电位（compound muscle action potential，CMAP）波幅是否降低和时限是否延长。与在肢体近端和远端所得到的 CMAP 波形改变类似，不同于其他肌肉病和轴索性周围神经病，其具有很高的诊断特异性，常规表面电极刺激运动神经和直接刺激肌肉所获得的 CMAP 波幅减低或消失是 CIM 的主要肌电图改变的特点。常规表面电极刺激周围神经所致的 CMAP 波幅减低或消失，直接刺激肌肉而导致 CMAP 正常，其 CMAP 波幅之比 < 0.5，是 CIP 的主要肌电图改变的特点。CIP 的周围神经电生理改变一般在危重症发生的 2 周后出现，伴随对称性感觉神经的动作电位波幅降低。

（三）影像学检查

肌肉超声改变一般出现在疾病发生的第 4 天以后，75% 的患者出现回声信号强度改变，肌肉平均回声梯度增加，伴随肌束震颤增加，随时间的延长更为明显。骨骼肌的横截面积出现下降。也有研究认为，超声检查对诊断 CIM 没有价值。

七、诊断与鉴别诊断

（一）诊　断

鉴于 ICU-AW 的病因及临床表现的复杂性，早期识别和诊断较为困难。根据 2014年美国胸科协会的诊断标准，ICU-AW 的早期识别及诊断方法主要包括医学研究委员会（medical research council，MRC）评分、肌肉超声、电生理评估、握持测试及肌肉活检，其各有优缺点。ICU-AW 的诊断流程见图 3-4-2。

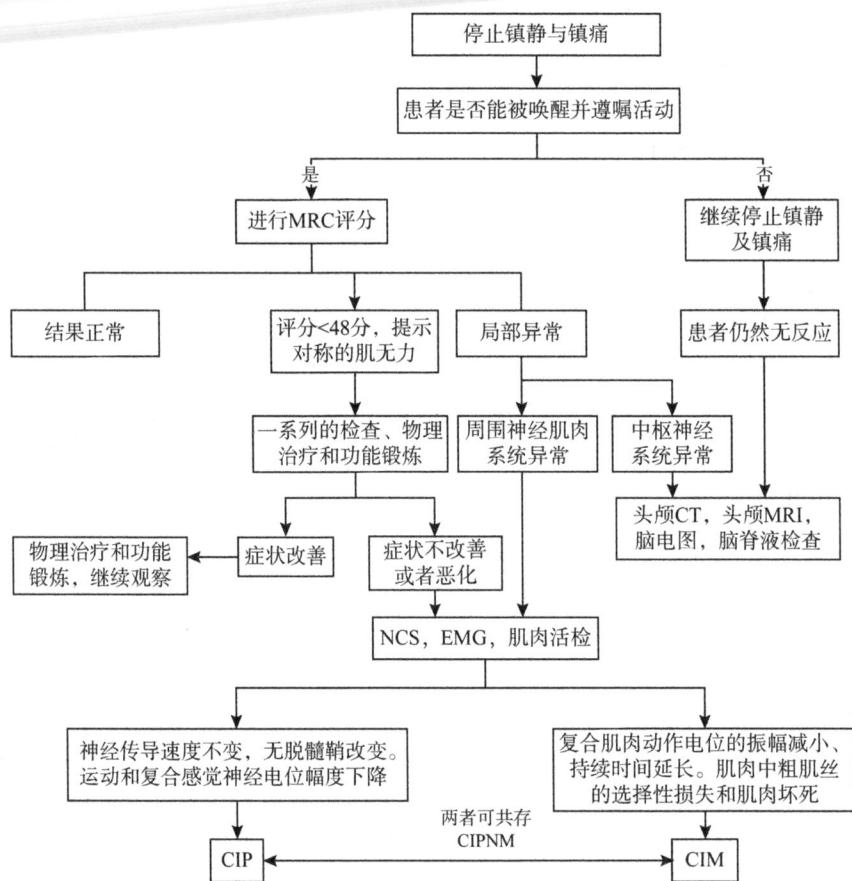

```
                          停止镇静与镇痛
                               │
                   患者是否能被唤醒并遵嘱活动
              ┌────────────────┴────────────────┐
              是                                 否
              │                                  │
        进行MRC评分                        继续停止镇静
       ┌──────┼──────┐                       及镇痛
       │      │      │                          │
    结果正常  评分<48分，提示  局部异常      患者仍然无反应
              对称的肌无力       │                │
              │          ┌──────┴──────┐         │
         一系列的检查、物理  周围神经肌肉   中枢神经
         治疗和功能锻炼     系统异常      系统异常
              │                │           │
    ┌─────────┤                │       头颅CT，头颅MRI，
 物理治疗和功能 症状改善 症状不改善        脑电图，脑脊液检查
 锻炼，继续观察         或者恶化
                          │
                   NCS，EMG，肌肉活检
              ┌───────────┴────────────┐
   神经传导速度不变，无脱髓鞘改变。      复合肌肉动作电位的振幅减小、
   运动和复合感觉神经电位幅度下降        持续时间延长。肌肉中粗肌丝
                                       的选择性损失和肌肉坏死
              │        两者可共存           │
             CIP ←───── CIPNM ─────→       CIM
```

图 3-4-2　ICU-AW 的诊断流程图

（二）鉴别诊断

ICU-AW 的诊断为排除性诊断。首先需要排除导致通气功能衰竭的原发性肺疾病、心血管疾病、内分泌疾病和神经系统疾病，后者包括导致肢体功能障碍或昏迷的脑病、运动神经元病或吉兰-巴雷综合征、重症肌无力、兰伯特-伊顿综合征、肉毒毒素中毒和神经阻滞药物、糖原贮积病Ⅱ型、炎性肌肉病和肌原纤维疾病的个别亚型。有些患者长期卧床或发生呼吸功能衰竭，在使用呼吸机辅助呼吸中出现脱机困难。应当注意患者出现感染后

的疲劳现象，不属于危重症神经肌肉病的范畴。在诊断中无须考虑与疾病发生无关的糖皮质激素以及神经阻滞药物的使用情况，皮质醇激素肌病和短暂使用神经阻滞药物导致肢体无力另当别论。

ICU-AW 的一般发展规律是先出现四肢无力或无力加重、呼吸机撤机困难，而后出现电生理改变，最后是神经和肌肉的形态学改变。在评估中需要考虑 24h 内的实验室检查结果以及 APACHE Ⅱ 的评分结果，若评分 > 15 分，则发展为 CIP 的风险很大。只有出现了不能被原发病所解释的电生理改变，才可以考虑 CIM 或 CIP。

如果患者出现肢体无力和肌肉萎缩，神经传导测试发现 CAMP 波幅降低和时限延长，伴或不伴纤颤电位，直接刺激肌肉肌膜的兴奋性降低。肌肉活检结果提示选择性 Ⅱ 型纤维萎缩、粗肌丝缺失，提示存在 CIM。如果患者出现肢体无力和感觉障碍，常规表面电极刺激神经与肌肉形成 CMAP 的波幅比 < 0.5，肌肉活检出现神经源性肌萎缩或腓肠神经活检提示新发生的轴索性神经病，提示存在 CIP。CIP 患者随病程的延长而出现轴索性感觉运动神经元病的电生理改变。如果电生理检查出现上述 2 种改变，应当考虑 CIPNM。

CIM 和 CIP 的鉴别见表 3-4-1。

表 3-4-1　CIM 与 CIP 的鉴别

项目	CIM	CIP
临床症状	无感觉障碍； 肌力减弱近端大于远端； 腱反射减弱或消失；	感觉障碍； 肌力减弱远端大于近端； 腱反射正常或减弱；
电生理检查	SNAP 存在，CMAP 波幅降低； 运动单位电位波幅降低； 早期运动收缩单位数目减少； 肌肉兴奋性减少或丧失；	SNAP 和 CMAP 波幅降低或减小； 运动单位电位正常； 运动收缩单位数目减少； 肌肉兴奋性正常；
病理检查	粗肌丝肌球蛋白损耗； Ⅱ 型肌纤维萎缩；	原发轴索损伤（运动和感觉神经）； 急性或慢性去神经（肌肉）；

ICU-AW 与老年肌少症两者在临床上不易区分，肌电图检查也难以区分，确诊需进行肌肉活检。两者的鉴别见表 3-4-2。

表 3-4-2　ICU-AW 与老年肌少症的鉴别

项目	老年肌少症	ICU-AW
病因	骨骼肌废用、内分泌功能的改变、慢性消耗性疾病、炎症反应、胰岛素抵抗、营养缺乏	基础疾病相关：任何原因导致的 SIRS、脓毒症、ARDS、MODS、重症哮喘、高血糖； 临床诊疗相关：糖皮质激素、神经 - 肌肉阻滞剂、氨基糖苷类、机械通气、过度镇痛镇静
本质	骨骼肌的减少	神经 - 肌肉病变

续表

项目	老年肌少症	ICU-AW
评估方法	肌力（走速）< 0.8m/s； 握力：男性< 25kg，女性< 18kg	肌力 MRC 评分< 48 分； 握力：男性< 11kg，女性< 7kg
病理检查	I、Ⅱ型肌纤维数量的减少； 肌细胞体积的缩小	Ⅱ型肌纤维萎缩（CIM）； 粗肌丝肌凝蛋白耗损（CIM）

第二节　常规治疗

及时去除可控的危险因素是预防 ICU-AW 发生发展的最有效的措施。早期的康复治疗是主要的治疗手段，可以减少在 ICU 的住院时间。采取神经肌肉电刺激治疗可以改善患者的症状。ICU-AW 的常规治疗的方法如下。

一、治疗脓毒症

积极治疗脓毒症被认为是 ICU-AW 治疗的基石。虽然在一般情况下脓毒症的抗炎治疗的效果令人失望，且尚未研究出具体的对神经肌肉有一定疗效的药物，针对新发现的与肌萎缩有关的炎症介质，如 GDF-15，可能会打开新的视野。

二、控制血糖

在血糖控制方面，运用胰岛素强化治疗以维持正常血糖的患者，和在肾阈值范围内的高血糖患者相比，前者显然降低了 CIP/CIM 电生理改变的发生率。而随后的多中心试验发现，严格控制血糖正常的患者，与接受胰岛素治疗但保持血糖水平稍高的患者相比，死亡率增加。因此，血糖的最佳目标仍然是一个争论的问题，目前正在努力更加安全地控制 ICU 患者的血糖。

三、合理制动

减少制动时间是预防 ICU-AW 中的另一个重要目标。降低镇静是实现该目标的方法之一，针对患者所需的舒适性和安全性制定最小水平的镇静方法。此外，与接受标准物理治疗的患者相比，使用床边测力计进行被动或主动运动训练的长期住院患者在出院时的股四头肌的力量得到改善。每周卧床时间超过 5 天的患者，从入住 ICU 后第 5 天开始，每天进行 20min 的运动训练后，出院时患者的功能状况和健康相关的生活质量也得到提高。训练还包括个别定制的日常项目，在无反应的患者中开始进行被动有效的运动范围练习，如床上活动、直立坐姿、转换训练和步行。早期运动和加强胰岛素强化治疗是阻止 ICU-AW 发生的 2 项确切的治疗措施。尽管 ICU 患者早期进行运动有明显的益处，但各中心和临床环境的日常实践似乎有很大的差异，存在很多障碍，进而妨碍该方法的广泛应用。同外周肌肉训练类似，应尽早动员膈肌运动以允许自主呼吸。肌肉电刺激在理论上可以用于肌肉训练，一些研究表明肌肉电刺激对危重症患者潜在的有益效果，但目前仍然没有确切的证据。

四、营养支持

营养不良最初也被认为是 ICU-AW 的主要的危险因素之一，在使用肠外营养的营养缺乏症患者中是显而易见的。最近，Puthacheary 等对此提出了质疑。他们报告了在 ICU 的第 1 周期间增加的蛋白质摄入与更显著的肌肉萎缩有关。另外，与早期补充肠内营养不足相比，在 ICU 的第 1 周期间避免肠外营养，减少了 ICU-AW 的发生率并且促进了其康复，可能的解释是肌纤维中的自噬增强。这些研究结果表明，危重疾病的早期分解代谢阶段不能通过人工喂养来避免。某些分解代谢途径，特别是自噬，可能对维持肌肉质量和功能至关重要。因此，肌纤维自噬值得进一步研究，可能作为未来的治疗策略的方向之一。此外，在 ICU 的第 1 周，通过肠内途径而不是全肠内喂养的早期营养喂养在 ARDS 之后 1 年内对身体功能或强度测量无不利的影响。

五、其　他

发生直立性低血压可以使用屈昔多巴治疗。盐酸氯卡色林兴奋脊髓前角细胞的药物对动物有效，但缺乏人体研究。丙种球蛋白的治疗效果存在争议，因为还没有证据提示 ICU-AW 是由免疫异常导致的。慢性病患者需要补充肉碱。

第三节　康复治疗

ICU-AW 的综合治疗主要有积极预防脓毒症、营养支持、控制血糖和康复治疗。Kress 和 Hall 在 2014 年发表的文章中强调了康复治疗对 ICU-AW 患者预后的重要性。一项研究中有 841 例患者的 Meta 分析表明，早期康复治疗与发生 ICU-AW 的可能性降低有关。Tipping 等研究表明，积极的康复治疗可提高 ICU 患者出院时的肌力，降低出院时需辅助行走的可能性。Schaller 等通过一项外科 ICU 患者应用康复治疗方案的随机对照研究发现，康复治疗组患者的住院时间较标准治疗对照组更短，并且出院时的功能有所改善。胡燕等的一项 Meta 分析也显示，早期活动有益于 ICU 患者身体功能状态的恢复，能够改善肌肉力量，提高独立行走的能力，减少 ICU-AW 的发生，同时不增加住院病死率。

ICU-AW 的康复治疗综合应用呼吸训练、物理因子疗法、运动治疗等以提高呼吸能力，维持软组织的长度和柔韧性，增强肌肉的力量和耐力，提高患者的日常的生活能力和生存质量。对重症患者的康复治疗宜早期介入，与支持疗法、疾病治疗同时进行，而非患者拔管或转出 ICU 后再实施。

一、ICU-AW 康复治疗的时机

ICU 患者多由于严重的炎症反应常伴有多器官功能损害，病情变化突然。被动关节活动或直立动作就能增加患者的氧耗量，因此反复地评估患者的氧合状态对康复治疗至关重要。这种计算方法应是患者的供氧情况能满足患者的氧耗量，在患者氧合稳定的情况下尽可能早地进行康复干预的措施。

通常认为符合以下情况即可考虑行康复治疗：①对刺激保持反应，具有一定的认知能力，听懂一定的指令（如能睁眼闭眼、看人、张嘴伸舌、点头、皱眉等）。②吸入氧浓度（FiO_2）≤ 60%，呼气末正压（PEEP）≤ $10cmH_2O$。③无直立性低血压或无须泵入血管活性药物。④在开始实施康复治疗前要检查患者是否有深静脉血栓形成。

二、ICU-AW 终止康复治疗的指征

若出现以下情况，应终止康复治疗。

（一）呼吸系统

SaO_2 < 88% 或安静状态下 SaO_2 下降 10% 以上，呼吸频率 > 35 次 /min，FiO_2 > 60%，PEEP > $10cmH_2O$，需要压力控制通气或使用神经肌肉阻滞剂。

（二）循环系统

平均动脉压 < 65mmHg 或 > 120mmHg 或肾透析患者低于正常的收缩压或舒张压 10mmHg；安静状态下，心率 < 50 次 /min 或 > 140 次 /min；收缩压 < 90mmHg 或 > 200mmHg；新出现的心律失常（包括频发的室性期前收缩或新发的房颤），需要抗心律失常药物，需要使用血管活性药物；有活动性出血；使用了主动脉内球囊反搏；留有股动脉鞘或股动脉导管；急性心肌梗死。

（三）神经系统

有急性颅内或蛛网膜下腔出血；颅脑损伤；缺血性脑卒中；不稳定的颈椎骨折和脊髓损伤；神经功能恶化，需要颅内压监测及脑室引流。

（四）实验室检查

红细胞压积 < 25%，血红蛋白 < 80g/L，血小板计数 < 20×10^9/L，凝血指标中国际标准化比值 > 2.5。血糖 < 3.9mmol/L 或 > 11mmol/L。

（五）其　他

患者感到费力、出现胸痛、眩晕、出汗、疲乏及有严重的呼吸困难等。

三、ICU-AW 康复治疗的安全性

ICU-AW 患者康复的介入应由重症医学科医生、康复医生、康复治疗师、护士团队综合评估治疗的安全性，筛查心脏、静脉血栓，排除高热患者。进行呼吸训练时，严密监测血压和血氧饱和度并防止意外拔管，对合并认知障碍及皮肤感觉障碍的患者，物理因子疗法需避免电伤烫伤，而运动疗法、日常生活能力训练时，注意是否合并新近骨折、严重的骨质疏松等，坐位平衡、站立训练、转移时注意直立性低血压并谨防跌倒。

四、ICU-AW 康复治疗强度的选择

对于患者康复治疗的最佳强度、时间、频次，目前国内外尚无明确的证据指导。一般要根据患者的情况选择适当的治疗强度和治疗时间。量力而行、循序渐进、分级作业（表 3-4-3），强度由弱到强，时间由短到长，一般以患者不感到疲劳为宜。建议使用短而持续和高频次的方案，推荐每次 15 ~ 30min，每天 1 ~ 2 次。患者一旦转至普通病房，就能够耐受较大的康复治疗强度和康复时间较久的治疗，可延长至每次 30 ~ 60min 的康复治疗，每周 5 ~ 7 次。

表 3-4-3　ICU-AW 分级康复作业

第一级	患者无意识，由康复治疗师每天 2 回对患者的四肢进行 10 次被动关节活动
第二级	患者的意识恢复，能配合康复治疗师的指导。首先由康复治疗师对患者进行被动关节活动，每个关节在主要方向上重复 5 次。若患者能配合完成主动关节活动，则协助其取直立坐位，争取坚持至少 20min。从被动关节活动至直立坐位，每天进行 2 次。且每隔 2h 翻身 1 次
第三级	患者的意识清楚，可对抗重力举起手臂。在第二级的活动度上，增加协助患者坐于床沿
第四级	患者的意识清楚，可对抗重力抬腿。在第三级的活动度上，协助患者离床转坐于床旁椅。指导和协助患者离床站立、行走

五、ICU-AW 的康复策略

最初的康复治疗策略仅使患者维持一定的四肢肌力。现今的康复目标是功能的康复，是使患者恢复基本的生活能力。ICU-AW 患者除了神经肌肉系统功能障碍外，常伴有其他系统不同程度的功能损害。同样地，康复干预策略也需要关注心肺等内脏器官的功能、神经肌肉骨骼系统的康复干预。具体的康复策略包括以下几个方面。

（一）关节活动范围训练

早期肌力和关节活动范围（range of motion，ROM）训练可以改善肢体循环，部分肌力恢复时应鼓励患者主动活动，主动训练能增强肌力。肌力训练时要遵循阻力原则和超量负荷原则。根据现有的肌力水平选择肌力训练的方式，包括被动 ROM 训练、主动 ROM 训练、辅助主动 ROM 训练、抗阻 ROM 训练和本体感受性神经肌肉促进疗法（proprioceptive neuromuscular faciliation，PNF）。重症监护病房早期关节活动训练要依据患者的实际情况进行。对昏迷或镇静后不能自主活动的患者进行床上四肢全关节被动活动。Schweickert 等认为，适当打断患者的镇静状态，进行一定的康复训练，有助于降低 ICU-AW 的发生率，减少机械通气的时间。对于清醒的患者，可将其双腿吊起，做类似脚踏车的动作以增加下肢肌肉的锻炼。

（二）肢体功能锻炼

鉴于在危重症存活患者中存在显著的躯体功能障碍，肢体功能的锻炼显得尤为重要。

根据患者的情况可选择床旁坐位训练、立位训练、身体转移训练、行走训练和爬楼梯锻炼。对于清醒的患者，可采用床边坐立—坐床边椅上—床边站立的方式循序渐进地进行康复训练。当患者的下肢肌力恢复到可以站立时，可使用"站立床"帮助患者站立。当肌力 ≥ 4 级时，患者可使用助行器或推着轮椅在室内步行以锻炼下肢的功能。

（三）呼吸功能锻炼

ICU-AW 的主要表现是出现各种原因引起的呼吸肌无力，导致长时间的机械通气、脱机困难、拔管后反复出现呼吸衰竭。有研究显示，机械通气时间超过 18 ~ 24h 即可引起呼吸肌失用性萎缩和无力，并且随着机械通气时间的延长，呼吸肌萎缩进行性加重，使患者难以脱离呼吸机，产生严重的呼吸机依赖性。目前，呼吸控制和呼吸肌训练仍是肺康复计划中主要的手段。近年来，以呼吸肌功能锻炼为主的肺康复治疗在 ICU-AW 患者中的应用取得了一定的效果，使呼吸肌尤其是膈肌强壮有力，改善呼吸，提高呼吸效率，促进排痰。主要包括有效咳嗽、缩唇呼吸、腹式呼吸和主动呼吸循环技术。目前的技术已经发展到患者可以在机械通气期间步行，甚至在体外膜肺氧合（extracorporeal membrane oxygenation，ECMO）治疗时也已可行走。Bailey 等报道在一个大规模机械通气的患者中应用的早期活动方案。一旦患者的血流动力学稳定且有适当的呼吸机参数设置（如 $FiO_2 \leq 60\%$，$PEEP \leq 10cmH_2O$），即鼓励患者活动。Schweickert 等开展了一项评估从呼吸衰竭开始即进行物理和专业治疗的前瞻性随机双盲研究，虽然干预组和对照组的住院时间无差异，但这种即刻活动方案使出院时有自理能力的患者数量增加近 1 倍，机械通气的时间较短，谵妄的程度较轻，最大的步行距离更远。

（四）其他的康复训练措施

神经肌肉电刺激是低频电治疗的一种，通过刺激神经纤维激活运动神经元、增加肌肉的血流量与收缩力，从而阻止肌肉萎缩并发展成 CIPNM，有助于降低 ICU-AW 的发生率，减少机械通气的时间。此方法在 ICU 镇静或无自主活动的患者中广泛采用。Yosef-Brauner 等对机械通气昏迷或镇静后不能自主活动的患者进行四肢关节被动活动，同时配合神经肌肉电刺激治疗，比只接受被动训练的患者能够获得更强的肌力和更低的呼吸频率。Gerovsili 等采用日常的神经肌肉电刺激对患者进行治疗，结果发现，与对照组相比，其能明显改善股四头肌的力量，减少 ICU-AW 的发生。Routsi 等研究也发现联合日常的神经肌肉电刺激治疗的患者中很少发展为 CIPNM，并能较早撤机并减少机械通气的时间。近年来，功能性电刺激脚踏车训练系统逐渐被用于患有偏瘫、截瘫的患者，能有效促进 ICU-AW 患者瘫痪侧及健侧肌肉的康复。Burtin 等报道在 ICU 患者中应用功能性电刺激脚踏车训练系统并联合基础康复治疗肌无力的患者，在股四头肌肌力的恢复和 6 分钟步行距离方面，与只用基础康复治疗的患者相比有明显的改善。

第四节 总 结

大多数 ICU-AW 患者的预后存在不同程度的功能障碍，尤其是老年患者，康复过程缓慢且神经肌肉功能障碍往往不能完全得到恢复。认识 ICU-AW 的发病、诊断及防治等可以帮助临床医生早期识别并采取相应的干预措施。虽然某些危险因素并不能早期预防，例如脓毒症，但积极采取综合治疗可以降低 ICU-AW 的发病率。对于高血糖的危重症患者，予以适当的胰岛素疗法并密切监测血糖的变化情况。需要强调的是，慢性危重症患者的早期康复目前已成为有循证依据的治疗策略。国外的相关临床研究已明确证实，该策略可降低 ICU-AW 患者的发病率及死亡率。早期康复动员需量化镇静药物的使用、个体化制定康复策略、多学科团队有效协作来进一步优化其疗效。

　　危重症的 ICU-AW 并发症十分常见，可能是严重的和持续的，影响幸存者的长期生活质量，但预防或治疗 ICU-AW 的干预措施有限。虽然 ICU-AW 的病因是多因素的，但危重症的直接（CIP/CIM）和间接（静止 / 失用性萎缩）并发症都是导致 ICU-AW 的原因。目前需要一套普遍接受的关于 ICU-AW 的定义、诊断标准和分类法，以帮助推动临床和研究领域的发展。在一些 ICU（如外科、儿科）和慢性危重症患者中，早期康复活动的障碍、可行性和有效性尚未得到正式评估，需要在未来的临床试验中进行探索。此外，还需要对 ICU 幸存者和慢性危重症患者的 ICU-AW 发展进行纵向研究，并对 ICU-AW 患者身体功能和生活质量之间的关系有更深入的了解。

（尤荣开）

第五章
机械通气脱机困难的诊断与康复治疗

　　停止机械通气是指呼吸由呼吸机替代并逐渐由患者自行完成。成功脱机是指患者在没有呼吸支持的情况下自行呼吸 48h，并且没有呼吸衰竭的迹象。脱机成功并不意味着能拔除人工气道，但与人工气道的拔除相关。如果患者符合脱机的标准，即使仍需要人工气道，也应该予以脱机。

　　脱机是通气治疗的关键部分，占总机械通气时间的一半。根据成功脱机所需的自主呼吸尝试次数和所需天数，脱机分为简单脱机、困难脱机和延迟脱机（图 3-5-1）。大多数患者的脱机为简单脱机和困难脱机，死亡率低；少数为延迟脱机。本文描述的脱机困难包括困难脱机和延迟脱机。及时脱机对患者的治疗至关重要，因为过早拔管后重新插管会增加肺炎和死亡率的风险。另外，不必要的延迟脱机也会增加发病率和死亡率。呼吸系统力学紊乱、通气肌无力以及脱机引起的心功能障碍（如心肌缺血），是导致困难或延迟脱机的常见原因。机械通气超过 24h 尝试脱机失败的患者，应寻找所有可能引起脱机失败的原因。

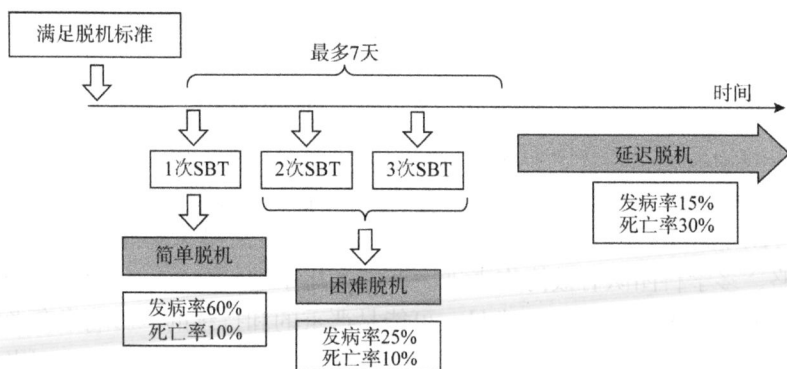

图 3-5-1　呼吸机脱机分类

（SBT：自主呼吸试验）

第一节　脱机失败的原因

机械通气的脱机取决于呼吸肌的力量、施加于呼吸肌肉的负荷以及中枢呼吸驱动力（表3-5-1）。呼吸衰竭可能由与这三个因素之一相关的疾病引起。如肌病降低力量、急性支气管痉挛突然增加负荷或阿片类药物作用于中枢神经系统。然而，也有可能同时发生力量和负荷的失调。

表 3-5-1　脱机的三个决定因素和与脱机失败相关的常见的病理生理状况

决定因素	常见的病理生理状况
中枢呼吸驱动力	镇静、镇痛或麻醉；昏迷；颅内压升高；高碳酸血症
呼吸肌无力	低磷血症；失用性萎缩；脓毒症；多神经病变 / 肌病
呼吸肌负荷增加	肺气肿；左心室衰竭；支气管痉挛；肺纤维化

自主呼吸的这三个关键组成部分之间的关系可以看作是一种平衡（图 3-5-2）。如果呼吸肌肉负荷过重，则无法维持自发收缩，肌肉可能会急剧衰竭。这种力产生的急性可逆失效被称为疲劳，已在肌电图和脱机期间呼吸肌松弛率变化的研究中得到证实。脱机失败的病理生理学已在少数患者中进行了研究，主要特征可能是相对于呼吸肌强度的高负荷。随着脱机的进行，与成功脱机试验相比，负荷增加。在大多数情况下，呼吸需要的动力很高。

来自中枢神经系统的驱动作用于周围呼吸肌。各组成部分之间的平衡可能会被打乱，导致呼吸肌疲劳，不能产生力量，肺泡通气量减少。

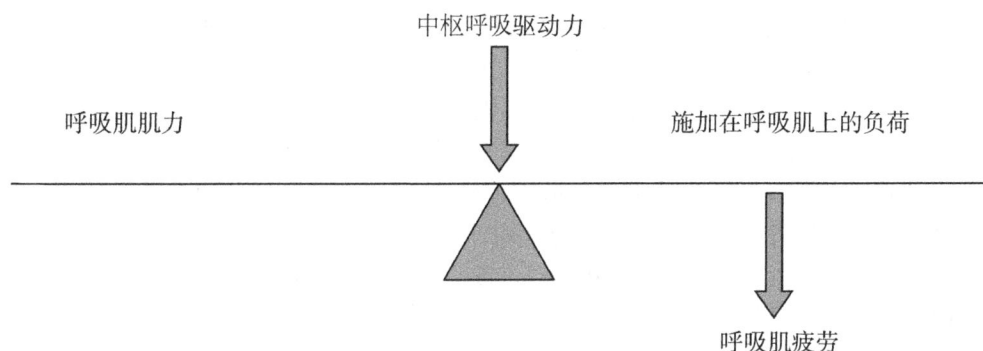

图 3-5-2 自主呼吸的关键组成部分

一、呼吸肌肌力

最初，正常受试者的呼吸肌张力是通过测量最大气道压（PI_{max}）来测试的，而食道和胃球囊导管则允许研究膈肌强度。膈肌的收缩可以通过膈神经的电刺激或磁刺激来获得。

PI_{max} 最初是由 Sahn 和 Lakshminarayan 从机械通气中脱机的插管患者中测量而得。严重虚弱（$PI_{max} < 20cmH_2O$）的患者无法脱机。然而，作为自主呼吸能力的唯一指标，仅靠肌肉力量可能无法预测成功或失败。只有在所有其他因素完全正常的情况下，严重虚弱的肌肉才能维持自主呼吸。

ICU 呼吸肌强度的测量提出了更多的挑战。首先，使用人工气道产生最大压力会导致气管导管移动，从而抑制最大压力的产生。其次，许多患者无法承受原始 PI_{max} 操作所要求的 1s 平台压。最后，很少有患者能够协调呼吸以确保他们在最大吸气努力之前达到残余量。

为了提高患者和正常受试者进行最大吸气动作的能力，研究了在气管插管中测量压力对封闭气道喘气期间的短暂吸气努力。患者对阻塞气道的吸气耐受性良好，前提是该技术得到充分解释并且喘气的持续时间不超过 20s。喘息的一个优点是，在 3～8 次吸气努力之后，可以建立最大的努力。该技术已被用于测量没有完全意识的患者的力量，从而能够对以前无法遵守自愿协议的一组患者进行测量。

二、中枢呼吸驱动力

尽管在 ICU 中不经常测量中枢呼吸驱动力，但可以测量 P0.1，这是一种驱动力指数。P0.1 在高碳酸血症期间的呼吸驱动力会升高，并且在呼吸衰竭患者中也很高。在插管患者中，如果需要打开阀门并且反应速度很慢，则通常在吸气早期很少或没有气体流动。在这种情况下，患者可能会进行阻塞性呼吸，呼吸机可能会在气道内自动测量 P0.1。

P0.1 可用于评估机械通气的脱机，该技术很容易被应用于通气患者，当呼吸驱动提高时，测得的压力超过 $5.5cmH_2O$，P0.1 的升高与脱机失败有关。在脱机试验中能够呼吸的患者的 P0.1 较低，而且在高碳酸血症时也能够增加动力和通气。能够自主呼吸的患者的中枢呼吸驱动力较低，也有一定的通气储备，这与脱机失败的患者的固定能力形成对比。

在接受压力支持通气的患者中测量了呼吸驱动，其中压力支持水平分阶段降低。随之而来的是，随着支撑量的减少，会有一段时间对肌肉的驱动力增加。在能够自主呼吸的患者中，驱动力水平仍然很低。相反，在脱机失败的患者中，驱动力增加，通常高于之前看到的水平。有可能以这种方式调整通气支持的水平，使 ICU 患者的驱动水平保持在正常的范围内。使用类似的方法来调整适用于具有不同程度的内源性 PEEP 的患者的外源性 PEEP 水平。随着外源性 PEEP 水平的增加，患者的呼吸驱动力降低，直到达到内源性 PEEP 的最佳平衡。如果外源性 PEEP 达到过度充气，则呼吸驱动力增加，从而能够将外源性 PEEP 调整到正确的水平，而无须对自主呼吸患者的内源性 PEEP 进行测量。

三、施加在呼吸肌上的负荷

做功是力在力的方向上移动一段距离时产生的，被称为"外部功"，可以通过测量力和距离来量化。当肌肉收缩但不伴随运动时，产生张力和热量，进行内部做功。为了计算呼吸系统的外部功，潮气量必须与呼吸期间产生的跨胸膜压相结合。这需要测量胸膜压力，通常从食管球囊导管获得，同时测量口腔容积。如果没有气流，内部做功就像完全阻塞时发生的那样。在这种情况下，能量会因胸壁变形而消散，并且不会发生通气。

脱机失败时通常会增加内部做功，而当内部做功减少时会成功脱机。可以连续监测内部做功，对于那些未能脱机的人，在脱机试验结束时产生的压力明显更高，吸气作为呼吸周期的一部分延长，并且患者呼吸急促。

第二节　脱机困难的康复治疗

脱机困难的早期康复治疗越来越受重视。康复项目在重症患者中的目的是：应用先进且具有成本效益的康复治疗工具，减少卧床并发症和患者的呼吸机依赖；改善残余功能；预防再入院；提高健康状况和生活质量。心脏、上腹部和胸部手术患者采用物理疗法，可通过不同的技术方法预防和治疗呼吸道并发症，如分泌物潴留、肺不张和肺炎。长期结局包括呼吸功能改善、再次入院减少和总体的健康状况改善。早期活动和维持肌肉力量可降低撤机困难、活动受限和呼吸机依赖的风险。

一、俯卧位姿势

俯卧位已被证明可以在短期内增加氧合，改善换气和灌流失调以及剩余的肺容量。在单侧疾病患者中，当受累肺位于最上方时，也可以看到肺功能的改善和肺不张发生率的降低。尽管它们具有生理学原理的依据，但仍然没有得到广泛的应用，目前还不清楚已报道的改善是否与临床结果（如死亡率）有关。

二、活动训练

长时间不动是导致 ICU 患者肌肉无力的一个因素。因此，被动运动和主动运动对 ICU 患者的康复有很大的帮助。运动通常是循序渐进的，运动的强度和持续时间都应该缓慢提高。

早期活动是一种可行且安全的干预措施，可在心肺和神经系统稳定后实施。这种方法与特定的肌肉训练相结合，可以改善功能结果以及认知和呼吸状况，并减少静脉淤滞和深静脉血栓形成的风险。

（一）肢体活动

肢体活动分为 6 个等级。

0 级：对生命体征不稳定的昏迷患者每 2h 翻身 1 次。

1～2 级：除翻身外，保持关节活动范围，防止肌肉萎缩，神志清醒的患者应保持正常的肢体位，至少能坐起 20min，每天 3 次。

3 级：与第 2 级类似，但可以进行上肢抗重力训练的患者应坐在床边。

4 级：类似于 3 级，但对于能够进行下肢抗重力训练的患者，每天至少站起来或坐在椅子上 20min。

5 级：患者主动从床上移动并在床边行走，行走的时间根据患者的耐受程度来定。

（二）肢体运动与外周肌肉训练

被动、主动辅助或主动负重肢体运动的目的是：保持关节活动范围；改善软组织长度和肌肉力量；降低血栓栓塞的风险。在标准胸部物理治疗中加入早期活动的患者的股四头肌力量和功能状态，与单独的物理治疗相比，没有差异。然而，在早期活动的患者中，总步行距离、股四头肌等长运动力量和感觉到的功能健康状况明显好于只进行胸部物理治疗的患者。上肢和下肢的渐进式活动方案能够减少需要机械通气的患者的住院时间。

（三）持续旋转疗法

持续旋转疗法是指利用特定的病床，以预设的旋转角度和旋转速度，将患者沿纵轴持续旋转，每侧最高可达 60°。这种治疗可以减少持续呼吸道塌陷和肺不张的风险，减少下呼吸道感染和肺炎的发生率，并减少气管插管的时间和住院时间。在昏迷或镇静的患者中推荐使用早期活动：半卧位床头抬高 ≥ 45°；除了标准的 2h 翻身方案外，定期改变姿势；每日所有的关节的被动活动；（被动）床上自行车和电刺激。

三、呼吸肌训练

呼吸肌无力、呼吸肌力量与呼吸系统负荷之间的失衡以及心血管受损是机械通气患者脱机失败的主要的决定因素。在 ICU 患者中，这些因素和过度使用控制机械通气可能会迅速导致膈肌功能障碍。然而，危重症患者的呼吸肌训练的理论基础仍然存在争议，并且不是许多机构主流实践的一部分。事实上，COPD 患者的膈肌能与正常的受试者一样有效地产生同等的肺容量的压力。由于肺容量的增加，肌肉纤维的慢－快特性（抗疲劳）的适应性也发生了变化。最近的文献讨论了吸气肌训练作为严重残疾的 COPD 和神经肌肉疾病患者肺康复的一个组成部分的潜在作用，旨在提高他们的力量和减少呼吸系统负荷的感觉。尽管如此，对呼吸机依赖的 COPD 患者的研究表明，呼吸肌训练可能与良好的脱机结果有关。

呼吸肌训练的主要方法如下。

（一）膈肌训练

1.抗阻吸气法

患者取仰卧位，在上腹部增加助力，要求患者主动用力吸气来克服该阻力。

2.呼气阻力训练

使用气管切开套管连接呼气阻力器（图 3-5-3），或堵管后抽出气囊内的气体，口含呼气阻力器，进行克服呼气阻力的训练。

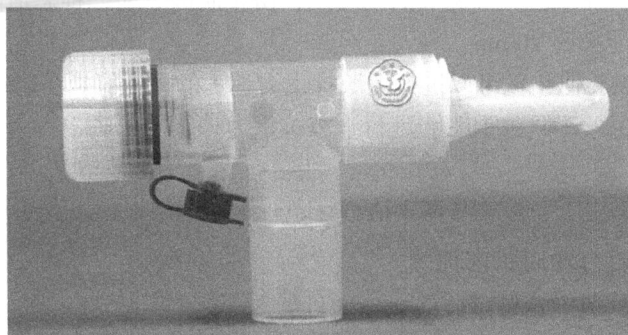

图 3-5-3　气管切开套管连接呼气阻力器

3.吸气阻力训练

气管切开套管连接吸气阻力器，或堵管后抽出气囊内的气体，口含吸气阻力器，进行克服吸气阻力的训练，并逐渐提高吸气阻力，或在患者的腹部放置一定重量的重物，让患者吸气时克服腹部阻力，运动量根据患者的情况而定。

（二）腹肌训练

除了腹部抗阻力训练外，患者处于高半卧位、坐位或者站位时，特别是高位截瘫的患者，腹带可以弥补腹肌的不足，在吸气时腹部轻度膨隆，在呼气时其弹性回缩力能促进膈肌恢复至正常的静息位。

（三）手法膈肌活动

在吸气阶段，治疗师用双手轻拉头部方向的接触点，稍向外侧，伴随着肋骨的抬高。呼气时，治疗师加深与内肋缘的接触，保持阻力。在随后的呼吸周期中，治疗师逐步增加肋缘内的接触深度。该动作分为两组，每组 10 次深呼吸，每组间隔 1min。

（四）其他的呼吸肌训练

其他的呼吸肌训练有颈胸椎旋转、侧弯胸椎和伸展肋间肌、自主伸展上胸廓、牵伸胸大肌和胸小肌、辅助牵伸下胸廓等。

四、气道廓清疗法

ICU 人工气道的建立主要为气管插管和气管切开，如果湿化不足或过度镇痛镇静等，都会影响气道通畅、黏液纤毛的清除功能以及咳嗽的有效性，损伤气道廓清的功能，使分泌物滞留，阻塞气道，增加呼吸负荷，从而影响脱机的结果。帮助移动和排除分泌物，促进气体交换的无创技术被称为气道廓清疗法。气道廓清疗法的具体措施有：①体位引流；②胸部叩击、振动；③高频胸壁压缩；④用力呼气技术；⑤主动循环呼吸法；⑥手动辅助咳嗽；⑦机械吸 - 呼气技术。这些措施可预防患者分泌物的滞留，改善肺通气，改善氧合，减少呼吸做功，提高呼吸肌收缩及舒张的效率，以及减少机械通气患者的呼吸机相关性肺炎的发生。

在气道廓清疗法中，最常用的是体位引流和胸部叩击、振动。体位引流不仅可以改善痰液引流，在一些特殊的患者中也可以改善肺功能。比如在膈肌无力的患者中，坐位或者立位可以增加患者的肺活量，而在一些低位脊髓受伤的患者中，仰卧位可以增加肺容积。

气道廓清疗法有助于脱机，应贯穿于患者的整个治疗过程中。目前，也有很多器械可以帮助进行气道廓清治疗，比如振动阀管、高频胸壁压缩背心、肺内叩击通气等。

五、吞咽功能训练

拔管困难的患者常合并吞咽功能障碍。吞咽功能训练包括对口、咽部、舌、喉等肌群的协调性训练和主动、被动控制训练。常见的吞咽训练方法如下。

（一）主动锻炼法

对于意识清醒的患者，通过引导患者做唇部、舌部、腮部运动等，促进患者咀嚼或吞咽肌肉群康复及协调。

（二）被动训练法

通过电刺激、磁波刺激等诱发吞咽运动。

（三）摄食训练

摄食训练是循序渐进地直接训练患者进食的方法。训练内容包括进食时的体位、食物入口的位置、食物的性质和进食的环境等。

（四）辅助性训练

辅助性训练是进行吞咽时采用的姿势与方法。

六、言语功能训练

近 20 年来有许多研究致力于证实气管切开患者言语沟通治疗的可行性。神志清醒但无法与医务人员或家属等进行语言沟通，可引起气管切开患者的焦虑、抑郁、沮丧等负面情绪，医务人员了解患者内心所想及感受也可以增加治疗的安全性和提高治疗质量。说话瓣膜是一个单向的通气阀门装置，吸气时瓣膜打开，呼气时瓣膜关闭使气流通过套管与气管之间的间隙经口鼻呼出，可改善气管切开患者的吞咽、通气和说话功能。

七、反馈式呼吸电刺激训练

反馈式呼吸电刺激训练（respiratory electrical stimulation training with biofeedback，RESTB）是指结合腹式呼吸、呼吸反馈（深慢呼吸）和神经肌肉电刺激的呼吸训练方法，通过诱导深慢呼吸方式、调整胸腹不协调活动，提高呼吸肌的活动能力和改善呼吸功能，降低 COPD 患者的氧耗量、增加潮气量、改善通气效率。

反馈式呼吸电刺激训练的作用包括预防通气后的呼吸肌萎缩、增加呼吸肌的耐力、辅助改善血气指标、增强膈肌的自发肌电活动。

（一）工作机制

RESTB 的工作机制是通过声光反馈，患者进行深慢腹式呼吸。通过 6 对体外电极，对膈神经和腹肌进行协同反馈式电刺激，使膈肌和腹肌规律性收缩，增加潮气量，促进肺泡内的 CO_2 排出，减轻呼吸困难的症状，逐步增强呼吸肌的肌力和耐力，提高运动能力，提高生活质量。

大量的研究表明，RESTB 可显著改善 COPD 患者的肺通气，缓解呼吸困难，并形成显著的深慢呼吸方式，提高患者的日常的生活活动能力。

（二）治疗方法

1. 对于神志昏睡或昏迷以及认知功能正常的患者，都可给予 RESTB 治疗。

2. 将膈肌治疗电极贴在胸锁乳突肌下端外缘 1/3 处（平环状软骨水平），将辅助电极置于锁骨中线第二肋间。

3. 将腹肌电极分别置于肋骨下缘中间的腹肌区域和腹直肌两侧外缘与肚脐齐平的位置（图 3-5-4）。

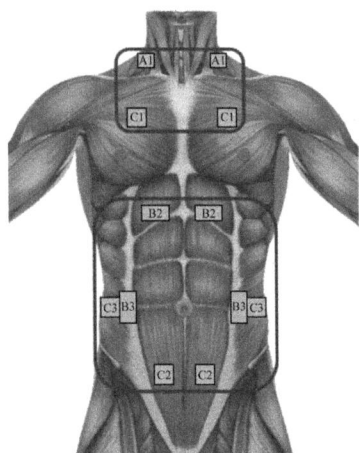

A1 为膈神经刺激电极，位于颈部胸锁乳突肌外缘下 1/3 处。

C1 为膈神经参考电极，位于锁骨中线第二肋间交叉点。

B2 为腹直肌刺激电极，位于肋骨下缘中间的腹肌区域。

C2 为腹直肌参考电极，位于耻骨联合上缘的腹肌区域。

B3 为腹前外侧肌群刺激电极，位于腹直肌两侧外缘与肚脐齐平。

C3 为腹前外侧肌群参考电极，位于脐水平线与腋中线交叉点。

图 3-5-4　电极位置图

注：A1、B2、B3 为刺激电极，接红色接头导线；C1、C2、C3 为参考电极，接白色接头导线。

4. 将呼吸频率设置为 12 ～ 18 次 /min 或根据患者的呼吸频率调节。

5. 刺激频率为 40Hz。

6. 在患者能耐受的情况下尽可能增加刺激强度，常规约为 10 ～ 15。

7. 每日 1 ～ 2 次，每次 30 ～ 40min。

（三）禁忌证

1. 平均动脉压＜ 65mmHg 或＞ 120mmHg，既往有肾脏疾病的患者治疗后收缩压或舒张压降低 10mmHg 以上。

2. 心率＜ 50 次 /min 或＞ 150 次 /min。

3. 发生新的心律失常或给予去甲肾上腺素＞ 1μg/（kg·min）维持血压。

4. 吸入性氧浓度为 60.0%，PaO_2 ＜ 70mmHg。

5. 脉搏血氧饱和度（SpO_2）降低≥ 10% 或＜ 85%。

6. 呼吸速率＞ 35 次 /min。

7. 体温＞ 38℃。

8. 康复运动后，由于脓毒症、胃肠出血和胸痛等问题，患者的病情发生恶化。

八、神经肌肉电刺激疗法

神经肌肉电刺激疗法（neuromuscular electrical stimulation，NMES）可诱导肌肉功能变化，而无任何形式的通气应激。NMES 可以很容易地在 ICU 中进行并应用于卧床患者的下肢肌肉。然而，迄今为止，尚无临床研究完全证实与常规的训练相比，NMES 对运动耐量的额外影响。COPD 或充血性心力衰竭患者更有可能从中获益。此外，NMES 也被认为是预防 ICU 神经肌病的一种手段。尽管 NMES 可能发挥作用，但干预的时机尚不明确。危重症早期刺激合成代谢可能没有什么好处，如感染性休克患者缺乏 NMES 的有效性。然而，急性疾病的严重程度似乎也有影响，因为 NMES 使无休克的脓毒症患者获益。

第三节 总 结

成功脱机对患者和 ICU 医生来说都是一个挑战。这需要对正压通气撤除过程中的生理调节有透彻的了解。早期康复有利于困难脱机，需要临床医生重视康复疗效，及时介入康复治疗技术。此外，掌握最新的进展，如心肺系统评估、睡眠监测、SBT 的方案和频率、无创通气使用和选定患者的新呼吸机模式等，可帮助有效地脱机。

（尤荣开）

第六章

重症心肺一体化的康复治疗

心肺一体化的康复是近几年重症康复医学发展的新趋势，强调心肺联动康复的重要性。心肺是维持人体生命的重要器官，是影响供氧的核心器官，心血管系统和呼吸系统在病理、生理上相互影响，康复治疗时需要两者兼顾，单独地进行心脏或肺脏局部功能的康复往往达不到很好的效果。呼吸病学家提出"肺—心—活动肌群"的概念。血液循环和心脏及肺脏相关，和运动密切相关，所有的运动需要心脏和肺协调，体循环和肺循环协调，任何一个环节增加负担而不影响其他环节是不现实的。

心肺一体化的康复治疗通过心肺运动测试，精准制订个性化的运动康复计划与方案，指导临床开展心肺运动及康复。运动可以促进气体交换，改善肺功能；运动过程中心率加快，心排血量增加，改善心功能，提高机体能量储备，改善和维持体力，增加运动耐力。对冠心病搭桥术或支架术后、COPD、肺间质纤维化等患者，应动态评估心肺功能，如肺活量、有氧代谢、心电图、心功能、肺弥散等，指导其日常的生活与工作。

第一节　适用人群

心肺一体化康复的适应证可分为原发性心肺功能障碍及继发性心肺功能障碍。

一、原发性心功能障碍

- 慢性稳定性冠心病。
- 心力衰竭。
- 急性心肌梗死稳定期后。
- 稳定性高血压。
- 经皮冠状动脉介入治疗术后。
- 主动脉瓣置换术后。
- 冠状动脉旁路移植术后。

二、原发性肺功能障碍

- 慢性阻塞性肺疾病。
- 持续性哮喘。
- 弥漫性支气管扩张症。
- 囊性纤维化。

- 间质性肺病。
- 职业性或环境性肺部疾病。
- 肺癌。
- 肺移植术后。

三、继发性心肺功能障碍

- 脊髓损伤。
- 脑卒中。
- ICU 获得性肌无力。
- 呼吸机依赖。
- 膈肌功能障碍。
- 老年疾病。
- 肥胖相关疾病。
- 多系统萎缩。
- 脊柱后凸侧弯。
- 强直性脊柱炎。

第二节　分　期

心肺一体化康复分三期（图 3-6-1）。

一、Ⅰ期康复

Ⅰ期为院内康复期。

1. 时间：患者住院期间。

2. 内容：包括早期病情的评估、早期康复、患者教育、日常的生活指导、出院计划。

3. 目的：缩短住院时间，促进生活能力恢复，增强患者的信心，避免卧床带来的不利影响。

二、Ⅱ期康复

Ⅱ期为院外早期康复或门诊康复期。

1. 时间：出院后 1 ～ 6 个月。

2. 内容：新增每周 3 ～ 5 次心电、血压监测下的中等强度运动，包括有氧运动、抗阻运动、柔韧性训练等。

3. 目的：提升患者的运动能力，帮助患者恢复日常的活动，重新投入社会活动和工作。

三、Ⅲ期康复

Ⅲ期为院外长期康复期。

1.时间：Ⅱ期康复结束后，理论上为终身康复期。

2.内容：为完成Ⅱ期康复的患者提供持续的预防和康复服务。

3.目的：减少心脏病、肺部疾病发作或其他的心血管疾病、肺部疾病的风险，强化生活方式的改变，持续纠正危险因素。

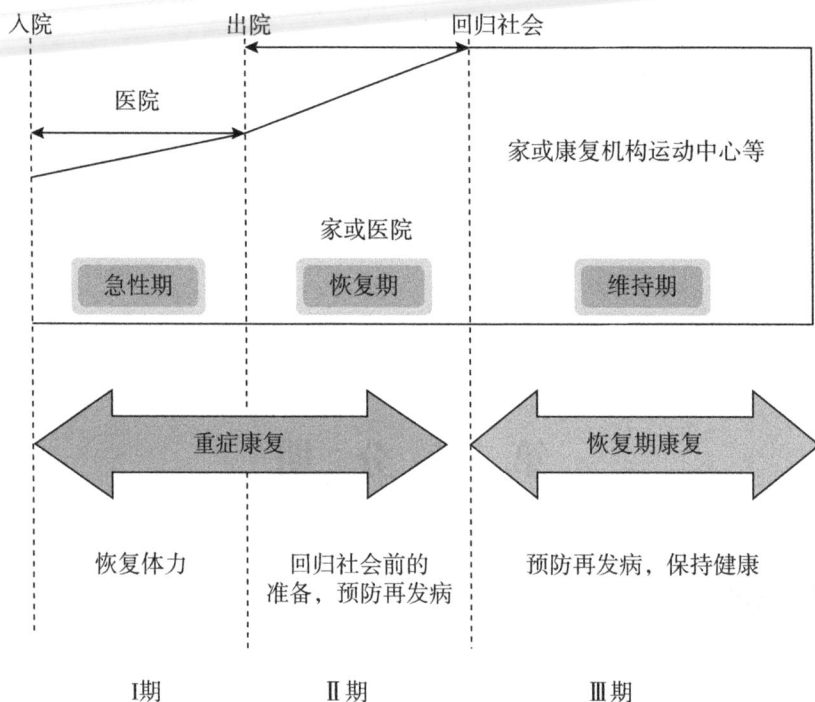

图 3-6-1　心肺一体化康复分期示意图

第三节　评　估

心肺一体化康复前进行心肺功能的全面评估是非常重要的。这一过程应该从首次接触患者开始，贯穿心肺康复的全过程，是心肺康复的首要且重要的内容。通过评估，了解患者的整体状态、危险分层以及影响其治疗效果和预后的各种因素，从而为患者制定最优化的治疗策略，实现全面、全程的医学管理。

一、常规评估

患者做心肺康复前，需进行以下的常规评估。①一般的检查与评估：收集病史及功能评估，包括静态心肺功能、一般性检查、生活质量及精神心理评估、药物饮食评估等；②

有氧运动能力评估：极量、次极量和症状限制性运动试验等；③骨骼肌力量评估；④其他：柔韧性评估、协调性评估、平衡能力评估等。

二、运动心肺功能测试

运动心肺功能测试（cardiopulmonary exercise testing，CPET）是指在运动负荷下对受试者的心肺功能进行联合测定和综合评估。它综合应用呼吸气体监测技术、电子计算机技术、活动平板或踏车技术，实时检测运动中12导联心电图、血压、能量代谢、肺功能和心功能。

CPET主要是通过分析运动状态下的呼吸气体交换，而同步评估心血管系统和呼吸系统对同一运动应激的反应情况，在测量气体交换的同时，还可测量心电图、心率、血压。

肺的主要功能是气体交换，给参与工作的肌肉提供氧气及其他的营养物质，并将二氧化碳及其他代谢物质带走。心脏、肺脏和肺循环在细胞内环境和细胞外环境中形成了独立的气体交换循环。在稳定的状态下，对人体中每单位时间的氧气消耗（oxygen consumption，VO_2）和二氧化碳输出（carbon dioxide production，VCO_2）的评估等于机体细胞中氧气的利用和二氧化碳的产出。因此，外部呼吸（肺部呼吸）等于内部呼吸（细胞呼吸）。肺呼吸功能（VO_2和VCO_2）与细胞呼吸功能（耗氧量和二氧化碳消耗量）通过循环相互耦联。故而，外部呼吸的评估能够反映心血管系统和呼吸系统在机体细胞呼吸方面的作用。

CPET有助于研究者区分常态和病态，对耦联机制进行分级，以及评价对病变器官系统的治疗效应。其生理基础为心肺耦联转运O_2和CO_2所介导的细胞线粒体内的氧化反应，为运动提供能量。其中任何一个环节的异常，均可致受试者的运动能力下降、运动心肺功能异常。运动心肺的意义不仅在于评定心肺功能，更在于指导心肺康复训练。

三、6分钟步行试验

6分钟步行试验是一项简单易行、安全、方便的试验，通过测定6分钟的步行距离，评价心脏的储备功能，适用于年老、虚弱以及中重度心肺功能障碍患者。心肺功能评价等级分为：①1级：< 300.0m；②2级：300.0～374.9m；③3级：375.0～449.5m；④4级：> 450.0m。

四、膈肌功能评定

目前由于设备条件、专业技术测定要求、经费、时间等方面的限制，大部分的呼吸肌功能测定技术还主要用于试验研究，未获得广泛应用。

（一）呼吸肌力量的测定

除颈部肌肉外，目前无法直接测定其余呼吸肌的力量，可以通过测定呼吸系统的压力变化来间接知晓呼吸肌的力量。

1. 跨膈压与最大跨膈压

膈肌疲劳时跨膈压和最大跨膈压均明显下降，多见于重度COPD、神经肌肉疾病及膈神经麻痹的患者。

2. 外源性刺激诱发的压力

目前的常用方法是电刺激或磁电刺激颈部膈神经诱发膈肌收缩而测定疲劳时的跨膈压。

（二）呼吸肌耐力的测定

对呼吸肌而言，耐力比力量更重要。根据负荷的大小及膈肌耐受该负荷而不出现收缩力下降的时间，可以对膈肌的耐力做出判断。

（三）呼吸肌疲劳的测定

1. 测定方法

有最大的等长收缩压力或力量下降；无法达到预设的吸气压力或下降；膈神经电刺激诱发的跨膈压下降；电刺激胸锁乳突肌的力量下降；经呼吸肌休息疗法后肌力明显有改善。

2. 反映或预示疲劳的测定方法

有肌电图的频谱改变；吸气肌肉松弛率下降或松弛时间常数增大；膈肌张力时间指数超过疲劳阈值；体检发现呼吸浅快，辅助呼吸肌动用，呼吸不同步或反常呼吸。

3. 肌电图

膈肌肌电图可通过食管电极、体表电极或经皮穿刺电极测定。

4. 呼吸肌的松弛率

呼吸肌的最大松弛率（maximum relaxation rate，MRR）是指肌肉收缩后松弛时相的肌力或压力下降的最大速度。因此，MRR 的测量有利于早期发现肌肉疲劳。但 MRR 的正常范围大，需要动态测量才有临床意义，且 MRR 易受到受试者主观努力程度的影响。

第四节　康复技术

危重症患者的病情往往较重，疾病演变迅速，常无法正常进食，进而导致营养支持不足；呼吸衰竭需呼吸机机械辅助通气，氧气的吸入呼出、转运以及交换极不稳定；因感染、糖皮质激素应用等导致 ICU-AW。如何针对 ICU 患者的实际情况，实施有效的心肺一体化康复训练，帮助患者早期脱机，减少呼吸机相关性肺炎，提高心脏功能，缩短住院时间，是目前研究的热点。重症心肺一体化康复的内容主要包括健康知识教育、体位管理、气道廓清技术、肢体主动/被动活动训练、吞咽功能训练、全身性的营养支持以及社会心理干预等。

一、健康知识教育

健康知识教育的主要目的是缩短住院周期，减少患者的焦虑，促进患者及其家属了解相关疾病的健康知识，提高患者的生活质量，提高患者对临床及物理治疗的依从性。健康教育内容的主要包括戒烟、控制感染、危险因素的识别和改善、正常的心血管和肺的解剖和生理、心率和血压的自我监测、营养支持与药物服用注意事项、氧气吸入和其他呼吸设备的使用等。

二、体位管理

体位和体位变换的参数包括体位选择、持续时间、体位变换的顺序、体位变换的周期和涉及的体位。临床上，应尽可能模拟正常的重力生理效应的体位以及体位变化对氧转运的影响。患者的状态和需求，决定患者的体位摆放。当患者无法持续直立与活动来满足日常的生活需求时，物理治疗师就要通过各种特定的体位模拟患者的直立与活动，从而改善氧转运的状态。

三、气道廓清技术

运用物理或者机械方式作用于气流，促进气管、支气管内的分泌物排出，或者促发患者咳嗽从而使痰液排出。体位引流、叩击、振动和摇动、咳嗽训练和物理因子疗法都可以用于改变气流或者促发咳嗽。

（一）体位引流

将患者放置于特定的体位，依托患者不同体位下的重力作用帮助分泌物从支气管移动到大气道。为发挥最佳的引流效果，治疗过程中需严密观察生命体征的变化。

体位引流准备：①对于重症监护的患者，要注意多种线、管和其他连接在患者身上的设备，为体位引流留出足够的空间；②确保有足够的人员为患者固定姿势；③体位引流前，可以雾化吸入支气管扩张剂等促进排痰；④准备好吸痰设备，对有能力咳出分泌物的患者，可用组织杯或者试样杯接痰。

体位引流治疗：①由肺部听诊和胸部 X 射线确定需要引流的肺叶，将患者置于适当的体位；②如果只使用体位引流，每个位置应保持 5 ～ 10min；如果体位引流与其他的气道廓清技术相结合，在各体位上的时间可适当减少；③在体位引流过程中需要专业人员密切监测患者的生命体征；④为避免患者过于疲劳，应首先引流受影响最大的肺叶，而不是所有受影响的肺叶一起治疗；⑤鼓励患者在每个姿势后进行深呼吸和咳嗽；⑥引流出来的分泌物在治疗后会不能立刻排出，但 1h 后即可排出。

（二）叩　击

在涉及肺段部分，用杯状手或治疗仪器对胸部有节律地叩拍，达到移除或者松动支气管分泌物的目的。

具体的操作如下：①操作者把拇指和其他手指内收呈杯状，手腕、手臂和肩膀保持放松；②进行有节律地叩拍，一般的叩击声音是空的，如果叩击时出现红斑，通常是叩击时手和胸壁之间没留有足够的空间；③节律保持在 100 ～ 480 次 /min；④两只手作用于胸壁的力量应该是相等的；⑤叩击时要避开患者的骨突、棘突、肩胛骨等处。

（三）振动和摇动

这是根据肺内分泌物的位置，通过手掌在肺部的振动和摇动促使痰液排出的一项技术。振动是温和的、高频的力，摇动更加有力。振动是在所涉及的肺段处，通过对胸壁施加压力，上肢持续共同收缩产生的振动力。摇动与振动类似，给胸壁施加一个并发、压缩的力。

具体的操作如下：①振动时，可将一只手放在另一只手上。摇动时，指导患者在适当的引流体位下进行深呼吸。通过上肢轻柔平稳的共同收缩来振动胸壁，在呼气末开始，直到胸廓下沉，频率为 200 次/min；②摇动时，患者处于适当的引流体位，把手放在需要引流肺叶的上方来治疗，指导患者深呼吸，在吸气末用缓慢、有节律的弹动按压胸壁，直到呼气结束；③患者如有辅助机械通气，振动和摇动技术则需要与控制肺通气的呼气相协调。

（四）咳嗽训练

主要包括辅助咳嗽训练与主动咳嗽训练。

1. 辅助咳嗽训练法

有腹部推挤辅助法、肋膈辅助咳嗽法、被动咳嗽训练等。

2. 主动咳嗽训练法

①哈气动作：患者处于仰卧位或端坐位，双手交叉放置于腹部脐上，让患者在呼气的同时，进行 3 次哈气动作，双手要感觉到腹肌收缩；②发"K"音：患者处于仰卧位或端坐位，双手交叉放置于腹部脐上，让患者在主动发出"K"音的同时，感觉声门关闭、声带绷紧以及腹肌收缩。

（五）物理因子疗法

目前，临床常使用的物理因子疗法，如低频电疗法、体外膈肌电刺激、超声疗法、高压电疗等是作为呼吸康复的辅助治疗手段。

四、肢体主动/被动活动训练

（一）肌力训练

危急重症患者容易发生 ICU-AW，主要表现为骨骼肌力量下降与心肺运动耐力下降，严重时，甚至连简单的日常生活活动都无法完成。ICU 患者长期卧床可能造成失用性肌萎缩，神经肌肉疾病所致的瘫痪引起的重症肌无力，都要有针对性进行肌力训练。肌力训练技术主要包括肌肉电刺激治疗、肌肉易化技术、辅助肌力训练、等长/等张肌力收缩、阻抗肌力训练等。肌力训练强度与训练量需要根据患者的实际病情进行及时调整。

（二）关节活动范围训练

ICU 患者长期卧床制动，如何防止关节挛缩是康复过程中关注的重点之一。Clavet 等研究发现，有 39% 的 ICU 患者至少发生 1 个肢体关节挛缩，有 34% 的患者存在关节僵硬，造成残疾。因此，为减少因长期卧床而引起的肌肉萎缩、肌腱挛缩、关节僵硬等肢体活动障碍，要进行适度的关节活动范围训练。关节活动范围的训练方法分为主动训练和被动训练。

意识清醒的患者尽可能要求其进行肢体主动运动，以维持正常的关节活动范围，主动活动时需注意加强关节保护，避免因肌力不足而导致关节损伤。强调挖掘和提高患者自身的运动功能和运动能力。主动训练时可以使用器械进行阻抗训练。

被动训练包括自我被动训练和他人训练，主要是以治疗者为核心，患者处于被动接受治疗的状态，以被动降低患者的肌张力为主要目的。

五、吞咽功能训练

ICU 患者常因为昏迷、镇静、经鼻或口气管插管、气管切开等原因无法正常进食，需要依靠经鼻腔置胃肠管、经皮胃造口进食，以保证营养支持。但是长期处于鼻饲导管或者胃造瘘管状态下容易造成患者的吞咽肌群萎缩，导致吞咽功能减退乃至丧失。危重症患者的吞咽功能障碍的康复治疗应以预防为主，积极干预治疗。

（一）吞咽肌群失用性萎缩的预防

在病情许可的情况下，尽早恢复经口进食。在经鼻腔置胃肠管、经皮胃造口进食的阶段，主要采取电刺激吞咽肌群、舌肌牵伸、被动按摩、冷刺激咽腭弓前部训练等方法进行康复训练。

（二）吞咽功能障碍的康复治疗

采用规范的吞咽障碍康复疗法干预 ICU 重症脑卒中吞咽障碍的患者，研究发现洼田氏饮水试验和吞咽疗效评分均有明显提高。临床上，常用的吞咽功能障碍的康复治疗方法主要包括舌肌训练、咽收缩练习、喉上提训练、面部肌群主动性收缩训练等，可以根据引起患者吞咽功能障碍的病因进行针对性的治疗。

六、作业疗法

由于 ICU 危重症患者的病情及治疗环境的限制，开展作业疗法尚有一定的困难。但有研究证实，63% 的 ICU 患者存在日常生活活动重度功能障碍，生活依赖明显，25% 的患者存在日常生活活动中度依赖，10% 的患者存在日常生活活动轻度依赖。Silveira 等研究发现，早期接受作业疗法和物理疗法的 ICU 患者比只接受标准镇静药干预的 ICU 患者，结束镇静药使用的时间明显缩短，建议早期进行康复介入。ICU 开展日常生活活动评估和作业疗法有助于提高患者的日常生活质量，促进患者康复。

应根据 ICU 患者的病情特点开展作业疗法，具体包括：①康复辅助支具的应用，如自助具、矫形器的训练以保护关节，维持其正常功能，防止失用性关节挛缩与关节僵硬。②功能性作业疗法，包括肌力增强训练、关节活动度训练、精细动作训练、耐力训练等。③日常生活活动作业疗法，包括进食、更衣、梳洗、修饰、如厕等训练。

第五节 实 施

进行心肺一体化康复前要进行全面整体的康复评价。心肺运动康复不同于骨科康复和神经康复中的肌力恢复。心肺运动康复主要体现在脏器康复和心肺耐力康复，其训练方法不仅是关注肌肉力量和速度的运动改善，而是全面考虑全身适应性的恢复——从心肺功能的恢复到体能的恢复。心肺运动试验时客观定量评估指导，要制定以精准、个体运动处方为核心的整体康复方案。同时要关注患者的心理和心脏功能，对于心理和睡眠状态进行专业评估及指导，同时也应进行生活质量评估及职业康复。以循证医学为基础构架方法，制定标准化的管理流程，形成"评估—康复处方—介入—再评估—修订康复处方—再介入"模式，推广心肺功能评价和治疗一体化的理念，将这一理念渗透到参与心肺一体化康复的每一位医务人员的心中。根据综合评测结果，制定精准干预方案，整体提高患者的心肺功能、缓解症状、改善功能。

一、组建多学科团队

1. 多学科团队由具有资质并能胜任的重症医学科主导。

2. 多学科团队成员包括医疗专家、护理专家、运动专家、营养师、药剂师、职业治疗师、理疗师、心理医生。

3. 团队成员接受适当的培训，具备专业知识、技能和能力，获得资质。

二、康复前的评估

（一）评估内容

评估内容包括病史、血压、中心动脉压、血氧分压、意识状况、心肺功能、呼吸系统功能、神经系统功能、体温、疼痛、睡眠、心理、营养、并发症、辅助检查结果、穿刺部位、置管情况。

（二）开始指标

1. 心率：静息状态时 60 ~ 120 次 /min。

2. 血压：平均动脉压 60 ~ 100mmHg，收缩压 90 ~ 180mmHg。

3. 呼吸频率：静息状态 12 ~ 30 次 /min，无胸闷及呼吸困难。

4. 血氧饱和度：静息未吸氧状态下，血氧饱和度 ≥ 88%。

5. 血流动力学：2h 内血压无急剧升高或下降达 20%，未启动或增加血管活性药物剂量；过去 8h 内无新发严重的心律失常或心电图改变；无心绞痛及心力衰竭失代偿征兆。

6. 机械通气：吸入氧浓度 < 60%，血氧分压 ≥ 70mmHg，呼气末正压 ≤ 10cmH$_2$O。

7. 其他：手术部位无明显的出血或血肿；无下肢深静脉血栓形成；无各种管道置管位置及使用的异常。

三、制订康复计划

1. 所有接受心脏康复治疗的患者都应接受个体化的评估，以制订针对其需求的康复计划和干预措施。

2. 在评估、制订康复锻炼计划时，患者也应参与决策。

四、康复过程的动态评估

1. 患者应在整个康复锻炼期间接受动态评估，审查目标完成的情况，必要时调整康复锻炼计划并做好记录。

2. 根据风险评估进行适当监测，运用无创动态心排血量监测系统（如血流动力学静息评估、心阻抗图、静态或联合被动抬腿负荷试验、血流动力学平衡图）对早期心脏运动康复过程实时监测，以保证安全性。

3. 终止指标。①心率＜50次/min或＞130次/min；②平均动脉压＜65mmHg或＞110mmHg；收缩压＜90mmHg或＞180mmHg，或舒张压＞110mmHg；收缩压随运动负荷增加而下降；③体温＞38℃；④呼吸频率＜12次/min或＞30次/min；⑤血氧饱和度＜88%；⑥血流动力学：2h内新启动血管活性药物或增加剂量，新发的恶性心律失常，室性心律失常随运动发生频率增加；⑦机械通气：吸入氧浓度＞60%，氧分压＜70mmHg，呼气末正压＞10 cmH$_2$O；出现明显的人机对抗；⑧其他：患者烦躁不安、感到费力，出现发绀、胸痛、眩晕、虚汗、疲乏及严重的呼吸困难等体力活动不耐受的症状体征；出现恶性事件，如患者摔倒、管道移位或滑脱等情况。

第六节　总　结

随着重症康复医学的发展，心肺康复一体化是今后发展的趋势，对重症康复的理解应该是脏器康复、肢体康复和精神心理康复，不宜分割脏器康复，而应组建心肺一体化康复机构。我国一些专科康复医院在重症康复实践的基础上拟成立心肺康复一体化的 HDU 病房，由心内科、呼吸科和康复科 3 个科室的临床医生组成指导康复团队（护士、运动治疗师、营养师、心理治疗师、临床药师、社会工作者/志愿者和患者家庭成员）。目前，我国心肺康复医疗人才培养处于起步阶段，系统的心肺康复专科人才培养体系和准入体系尚未形成，希望通过我们的努力，推动重症康复发展得更好。

心肺一体化康复除运动训练、呼吸训练、体外反搏、心血管超声治疗、生活方式指导、药物治疗、接受健康教育等手段综合运用外，切不可忽视传统中医的作用。中医康复具有"简、便、验、廉"的特点，动静结合，内外兼修，在心肺一体化康复中能起到一定的治疗作用。

（尤荣开）

第七章

慢性意识障碍的康复治疗

意识障碍（disorders of consciousness，DoC）是指各种严重脑损伤导致的意识丧失状态。慢性意识障碍（prolonged disorders of consciousness，pDoC）是指意识丧失超过 28 天的意识障碍，也是慢性危重症的临床特征之一。脑外伤是 pDoC 的首要病因，非外伤病因主要包括脑卒中和缺氧性脑病（如心肺复苏后、中毒等）。pDoC 的发病机制目前尚不十分清楚，一般认为是丘脑—皮层和皮层—皮层连接的破坏。中央环路假说提出丘脑—额叶—顶、枕、颞叶感觉皮质的连接是意识的基本环路，该环路完整性的破坏将导致 pDoC。pDoC 患者存活时间一般为 2～5 年，其中，植物状态的患者的意识恢复较困难，最小意识状态的患者有较好的恢复潜力的。近年来，随着临床治疗需求急剧增加，pDoC 的检测、评估以及干预方式都得到了快速的发展，并引起了高度的重视。神经影像脑网络功能，神经电生理等技术的进展，大大提高了临床诊断的精确度以及对 pDoC 的认识。以神经调控为中心的综合治疗，也为未来 pDoC 治疗带来了希望。图 3-7-1 为意识图解。

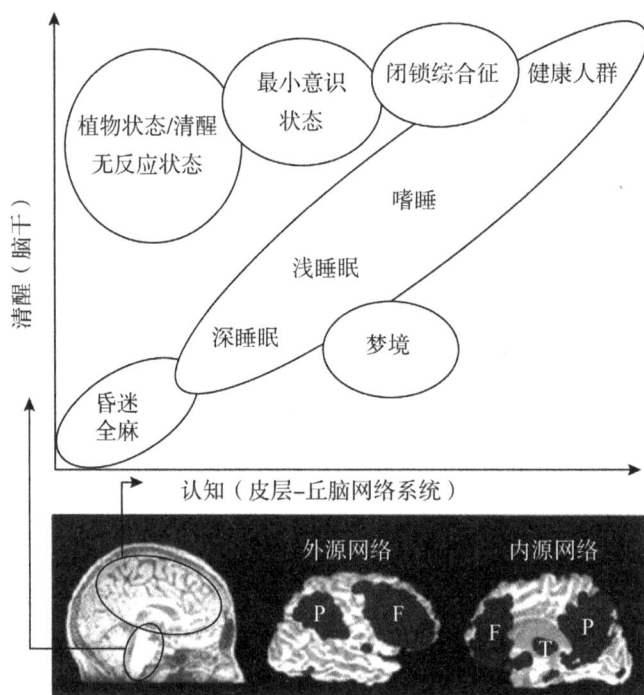

图 3-7-1　意识图解

注：P 为顶叶，F 为额叶，T 为丘脑。

pDoC 包括植物状态（vegetative state，VS）、最小意见状态（minimally conscious state，MCS）两种意识层次障碍。VS 指保存脑干基本反射及睡眠－觉醒周期，有自发睁眼或刺激睁眼，但无意识内容的状态。MCS 指严重脑损伤后患者出现具有不连续和波动性的明确意识征象，又进一步分为 MCS- 和 MCS+。MCS- 指临床上出现视物追踪、痛觉定位、有方向性的自主运动，但无法完成遵嘱活动；MCS+ 指出现了眼动、睁闭眼或肢体的稳定遵嘱活动，但仍无法完成与外界功能性交流，或不能有目地使用物品。

pDoC 是一种慢性疾病，病程可持续数年甚至成为永久性，是当今全球性的重大医学难题之一。1966 年，《木僵状态与昏迷的诊断》的出版，标志着慢性意识障碍作为一门临床医学学科的确立。然而，因治愈无望，昏迷研究经历短暂的兴奋后也近乎"昏迷"。近年来，在脑功能成像领域进展的带动下，昏迷及意识障碍病的研究出现了复兴。但由于意识障碍疾病的致伤机制及病情复杂多样，缺乏大样本多中心的系统性研究，在诸多关键科学问题上存在盲点，需要深入探索和重点突破。

pDoC 研究在我国已开展多年，早期主要集中在高压氧、神经康复领域，在高压氧、针灸及中药等中国传统医学上积累了大量有益的临床经验。由于有效治疗手段的欠缺，神经外科更多围绕疾病早期的机制研究、预测因素的研究。

近年来，神经外科在使用神经调控技术促醒的治疗尝试逐渐增多。在北京军区总医院、天津武警医学院附属医院等单位进行了神经调控技术促醒的尝试，取得了较好的临床效果。

第一节　病因与病理生理学

一、病　因

意识障碍的病因可以见于多种疾病（表 3-7-1），以是否伴有神经系统定位征来区分神经系统疾病与全身其他系统疾病。

表 3-7-1　意识障碍的病因

因素	常见的病因
颅内局限性疾病	脑血管病：脑出血、脑梗死、短暂性脑缺血发作等；颅内占位性病变：原发性或转移性颅内肿瘤、脑脓肿等；颅内外伤：挫裂伤、颅内血肿等
颅内弥漫性病变	颅内感染性疾病：各种脑炎、蛛网膜炎等；弥漫性颅脑损伤；蛛网膜下腔出血；脑水肿；脑变性及脱髓鞘性病变
全身感染性疾病	各种脓毒症、感染中毒性脑病等
内源性中毒	肝性脑病、肾性脑病、糖尿病性脑病、垂体危象、甲状腺危象、乳酸酸中毒等
正常的物质缺乏	缺氧：一氧化碳中毒、严重贫血、肺部疾病、窒息等；缺血：心排血量减少的各种心律失常、心力衰竭、心肌梗死、脑血管阻力增加的高血压脑病、由血压降低引起的各种休克、低血糖

续表

因素	常见病因
水、电解质、酸碱平衡紊乱，药物过量或戒断后	高渗性昏迷、低渗性昏迷、酸中毒、碱中毒、高钠血症、低钠血症、低钾血症等；抗高血压药、西咪替丁、胰岛素、抗胆碱能药、抗癫痫药过量、抗帕金森病药物、阿片类药物、水杨酸类药物、类固醇等
物理性损害	日射病、热射病、电击伤、溺水等

二、病理生理学

在现代医疗中，对意识障碍还知之甚少。传统的大脑结构影像显示意识障碍为多样的损伤模式，并没有明确的脑区与认知相关。我们可以通过对短暂无意识状态的研究来证实，如在癫痫发作期，其核心病理为脑功能异常，而不是宏观结构损伤。尽管如此，在严重 TBI 所致的 VS 患者中，观察到存在广泛的弥漫性轴索损伤和丘脑损伤。应用 PET-CT 研究大脑的能量代谢，发现认知与大脑整体的代谢并非紧密相关，而是与大规模的额—顶叶网络（包含多模态的相关皮质）的保存相关。与临床表现一致，MCS 患者部分保留了额—顶叶网络。额—顶叶区域的联通和他们与丘脑的连接在维持意识中至关重要，因此重建丘脑—皮质活动在 VS 患者意识恢复中起着重要的作用。

另外，有研究者总结了上行网状结构激活系统，提出了"脑干激活大脑皮层"的概念，学者们由此确立了网络间连接失调的核心机制，并不断探索脑网络连接。一些专家支持"前脑循环模型"，即丘脑中央神经元向大脑皮层及纹状体传递的过程受阻，纹状体中间型多棘神经元减弱对内侧苍白球的抑制，继而加强苍白球对丘脑的抑制，进一步减弱丘脑对大脑皮层的兴奋作用，最终导致 pDoC 的发生。这一假说认为，中央丘脑作为关键部位，与各个皮层区连接并支持大脑的觉醒。相关研究发现，意识丧失与大脑多个网络通路功能性连接有关，包括额—顶叶网络、丘脑皮质网络及小脑皮质网络。小脑通过脑桥传入纤维接受大脑皮质信号，再通过传出纤维投射至丘脑，继而投射回额—顶叶网络形成闭合环路，构成一个小脑—丘脑—皮质循环，维持意识状态。脑网络中这一结构，尤其是丘脑损害即可造成网络失连接，从而导致不同程度 pDoC 的出现。

第二节 临床评估

一、行为评估

pDoC 患者评定的要点是通过鉴别对刺激的反应是反射性，还是来自部分觉知能力参与的主动行为，来确定患者的意识水平。pDoC 患者的每日清醒状态及意识水平存在明显的波动性，需要系统、细致地检查和多次重复评定。评定前务必排除镇静、抗癫痫、神经兴奋等药物对意识的影响。此外，感觉缺失、运动障碍、失语、抑郁等会限制患者对检查做出的反应，需要加以鉴别。

（一）pDoC 程度评定量表

昏迷恢复量表修订版（the Coma Recovery Scale-Revised，CRS-R）（表 3-7-2）是目前 pDoC 检查与评估的标准临床量表，能够客观评定 pDoC 患者的意识状态，尤其是鉴别 VS 与 MCS。其他量表包括韦塞克斯头部损伤量表、全面无反应性量表、感觉形态评估与康复技术量表、意识障碍量表等。中国南京持续植物状态评分量表在国内也有一定范围的使用。针对疼痛的评估量表有伤害性昏迷量表，尽管其在临床上被使用广泛，但主要适用于早期 DoC 的评定。

CRS-R 由 6 个子量表构成，涉及听觉、言语、视觉、交流、运动和唤醒度，包括 23 项分层有序的评分标准。

表 3-7-2　昏迷恢复量表修改版

项目	检查内容	评分
听觉	对指令有稳定的反应★	4
	可重复执行指令★	3
	声音定位：转头／注视	2
	对声音有眨眼反应（惊吓反应）	1
	无	0
视觉	识别物体★	5
	物体定位：伸手寻物★	4
	眼球追踪★	3
	视觉对象定位：注视（＞2秒）★	2
	对威胁有眨眼反应（惊吓反应）	1
	无	0
运动	功能性物体运用●	6
	自主性运动反应★	5
	能摆弄物体★	4
	疼痛定位★	3
	疼痛导致肢体回缩	2
	疼痛导致异常姿势（过屈／过伸）	1
	疼痛刺激无反应	0

续表

项目	检查内容	评分
言语	可理解的言语表达 ★	3
	发声 / 发声动作	2
	反射性发声运动	1
	无	0
交流	交流完全准确	2
	交流不完全准确 ★	1
	无	0
唤醒度	能注意	3
	能睁眼	2
	刺激下睁眼	1
	无	0

注：★表示 MCS；●表示脱离 MCS。

（二）pDoC 结局评定量表

长期随访患者的预后存在诸多的影响因素，在随访上要求细致和密集地采集信息，仔细甄别导致结果偏倚的影响因素，准确、合理地评定预后及疗效。格拉斯哥预后评分量表（GOS）及扩展版（GOS-E）是目前预后的主要评定工具，但无法区分 VS 和 MCS。鉴于 DoC 患者的意识由 VS 提高为 MCS- 或 MCS+，对预后及临床干预的判定具有重要意义，建议使用 CRS-R 作为预后评定的主要工具。残疾评定量表使用相对较少，对评定 GOS-E 3 分以上的患者更具优势。

二、神经影像学评估

（一）磁共振成像

结构成像 T1、T2 检测 pDoC 患者的脑萎缩程度，明确脑损伤的部位、缺血、缺氧性病变以及弥漫性轴索损伤等病变程度。通常，脑萎缩程度及速度与大脑活动水平相关，结合病程分析可推测残余意识水平。丘脑与脑干上部（脑桥、间脑）是意识通路的重要结构基础，其损伤程度是影响预后的因素。弥散张量成像（diffusion tensor imaging，DTI）检测关键区域（脑干、丘脑、皮层下等）的各向异性分数是预测 pDoC 预后的参考指标。

静息态功能性磁共振成像（functional magnetic resonance imaging，fMRI）的默认网络连接强度与 pDoC 患者的意识水平显著相关，后扣带回区域的激活强度可鉴别诊断 MCS 与 VS，并可间接提示患者的预后。全脑多网络综合分析有助于提高预测的准确度。被动刺激和主动命令范式 fMRI，可能提高结果的特异性，但操作要求高，临床检测中可尝试应用。

（二）正电子发射计算机断层成像

可通过测量关键脑区（内侧前额叶皮层、后扣带回等）的葡萄糖摄取与代谢水平，采用标准摄取值等指标有效评估 pDoC 患者不同脑区的活动水平及相应的残余意识，帮助预测预后。结合 fMRI 脑网络分析可能提供更多的预测信息。

三、神经电生理评估

（一）脑电图

脑电图以节律波的形式记录脑电活动，其波形、频率和波幅随意识状态而变化，广泛应用于意识障碍的诊断，可作为行为学量表证据不充分时的辅助诊断工具。

脑电图在觉醒或睡眠状态下呈现的特征性表现对 MCS 与 VS 有鉴别诊断的意义；此外，脑电图还是一项预后预测指标，其异常活动常与不良预后相关。但是其诊断和预后预测价值存在低敏感性、低空间分辨力、易受干扰等缺点。

脑电图观察到的脑对外界刺激的反应，称为脑电反应性。异常脑电图联合脑电反应性缺失鉴别诊断 MCS 与 VS，与单一异常脑电图或脑电反应性缺失相比，具有更高的阳性检出率和更低的误诊率。

脑电反应性不仅在意识评估方面具有重要作用，同样对预后预测极具价值。2020 年，欧洲神经病学学会公布的《欧洲昏迷和意识障碍诊断指南》肯定了对外界刺激的脑电反应性的诊断与预后预测的价值，提出清醒状态下存在反应性的枕叶来源的节律最可能排除 VS 和 MCS，并提示预后良好。

定量脑电图（quantitative electroencephalography，qEEG）通过统计和分析精确、客观量化脑电活动，主要包括对时域和频域的线性分析以及对不规则、复杂的自发性脑电活动的非线性分析，提炼出常规脑电图无法获得的重要信息，可作为慢性意识障碍患者意识评估的有效指标，同时也是可靠的预后预测指标。枕叶来源的 α 功率和 α 频段的脑网络连接性与意识水平密切相关，α 功率既可鉴别诊断 MCS 与 VS，亦可预测意识恢复。

脑电双频指数（bispectral index，BIS）常用于评估麻醉程度，亦可用于评估意识水平。Schnakers 等研究显示，BIS 鉴别诊断 VS 与 MCS 的灵敏度和特异度均为 75%，同时还发现发病 1 年后意识恢复的患者的 BIS 较高，因此，认为 BIS 是一项可靠的诊断与预后预测的指标。尽管其诊断准确性低，但其作为快速、简便的检测方法，可用于快速、重复的临床评估。由此可见，定量脑电图可以结合影像学，建立脑模型，定量分析不同来源的脑电信号，克服脑电图自身低空间分辨力的缺点，提取更多的信息以增强脑电图的诊断与预后预测的能力，但是该方法分析复杂、需专门分析技术的缺点也限制了其临床应用。

（二）诱发电位

1.外源性诱发电位

外源性诱发电位包括体感诱发电位，脑干听觉诱发电位、中潜伏期听觉诱发电位、激光诱发电位。

体感诱发电位是临床最常应用的诱发电位之一，通过刺激上肢正中神经诱发脑电活动。

脑干听觉诱发电位通过外界声刺激反映听神经和脑干听觉传导通路的状态。脑干听觉诱发电位作为一种外源性刺激相关电位，反映的是脑干听觉传导通路功能而非皮质功能，病变较局限、未累及该传导通路时通常表现正常，故脑干听觉诱发电位的临床应用较局限。

中潜伏期听觉诱发电位系指患者受声音刺激 10～100ms 内出现的脑电反应。该项指标在 MCS 与 VS 患者之间存在显著差异，敏感性和特异性均较高，可辅助影像学和行为学量表进行分类诊断，是预后不良的可靠预测因素。

激光诱发电位通过激光刺激产生疼痛的方式诱发神经系统反应，以研究中枢神经系统对痛觉的反应。

2. 事件相关电位

事件相关电位包括 N100、失匹配负波、P300、N400。

N100 系患者受听觉刺激 100ms 内记录到的首个脑电负向波，无须患者主动注意，可用于检验听觉传导通路的完整性。N100 缺失可能与神经网络的严重破坏相关。然而 N100 仅为外源性刺激相关电位，可反映听觉传导通路的完整性和初级听觉皮质的残留功能，而无法反映高级认知功能，因此对意识障碍的诊断和预后预测的价值较低。

失匹配负波是脑接受偏差刺激后 100～250ms 诱发的波幅为 0.50～5.00μV 的负向波，通常由 Oddball 刺激序列获得。Oddball 刺激序列包含反复出现的标准刺激和小概率随机出现的偏差刺激，该刺激序列诱发的失匹配负波反映出脑对偏差刺激的自动化处理，无须患者主动参与。失匹配负波与 N100 一样不适合单独作为意识障碍的分类诊断指标，但可以反映脑对偏差信息自动加工的高级功能，较 N100 具有更佳的预后预测价值。

P300 是患者受到少量、非期望富含情感的刺激后于 300ms 附近产生的脑电正向波，主要包含 P3a 和 P3b。其中，P3a 是 220～280ms 出现的正向电位；P3b 是 310～380ms 出现的正向电位，是一项反映脑对刺激信号的认知和加工能力即高级认知功能的指标。

N400 是患者阅读语句时发现语义不匹配，经过约 400ms 引出的脑电负向波，可以在一定程度上反映脑处理语义的能力。虽然语言加工网络并不完全等同于意识形成网络，但 N400 的存在依赖于多个脑区的同步活动，反映出脑连接功能和结构的完整性。N400 的存在提示意识网络的损伤较轻，早期即存在 N400 的意识障碍患者可能存在较高的意识水平，从而预测远期康复的可能性较大，但是由于诱发 N400 需患者的意识水平较高且总体阳性率较低，故无法有效鉴别诊断 MCS 与 VS，有待进一步完善相应的检测方法。

（三）经颅磁刺激联合脑电图

经颅磁刺激联合脑电图是指通过线圈予以强且短暂的磁脉冲，透过颅骨激活皮质神经网络，并用磁兼容的脑电电极和放大器记录脑电反应的技术，可检测受刺激脑区的特异性脑电反应及其与未受刺激脑区之间的相互作用。其较常规的脑电图具有更高的敏感性和特异性以及更丰富的即时脑电信息。

（四）肌电图

肌电图是误诊率较低的电生理学指标，可辅助行为学量表发现细微的肌肉活动。肌电图虽可在一定程度上反映意识水平的差异，但不足以鉴别诊断 MCS 与 VS；同时由于受意识波动、痉挛、运动障碍和听理解障碍的影响，限制了其临床应用。

第三节　临床治疗

pDoC 治疗，近年来，在药物和神经康复等领域开展了许多有益的治疗研究和尝试，其中以脑深部电刺激（deep brain stimulation，DBS）和脊髓电刺激（spinal cord stimulation，SCS）为代表的神经调控技术最受关注。其他有迷走神经电刺激（vagus nerve stimulation，VNS）、硬膜外皮质电刺激（extradural cortical stimulation，ECS）及鞘内注射巴氯芬（intrathecal baclofen，ITB）等。但 pDoC 目前仍缺乏确切而有效的治疗方法。尽管缺乏系统性研究及足够的循证医学证据，但鉴于大量的 pDoC 患者人群及巨大的治疗需求，临床对 pDoC 治疗的研究与尝试一直在进行。根据目前研究的结果，有以下 pDoC 治疗方法可供临床选用。pDoC 诊疗过程中应该遵循四大基本医学伦理原则：尊重自主性、不伤害原则、有利原则和公正原则。

一、药物治疗

目前，尚无足够的证据支持使用药物能提高 pDoC 患者的意识水平。有报道显示，一些药物可在 pDoC 患者身上观察到暂时或长期的改善。一项大型 II 类随机对照试验证明金刚烷胺可加速外伤后 pDoC 患者的意识恢复。唑吡坦可改善部分 pDoC 患者的意识并恢复其功能，每日单次口服 10mg，服药后 20 ～ 30min 可观察到药物起效，服药后 1h 达到最大的促醒效果，药物效果持续约 4h。以上 2 种药物通过调节中央环路促进意识的复苏，金刚烷胺的临床效果与额顶叶脑代谢的增加有关，唑吡坦可能通过抑制苍白球而产生广泛兴奋。鞘内注射巴氯芬主要用于痉挛的治疗，但在少数非对照研究和病例报告中，其是一种潜在的促进意识恢复的药物。对 pDoC 意识有改善作用的药物还有溴隐亭、左旋多巴、咪达唑仑、莫达非尼和纳美芬等。哌甲酯、拉莫三嗪、舍曲林和阿米替林等更适用于脑损伤但意识仍存在的患者，可分别产生短期或长期效应以改善注意力缺陷。

常用的辅助药物包括神经营养药物与扩血管药物两个大类。中医中药通过辨证施治，施以醒脑开窍的单药或组方（如安宫牛黄丸等），虽在国内临床经常使用，但机制及疗效均缺乏充分的证据。

二、高压氧治疗

高压氧治疗可提高脑组织氧张力，促进脑干网状结构上行激活系统的兴奋性，促进开放侧支循环，有利于神经修复、改善认知，是 pDoC 常用的促醒治疗方法之一，建议在

pDoC 早期 1～3 个月开始实施，具体的治疗次数尚无定论。

张奕等关于高压氧治疗脑出血 VS 的研究验证了这一理论，发病前 CRS-R 评分＞6 分的患者的意识清醒率达 51.5%。有研究报道，早期高压氧治疗可防止部分 VS 进展为持续性植物状态（persistent vegetative state，PVS）。因此，治疗时机越早，疗效越好；PVS 的病程越短，有效率越高。依据我国最新修订的 PVS 疗效评定标准，高压氧治疗 PVS 患者的意识恢复率为 36.4%，总有效率达 90.9%。高压氧对于脑损伤后 pDoC 患者的意识恢复具有明显的疗效，高压氧还能促进神经功能修复，降低致残率及减少并发症的发生。

高压氧的缺点在于需要转运患者至氧舱内治疗。这类患者在搬动、转运过程中可能出现危及生命的并发症，需加以防范。

三、神经调控治疗

神经调控治疗是通过特定的设备，有针对性地将电磁刺激或化学刺激物输送到神经系统的特定部位，来改变神经活动的治疗方法，包括无创和有创神经调控治疗。无创神经调控治疗包括重复经颅磁刺激治疗、经颅直流电刺激、外周神经电刺激和超声聚焦疗法。有创神经调控治疗包括脑深部电刺激（deep brain stimulation，DBS）、脊髓电刺激（spinal cord stimulation，SCS）等。由于直接参与了神经环路的功能调制，又具有可逆可控的优点，近年来在难治性神经系统疾病的治疗中扮演越来越重要的角色。

四、并发症治疗

（一）颅骨缺损

尽早进行颅骨修补有助于恢复颅腔的正常结构和容积，解除大气压对脑组织的直接压迫，纠正脑脊液循环失常或受阻，避免脑组织牵拉摆动，间接促进意识的恢复。建议病情稳定后尽早实施。颅骨修补后应注意颅内压的变化情况，必要时进行分流手术。

（二）脑室扩大与脑积水

pDoC 患者的脑室扩大以脑萎缩引起的被动性牵拉最为常见，临床需与脑积水仔细鉴别。除影像学证据外，腰椎穿刺压力测定等也有助于鉴别，可多次进行腰穿测压及放液实验，必要时进行腰大池引流，观察引流期间的临床症状变化。一旦确诊脑积水，应及早实施手术，推荐脑室—腹腔分流术，建议选择可调压的分流装置。术后根据临床症状进行动态压力调节。

（三）阵发性交感神经过度兴奋综合征

阵发性交感神经过度兴奋综合征（paroxysmal sympathetic hyperactivity，PSH）以阵发的交感神经兴奋性增加（心率增快、血压升高、呼吸增快、体温升高、出汗）和姿势或肌张力障碍为特征，临床上与全身性发作的癫痫或癫痫持续状态极易混淆。量化的 PSH 评估量表能明确诊断并做出分级。常用的药物有苯二氮䓬类药物（咪达唑仑、氯硝西泮）、β 受体阻滞剂（普萘洛尔）、加巴喷丁、巴氯芬等。

（四）癫　痫

有临床发作并经脑电图确诊的 pDoC 患者，选择单一药物治疗或多药联合治疗。临床还常有脑电图见少量癫痫样放电，但对无临床症状的发作，一般不建议进行过度干预，以防止对意识恢复的干扰。

（五）疼痛与精神异常

长期的不当体位、过度的被动运动、持续的痉挛发作，可能导致严重的疼痛问题。当临床出现难以控制的体位诱发痉挛发作时，需要进行必要的疼痛评估与干预。当无明确诱因出现意识水平的再次下降时，需排除脑损伤后意识障碍合并精神、情绪、认知异常。目前缺乏有效的评定量表。试验性治疗可考虑非典型抗精神病药物，如抗抑郁药物。

（六）深静脉血栓

pDoC 患者长期卧床而被动活动不充分时，易出现静脉血栓栓塞，如深静脉血栓、肺栓塞、肌间静脉血栓形成等。早期给予弹力袜、肢体气压、运动等措施预防。一旦诊断为深静脉血栓，需暂停肢体主被动运动并进行抗凝治疗。

（七）其他并发症

对 pDoC 患者长期气管切开，肺部感染反复发生，推荐尽量减少气道开放的时间，以减少气道的暴露时间。需要在呼吸康复的基础上加强气道保护，拔管前应充分评估呼吸和吞咽功能，以及呼吸道有无梗阻的可能。导尿管在 pDoC 患者进入康复阶段有条件时应尽早拔除；短期无法拔除者，不推荐使用抗菌药物进行膀胱冲洗或灌注。肌少症在早期 ICU 救治阶段表现为 ICU 获得性肌无力，进入慢性恢复阶段突出表现为肌少症，推荐加强营养支持中的蛋白供给，及早进行运动治疗。压疮是 pDoC 患者的常见并发症，需通过体位变换、营养支持及局部按摩等方式加以预防。

第四节　康复治疗

pDoC 的康复治疗从 2 个角度考虑：一是有助于患者的整体功能状况的维持，减少并发症，为患者意识的恢复及恢复后重返家庭、社会做好准备；二是采用各种康复技术来促进意识的恢复。康复实施过程本身就包含了各种感觉刺激，有助于提高上行网状激活系统、皮层下、皮层的兴奋性。

一、运动功能障碍的康复

pDoC 一般会出现卧床或者活动减少等情况，康复治疗干预的重点是适当的体位摆放、四肢被动活动以维持关节活动度，预防继发性并发症。同时，通过深浅感觉尤其是本体感觉的刺激来改善脑的兴奋性。

1.关节活动范围训练

预防肌肉和骨骼的失用性萎缩、关节挛缩及改善肌张力，防止深静脉血栓形成。肌肉痉挛需根据病情给予巴氯芬、盐酸乙哌立松等，必要时行肉毒毒素注射、佩戴康复辅具。

2. 体位摆放

pDoC 患者应长期使用减压床垫，处于仰卧及侧卧位时应保持良好的功能位。定时变换患者的体位。

3. 站立训练

病情平稳时，进行辅助下被动坐位训练或固定在起立床上不同角度的站立训练，角度逐渐增加。建议每个角度的适应性训练周期为 1 周，20min/ 次，每天 2 次。

4. 康复踏车训练

对无肢体痉挛的 pDoC 患者可进行康复踏车训练，辅助进行肢体的被动活动，维持关节活动范围，选择被动训练模式，20min/ 次，每天 2 次。

二、吞咽功能的康复

吞咽功能训练可以预防吞咽器官的失用性肌萎缩、减少吸入性肺炎和营养不良的发生，有利于早期拔除鼻饲管道及气管切开置管。具体方式包括头颈部姿势调整，头颈、口颜面、口腔及咽部的皮肤黏膜的感觉刺激以及相关肌肉的被动运动与放松等，还可使用吞咽障碍治疗仪进行治疗。

三、呼吸功能的康复

其包括体位训练，气道廓清技术（体位引流、拍背、叩击和振动），胸廓放松训练（肋间肌松动术、胸廓松动术、胸廓辅助术、上下部胸廓辅助法、一侧胸廓辅助法），以及呼吸肌肌力训练（横膈肌阻力被动训练、肋间外肌与腹肌的阻抗训练）等，还可使用膈肌起搏器进行治疗。

四、感官及环境刺激疗法

该疗法有助于促进皮层与皮层下的联系，因此，pDoC 患者的皮层功能有可能经过多种刺激得到恢复，比如听觉、视觉、触觉、嗅觉、味觉和口腔刺激，利用神经易化技术进行刺激，以及环境刺激等；根据患者的习惯、爱好、工作情况等，设计并给予患者喜欢或者讨厌的声音、色彩、气味、触觉、味觉等多感官的刺激。

五、音乐治疗

音乐对大脑皮层有较广泛的激活效应，如双侧额叶、颞叶、顶叶、小脑，情感相关的额叶、扣带回、杏仁核、海马的响应尤其明显，采用患者喜欢的音乐有助于意识的恢复。

六、中国传统的康复疗法

针灸具有醒脑开窍、改善大脑的血液循环、促进脑神经细胞的恢复与再生以及解除大脑皮层抑制的作用。经络穴位的强刺激，如刺激感觉区、运动区、百会、四神聪、神庭、人中、合谷、内关、三阴交、劳宫、涌泉、十宣等穴位，可激活脑干网状上行激活系统的功能，促进意识恢复。

第五节 预后与伦理学

根据最新的研究进展，就脑损伤后意识的损害和恢复过程而言，从昏迷到 VS/ 无反应觉醒综合征、MCS 到意识模糊状态，最终患者脱离微意识的状态，这个过程构成 pDoC 恢复意识的路线图（图 3-7-2），反映的是大脑各级结构损害和功能恢复的动态过程，也是临床和神经科学研究对意识的认识不断加深的过程，并且还会随着人们对之研究的深入而变化。

损伤和创伤性病因在 5 个月内诊断出 MCS 与较好的预后有关，VS/ 无反应觉醒综合征和非创伤性 pDoC 的病因与不良预后有关，但个体结局因人而异，预后并非普遍较差。PVS 的意识恢复较困难，而 MCS 具有较好的意识恢复潜力。目前，对 MCS 应给予更积极的治疗，已成共识，但却无确切、有效的治疗手段。

由于 VS/ 无反应觉醒综合征至今仍没有根本的解决方案，因而有关患者生存价值的社会、伦理学话题更有现实意义。是否可以终止 VS/ 无反应觉醒综合征患者的基础生命支持是极具有争议的话题之一。如何平衡医学干预的利益和负担？怎样最好地尊重患者自身的决定权？亲属或者法律监护人是否有权做出决定？VS/ 无反应觉醒综合征患者自己的意愿如何？尽管某些患者可以通过上述手段实现简单的"是 / 否"交流，但这种有限的交流能力是在患者认知功能严重损害的前提下做出的，这种决断能否作为是否结束生命支持的依据？并且，pDoC 患者真的不满意自己的生存状况而愿意选择拒绝治疗吗？一项针对闭锁综合征患者的研究发现，72% 的患者认为他们活得有意义，不足 30% 希望死去或者有自杀想法。该研究结果改变了以往认为他们生存意愿不足的观点。

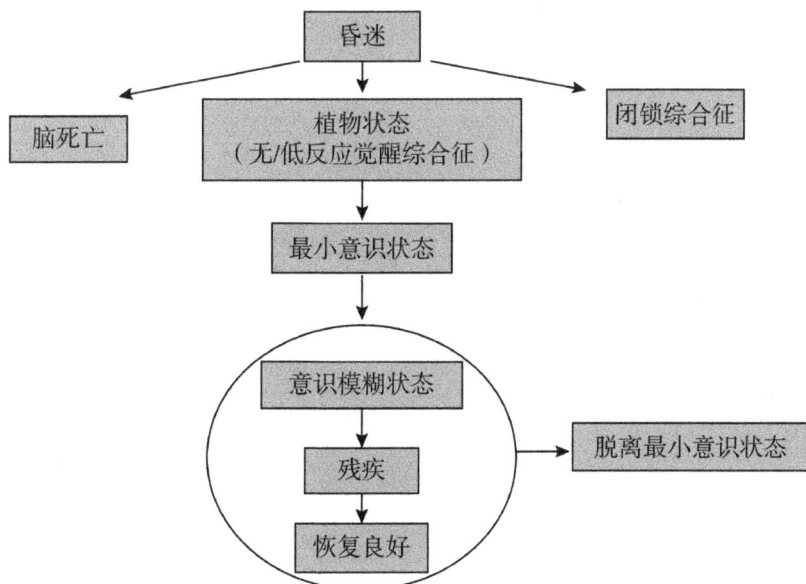

图 3-7-2 pDoC 意识恢复路线图

除此之外，通过 fMRI 研究发现，某些 VS/ 无反应觉醒综合征患者能够对外界刺激产生与正常对照相类似的脑的激活反应，这表明患者可能对外界刺激也能产生疼痛和愉悦等不同的心理体验。由此引发出系列新的伦理学问题，如 pDoC 患者是否也需要给予镇痛等对症处理？ Jox 等指出，伴随当前新的技术革新，来自家属和监护人的社会和伦理学方面的要求和愿望必然会逐步增加。临床医生需要运用当前新的技术为患者的诊断、治疗、预后判断提供更好的支持。无论做出怎样的决定，必须心中牢记患者的最佳利益。

第六节　总　结

慢性意识障碍是慢性危重症的临床特征之一，随着危重症医学的发展，pDoC 人数在不断增加，尽管意识障碍的研究已经取得众多的进展，但诸多的机制尚未明确。pDoC 的研究刚起步，临床诊疗面临的问题很多、任务十分艰巨。但随着神经分子影像和基于脑电生理的脑 - 机接口技术的进步，为破解 pDoC 的诊断、预后评估及治疗等难题提供了更多的机遇。对合适的患者施以 DBS、SCS、TMS 等神经调控治疗是极有价值的治疗选择。但在临床大规模常规应用 DBS、SCS、TMS 前需更多的多中心、大样本的循证医学研究的积累。

未来，pDoC 领域里有很多事需要去做，pDoC 是未充分开垦的领域，脑计划聚集了很多的脑科学家，在这个领域的不断观察、探索、发现和尝试，不断推出新诊断和治疗技术，会让我们更加接近事实的真相，揭开脑促醒之谜。

（尤荣开）

第四篇

重症康复患者的监测与管理

第一章

容量与内环境的监测和管理

第一节　液体管理

　　重症康复患者的液体管理是通过实时详细观察患者对容量负荷的生理反应和常规实验室检查的变化及各种有创和（或）无创的监测指标的变化，从而确定容量是否足够有效，防止潜在危害的发生，最终提高重症患者的生存质量和生存率的治疗方法。

　　足够的血管内容量是维持心排出量和组织灌注的基础。组织器官灌注量减少，可能发生组织细胞缺氧，甚至器官功能障碍。引起休克的最常见的原因是血管内血容量的绝对不足（如外伤、消化道出血等的血液丢失，呕吐、腹泻等液体和电解质的丢失），当丢失量超过循环血量的 30% ～ 40% 时，机体就会处于显著低血压和器官低灌注状态。此时，生命支持需留置两路静脉通道并快速输注林格液，这是管理低血容量患者的基本要求。引起休克的次要原因是心源性休克，此时，快速液体扩充可能不是最适合的选择。感染性休克发生时，急速注入大量液体是最优先的治疗。临床上不太常见的休克原因有肺梗死、心包填塞、过敏性休克、神经源性休克等。除肺梗死外，容量的补充均能带来益处。

在低血容量阶段，积极激进的液体复苏、保证足够的循环血量是十分必要和有效的。但是，复苏后过量的液体降低胶体渗透压的同时，通过通透性增加的毛细血管内皮，形成组织水肿、第三间隙积液，可导致组织氧代谢障碍，不可逆的氧债发生，患者最终常死于多器官功能障碍综合征。因此，在血流动力学稳定的前提下，限制性补液及积极利尿治疗是安全的。重症患者常有液体正平衡、容量过负荷，可能导致带呼吸机的时间延长，死亡率增加。从这一点看，有必要对临床医生提出遵循规律、合理补液的要求。

临床医生最初常根据临床检查来决定是否需要液体输入，包括①脱水征兆：皮肤干燥、口渴、嘴干、腋窝干燥、高钠血症、高蛋白血症、血色素／血球压积提高；②低循环血容量征兆：心动过速、动脉低血压、血乳酸值上升、末梢温度下降；③肾脏灌注减少：尿液浓缩、血尿素氮和肌酐上升、顽固代谢性碱中毒。

20世纪初，Ernest Starling 研究发现，随着心室舒张末期容积的增加，心排血量也逐渐增加，提出了 Starling 定律。根据两者的函数关系绘制的曲线称为 Starling 曲线。临床上常用心脏充盈压反映前负荷，充盈压与心脏做功之间的关系曲线称为心功能曲线。心脏排血指数（cardiac indedx，CI）、心排血量（cardiac output，CO）、每搏输出量（stroke volume，SV）与心室舒张末期容积、前负荷、心脏充盈压呈正相关。因此，量化心脏充盈压，容量负荷变化值就能反映心脏做功的变化，用于预测容量反应性的静态监测指标。Osman 等对 96 例重症脓毒症并接受机械通气的患者进行研究发现，CI 提高至少 15%。CI、CO、SV 提升 15% 及以上被认为是容量反应阳性的特征性指标。

第二节　血电解质的管理

一、钠代谢紊乱

（一）高钠血症

高钠血症主要由失水引起，也可能由水和钠同时丢失但失水多于失钠引起。血钠浓度高于正常范围时引起高钠血症（血钠浓度 > 145mmol/L），细胞外液呈高渗状态。位于视丘下部的口渴中枢受高渗刺激，可使患者感口渴而饮水，体内水分增加以降低渗透压；另外，细胞外液的高渗状态可引起抗利尿激素分泌增多，使肾小管对水的再吸收增加，尿量减少，以降低细胞外液的渗透压；如继续失水，循环血量显著减少可引起醛固酮分泌增加，增加对钠和水的再吸收，以维持血容量。失水严重时，因细胞外液渗透压增高，细胞内液移向细胞外间隙，结果是细胞内外液量都减少，而细胞内液缺水的程度可能超过细胞外液缺水的程度。

1. 临床表现

高钠血症造成的高渗状态，使细胞内的水分溢出到细胞外，导致细胞脱水。高渗状态最严重的后果是导致脑细胞脱水，引起代谢性脑病。临床表现包括情绪抑郁、癫痫大发作、局部神经功能缺陷甚至昏迷。一旦出现代谢性脑病，死亡率高达 50%。

2. 治疗措施

对于血容量不足的高钠血症，首先应补充血容量以维持正常的心排血量（当体液丢失严重而导致血流动力学不稳时，可用 5% 的白蛋白和 6% 的羟乙基淀粉等胶体溶液来迅速恢复血管内容量）。当需要补充晶体溶液时，应该用 5% 的葡萄糖溶液而避免使用 0.45% 的盐水，后者易引起水中毒。当血容量不足被纠正、血流动力学稳定后，根据血钠浓度计算失水量。假设总的体液和血钠浓度（PNa）是常数，失水量可以用以下公式计算：

$$实际 TBW = 正常 TBW \times （正常 PNa / 实测 PNa）$$

$$体液丢失量 = 正常 TBW - 实际 TBW = 正常 TBW \times （1 - 正常 PNa / 实测 PNa）$$

正常体液总量（total bytes written，TBW）占体重的比例：男性为 60%，女性为 50%。但在因水丢失而引起高钠血症的患者中，TBW 应该比正常少 10%，因此，男性 TBW 为体重的 50%，女性为 40%。正常的 PNa 为 140mmol/L。

纠正脱水所需要的液体的量取决于所用液体的钠离子浓度。计算公式如下：

$$所需液体的量 = 体液缺乏的量 \times （1 - X）$$

X 代表用于补充容量的液体中钠离子浓度与等渗盐水钠离子浓度（154mmol/L）的比值。

为了降低发生脑水肿的危险性，脱水应该在 48 ～ 72h 内逐渐得到纠正。

高容量状态的高钠血症，在肾脏功能正常的患者中，可以通过肾脏迅速排泄过量的钠和水，而肾功能受损时，可以使用利尿剂来增加尿钠的排泄。使用利尿剂后尿钠浓度大约为 75mmol/L，所以，过度利尿将加重高钠血症。因此，利尿的同时可以输入适当的低渗液体。

（二）低钠血症

血钠浓度 < 135 mmol/L 称为低钠血症。在老年住院患者和术后患者中的发生率分别为 4.5% 和 1%，尤其在获得性免疫缺陷患者（acquired immunodeficiency syndrome，AIDS）中，其发生率可以达到 40%。低钠血症患者的死亡率是正常血钠浓度患者的 2 倍。

1. 临床表现

当血钠在 125 ～ 130mmol/L 时，最早出现的是恶心、呕吐等不适症状；当血钠浓度在 115 ～ 120mmol/L 时，会出现头痛、嗜睡，严重时出现抽搐、昏迷和呼吸困难等症状，称为低钠血症性脑病。其是不可逆的致死性病变，由脑水肿和颅内压增高所致，常合并ARDS。在治疗低钠血症的过程中，有时可引起脑桥中央髓鞘溶解。该病的特点是弥漫性脱髓鞘病变，合并脑垂体损伤和眼运动神经麻痹。临床表现为低钠血症纠正后 2 ～ 6 天出现严重的神经系统症状，甚至出现截瘫、四肢瘫痪、失语等严重的并发症，往往是迅速纠正低钠血症而导致，因此，推荐纠正低钠血症时应该限制最大的速度和正确的治疗终点。

2. 治疗措施

慢性无症状或轻度的低钠血症不必紧急治疗、过快纠正，急性有症状的低钠血症特别是出现神经系统症状时必须立即处理。对于高容量状态的低钠血症，首先限制入水，其次需输注高渗盐水（如 3%NaCl 溶液）。鉴于纠正低钠血症可能引起脱髓鞘性脑病的危险，血浆钠浓度增加的速度不宜超过 0.5mmol/（L·h），而且最终的血钠浓度应纠正到

120～125mmol/L，不宜超过130mmol/L，使低钠血症的症状有改善即可。以下公式可以用来计算钠丢失的量：

钠缺乏（mmol/L）＝［130mmol/L－实测PNa（mmol/L）］×体重（kg）×TBW

男性的TBW为体重的60%，女性为体重的50%。

先补充按计算所得钠缺乏的1/3，同时使用呋塞米，以避免输入高渗盐水而引发细胞外液增多。如果患者的病情严重（如合并急性肾功能衰竭、严重的肾病综合征、重度充血性心力衰竭），补充液体常可加重容量负荷，此时可以使用肾脏替代治疗。

对于正常容量的低钠血症，首先应控制水的摄入，必要时可予以利尿治疗，严重时也可以输入高渗盐水。对于低容量性低钠血症可采用等渗性盐水来补充血容量，有低血压者可以补充白蛋白、血浆等胶体溶液。

对于无症状性或轻度低钠血症，一般不必治疗，以处理原发病为主，限制水的摄入。

二、钾代谢紊乱

钾离子是机体重要的阳离子之一，正常的血钾浓度为3.5～5.5mmol/L。正常人体内钾离子总量为50mmol/kg，其中98%在细胞内（浓度约为150mmol/L），其余2%存在于细胞外（血浆占1/4）。细胞静息膜电位与细胞内外钾、钠离子的浓度有密切的关系，钾代谢障碍可以导致细胞极化功能障碍，从而影响神经、肌肉及心肌细胞等组织功能。

（一）低钾血症

1. 常见原因

血钾浓度低于3.5mmol/L称为低钾血症。常见的原因有以下两种。

（1）钾离子向细胞内转移：常见于低钾性周期性瘫痪，以周期发作性肌无力合并低血钾为特点，常因进食大量的碳水化合物或剧烈运动所诱发，发病年龄相对较轻；甲亢引起者也较为常见。如不治疗，肌张力多于6～48h恢复，钾返回细胞外，血钾浓度恢复正常，呈周期性发作。其他促进钾离子细胞内转移的因素包括碱中毒（呼吸性或代谢性）、低温（事故引起或治疗诱导）和胰岛素使用。碱中毒对血钾浓度有着显著的影响，而低温会引起血钾浓度的瞬时降低，当体温正常时血钾浓度可以恢复。

（2）钾缺乏：钾缺乏可能是钾摄入不足和肾源性或肾外源性钾丢失的结果。摄入不足见于长期不能进食的患者；肾脏丢失的主要原因是利尿剂的使用，其他包括各种原因导致的醛固酮分泌过多、远端肾小管性酸中毒等；镁缺乏可以损害肾小管对钾离子的重吸收，是重症患者尤其是接受利尿剂治疗患者钾丢失和持续低血钾的重要原因之一；肾外钾丢失的主要原因是频繁呕吐、腹泻、大量胃肠吸引、肠瘘以及滥用灌肠剂和缓泻剂等。

2. 临床表现

轻度的低钾血症（2.5～3.5mmol/L）通常没有症状，严重的低钾血症（＜2.5mmol/L）可以导致弥漫性肌无力和精神状态的改变。肌无力为最早的表现，一般先出现四肢肌肉软弱无力，以后逐渐延及躯干及上肢，严重者可影响呼吸肌，有时有吞咽困难、进食或饮水呛咳。之后，可有软瘫、腱反射减退或消失。患者有口苦、恶心、呕吐和肠麻痹等胃肠功能改变的症状。轻度低钾血症的中枢系统症状常表现为精神萎靡、淡漠、倦怠，重者有反应迟钝、嗜睡甚至昏迷。低钾血症对心脏的主要影响为心律失常。典型的心电图改变为早期出现 T 波降低、变宽、双相或倒置，随后出现 ST 段降低、QT 间期延长和 U 波。但这些心电图改变都不是低钾血症所特有的，故不能单纯依赖心电图改变来判定有无低钾血症的存在。心脏受累主要表现为心脏传导和节律异常。人们对于低血钾导致心律失常存在误解，其实，单纯的低血钾并不足以引起心律失常，而与其他疾病合并存在时，才容易引起心律失常（如低镁血症和洋地黄类药物的应用），低血钾在其中起一个促进的作用（如促使洋地黄类药物所诱导的心律失常）。

3. 治疗措施

应尽早去除造成低钾血症的病因，减少或中止钾的继续丢失（如纠正碱中毒）。丢失人体总钾储备量的 10% 可以使血钾浓度降低 1.0mmol/L。对钾缺乏者，给予补充氯化钾溶液（磷酸钾溶液可以用于糖尿病酮症酸中毒的患者，因为酮症酸中毒常合并血磷降低）；如患者有休克，应先输注晶体或胶体溶液以尽快恢复血容量，待每小时尿量超过 40mL 后，再从静脉输入氯化钾溶液。临床常用的氯化钾溶液是高渗液，必须稀释后使用。静脉补钾的最大速度是 20mmol/h，若静脉内补钾超过 10mmol/h，需进行心电监护。血钾上升速度缓慢，完全补足通常需要几天时间，尤其在钾离子持续丢失的情况下。如果血钾很难补足，应该检查血清镁离子浓度的水平，因镁缺乏可促进尿钾的丢失，导致难治性低血钾，适当补镁可有利于低钾血症的纠正。

（二）高钾血症

血钾浓度超过 5.5mmol/L 时为高钾血症。高钾血症常引起严重甚至致命的后果，其成因主要与钾离子细胞外转移或肾功能受损，不能有效地通过尿液排钾有关。尿钾检测可以有助于鉴别高钾血症的原因，如果尿钾＞ 30mmol/L，表明钾离子细胞外转移，而如果尿钾＜ 30mmol/L，则表明肾脏排钾功能受损。

1. 常见原因

（1）细胞外转移：酸中毒有双重危险，它既可以导致钾离子向细胞外转移，又能导致肾脏排钾减少，因此是引起高血钾的主要原因之一。但呼吸性酸中毒常不会导致高血钾，也没有证据表明其他器质性酸中毒（乳酸性酸中毒、酮症酸中毒）能够导致高血钾。酸中毒伴随高血钾可能与其引起肾功能降低和肾小管酸中毒的因素有关。

肌肉坏死能释放大量的钾离子到细胞外，但是肾功能正常的情况下，过多的钾离子可以通过肾脏排泄。此外，运动时血钾可以升高达 8.0mmol/L，但在 25s 钾离子代谢半衰期内，血钾可以恢复正常。许多临床常用的药物也可以引起钾离子细胞外转移，如 β 受体阻滞剂和洋地黄类药物。

（2）肾脏排泄功能受损：肾小球滤过率低于 10mL/min 或尿量少于 1L/ 天时（间质性肾炎和低肾素醛固酮症除外），血钾可升高；肾上腺功能不全同样可以引起肾脏排钾功能障碍而导致高钾血症（在 ICU，这种患者并不常见）；药物损伤肾脏排钾功能被认为是引起高钾血症的主要原因，常见的药物有血管紧张素转化酶抑制剂、β 受体阻滞剂、洋地黄类药物、保钾利尿剂、肝素、非甾体抗炎药等，其原因可能是抑制或阻断了肾素—血管紧张素—醛固酮系统，在用药的同时补充钾离子则更易发生高钾血症。

（3）输血：休克时的过量输血也可能导致高钾血症。储存血中的红细胞释放大量的钾离子，使血浆中钾离子浓度增加（全血血浆中钾离子浓度平均每天增加 1mmol/L，14 天的储存血中，每个单位全血中钾离子负荷是 4.4mmol，每个单位浓缩红细胞为 3.1mmol）。正常情况下，输血引起的钾负荷可以被肾脏清除而不会导致血钾持续升高，然而在休克患者中，输血引起的钾离子累积可以导致高钾血症。而且由于灌注不足，钾离子向外周分布减少，故钾离子可以迅速累积以致威胁生命。

2. 临床表现

轻度（5.5 ～ 7.0mmol/L）高钾血症时，静息膜电位降低，肌肉兴奋性增强，出现肌肉轻度震颤、手足感觉异常；严重（7.0 ～ 9.0mmol/L）高血钾时，骨骼肌静息膜电位过小，肌肉细胞不易被兴奋，形成去极化阻滞，出现肌肉无力、腱反射减弱或消失，甚至迟缓性麻痹等症状。高血钾最严重的后果是心电传导减慢，当血钾浓度达到 6.0mmol/L 时出现心电图改变。最早的改变是出现高而尖的 T 波，一般在心前区导联 V2 和 V3 最明显，随着血钾升高，P 波幅度降低，PR 间期延长，最后 P 波消失，QRS 间期延长，严重者可发生心搏骤停。

静脉采血后标本发生溶血时可以引起血钾假性升高。据统计，这种情况非常常见，占所有血钾升高的 20%。当采血试管中出现血凝块时，钾离子也从细胞内释放到细胞外，从而导致假性高血钾，此时血液中出现白细胞增多（＞ 5×10^7/L）和血小板增多（＞ 10^9/L）。鉴于临床上存在假性血钾升高的危险，如果遇到没有症状的血钾升高，医生应该在诊断和治疗前重新抽血复查，排除由溶血等因素所致的假性高钾血症后才可以确诊。

3. 治疗措施

出现血钾升高和心电图改变的高钾血症患者有心搏骤停的危险，除尽快处理原发疾病和改善肾功能外，还应进行紧急处理以降低血钾水平。

（1）钙离子：可以直接拮抗钾离子的细胞膜作用，当血钾浓度高于 7.0mmol/L 或伴随心电图恶化改变（P 波消失，QRS 间期延长）时，立刻静脉给予 10% 葡萄糖酸钙溶液 10mL，如果几分钟后没有反应，可给予第二次相同剂量的葡萄糖酸钙溶液。如果第二次注射仍没有效果，可给予第三剂。钙离子的作用只能持续 20 ～ 30min，因此给予钙剂的同时应该采取其他措施，如增加肾脏对钾的清除。对于接受洋地黄治疗的患者，使用钙剂要特别谨慎，因为高血钙能诱发洋地黄类药物的心脏毒性，治疗此类患者时将葡萄糖酸钙加入 100mL 等渗盐水中静滴，静滴时间至少 20 ～ 30min（洋地黄中毒所致的高钾血症时禁用钙剂）。当高血钾伴随循环状态不稳时，选择氯化钙而不用葡萄糖酸钙，因为相同剂量下，氯化钙溶液中钙元素是葡萄糖酸钙溶液中的三倍，较多的钙离子可以增加心脏收缩力和维持外周血管张力。

（2）胰岛素：胰岛素与葡萄糖合用可以使钾离子进入肌细胞，从而降低血钾浓度。用 25% 葡萄糖溶液 100 ～ 200mL，每 3 ～ 4g 葡萄糖加 1U 胰岛素，进行静脉滴注。碳酸氢钠溶液也可以使钾离子向细胞内转移，但伴随高血钾的酸中毒常由肾衰引起，而肾衰竭时应用胰岛素和葡萄糖来治疗比碳酸氢钠更有效，因此，碳酸氢钠用于治疗高血钾的作用有限。

（3）聚磺苯乙烯：为一种阳离子交换树脂，它可以通过胃肠道黏膜增加钾离子的清除。通过口服或保留灌肠给药，口服 4 次/天，15g/次，与 20% 山梨醇混合使用以防止出现粪块性肠梗阻。每清除 1mmol 钾离子，需要加入 2～3mmol 钠离子，如果考虑加入钠离子过多，可以使用呋塞米增加尿钠的排泄。祥利尿剂呋塞米和依他尼酸可以增加尿钾的排泄，可在钙剂和胰岛素－葡萄糖方案之后使用，但对于肾衰竭患者的效果不好。

（4）连续肾脏替代疗法（continuous renal replacement therapy，CRRT）：是最快、最有效的方法。应采用无钾或低钾置换液进行，开始后血钾立即下降，1～2h 后血钾可即刻恢复正常，一般用于上述疗法仍不能降低血清钾浓度时，其是治疗肾衰竭引起的高钾血症的最有效的方法。

四、镁代谢紊乱

正常的成人体内镁总量约为 1000mmol（合 23.5g），其中一半存在于骨骼内，其余几乎都存在于细胞内，仅有不足 1% 存在于血浆中。因此，血浆镁离子浓度不能成为体内镁储备是否充足的一个理想参数。镁缺乏的患者的血镁浓度可能是正常的。血镁浓度的正常值为 0.70～1.20mmol/L。

（一）低镁血症

血镁浓度＜0.75mmol/L 时称为低镁血症。镁缺乏常见于住院患者，普通病房中发生率达 10%～20%，ICU 中达 60%～65%。由于镁缺乏可能并不伴随低镁血症，故其实际发生率远远超过低镁血症。事实上，镁缺乏被认为是当今临床上最不易被诊断的一类电解质失衡。

1. 临床表现

低镁血症引起神经—肌肉兴奋性增高，临床表现为小束肌纤维收缩震颤、Chvostek 征和 Trousseau 征阳性及手足搐搦；对中枢神经系统的抑制作用减弱，可出现反射亢进，对声、光反应过强，精神紧张、易激动、烦躁不安、手足徐动症样运动等；引起心肌去极化而导致心律失常（因为镁是稳定心肌细胞膜所必需的）；对胃肠道平滑肌的抑制作用减弱，导致呕吐或腹泻；常伴有低钙、低钾血症。与镁缺乏有关的最严重的心律失常是尖端扭转性心律失常。洋地黄和镁缺乏都能抑制细胞膜泵，而镁缺乏可以放大洋地黄的效果并促进洋地黄中毒的发生。因此，即使血镁浓度正常，静脉补充镁离子对于洋地黄中毒引起的心律失常仍有效，对消除难治性心律失常亦非常有效。

2. 治疗措施

首先应该积极寻找导致低镁血症的原发病因，并积极治疗，终止镁的持续丢失。轻度、没有症状的低镁血症可以不治疗；胃肠功能正常者可补充氧化镁（0.5g，每日口服 3～4 次）、氢氧化镁（0.2～0.3g，每日口服 3～4 次）或 10% 硫酸镁溶液（10mL，每日口服 3～4 次），口服吸收障碍者可肌注 10% 硫酸镁溶液 10mL，每隔 4～6h 注射 1 次，后酌情减量，并注意心脏及血压等情况。硫酸镁溶液可以用盐水稀释，不能用林格液（林格液里的钙对镁有拮抗作用）。严重的低镁血症（＜0.5mmol/L），同时有明显症状时或低镁血症伴随其他电解质异常时，立即经静脉补镁：将6g硫酸镁加入250mL或500mL等渗盐水中静滴，静滴时间至少3h，密切监护心电图的变化。静脉推注的危险比较大，尽可能不用，但当低镁血症合并严重的心律失常或癫痫大发作时，可以静脉注射2g硫酸镁，注射时间超过2min，然后将5g硫酸镁加入250mL或500mL等渗盐水中，静滴6h。

（二）高镁血症

血镁浓度＞1.25mmol/L以上称为高镁血症，主要发生在肾功能不全时。一项住院患者的高镁血症的调查结果显示，高镁血症的发生率为5%。

1. 临床表现

其主要有反射减弱和心脏抑制。血镁浓度＞2.00mmol/L时引起反射减弱；血镁浓度＞2.50mmol/L时产生房室传导时间延长；血镁浓度＞5.00mmol/L时可引起完全心脏阻滞，发生呼吸肌麻痹、脱水或昏迷；血镁浓度＞6.50mmol/L时则心跳停止。镁抑制血管平滑肌和血管运动中枢，可使小动脉、微动脉扩张，外周阻力降低以及动脉血压下降；镁抵制内脏平滑肌功能，可导致呕吐、便秘、尿潴留。镁被称为生理性钙阻滞剂，大多数的高镁血症产生的严重后果都归因于它在心血管系统对钙的拮抗作用，常表现为心脏传导延迟，而收缩和舒张能力变化不明显。

2. 治疗措施

除了积极进行病因治疗外，对有明显的心血管症状者可立即注射钙剂，10%氯化钙或10%葡萄糖酸钙100mL静脉缓慢注射，可暂时改善心脏的情况；对呼吸抑制者可应用呼吸机辅助通气；对血镁浓度没有达到重度的患者，如果肾功能尚可，可采用大量输液结合呋塞米利尿的方法降低血镁浓度；血透是治疗重症高镁血症最好的办法，在血透开始之前可以从静脉缓慢给予葡萄糖酸钙溶液（2～3min静注1g），暂时对抗镁对心脏和肌肉的抑制，绝大多数的患者在血透3～4h后的血镁浓度可以降至正常。

五、钙代谢紊乱

钙是人体最丰富的电解质，其99%存在于骨骼中，在软组织中，钙的浓度比细胞外液高10000倍。血钙浓度的正常值为2.2～2.6mmol/L。血浆中钙以三种形式存在：约50%与血浆蛋白结合（主要为白蛋白，其值受到pH值和血浆蛋白浓度的影响）；5%～10%与血浆中阴离子（硫酸盐、磷酸盐）螯合；约45%为钙离子。这三种形式的钙处于动态平衡、不断交换之中。其中，离子形式的钙是血浆中生理功能的活性成分，作为细胞内主要的第二信使参与调节细胞增殖、分化、运动、肌肉收缩、激素分泌、糖原代谢及神经元兴奋性等病理生理作用。

（一）低钙血症

血清蛋白浓度正常时，血钙浓度低于2.2mmol/L则为低钙血症。临床常见的低钙血症病因包括原发性或继发性甲状旁腺功能减退、维生素D代谢障碍、肾功能衰竭以及一些药物的作用。甲状旁腺功能减退时甲状旁腺激素合成和分泌减少，引起血钙降低、血磷升高。维生素D促进小肠对钙的吸收，其代谢活性物促进肾小管重吸收磷和钙，从而提高血钙、血磷的浓度，在维持及调节血浆钙、磷的正常浓度中起重要作用，因此，任何原因引起维生素 D 缺乏或维生素 D 羟化障碍都可以导致低钙血症。肾衰竭合并低血钙的原因是磷蓄积和维生素 D 转换为活性维生素 D 受损。肾衰竭合并酸中毒可以减少钙与白蛋白结合，此时，低钙血症并不表示钙离子降低。在 ICU 中，低钙血症的发生率在 50% ～ 60%。

1. 临床症状

低钙血症时神经肌肉的兴奋性升高，可出现肌痉挛，在周围神经系统早期可表现为指、趾麻木，严重者可以发生反射亢进、癫痫发作和手足搐搦。体检可以发现 Chvostek 征和 Trousseau 征阳性；而 Trousseau 征的敏感性不高，约 30% 的低钙血症患者的体征可为阴性。轻度（0.8 ～ 1.0mmol/L）低血钙患者的心血管并发症包括低血压、低心排血量和室性异位搏动，严重者（＜ 0.65mmol/L）可能出现室性心动过速和难治性低血压。慢性低钙血症还可以发生骨软化、骨质疏松、佝偻病、纤维囊性骨炎等。

2. 治疗措施

首先针对潜在病因进行治疗。对于总钙浓度小于 1.875mmol/L 或低钙血症有明显临床症状（如手足搐搦、抽搐、低血压、Chvostek 征和 Tousseau 征阳性、心电图 QT 间期 ST 段延长伴或不伴心律失常等），应立即处理。一般采用 10% 葡萄糖酸钙 10mL 稀释后静脉注射（大于 10min），必要时可重复注射（注射过程中应监测心率）。若症状性低血钙反复发作，可在 6 ～ 8h 内输注 10 ～ 15mg/kg 的钙离子，以后再根据血钙浓度给予补充。成人每天钙的维持剂量是 2 ～ 4g，可用口服碳酸钙或葡萄糖酸钙片，一般 200mg 钙元素可以提高钙浓度 1mg/dL。

（二）高钙血症

血钙浓度高于 2.75mmol/L 即为高钙血症。高钙血症并不常见，住院患者的发生率不到 1%，其中 90% 是甲状旁腺功能亢进症，其次是恶性肿瘤（恶性肿瘤是重度高钙血症的常见原因）。

1. 临床表现

高钙血症的临床症状不典型，对神经肌肉的抑制表现包括疲乏无力、失眠、抑郁、神志不清甚至昏迷、腱反射迟钝、肌力下降；高钙可以使心肌兴奋性增高，患者可出现心律失常和洋地黄中毒，心电图异常为 QT 间期缩短；高钙还可抑制胃肠动力，引起恶心、呕吐、便秘、肠梗阻和胰腺炎等。

2. 治疗措施

高钙血症常伴随高尿钙，尿钙增加可以引起渗透性利尿、血容量下降，因此，高钙血症治疗的首要目标是补液治疗，在纠正低血容量的同时促进肾脏钙排泄。推荐使用等渗溶液，但是单纯输液并不容易使血钙恢复正常的水平，需要加用呋塞米促进尿钙的排泄，使每小时尿量达到 100 ～ 200mL，每小时小便中丢失的液体用等渗盐水补充（补液不足可能再次引起低血容量）。需要注意的是，补液和利尿剂可以纠正急性高钙血症，但并不能治疗高钙血症的病因。降钙素是一种天然存在的激素，它可以抑制骨吸收，皮下或肌肉注射 4U/kg，q12h，可迅速降钙（但降幅不大，最多降低血钙浓度 0.5mmol/L）。对于与多发性骨髓瘤有关的高钙血症，降钙素与氢化可的松合用常有效。氢化可的松的用法是200mg静注，2～3次/天。肾衰竭时降低血钙的有效方法是透析，血液或腹膜透析均有效。

六、磷代谢紊乱

成人平均的磷含量为500～800g，大部分以磷脂和磷蛋白的形式存在于有机分子中（其中85%存在于骨骼，其余15%以无机磷离子的形式存在于软组织中）。无机磷离子存在于细胞内，参与糖酵解和高能磷酸盐的产生。存在于细胞外液的磷仅有2g左右，成人正常的血磷浓度为0.8～1.6mmol/L。HPO_4^{2-}和$H_2PO_4^-$的比值是4：1。

（一）低磷血症

血磷浓度<0.8mmol/L称为低磷血症，可能是磷向细胞内移动、肾脏排磷增加或胃肠道磷吸收减少所致，而大多数情况是磷酸盐向细胞内移位。易引起低磷血症的因素有呼吸性碱中毒、脓毒症、糖尿病酮症酸中毒、使用β受体激动剂和含铝药物的使用等。

1. 临床表现

低磷血症没有明显的临床症状，即使磷含量已降至非常低的水平，但尽管这样，磷缺乏仍可能导致有氧细胞能量代谢障碍。在心肌细胞内，其可以导致心肌收缩力降低、心排血量减少；在红细胞内，糖酵解高能量磷酸盐产物减少，红细胞的可变性能力降低，容易出现溶血；在骨骼肌内则表现为骨骼肌无力。磷缺乏还伴随2，3-二磷酸甘油酸缺乏，使氧合血红蛋白分离曲线左移，血红蛋白不易释放氧而导致组织缺氧。

2. 治疗措施

首先应针对病因治疗。轻度低磷血症时可增加磷摄入，选择进食含磷丰富的食物，如奶类、鱼类及果核类等。静脉补磷溶液有磷酸钠溶液和磷酸钾溶液。对于血磷浓度<0.6mmol/L、有临床症状的患者，静脉给磷速度为0.03mmol/（kg·h）；对于重度低磷血症而没有症状的患者，给磷速度为0.02mmol/（kg·h）；对于重度低磷血症（<0.3mmol/L）、有临床症状的患者，给磷量为2～7.5mg/kg，每隔6～8h给磷1次，对于有肾衰竭的患者，建议减慢补液速度。对于静脉补磷者，每6h测定1次血磷浓度，一旦血磷浓度达到0.6mmol/L，可改用口服磷酸钾或磷酸二氢钾溶液（口服补磷可致泻，因此不宜大剂量口服补磷），剂量为1200mg/天，此时应停用硫糖铝或其他的含铝制剂；对于肠内营养不耐受的患者继续静脉补磷，维持剂量为800mg/天。

（二）高磷血症

血磷浓度高于1.45mmol/L称为高磷血症。ICU常见的高磷血症的原因是肾脏磷酸盐排泄障碍或广泛细胞坏死引起磷酸盐释放（如横纹肌溶解和肿瘤溶解），还见于糖尿病酮症酸中毒（尤其在胰岛素治疗时容易出现）。

1. 临床表现

高磷血症的临床症状不明显，当磷和钙结合形成不可溶解的磷酸钙，沉积于软组织时导致组织损伤。

2. 治疗措施

治疗高磷血症的方法有：①给予硫糖铝、其他的含铝制剂、碳酸钙或其他的钙磷结合剂（如醋酸钙、葡萄糖酸钙）来结合磷酸盐，减少磷的吸收，从而降低血磷浓度；②CRRT 是最快、最有效的方法，主要用于肾衰竭的患者。

第三节　酸碱平衡紊乱的管理

一、酸碱平衡的调节机制

人体内存在精细的酸碱平衡调节机制，包括血液缓冲系统、细胞内外离子交换、肺调节和肾脏调节四部分，它们对机体酸碱平衡的调节起主要作用。

（一）血液缓冲系统的调节作用

血液缓冲系统是人体对酸碱平衡调节的第一道防线。主要包括 4 个缓冲对，即碳酸 - 碳酸氢钠（HCO_3^-/H_2CO_3）系统、磷酸二氢钠 - 磷酸氢二钠（Na_2HPO_4/NaH_2PO_4）系统、血浆蛋白（HPr/Pr⁻）系统和血红蛋白系统。它们能迅速缓冲体液中的酸碱度，每一个缓冲对既能缓冲酸，也能缓冲碱。然而，由于体内产生的这些缓冲物质的容量有限，它们的缓冲作用也十分有限。HCO_3^-/H_2CO_3 是其中含量最高的缓冲对，缓冲作用最强，占全血缓冲能力的 53%；Na_2HPO_4/NaH_2PO_4 系统在细胞外液含量少，只占全血缓冲能力的 3%，主要在肾脏排 H^+ 过程中起较大的作用；血浆蛋白系统中的血浆蛋白可以释放和接受 H^+ 而起缓冲作用，它占全血缓冲能力的 7%；血红蛋白系统分为氧合血红蛋白缓冲对（$HHbO_2/HbO_2^-$）和还原血红蛋白缓冲对（HHb/Hb⁻），占全血缓冲能力的 35%。这些缓冲对的存在，可以使进入体内的强酸变成弱酸，强碱变成弱碱，或变成中性盐，对维持机体的酸碱平衡十分重要。

（二）细胞内外离子交换的调节作用

酸中毒时，细胞外液 H^+ 浓度增加，H^+ 依浓度梯度弥散到细胞内，细胞内 K^+ 为保持电中性而移动到细胞外；过多的 H^+ 透过细胞膜进入细胞内，可与细胞内缓冲对，如 $HPO_4^{2-}/H_2PO_4^-$、HHb/Hb⁻ 等发生缓冲反应。碱中毒时，细胞内 H^+ 移出细胞，而细胞外液中的 K^+ 进入细胞内。离子交换可以使细胞外液 H^+ 浓度变化而得到缓冲，同时也导致细胞外液 K^+ 浓度发生变化，酸中毒时常发生高钾血症，而碱中毒时易发生低钾血症。因此，临床处理钾代谢紊乱时必须注意体液酸碱的变化。

（三）肺的调节作用

物质代谢过程产生的碳酸是一种挥发性酸，它可以分解为 CO_2 而经肺排出。因此，肺可以通过改变通气量来控制 CO_2 的排出量，从而维持 HCO_3^-/H_2CO_3 的正常（比值为 20 : 1），调节机体的酸碱平衡。肺的调节反应迅速有效，一般 10 ～ 30min 达到最高峰。$PaCO_2$ 升高时，升高的 H^+ 可以刺激呼吸中枢的化学感受器，兴奋呼吸中枢，引起呼吸加深加快，肺泡通气量增多，CO_2 排出增多，但是当 $PaCO_2$ 增高大于 80mmHg 时，呼吸中枢反而受到抑制；CO_2 降低时，化学感受器和呼吸中枢兴奋性降低，呼吸变浅变慢，肺泡通气量减少，血 $PaCO_2$ 随之下降。$PaCO_2$ 还可以通过兴奋颈动脉体和主动脉体的外周化学感受器来增加通气量，促进 CO_2 排出。机械通气患者可以通过呼吸机参数的设置来调节肺通气量和 CO_2 水平。然而，肺通过增加和减少 CO_2 的排出量来调节 HCO_3^-/H_2CO_3，故其调节范围是很有限的。

（四）肾脏的调节作用

机体代谢过程中产生的非挥发性酸性和碱性物质，必须经过肾脏的泌尿功能排出体外。普通的膳食情况下，正常人体内酸性物质的产生量远远超过碱性物质，故肾脏对酸碱的调节主要是通过改变肾小管的排酸或保碱来实现的。肾小管细胞中的碳酸酐酶高效地催化 CO_2 和 H_2O 以合成 H_2CO_3。H_2CO_3 解离出的 HCO_3^- 回收入血，H^+ 则通过 H^+-Na^+ 交换分泌到肾小球滤液中。近曲小管处分泌的 H^+ 与滤液中的 HCO_3^- 结合，在刷状缘碳酸酐酶的作用下，滤液中的 H_2CO_3 全部形成 CO_2 和水，没有 H^+ 排出，因而，小管液的 pH 改变不大。近曲小管和集合管处也有主动分泌 NH_4^+ 的功能：肾小管分泌的 H^+ 首先和 HPO_4^{2-} 结合，形成 $H_2PO_4^-$，尿 pH 下降，随着酸中毒加重，近曲小管分泌 NH_4^+ 增加，集合管分泌 NH_3 并与 H^+ 结合以 NH_4^+ 的形式排出，可调节尿中的酸度，使排酸和保碱功能前后呼应，达到相当完善的程度。碱中毒时，碳酸酐酶和谷氨酰胺酶的活性下降，分泌 H^+ 和 NH_3 减少，HCO_3^- 排出增多，同时集合管也可以排出 HCO_3^-，维持酸碱平衡。肾脏调节酸碱平衡的作用缓慢，常需几天才能逐步完善，因此，临床上常以代偿时间 3 天作为区别急慢性呼吸性酸中毒的依据。对危重症患者，一旦肾脏失去调节能力，往往需要采取 CRRT 以保持内环境的稳定。

二、酸碱平衡紊乱的分类

根据 pH 值，酸碱平衡紊乱可以分为酸中毒（pH < 7.35）和碱中毒（pH > 7.45）。随着阴离子间隙（AG）和潜在 HCO_3^- 概念的应用，尚有混合性代谢性酸中毒、代谢性酸中毒合并代谢性碱中毒及三重酸碱失衡。

（一）代谢性酸中毒

代谢性酸中毒（简称"代酸"）指非呼吸因素所致细胞外液 H^+ 原发性增高或 HCO_3^- 丢失的临床过程，常见于酸性物质产生过多（如缺氧所致乳酸酸中毒、糖尿病、饥饿、急 / 慢性酒精中毒所致酮症）、肾排酸功能下降、肾功能不全等。根据 AG 改变，可将代谢性酸中毒分为高 AG 正常血氯性酸中毒和正常 AG 高氯性酸中毒。代谢性酸中毒时，细胞外液的 H^+ 迅速与血液缓冲对发生缓冲反应，碳酸氢盐缓冲对中的 HCO_3^- 与 H^+ 结合，生成的 CO_2 由肺排出体外，血浆 HCO_3^- 被不断消耗而减少；同时，血 H^+ 浓度的增加刺激位于中枢和外周的化学感受器，反射性地兴奋呼吸中枢，引起典型的深快呼吸，增大肺泡通气量，排出 CO_2。肾功能正常的患者，肾脏也可以发挥代偿调节作用，肾小管排出 H^+、分泌 NH_4^+ 增多，重吸收 HCO_3^- 增加。

代谢性酸中毒的临床表现主要分为中枢神经系统功能障碍和心血管系统功能障碍。中枢神经系统表现有乏力、疲倦、肌肉软弱、感觉迟钝、反应缓慢，严重者出现嗜睡和昏迷；心血管系统则表现为心功能不全、心律失常或低血压。

代谢性酸中毒的治疗首先要积极防治原发病，如酮症酸中毒的治疗关键是补充胰岛素，治疗糖尿病；其次要及时补充液体，恢复有效循环血量；伴钾代谢紊乱的，及时予以纠正。对较严重的代谢性酸中毒，一经确定应及时补充碱性物质，如碳酸氢钠、乳酸钠和三羟甲基氨基甲烷等，必要时采取 CRRT。

（二）代谢性碱中毒

体液 H^+ 丢失过多或 HCO_3^- 含量增加，引起血浆 HCO_3^- 原发性升高者称为代谢性碱中毒（简称"代碱"）。根据其发病机制和给予生理盐水后是否得到纠正，可将代碱分为两类：①氯化物反应性碱中毒：其发病机制中均有低氯血症，能促进肾小管对 HCO_3^- 的重吸收，幽门梗阻、严重的呕吐、长期使用呋塞米等利尿药是常见的病因。治疗时给予等张或 1/2 张生理盐水扩容，补充 Cl^- 能促进过多的 HCO_3^- 排出，使碱中毒得到纠正。②氯化物抵抗性碱中毒：其发病机制包括盐皮质激素过多、缺钾和碱性物质摄入过多。代碱时血浆 H^+ 浓度下降，抑制中枢和外周化学感受器，使通气减弱、PCO_2 升高，血浆 H^+ 浓度升高，肾小管上皮细胞的碳酸酐酶和谷氨酰胺酶的活性降低、分泌 H^+ 和 NH_4^+ 减少，H^+-Na^+ 交换减少，对 HCO_3^- 的重吸收减少，大量的 HCO_3^- 随尿排出。

代碱时，患者可表现为烦躁不安、精神错乱、谵妄、手足抽搐甚至癫痫样发作。代碱往往并发低钾血症，导致严重的心律失常。

代碱的治疗，首先也是积极处理原发病，消除引起碱中毒的原因。氯化物反应性碱中毒可以补等张或 1/2 张的生理盐水；氯化物抵抗性碱中毒全身水肿者尽量少用噻嗪类利尿剂，皮质激素过多所致者可用醛固酮拮抗剂和补钾。

（三）呼吸性酸中毒

呼吸性酸中毒（简称"呼酸"）是肺泡通气功能障碍导致 CO_2 潴留所致，常见于呼吸中枢抑制、呼吸肌麻痹、气道阻塞、胸廓病变、肺疾患、呼吸机使用不当等。急性呼吸性酸中毒时，肺失去代偿调节功能，肾代偿作用尚未发挥，其代偿主要靠细胞内外离子交换和细胞内缓冲。慢性呼酸时，肾脏通过分泌 H^+ 和 NH_4^+，增加对 HCO_3^- 的重吸收来调节。

呼酸时，CO_2 扩张血管使脑血流量增加，常引起持续性头痛。当 PCO_2 达 80mmHg 时，可产生神经精神症状（头痛、不安、焦虑、嗜睡、震颤、精神错乱、昏迷等），称为肺性脑病。此外，H^+ 浓度增高可引起心律失常和心肌收缩力降低。

治疗方法首先是积极防治原发病，如 COPD 应用抗感染、祛痰、解痉等治疗；其次为改善通气功能、排出体内潴留的 CO_2，必要时给予机械通气。应用碱性药物须慎重，原则上不需要补碱，但 pH < 7.2 时，为减轻酸血症的危害，可补充 5%$NaHCO_3$ 溶液 40～60mL，然后再根据血气分析酌情补充。

（四）呼吸性碱中毒

呼吸性碱中毒（简称"呼碱"）的发生机制为肺泡通气过度、CO_2 排出过多、体内碳酸减少，常见于治疗呼吸衰竭和肺心病急性发作早期 HCO_3^- 尚未发生代偿升高时，机械通气掌握不当；或是严重的支气管痉挛或气道阻塞经气管切开后阻塞突然解除；或弥漫性肺间质纤维化所致的肺心病，严重缺氧导致肺泡过度通气，又称低碳酸血症。发生呼碱时，机体可通过缓冲系统、细胞内外离子交换、肾脏代偿等机制，血 HCO_3^- 代偿性下降（其中，肾脏减少 HCO_3^- 重吸收，增加尿液排 HCO_3^- 是主要的代偿机制）。

急性呼碱时，患者常有头痛、头晕、易激动等症状，严重者有意识不清。同时可有神经系统肌肉应激性增高，如四肢和面部肌肉抽动、手足抽搐、气促、感觉异常等，严重者可发生惊厥。

治疗原则是处理原发病、纠正缺氧。对于呼碱一般不需特殊处理，急性呼碱可吸入含 $5\%CO_2$ 的混合气体，或用低流量面罩吸氧；对于反复抽搐者，可静脉注射钙剂；对于明确缺钾者，及时补充钾盐。

（五）混合性酸碱平衡紊乱

其包括双重酸碱失衡和三重酸碱失衡。

1. 双重酸碱失衡

双重酸碱失衡的常见原因和特点见表 4-1-1。

表 4-1-1　双重酸碱失衡的常见原因和特点

类型	原因	特点
代酸 + 呼酸	心跳呼吸骤停、通气障碍	$PaCO_2$ ↑，HCO_3^- ↓，pH ↓↓，AB ＞ SB，血 K^+ ↑，AG ↑
代碱 + 呼碱	肝硬化、脓毒症、发热伴呕吐	$PaCO_2$ ↓，HCO_3^- ↑，pH ↑↑，AB ＜ SB，血 K^+ ↓
呼酸 + 代碱	COPD 或慢性肺心病	$PaCO_2$ ↑，HCO_3^- ↑，pH 变化不大
代酸 + 呼碱	糖尿病、肾衰竭伴发热等	$PaCO_2$ ↓，HCO_3^- ↓，pH 变化不大
代酸 + 代碱	糖尿病、肾衰竭伴呕吐、严重的胃肠炎	导致 HCO_3^- ↓或↑的原因同时或相继发生，彼此相互抵消，pH 和 HCO_3^- 变化不大

2. 三重酸碱失衡

（1）呼酸 + 高 AG 代酸 + 代碱

其常见于肺心病长期使用利尿剂的患者，$PaCO_2$ ↑，AG ↑，HCO_3^- 一般↑，血 Cl^- ↓。

（2）呼碱 + 高 AG 代酸 + 代碱

其常见于糖尿病、尿毒症伴呕吐、发热的患者，$PaCO_2$ ↓，AG ↑，一般血 Cl^- ↓。

三、判断酸碱平衡紊乱的方法

（一）核实实验室的结果

首先要核实实验室的结果是否有误差。Henderson 公式为 $H^+=24 \times PCO_2/[HCO_3^-]$。通过 pH 值与 H^+ 的换算关系，得知 pH 值在 7.1～7.5 范围内，pH 值每变化 0.01，等于 H^+

往反方向变化 1mmol/L。比如：pH=7.50，HCO_3^-=35 mmol/L，PCO_2=30mmHg，则 pH 7.50 比 7.40 升高 0.10 个单位，那么 H^+ 浓度应该降低 10mmol/L，即 $[H^+]$=30mmol/L。代入 Henderson 公式，发现 30 ≠ 24×30/35，表示此结果有误差。

（二）区别原发与继发（代偿）变化

酸碱失衡代偿必须遵循以下原则。

（1）PCO_2、HCO_3^- 任何一个变量的变化均可引起另一个变量的同向代偿变化。

（2）原发失衡变化大于代偿变化。原发失衡决定 pH 值是偏酸或偏碱；若 PCO_2 和 HCO_3^- 的变化方向相反，必有混合性酸碱失衡存在；PCO_2 和 HCO_3^- 明显异常的同时伴 pH 值正常，应考虑混合性酸碱平衡紊乱存在。

（3）正确认识混合性酸碱平衡紊乱，关键是要正确应用酸碱失衡预计代偿公式、AG 和潜在 HCO_3^-。目前，临床上常用的酸碱失衡预计代偿公式见表 4-1-2。

表 4-1-2　临床上常用的酸碱失衡预计代偿公式

原发失衡	原发改变	代偿反应	预计代偿公式	代偿极限
代酸	HCO_3^- ↓	PCO_2 ↓	$PaCO_2$=1.5 × HCO_3^-+8 ± 2	10mmHg
代碱	HCO_3^- ↑	PCO_2 ↑	$PaCO_2$=0.9 × △HCO_3^- ± 5	55mmHg
呼酸	PCO_2 ↑	HCO_3^- ↑	急性：代偿引起 HCO_3^- 升高 3 ~ 4mmHg 慢性：△HCO_3^-=0.35 × △$PaCO_2$ ± 5.58	30mmol/L 42 ~ 45mmol/L
呼碱	PCO_2 ↓	HCO_3^- ↓	急性：△HCO_3^-=0.2 × △$PaCO_2$ ± 2.5 慢性：△HCO_3^-=0.49 × △$PaCO_2$ ± 1.72	18mmol/L 12 ~ 15mmol/L

先用预计代偿公式计算出 HCO_3^- 或 PCO_2 的代偿范围，判断是单纯性或混合性酸碱平衡紊乱，然后计算 AG，判断是否并发高 AG 代酸，再计算潜在 HCO_3^-，揭示代碱合并高 AG 代酸和三重酸碱失衡中代碱的存在，最后结合临床综合分析判断。

（刘长文）

第二章

营养评估的监测与支持

重症患者合理的营养供给是促进康复的必要手段。有研究指出，重症患者急性期的热量消耗量较健康人在静息状态的消耗量增加 40% ~ 200%。充足的营养供给能降低脑细胞的代谢及消耗，减少患者的二次损伤。同时，因昏迷、禁食或吞咽障碍，患者无法正常经口进食，同时消化道的溃疡、出血也会影响患者营养物质的吸收。急性期患者无法自主活动，减少胃肠道的蠕动及排空，增加消化系统的负担，若不及时补充足够的能量，将引发患者严重的营养不良、免疫力低下、伤口愈合延迟等并发症，影响患者的恢复及预后。

第一节　肠内营养

一、肠内营养的优点

目前，提供营养的常用方式有两种，即通过静脉的肠外营养（parenteral nutrition，PN）和经消化道的肠内营养（enteral nutrition，EN）。很多的临床研究表明，在条件允许的情况下，EN 支持疗法最有利于患者的恢复。对于胃肠道功能正常的患者，EN 支持疗法在维持肠道蠕动、增加胃肠道血液的流动性、保证肠道正常菌群的生长方面有重要的作用。与 PN 相比较，通过 EN 的膳食纤维能保护患者的胃肠道黏膜，维持胃肠道结构与功能的完整性，促进肠黏膜的增生及抗体分泌，保证肠道机械、化学、生物、免疫屏障的正常的生理功能，防止细菌移位。而且，消化途径符合人体的正常生理，营养物质能促进消化液的分泌，促进胆囊收缩、胃肠蠕动，增加血流灌注，降低胆结石、胃溃疡的发生风险。经EN 吸收的谷氨酰胺也有助于抑制炎性因子的激活。同时，EN 途径的建立操作简单，监测方便，并发症少，费用低。有研究表明，EN 在延缓炎症反应、长时间内改善神经细胞功能、降低并发症的患病率及病死率、减少消化性溃疡等方面有明显的优势。因此，在临床应用中更多选择 EN 支持疗法。根据个人需求提供营养对于促进危重症患者的康复和减少并发症至关重要。EN 的适当成分包括充足的能量、特定的宏量元素组成以及必需微量元素的添加。早期 EN 被认为优于早期 PN，但当存在各种 EN 禁忌证或胃肠道不耐受，EN不能满足营养目标时，应给予补充性 PN。

二、肠内营养的种类

（一）口服饮食

其简便、营养全面，但患者要有良好的食欲和健全的胃肠道消化吸收的功能。

（二）匀浆和饮食

可从鼻胃管、胃造口管或空肠造口管灌注，能提供充分的蛋白质与热量，还可满足患者对维生素及微量元素的需要，对长期胃肠内营养支持的患者尤为适宜，但仍要求患者有较好的消化吸收的功能。

（三）要素饮食

要素饮食是指包括自然食物中各种营养素（能全素、能全呼、百普素等），含有氨基酸、葡萄糖、脂肪、多种维生素和矿物质，在质与量方面均可满足机体的需要。这种食物已精制到可以直接或接近直接吸收的程度，无须消化，称为全肠内营养（total enteral nutrition，TEN）。要素饮食的优点包括：①容易吸收，可于 100 ~ 150cm 近端小肠内几乎完全吸收，无需胰酶与胆汁参与；②有利于小肠功能的代偿；③对肝脏的损害较小。

三、肠内营养的启动时间

EN 的最佳的启动时间还存在争议。有研究提出超早期（即入院时）行 EN 治疗，更有助于改善患者的营养状况，缩短肺部感染的概率。有学者指出，在入院 72h 给予 EN 与延迟喂养在感染并发症、病死率方面没有显著性差异。美国肠外肠内营养学会推荐重症患者若无法保证自主摄入，应于 24h 内启动 EN 治疗。对于并发消化道溃疡及出血风险、肠梗阻、严重的消化吸收不良综合征及腹腔感染的患者，建议在胃肠道功能恢复正常后接受 EN 治疗。因此，建议 EN 的启动时间可在最初的 24 ~ 48h；无法达到目标喂养量时，可选择联合 PN 治疗以满足患者的营养需求。

四、肠内营养输入的途径

有口服、咽造口、胃造口、鼻胃插管、空肠造口等多种途径，临床上应用最多的是鼻胃插管和空肠造口。

（一）鼻胃插管

其适用于要素饮食、匀浆饮食、混合奶的胃肠内营养支持。优点在于胃的容量大，对营养液的渗透分子浓度不敏感。缺点是有反流和误吸的危险，对容易产生这种情况的患者，宜用鼻肠管输入，对预期管饲时间较长的患者，最好选用手术造口的喂养途径。

（二）空肠造口

临床肠内营养最普遍应用的是空肠造口输入途径，其优点有：①较少发生液体饮食反流而引起的呕吐和误吸；②胃肠内营养支持与胃十二指肠减压可同时进行，对胃十二指肠外瘘及胰腺疾病患者尤为适宜；③管饲营养管可长期放置，适用于需长期营养支持的患者；④患者能同时经口摄食；⑤患者无明显的不适，机体和心理的负担小，活动方便。

五、肠内营养的投给方式

（一）一次性投给

将配制好的液体饮食借注射器缓慢地注入胃内，每日 4 ~ 6 次，每次约 250 ~ 400mL。多数患者难以耐受此方式，易引起腹胀、腹痛、腹泻、恶心和呕吐；部分患者经过几天的适应亦可耐受。此方式适用于鼻饲法注入匀浆饮食。肠插管造口的患者不宜用此方式，因其可导致肠管扩张，产生明显的症状，患者难以耐受。

（二）间歇重力滴注

将配制好的液体饮食置于吊瓶中，经输注管与喂养管相连，缓慢注入，每日 4 ~ 6 次，每次 400 ~ 600mL，每次输注时间约持续 30 ~ 60min，多数患者可耐受。

（三）连续滴注

装置可与间歇滴注相同，在 12 ~ 24h 内持续滴入，或采用输液泵更有利于滴注与保持恒定的速度。其特别适用于空肠近端造口管饲的患者。

六、肠内营养输注的护理

（一）管饲前水冲管

管饲前用约 50mL 水冲洗喂养管，输注结束后重复。如通过喂养管给药，应在用药前后冲洗管道，以防药液堵塞管道或营养液与药物相互作用而形成的凝块堵塞管道。

（二）观察胃潴留量

持续应用胃肠营养，应每 2 ～ 4h 回抽 1 次。当回抽物大于 150mL 时，应停止管饲 2h，临床以胃滞留 24h 的内容物＜ 200mL 或 1h 的内容物＜ 150mL 为输注标准。

（三）避免污染营养液

配制容器应清洁、消毒后使用，以 500mL 容器分装。配好的饮食在容器中悬挂输注，不应超过 4 ～ 6h，输注用的容器、管道及配制用物均应每日更换消毒。

（四）管饲过程的管理

输注时的温度、浓度、容量、速度要严格掌握。温度要适宜，输注时要求进入体内的温度在 40℃ 左右，气温低时可将输液管道通过暖水瓶持续加温或用电加热器加温；浓度由低到高，容量由少到多，滴速由慢到快，原则上从低值逐渐调节至能为患者所耐受，达到营养需要量，此过程大约为 7 ～ 10 天；滴速开始为 40 ～ 60mL/h，逐渐加快至 80mL/h，3 ～ 5 日后，加快至 100 ～ 125mL/h。

（五）管饲体位

采用半卧位，床头应抬高 30° ～ 45°，尽量减少误吸的可能。当发现有胃潴留时，应暂停灌注，防止营养液反流入呼吸道而引起肺部并发症。

（六）观察管饲反应

观察管饲时的消化道反应，如出现腹胀、腹痛、腹泻、恶心呕吐时，应考虑供应量是否适当、膳食温度和速度是否适宜、喂养管的位置是否合适等，仔细观察并找出原因，予以解决。

七、肠内营养的监测

EN 应与 PN 一样予以监测。开始每周 2 次，至胃肠内营养的定量与热量稳定后改为每周 1 次。应定期检查血钠、钾、尿素氮、钙、磷、镁、总蛋白、转铁蛋白、胆红素、血糖、尿糖和凝血酶原时间。定期记录体重、氮平衡、出入量及营养参数（如肌酐／身高指数、三头肌皮褶厚度、臂肌围等）。还应观察患者对胃肠内营养的反应，及时发现可能出现的并发症，对腹泻、恶心、呕吐、肠痉挛和腹胀等消化道不能耐受的症状，应及时记录并给予相应的治疗。

八、营养配方

营养制剂根据组成可分为要素制剂、非要素制剂、组件制剂和特殊治疗制剂。常用的要素制剂包括氨基酸和短肽型，非要素制剂则是整蛋白型。根据临床研究，短肽型含水解蛋白，易吸收，仅需少量消化液参与，能显著降低肠道多重感染的发生率，减少患者的腹泻、便秘症状；整蛋白型含膳食纤维，可以调节肠道菌群，改善胃肠道功能及营养状况。匀浆膳是整蛋白型制剂的一种，能有效地改善患者的营养状况，减少并发症，降低病死率、病残率，改善患者的预后。除上述营养配方之外，营养制剂中也可以加入益生菌、谷氨酰胺、合生元、精氨酸、二十二碳六烯酸（docosahexaenoic acid，DHA）等，它们能够维持肠道菌群平衡，减少脏器炎症反应，提高肠道黏膜免疫的作用，从而改善患者的病情、降低患者感染的风险和病死率。

九、常见的并发症及处理

最常见的并发症是恶心、呕吐、腹泻、胃食管反流、误吸、肺炎等。对于胃排空延迟，可选用促进胃肠动力药、红霉素及甲氧氯普胺等药物，也可减少入量、降低输注速率、延长输注时间、间断喂养，将肠内营养改成低脂高热量、等渗溶液。腹泻也是临床的常见症状，它主要与营养液的浓度过高、输注速度过快及肠道感染有关。肠道感染中艰难梭菌最多见，在使用抗生素治疗的同时需调节肠道菌群。临床应从多方面、多层次考虑，为患者提供更精准的营养支持疗法，获得最理想的疗效，同时也能节约医疗资源，减少费用。

避免管饲患者出现胃肠道不耐受的方法包括：①严格控制肠内营养的起始速度，建议从 10～20mL/h 开始，根据耐受情况逐渐增加速度；②没有严格禁忌的患者，将其头部抬高 30°～45° 可减少吸入性肺炎的发生；③选择较细的管径，可减少膈肌刺激；④严重低蛋白血症患者存在肠壁水肿，导致开始输注时出现腹泻，可根据临床情况纠正低蛋白血症，同时给予肠内营养；⑤避免长期使用广谱抗生素；⑥防止营养液污染；⑦对于实施管饲的危重症患者，推荐使用 EN 输注泵控制速度；⑧控制血糖可提高 EN 的耐受性；⑨遵循浓度由低到高、容量由少到多、速度由慢到快的原则，并注意保持适宜的温度；⑩推荐乳糖不耐受的患者使用无乳糖配方，避免使用含短链碳水化合物的制剂。

第二节　肠外营养

早期肠内营养被认为优于早期肠外营养，但当存在各种肠内营养支持禁忌证或胃肠道不耐受，肠内营养不能满足营养目标时，应给予补充性肠外营养。肠外营养的迅速发展始于 20 世纪 60 年代末，全肠外营养（total parenteral nutrition，TPN）的定义包括：①当胃肠道不能用于供给营养或不能供给足够的营养时，就必须从胃肠外供给，包括从静脉和动静脉导管腔提供营养；②要求输入的营养素的"质"和"量"能满足一个正常人或患者所需要的全部营养，不能低于正常而达不到营养支持的效果；也不能高于正常，反而给患者带来许多的危害。全部营养素包括碳水化合物、脂肪、蛋白质（氨基酸）、维生素、微量元素、电解质和水分，其中碳水化合物和脂肪是人体最主要的热源，它们产生的热量为人体的基本需要，其数量决定于患者的基础代谢和病情的需要。

TPN热量的提供者常见的是葡萄糖和脂肪乳。5%～10%葡萄糖供应所需的热量容积太大，所以必须用高渗溶液（20%～50%）。其优点是大多数医院自己制备，价格便宜；缺点是高渗溶液不能由周围静脉输入，必须经中心静脉置管后输入，这样不仅需要特殊设备和插管技术，而且容易引起并发症，如高血糖或低血糖所引起的代谢性并发症或菌血症甚至感染。脂肪乳剂（10%～30%）的优点是供给的热量是葡萄糖的1倍以上，而且与血浆等渗，可以从周围静脉输入，并能供给机体必需脂肪酸；缺点是制备较困难，价格较高。

目前，TPN所用的氮源为L型复合结晶。生产的商品氨基酸含有14～20种氨基酸，但都包括8种必需氨基酸。应用时，在氨基酸溶液中可加入葡萄糖输入或与脂肪乳剂适当混合输入。在输入氨基酸的同时，应适量输入热量（葡萄糖和脂肪乳剂），否则输入的氨基酸将燃烧以供热量，而不能用于蛋白质合成。TPN所供给的营养素不需要经过胃肠道即可直接被机体组织所利用。

一、TPN 支持患者的观察及监测

（一）体　重

体重是患者评价营养状态的一项重要指标，可每周测1～2次。一般来说，在治疗过程中，体重增加是营养状况良好的表现。

（二）体温监测

要注意体温变化，以便及时了解感染并发症。如果有除病情以外不明原因的发热、寒战，应考虑为导管引起的感染，及时拔管止血并进行导管尖端培养。

（三）24h 液体出入量

准确记录24h液体出入量，了解体液平衡的情况。因为前一日的出量与入量将决定当日的输入量，并可了解电解质与氮平衡的情况。

（四）血糖、尿糖监测

一般情况下，血糖每周检测2～3次，尿糖每日检测2次，并作为胰岛素用量的参考。当患者处于不稳定的状态或有应激情况时，应增加血糖及尿糖的检测次数。

（五）血液生化监测

对于血清钾、钠、氯、钙、镁、磷浓度，通常情况下每周检测2次。电解质平衡有明显紊乱时，则应增加检测频率，必要时每日检测2次。对于肝功能、肾功能，每周检测1次。

（六）动脉血气分析

TPN开始后的前3日应每日检测1次，以后每周检测1～2次，以了解血氧、二氧化碳和酸碱平衡的情况。

（七）营养状况评定

抽血检测白蛋白、前白蛋白、转铁蛋白、纤维连接蛋白，测量上臂皮下脂肪的厚度、上臂周径等，可 1 ～ 2 周进行 1 次。

（八）其　　他

留取 24h 尿以检测氮平衡、肌酐及电解质。留取尿液的容器要清洁、内盛甲苯防腐剂 20mL，将容器加盖。

二、置管后的护理

置管后护理的任务主要是保证输注导管畅通，预防并发症的发生。置管术后继发的感染和败血症是常见的，也是最严重的并发症。感染来源包括术中穿刺部位经皮肤污染，置管时输入被污染的液体，以及危重症患者本身的感染灶播散造成的医源性感染。因此，实施置管穿刺术时必须树立牢固的无菌观念，严格执行无菌操作，所有的器械、术野铺巾及导管亦需经高压蒸汽消毒或熏蒸消毒后使用。

（一）加强置管口的处理

减少皮肤入口处的细菌侵入。术后每天用碘酒、酒精消毒穿刺点及固定器。更换无菌保护膜，视导口污染的情况而定，如气温高、出汗多、局部被呕吐物污染或潮湿，应及时更换，宜每天更换输液管道。如发现有不明显原因的高热及穿刺部位有红肿等情况时，应立即拔出导管，剪下导管尖端，立刻送细菌培养。

（二）密切观察与穿刺有关的并发症

穿刺置管常见的并发症有气胸、胸腔积液、血胸、血管神经损伤，可在置管后的即刻与置管后的 24h 内发生，因此，严密观察患者的生命体征与穿刺的局部情况，了解患者的主诉，如有胸闷、呼吸困难、双肺呼吸音不对称、肢体活动障碍等，及时发现并做出处理。

（三）密切观察代谢相关并发症

1. 低血糖症

由于某种原因造成的输注速度过慢，或由于输注过快而不得不中止输液，易导致低血糖，故使用 TPN 不可突然中断，最好在 24 ～ 48h 期间逐渐减少葡萄糖的用量，使胰岛素分泌调节恢复常态。

2. 高糖高渗性非酮症昏迷

此症为 TPN 最危险的代谢并发症。最常见的原因是起始输注葡萄糖的速度过快。血糖浓度过高（可高达 1500mg/dL），血浆渗透浓度显著升高而产生高渗性利尿，大量的水电解质从尿中丢失，细胞脱水，患者丧失知觉，通常不伴有酮症，血液 pH 很少低于 7.2。若急性高渗状态（血浆渗透压高于 350mOsm/L）持续达 12h，脑损害将不可逆转。因此，应用 TPN 期间，严密监测血糖和尿糖，紧急处理的重点是快速纠正脱水，补充水和钠，静脉给予胰岛素。

3. 氨基酸水平不正常

长期的 TPN 患者应注意补充某些不足的氨基酸，如谷氨酰胺、半胱氨酸、牛磺酸和卡尼汀。

4. 肝功能障碍

临床表现有碱性磷酸酶和转氨酶升高、胆红素升高、胆汁淤积。

5. 非结石性淤胆性胆囊炎

接受较长时期的 TPN 治疗者，定期注射胆囊素以减少胆汁淤积。

6. 其他

有包括电解质失衡、微量元素缺乏以及代谢性酸中毒等。

（四）密切关注与留置导管有关的常见的并发症

细菌可在置管操作过程中，沿静脉导管与组织间窦道或经被污染的营养液由输液管道进入血流，或患者本身已有严重的感染等而引起脓毒症。因此，在进行 TPN 支持的每一项操作时都应严格按照无菌操作的要求进行。当观察有不能用其他原因解释的发热时，应及时拔管，重新选择输注途径。

三、输注时的护理

根据计划应用持续输注法，将 1 天的营养液在 24h 内按时按量均匀输入，每小时的输液量不宜较计划输入量多于或少于 10%，防止过快或过慢。过快可出现高糖高渗性非酮症昏迷、高渗性利尿。氨基酸输入过快可发生恶心、呕吐等胃肠道症状。过慢则完不成全天的输入量，达不到患者每日热量的需求。电解质的输入时快时慢，可使能量利用受影响。采用三升袋输注，将输液管加长，使管道平面低于心脏平面，应用输液泵，其使气体进入报警装置，可防止空气进入，并可使营养液均匀恒速地持续输入。营养输注通道严禁输入其他药液，以免影响营养液成分的稳定性。

（一）空气栓塞

其可发生在置管、输液及拔管过程中。置管时，当穿刺针进入静脉，卸下注射器准备插管时，容易有空气进入。在输注过程中，输液瓶内液体已经输完、输液管道的衔接部脱落、更换输液瓶等均可引起空气栓塞。拔管后，由于沿导管的软组织中已形成一窦道，短暂的时间内不致闭合，一旦此时患者咳嗽或深吸气致胸内负压增加时，就会经窦道进入空气。因此，在穿刺的过程中、卸下注射器时，随即用导管夹扣夹住导管，防止空气进入。近年来，三升袋及输液泵的应用，减少了空气进入的机会。拔管时，预防气栓的关键是拔除导管后应按压入口处窦道 3 ~ 5min，再用敷料加压包扎。

（二）静脉炎、静脉栓塞

其可因导管、高渗液与感染等而发生，病变可累及锁骨下静脉或上腔静脉。患者表现为局部肿痛，上肢、颈、面部皮肤发绀，颈静脉怒张等。应及时发现处理，即刻抽血送培养，经导管造影后拔除导管，并给予抗凝治疗。

四、能量需求的评估

评估能量需求的方法有很多，常用的是公式法及间接测量法。由于个体差异及镇静药物、呼吸机等操作的进行，患者的能量消耗的差异明显，使用公式计算难以反映实际的能量消耗。现今，间接测量法是患者热量测定的金标准，它能有效避免传统公式因为计算不精确而导致的能量供应不足或过剩。临床可在使用间接测量法的基础上视病情给予增减，如未瘫痪者的热量供应较瘫痪者及使用镇静药物的患者要适量增加，损伤重者的供热量比轻者多等。如果无法间接测量，建议使用基于体重的公式来估计热量需求。二氧化碳排出量（VCO_2）的测量值也能计算热量需求，比预测公式更准确。总热量供给 20 ~ 30kCal/（kg·天），及 1.2 ~ 2.0g/（kg·天）有助于防止进一步的肌肉萎缩，应动态监测营养治疗反应，调整营养供给量，以实现理想的营养支持效果。

随着重症康复医学的发展，床旁身体成分测量方法的日益普及，评估重症患者蛋白质需求的研究也越来越多。国际指南最近建议评估瘦体重，以确定肥胖和超重患者的蛋白质目标。正常情况下，瘦体重与身体脂肪含量有一定的比例，测量瘦体重对促进能量转换和耗氧、调节水盐代谢等具有重要意义。有几种预测公式可提供瘦体重的估计值，但与实际瘦体重可能有很大的差异。生物电阻抗分析是评估重症患者瘦体重的一种更经济、更实用的方法。虽然液体超负荷会导致测量结果的变化，但多频生物电阻抗分析可评估细胞外水分的盈余，并可对其进行调整，以防止瘦体重被高估。床旁超声检查是评估瘦体重的另一种方法，但更依赖于操作者。

第三节　特异性营养补充

1988 年，Sliaw 提出代谢调理的概念。当前，除研究 EN 和 PN 的辅助治疗外，此外，某些营养物质尚可通过免疫调节机制或直接作用具有合成作用的刺激因子，提高免疫力、保护胃肠黏膜屏障和以减少肌肉总体的分解。

一、精氨酸补充

精氨酸是碱性氨基酸，为非必需氨基酸，正常时，机体可合成需要量的精氨酸。精氨酸是合成蛋白质的必需成分，也是肌酐、氮运输、储存必需的物质，能促进尿素形成、降低血氨浓度。实验证明，精氨酸可提高 T 淋巴细胞对有丝分裂的反应性，提高 T 淋巴细胞的反应性，增加辅助性 T 细胞的数量，使 T 淋巴细胞的功能迅速恢复正常，提高和保存危重症患者的免疫功能，增加抗感染的能力。严重的应激情况下，它对于维护氮平衡十分重要。此外，精氨酸对伤口胶原纤维的合成具有显著的作用。近年来，有学者发现早期 EN 中加用精氨酸不但可以阻断肠道黏膜的损害，还可促进肠道黏膜细胞增殖。早期营养加用精氨酸促进肠道黏膜增殖修复的作用可能是在提供能量的同时，增强了精氨酸多胺的代谢途径。

二、谷氨酰胺补充

谷氨酰胺（Glutamine，Gln）是机体含量最多的非必需氨基酸，是合成嘌呤、嘧啶及核苷酸的底物，每克分子 Gln 完全氧化可产生 30g ATP，因此，Gln 亦是高能物质之一。因 Gln 是肠道黏膜细胞及各种快速生长细胞（如淋巴细胞、巨噬细胞等）的特需物质，故 Gln 又被称为组织特需营养物。应激状态时，血及细胞内的 Gln 水平下降，且与应激程度相关。Gln 在体内氨基酸池中大量以游离态存在，在组织间转氮，在肾脏生成氨，它也可作为肠道细胞、淋巴细胞和其他迅速生长细胞的供能物质。

三、核苷酸补充

核苷酸是 RNA 和 DNA 的前体。一些生长迅速的细胞，如 T 淋巴细胞、肠黏膜上皮细胞等缺乏合成核苷酸的能力，而 T 淋巴细胞以核苷酸为唯一的代谢物，其成熟和表型的标识表达也需要核苷酸。故核苷酸在维持细胞免疫反应中具有重要的意义，接受无核苷酸营养物维持营养的患者的免疫功能降低，感染发生率增高。正常的机体可合成及从食物中获得足够的核苷酸，而应激和危重症患者的合成及外源供给均减少，消耗增多，故应重点补充。

四、多聚不饱和脂肪酸补充

必需多聚不饱和脂肪酸可分为 ω-6 和 ω-3 两类。亚油酸属于 ω-6 脂肪酸，α-亚麻酸属于 ω-3 脂肪酸。这两类脂肪酸均具有重要的生理作用。亚油酸是花生四烯酸（arachidonic acid，ARA）的前体，在体内代谢形成多种活性物质，其中血栓素 A_2（thromboxane A_2，TXA_2）可使血小板聚集，平滑肌收缩；前列腺素 E_2（prostaglandin E_2，PGE_2）可阻止 T 淋巴细胞增殖，起到免疫抑制的作用，成为重要的内源性免疫抑制剂之一，故患者不宜接受大量的亚油酸。亚麻酸是二十碳五烯酸（eicosapentaenoic acid，EPA）的前体，其代谢产物 TXA_3 的作用恰与 TXA_2 相反，PGE_3 无免疫抑制作用，EPA 进入体内后与 ARA 竞争掺入细胞膜的磷脂中，使炎症性前列腺素减少。因此，亚麻酸不但是供热物质，也是一种通过改变前列腺素合成而发挥作用的治疗剂。

五、膳食纤维补充

膳食纤维不能直接被人体的消化酶所消化，但在结肠中可部分或全部被结肠菌群酵解。结肠是膳食纤维降解的主要部位，在肠道菌群产生的酶的作用下发生酵解，其酵解产物短链脂肪酸（short chain fatty acids，SCFA）具有重要的生理作用：①为肠道细菌提供了能量底物，刺激肠道有益细菌的增殖；②维持肠道微生态的平衡和稳定；③细菌的增殖也增加了粪便的重量和体积，有助于改善便秘；④末段回肠和结肠黏膜上皮细胞的能量来源在很大程度上依赖 SCFA。多项研究证实，SCFA 可明显增加肠黏膜的血流量和氧耗，这一作用对肠黏膜的修复、更新有一定的益处。

专家建议对于有证据持续存在腹泻的患者可以考虑使用商业化的含有纤维素的混合配

方。对于肠道缺血高风险或者存在严重的肠道运动功能障碍的患者，避免使用可溶性以及不可溶性的纤维素。对于持续腹泻、怀疑吸收不良、肠道局部缺血或者对纤维素无反应的患者，可以考虑使用短肽制剂。

（刘长文）

第三章
重症康复呼吸功能的监测

第一节　常用的呼吸功能监测

呼吸功能监测可定义为持续评估患者心肺功能状态的过程。重症患者的呼吸功能监测，不仅可以及时观察病情的变化，还用于评价呼吸功能状态及发现潜在的危险，以尽早给予适当的支持和预防。呼吸功能监测（表 4-3-1）主要包括临床症状、体征、血气分析、肺功能监测、呼吸力学监测和影像学监测等。

表 4-3-1　常用的呼吸功能监测

工具	参数与指标	作用	优势	限制
脉搏血氧仪	·SpO_2	·气体交换（血氧水平）的基本监测	·无创、简单、价格便宜、小型、可携带、实时和连续	·不能检测出高氧血症 ·异常的 Hb（COHb，MetHb）会干扰检测 ·由于运动、皮肤和指甲的颜色以及灌注不足而产生的伪影 ·血氧饱和度低（SpO_2 < 80%）时，准确性较低
CO_2 描记曲线	·CO_2 描记曲线（Ⅲ期斜率） ·$ETCO_2$	·气体交换的基础监测 ·监测神经肌肉阻滞剂和支气管收缩 计算无效腔 确认 ETT 位置	·无创、简单、价格便宜、小型、可携带、实时和连续	·$ETCO_2$ 反映了新陈代谢、循环和呼吸的综合作用 ·非插管患者中的准确性较低

续表

工具	参数与指标	作用	优势	限制
通气机	·RR ·压力、潮气量曲线（压力、体积、流量）环（压力/体积，体积/流量） ·呼吸系统顺应性 ·气道阻力	·监测呼吸变量（压力、容量、流量、RR） ·监测肺部对治疗（如俯卧位）的反应 ·人机不同步	·在呼吸机屏幕上随时可以看到 ·连续、实时 ·简单、价格便宜	·无法分离肺与胸壁力学 ·在自主呼吸时准确性较低（自主呼吸胸腔内负压） ·检测人机不同步的灵敏度较低 ·人机不同步时（如努力无效呼吸时的RR）可能会产生误导
	·P/V工具	·可复张性 ·滴定PEEP	·简单 ·无创	·并非所有的呼吸机都提供 ·需要更多的专业知识来使用
	·MIP	·吸气肌力 ·呼吸驱动	·预测撤机结果	·准确度不高 ·不常使用
超声	·胸部超声 ·肺部超声 ·膈肌超声（偏移、增厚和厚度）	·诊断胸腔积液、气胸、合并症和肺水肿 ·膈肌的结构和功能	·价格低廉 ·诊断作用	·需要专业知识和操作者的帮助 ·需要连续的观察 ·可能会遗漏病灶 ·膈肌超声不能评估所有的呼吸道肌肉
食管测压	·Pes、PL、DPL、PTP、△Pdi	·滴定PEEP和其他压力 ·量化肺部压力 ·量化呼吸的工作量 ·患者与呼吸机的同步性	·更好地检测呼吸功 ·更好地调整呼吸机设置	·临床应用有限 ·缺乏有益的证据
NAVA	·Edi	·监测膈肌的电活动	·直接控制通气 ·更好的同步性 ·便于撤机	·需要特定的导管 ·干扰（信噪比）
EIT	·区域性通气肺灌注	·区域性通气和压力 ·肺灌注	·实时和连续 ·无辐射	·图像仅为胸部5～10cm的截面切片 ·额外花费 ·需要专业知识来解释和应用 ·限制：肥胖、活动、脊柱和皮肤损伤

注：COHb，碳氧血红蛋白；MetHb，高铁血红蛋白；DPL，跨肺驱动压；EIT，电阻抗断层扫描；ETT，气管内导管；$ETCO_2$，呼气末二氧化碳；MetHh，高铁血红蛋白；MIP，最大吸气压力；NAVA，神经调节呼吸辅助；△Pa，跨膈肌压力；Pes，食管压力；△PL，跨肺驱动压；PL，跨肺压；PEEP，呼气末正压；PTP，压力时间乘积；RR，呼吸频率。

第二节　重症康复系统呼吸功能的评估

一、肺功能的评估

肺功能检查包括肺容积、肺通气、弥散功能测定、气道激发试验、气道舒张试验，重症患者的肺功能结果需结合临床评估。

1. 气体稀释法和体积描记法

通过气体稀释法和体积描记法测定或计算肺总量（TLC）、功能残气量（functional residual capacity，FRC）、残气量（residual volume，RV）、肺活量和残气量／肺总量比值。对于严重气道阻塞和肺内气体分布不均的患者，气体稀释法所测得的 FRC 会低于体积描记法，可能影响制定康复方案和评估预后，需结合临床。

2. 肺通气检查

肺通气检查包括用力肺活量（FVC）、第 1 秒用力呼气容积（FEV_1）、呼气流量峰值、最大自主通气量（maximal voluntary ventilation，MVV）。MVV 与 FEV_1 具有较好的线性关系，可用于综合评价肺通气功能储备。

3. 弥散功能检查

弥散功能可辅助诊断，评价累及肺间质的疾病，鉴别呼吸困难、低氧血症的原因。常采用肺一氧化碳弥散量（DLCO）评价，需注意吸烟对 DLCO 的影响。

4. 气道舒张试验

气道舒张试验是在给予支气管舒张药物后，评估气道阻塞的可逆性及可逆程度，可评估被评估者对药物治疗的反应。

二、呼吸肌的评估

1. 呼吸肌肌力的评估

目前常通过测定气道的压力变化来反映呼吸肌的力量。

（1）最大吸气压（MIP）、最大呼气压（MEP）和口腔闭合压（MOP）。

（2）跨膈压（Pdi）与最大跨膈压（Pdi_{max}）。

（3）外源性刺激诱发的压力：对不能自主呼吸或难以掌握呼吸要领的患者，以电或磁电刺激颈部膈神经以诱发膈肌收缩，记录跨膈压（Pdi）。

2. 呼吸肌耐力的评估

（1）膈肌张力时间指数（TTdi）。

（2）膈肌耐受时间（Tlim）。

3. 其他的评估方法

（1）膈肌肌电图、其他辅助呼吸肌表面肌电图。

（2）超声检查：可观察膈肌的形态、厚度、运动幅度等。

4. 呼吸肌疲劳程度的评估

（1）膈肌疲劳时 Pdi 和 Pdi_{max} 均明显下降。

（2）肌电图的频谱改变：膈肌疲劳时，主要表现为低频成分（L）增加，高频成分（H）减少，H/L 比值下降。

（3）吸气肌的最大松弛率下降或松弛时间常数增大。

（4）TTdi 或张力时间指数（TTi）超过疲劳阈值。

（5）异常体征：呼吸浅快、辅助呼吸肌过度活动、呼吸不同步或反常呼吸等。

三、心功能的评估

1. 有创血流动力学监测

肺动脉导管热稀释法和脉搏指数连续心排血量监测法可测定心排血量等多项指标，能准确评估危重症患者的血流动力学的变化。

2. 无创血流动力学监测

超声波及心阻抗血流图等无创血流动力学监测技术因风险低、操作简单等优点，弥补了有创血流动力学监测的不足。

四、呼吸困难的评估

1. 分　类

呼吸困难按病程分为急性与慢性呼吸困难。急性呼吸困难是指病程 3 周以内的呼吸困难，慢性呼吸困难是指持续 3 周以上的呼吸困难。急性呼吸困难见于重症肺炎、肺血栓栓塞等；慢性呼吸困难见于 COPD 等疾病。

2. 评估呼吸困难严重程度的常用量表

评估呼吸困难严重程度的常用量表有 mMRC 问卷、Borg 评分量表、WHO 认证呼吸困难问卷、ATS 呼吸困难评分、基线呼吸困难指数、变化期呼吸困难指数等。

目前，对 COPD 等呼吸重症康复的呼吸困难评估推荐使用 mMRC 问卷。

第三节　肺部气体交换的监测

确保充分的气体交换（排出 CO_2 和改善 O_2 弥散）是重症抢救的主要目标，可以通过动脉血气分析（arterial blood gas，ABG）监测，但 ABG 是有创非连续的，动脉采血会稍微延迟结果。由于血管内传感器连续监测 ABG 存在准确性、成本、设备不成熟、组织氧偏差的缺点和无创监测技术的发展，最终 ABG 监测未得到广泛的临床应用。

可替代 ABG 的有两种无创监护仪：脉搏血氧饱和度和二氧化碳监测，具有连续、实时、无创等优势。目前，还可以进行经皮氧分压和二氧化碳分压监测以及组织氧饱和度监测等。

一、脉搏血氧饱和度监测

脉搏血氧饱和度仪根据搏动性动脉信号、氧和血红蛋白与还原血红蛋白比值的原理，经皮测量血氧饱和度。脉搏血氧饱和度仪不贵、无创、使用简单，可及时发现无症状性低氧血症，适用于从家庭到 ICU 的任何地方。

脉搏血氧饱和度（SpO_2）是 ABG SaO_2 的替代指标，而与动脉血氧分压（PaO_2）的关系通过氧解离曲线来说明。当 SaO_2 降至 80% 时，脉搏 SpO_2 的准确性下降。低灌注、运动伪影（如躁动）、肤色、指甲油，均导致读数不准确。深色皮肤患者的 SpO_2 偏高，影响低氧血症及时发现。此外，异常的血红蛋白可能会干扰读数。最后，当血红蛋白完全饱和（即 SpO_2= 100%）时，不能很好地区分高 PaO_2 值，不能及时发现高血氧症而造成相关的危害。

二、二氧化碳监测

呼吸系统能提供通气（即排出 CO_2）。CO_2 由细胞代谢产生，由循环系统转运，经肺排出。因此，呼气末 CO_2 分压（$PetCO_2$）代表代谢、循环和呼吸的综合结果。$PetCO_2$ 读数的突然变化通常反映呼吸问题，例如气道问题、肺力学的突然变化（如支气管痉挛）、无效腔（如肺栓塞）或循环系统病变（如休克、心搏骤停）。除 $PetCO_2$ 外，二氧化碳描记图还可用于其他作用，如正确放置和定位气管导管、监测气道阻力和神经肌肉阻滞等。值得注意的是，在 CO_2 的上斜期或短平台期（如在气道压力释放通气中），$PetCO_2$ 的测定可能不准确。

无效腔（VD phys）是指潮气量（V_t）中不参与气体交换而导致通气受损的那部分，临床上由肺泡过度膨胀或肺灌注不良引起，并与成人 ARDS 的死亡相关。因此，监测 VD phys 有临床意义。由于床旁测量 VD phys 较为烦琐，建议根据 $PetCO_2$ 和 ABG 容易获得的数据对 Bohr 方程进行 Engh off 修改，估计 VD phys：

$$VD\ phys/V_t = (PaCO_2 - PetCO_2)/PaCO_2$$

三、经皮血气监测

经皮血气监测（图 4-3-1）是另一种间接评估 ABG 的无创方法。与脉搏血氧饱和度仪及二氧化碳监测仪不同的是，前两种方法依赖于光谱感光度测量分析法，经皮血气监测运用改进的血气电极来测量皮肤表面的氧气和二氧化碳分压。

1. 经皮氧分压监测

经皮氧分压（$PtcO_2$）监测的仪器由一个伺服控制加热的极谱电极连接在中央处理器上构成。电极的外壳被覆聚四氟乙烯膜，通过一个双面胶环连接到皮肤表面。电极被加热到 $42 \sim 45℃$，使电极下的皮肤表面产生毛细血管舒张的作用。加热会加快通过皮肤表面的气体弥散，因为它使接触电极部位的局部血流增快，也能改变角化层的结构。角化层是由纤维蛋白组织构成的，其中含有脂肪和蛋白层。如果将皮温加热高于 41℃，将会溶化脂肪层，从而提高通过皮肤的气体弥散。虽然在新生儿中 $PtcO_2$ 和 PaO_2 的相关性（$PtcO_2/PaO_2$ 系数）很好，但对于重症成人患者并不可靠。心排血量减少或外周（皮肤）阻抗增加导致的外周灌注减少，能显著影响 $PtcO_2$ 的准确性。数据表明，当心排血指数大于 $2.2L/（min·m^2）$ 时，$PtcO_2/PaO_2$ 指数是 0.5，而当心排血指数小于 $1.5L/（min·m^2）$ 时，该指数仅为 0.1。因此，病理状态（如脓毒症休克、出血或心力衰竭）导致的皮肤循环低灌注或血管阻力的增加（如低体温或药物作用）将产生错误的数据。因为，PO_2 受组织血流以及组织氧利用的影响，所以其数值的变化可作为血管损伤或休克的早期征象。

2. 经皮二氧化碳分压监测

在经皮二氧化碳分压（PtcCO$_2$）监护仪被成功应用于新生儿重症监护病房后，PtcCO$_2$监测最早于 20 世纪 70 年代末被引入临床实践。标准的设备运用改进的血气电极，其由含有银 / 氯化银电极的 pH 敏感玻璃构成的。如 PtcO$_2$ 电极一样，PtcCO$_2$ 电极被加热至 42 ~ 45℃。PtcCO$_2$ 数值略高于 PaCO$_2$，这主要是因为电极部位皮肤加热致代谢率略高。大多数的市售仪器设备通过在其系统软件中加入校正因子来修正 PtcCO$_2$ 和 PaCO$_2$ 之间的差值。

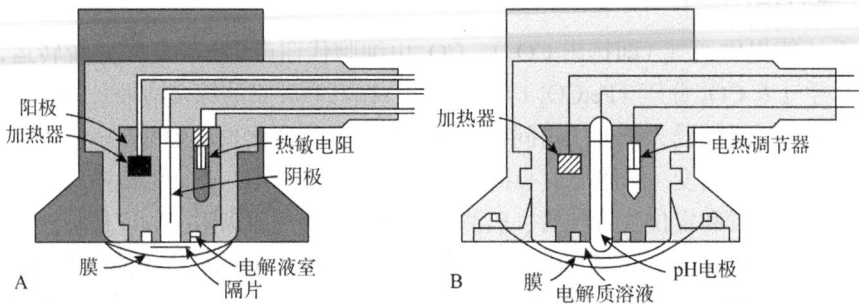

图 4-3-1　经皮血气监测电极

A：经皮氧分压（PtcO$_2$）监测电极；B：经皮二氧化碳分压（PtcCO$_2$）监测电极

3. 经皮血气监测的操作规范

进行经皮血气监测时要遵守一些简单的原则，涉及电极的保养、放置和校准。针对这三项操作建立一套常规，将有助于确保测量的精确性和有效性。

（1）将经皮电极浸浴在电解质溶液中：因为电极加热使得电解质溶液易于挥发，电解质溶液和传感器薄膜需每周更换，或呼吸治疗师在校准时发现信号漂移时就更换。由于银离子会逐渐附着到阴极上，所以生产商建议对电极进行定期的清理。

（2）需用酒精清洁放置点：在对患者体表放置电极前需用酒精的清洁放置点。若放置部位有毛发，需备皮以保证电极与皮肤之间接触良好。在放置皮肤电极之前，在电极表面涂抹电极凝胶或去离子液以加强体表和电极之间的气体弥散。

（3）定标：用两点校准法校准 PtcO$_2$ 电极，将室内空气（PO$_2$ 约为 150mmHg）作为高 PO$_2$ 标定点，系统电子归零作为低 PO$_2$ 标定点。

（4）PtcCO$_2$ 监护仪亦使用两点校准法进行校准。校准时将分别将 5% 的 CO$_2$ 校准气体和 10% 的 CO$_2$ 校准气体作为低标定点和高标定点。在首次应用于患者之前，应对电极进行校正。生产商通常建议每次改变电极位置时均需重新校准。

（5）PtcO$_2$ 和 PtcCO$_2$ 的读数报告应包含标记数据和测量时间的日期、患者的活动水平和体位、电极放置的部位和电极温度等，通常还应包括吸入氧的浓度和供氧设备的类型。患者的临床表现，包括外周灌注（即口唇颜色、皮肤温度）评估等是非常重要的记录指标。若存在有创 ABG 监测，应记录这些数据以作为与 PtcO$_2$ 和 PtcCO$_2$ 读数的对照。

4. 经皮血气监测的副作用

烧伤是临床医生在经皮监测时遇到的最常见的问题。发生烧伤是由于测量部位必须被加热至 42 ～ 45℃。每隔 4 ～ 6h 改变传感器的放置位置可有效避免这个问题。若将经皮监测应用于新生儿时，传感器需要更频繁地更换位置，如果电极放置不当，会产生 Ptc-CO_2 读数问题。为使读数有意义，必须确保皮肤防漏密封。即使患者的临床病情未发生变化，泄漏可使室内空气与传感器接触，导致低于实际数值的读数。当联合使用 O_2/CO_2 电极时，PO_2 阴极产生的羟基会干扰 $PtcCO_2$ 的读数。用阳极化电极化学计量消耗羟基，即可减少此问题。

四、近红外光谱组织氧饱和度监测

利用近红外光谱（near-infrared spectroscopy，NIR）对组织氧合进行评价。基于 NIR 技术的组织氧饱和度（StO_2）提供了一种无创方式来连续床旁监测组织的氧合。

StO_2 监测系统不依赖于血液的搏动情况，即使在低温、低血压、脉搏微弱的特殊情况下也可以连续、实时、无创地进行监测。根据电极片粘贴的部位不同，NIR 可对多个部位进行 StO_2 监测，目前比较常用的监测组织为脑组织氧饱和度（$SctO_2$）和肌肉组织氧饱和度（$SmtO_2$）。

1. 大鱼际肌肉组织氧饱和度的监测

此设备使用红外线（700 ～ 900nm）和 NIR 技术探测区域氧合状态。因为氧合血红蛋白、脱氧血红蛋白和细胞色素 aa3 具有不同的近红外光谱的吸收特性，血红蛋白氧饱和度是用一个合并的算法计算的，$SmtO_2$ 显示在监视器上。根据制造商的产品建议，将一个软的、无创的、可剪接的探针放置在大鱼际肌肉组织上，60s 获得稳定的读数后记录大鱼际的 $SmtO_2$ 水平。

大鱼际的 $SmtO_2$ 监测有以下优点：无创、可在床旁使用、不需要采血、不存在与中心管路相关的并发症（中心管路感染、血栓形成和采血相关的失血）。其独特的间歇性和连续监测肌肉氧合的能力，使 $SmtO_2$ 可以作为心排血量标记物的实时替代物，增加了其作为附加生命体征的候选指标的优势。

2. 脑组织氧饱和度的监测

$SctO_2$ 监测一般将电极片置于前额两侧，其数值反映大脑额叶皮质组织灌注的情况。$SctO_2$ 的正常范围约为 70% ± 6%。大多数的 NIR 设备计算 $SctO_2$ 值时，假设 20% ～ 25% 的动脉血和 75% ～ 80% 的静脉血对信号的贡献率是固定的（忽略约 5% 的毛细血管血容量）。按照典型动脉血氧饱和度的平均值为 97%、静脉血的为 60.7%，可以计算出正常的 $SctO_2$ 水平约为 69.8%（97% × 0.25+60.7% × 0.75），这与健康志愿者的值接近；如果标准偏差为 6%，这意味着 $SctO_2$ 低于 58.0%（69.8%-1.96 × 6%），表示脑灌注不足。目前，研究认为围术期的值低于临界值（通常为 50% ～ 60%）的 $SctO_2$ 与神经系统并发症的增加以及死亡率的增加有关。Meta 分析结果表明，在心脏手术期间使用 $SctO_2$ 以维持在基线的 80% 以上的个体化干预，可降低术后认知功能障碍的发生率，并且使用 NIR 监测不会导致额外的心血管事件的发生。

第四节　呼吸力学的监测

当我们进行 1 次正压通气时，需要有一个驱动的压力才能将气体送入肺内，其中包含了几部分，首先是驱动压，包括外源性的正压和患者自主呼吸时膈肌下移产生的负压。需要克服的力有①阻力：主要涉及气道的阻力和送气的流速，这也是将气体送入肺中产生的力；②弹性阻力：简单理解为维持肺开放在一定容积下需要克服的力，主要涉及容量和顺应性；③内源性呼气末正压（intrinsic positive end-expiratory pressure，$PEEP_i$）。

$$P = V \times R + \frac{V}{C} + PEEP_i$$

通过上述公式可以看到，呼吸力学监测的主要指标包括压力、容量、流速和顺应性。对重症康复呼吸机支持患者的呼吸力学评估应从压力、容量及流速和顺应性等测量开始。

一、压　力

压力主要分为气道压（P_{aw}）和食道压（P_{es}），P_{aw} 包括气道峰压（P_{peak}）、气道平台压（P_{plat}）、PEEPi 及 P0.1。图 4-3-2 是在 1 次定容通气下的压力 - 时间曲线。在临床工作中，希望了解患者更多的病理生理特性，也会测量其他压力，胸腔内负压是我们最关注的，可以通过 P_{es} 进行测量。

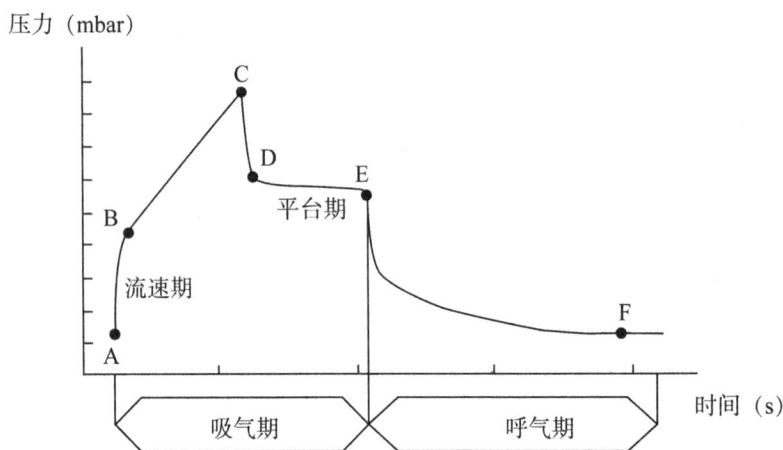

图 4-3-2　压力 - 时间曲线

1. 气道峰压

C 点是 P_{peak}，即在进行 1 次定容通气时能达到的最大压力，可反映克服气道阻力与使肺泡容积增加所需要的整体压力的大小。

2. 气道平台压（P_{plat}）

从 D 点到 E 点是吸气后的暂停状态，此时依然会需要一个比较高的压力，我们称之为气道平台压（P_{plat}）。它是维持肺泡开放的压力，所以与肺顺应性和容量有关。

由以上两点我们可以得知，在定容通气未改变容量的情况下，如果患者出现了气道压力的升高，表现为单纯的 P_{peak} 升高，而不伴有 P_{plat} 升高时，往往提示患者的气道阻力升高。如果患者出现了单纯的 P_{plat} 升高，提示患者的肺顺应性下降。

3. $PEEP_i$

如果患者的 $PEEP_i$ 升高，提示可能出现肺动态过度充气或者存在气体陷闭。

测定方法如下。①气道阻断法：气道阻断法测量 $PEEP_i$ 和 P_{plat} 时，要求患者是在没有自主呼吸的状态下，用容积控制通气、流速方波。如果在吸气末阻断通气，会导致吸气末暂停，此时的压力即为 P_{plat}。如果在呼气末阻断通气，持续 $5 \sim 8s$，此时的压力为 $PEEP_i$。②食道测压法：可以在患者有自主呼吸的情况下进行测定吸气流量始动点食道内压，相当于呼气未结束时的压力，我们认为是 $PEEP_i$。但有时可能会受到一些负压的影响，需要同步测量胃内压（P_{ga}）来进行校正，才能得到较为准确的 $PEEP_i$。

4. P0.1

P0.1 是在吸气开始前 0.1 秒内的气道闭合压，其反映的是患者自主呼吸努力的程度。在正常的生理状态下，P0.1 为 $2.0 \sim 4.0cmH_2O$。在机械通气的情况下，P0.1 约为 $3.5cmH_2O$。P0.1 的升高往往与患者的自主呼吸能力增强有关，即使是在 ECMO 的辅助下，这样的线性关系依然存在。图 4-3-3 是 P0.1 测量示意图。

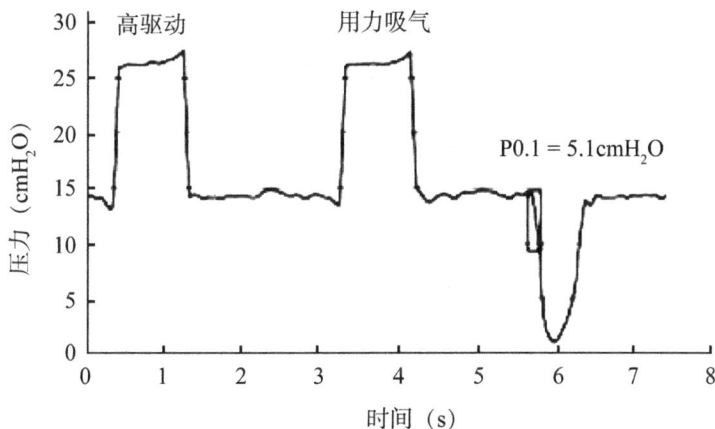

图 4-3-3　P0.1 测量示意图

5. 食道压

P_{es} 可以间接反映胸腔内负压，其测量方法相对简单，将 P_{es} 测量导管送入食道内，固定到相对准确的位置，然后进行读数即可。先将测量导管送入胃内，然后再回撤，当可以看到心脏搏动时（心脏搏动产生压力），则认为位置较理想。P_{es} 测定出来后，可以进行其他指标的测评，例如，胸腔内负压（P_{pl}）和 P_{aw} 之差即可得到跨肺压（P_L），这是与肺损伤相关的指标，另外，胃内压（P_{ga}）和胸腔内负压（P_{pl}）之间进行运算，可以得出跨膈压（P_{mus}），能够帮助判断患者的自主呼吸程度。

二、容　量

容量涉及潮气量（V_t）、每分通气量（MV）、生理无效腔和呼气末肺容量（EELV），其中最常用的是 V_t 和 MV。在呼吸机上，根据流速和时间的积分，可以得到 V_t，V_t 与呼吸频率（RR）的乘积即为 MV。生理无效腔和 EELV 的测定可能需要用到其他方法。

$$V_t = \int_{t_0}^{t_1} flow\, \mathrm{d}t$$
$$MV = V_t \times RR$$

三、流　速

流速主要涉及吸气流速和呼气流速，临床上流速多与人机不同步有关。此处不作赘述。

四、顺应性

顺应性包括静态顺应性和动态顺应性。

五、阻　力

实际上，阻力并不是一个力，它反映的是在一定的驱动压下产生气流的情况，这种气流在不同状态下是不一样的。最理想的状态是层流，但层流在现实生活中很难观测到，有时我们也会认为小气道中气体流动类似层流，气管内的气流类似湍流。根据流体力学公式，我们可以得知，克服气道阻力所需要的驱动压力，与流速成正比，与气道管径成反比。

层流：

$$\triangle P = flow \times \frac{8nl}{\pi r^4}$$

湍流：

$$\triangle P = flow^2 \times \frac{k\rho l}{\pi r^2}$$

六、时间常数

时间常数（τ）是测定气体在肺组织分布和排空的时间，是顺应性（C）与阻力（R）的乘积，反映的是肺组织对压力变化反应的速度，正常值约为 0.4。

$$\tau = R \times C$$

综上，可以将呼吸力学监测指标分为可观测的指标（压力、容量、流速、P-V 曲线）和可计算的指标（阻力、顺应性、跨肺压、跨膈压、无效腔、呼吸功）。通过这些指标，分析患者的病理生理过程。例如患者的气道阻力上升，提示可能存在气道阻塞、人工气道中形成痰痂或者出现气道痉挛；如果顺应性发生改变，则考虑是否为间质病变加重，或者出现胸腔积液、气胸等影响呼吸系统整体顺应性的情况；如果跨肺压变化，需要警惕出现呼吸机相关性肺损伤，而跨膈压、$PEEP_i$ 等与有无呼吸肌疲劳、动态过度充气以及人机不同步相关。

第五节　呼吸功的监测

一、呼吸功的分类

正常的呼吸功和呼吸所需要的能量有关，通常和气体通过气道的非弹性阻力以及胸廓运动结构的惯性力相关。

1.固有功：是克服正常弹性和阻力，以及克服影响胸肺正常工作负荷的疾病进程的结果。例如慢性支气管炎时固有功异常（增加），其气流通过传导气道的阻力增加；在肺部纤维化疾病中，顺应性下降，肺泡运动受限，运动减少使肺扩张能力受阻，导致固有功增加。

2.非固有功：是外加在患者身上的系统所产生的做功，如气管插管、机器的灵敏度、按需活瓣系统、湿化器以及患者回路产生的功。呼气阀和 PEEP 阀会增加呼气做功。

二、呼吸功的定义

物理学中，功（W）被定义为力（F）作用于一定质量并使其运动一段距离（d）的结果，表示为 $W=F \times d$。在流体系统，比如呼吸系统中，我们所说的功表现为在吸气和呼气时，应用的力或压力使一定容量的气体流动。

呼吸功是压力和容量的乘积：

$$W = \int PV$$

也就是说，功是必须使一定量的气体产生运动的压力数量。在健康人群中，呼吸功大约是 0.5J/L。呼吸功有时通过参与工作的呼吸肌的耗氧量来表示，虽然这一数值难以测量。呼吸肌的耗氧量约占 COPD 患者总耗氧量的 35% ～ 40%。当监测胸膜内压力时，呼吸功也可被定义为压力和时间的乘积。

三、呼吸功的图示

呼吸功监测能用图形显示（图 4-3-4），新型微处理器控制的呼吸机和特殊监测设备（食管压力监测仪）能提供数据计算。需要注意的是计算的准确性还有待研究。在呼吸周期中所消耗的做功量可通过一定容量变化乘以与之相关的压力变化来估算，即 $W=P \times V$，或者也可以通过 $W=(PIP - 0.5 \times P_{pl})/100 \times V_t$ 来估算肺被动以恒定流速充盈的呼吸功。压力 - 容量曲线可以用来做这一估算。

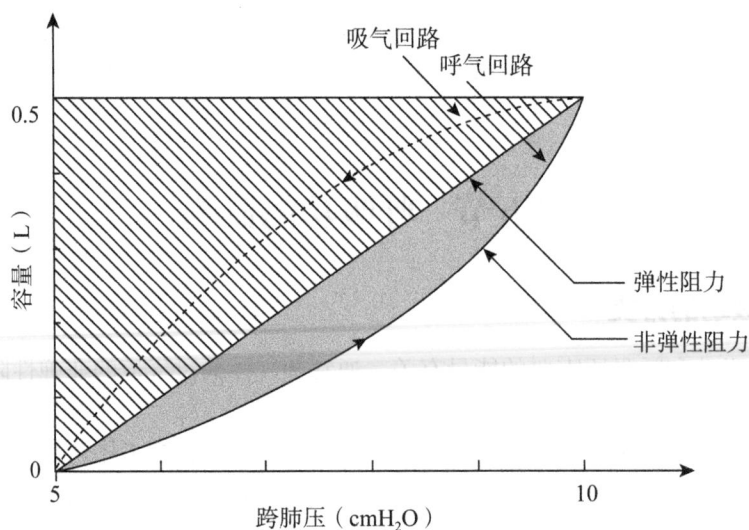

图 4-3-4　恒定流速呼吸机行控制性机械通气患者的压力和容量变化

图 4-3-5 显示 CPAP 期间所需要的呼吸功。在此图中，呼吸功是气道压力和 V_t 的乘积，环的面积越大，呼吸功就越大。A 是一个独立 CPAP 系统的例子。B 是带有 CPAP 模式的呼吸机按需阀门系统。

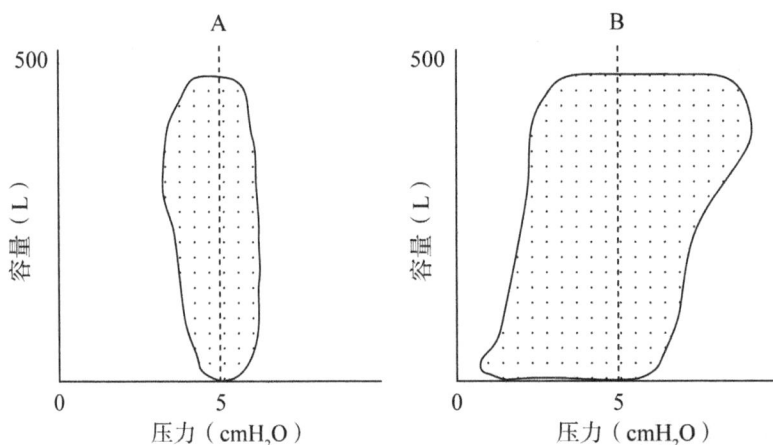

图 4-3-5　CPAP 期间所需要的呼吸功

图 4-3-6 示自主呼吸（左）和辅助呼吸（右）的压力要求。施加的呼吸功可以在触发呼吸时发生。在自主呼吸中，患者进行工作以克服弹性和阻力，而在辅助呼吸中，呼吸机提供工作。

呼吸机做的功

患者为触发流
量阀所做的功

压力（cm H₂O）

时间（s）

患者触发呼吸机所做的功

患者克服CL＋Raw做的功

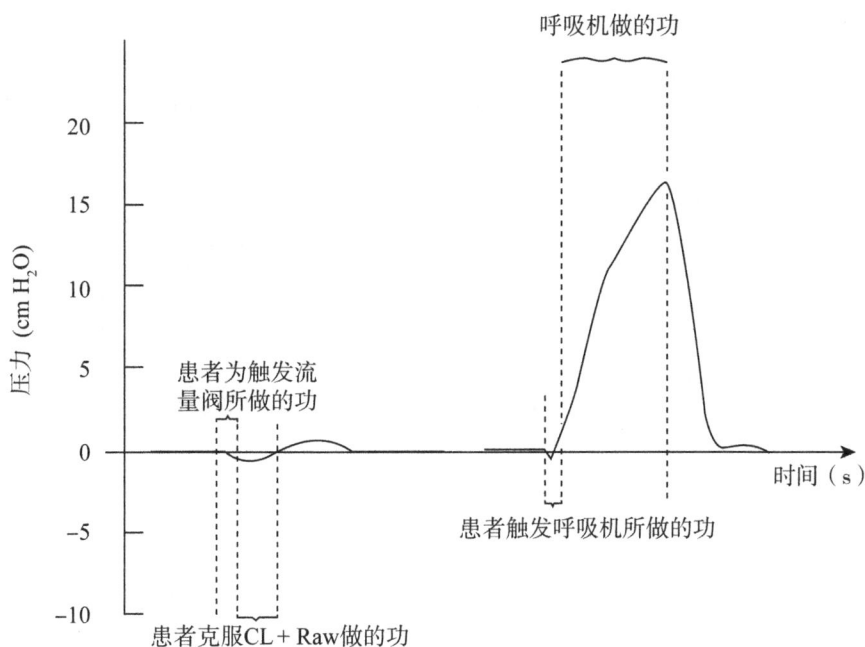

图 4-3-6　自主呼吸（左）和辅助呼吸（右）的压力要求

注：CL 为肺顺应性，Raw 为气道阻力

第六节　血管外肺水的监测

血管外肺水（extravascular lung water，EVLW）是指肺血管腔以外的肺组织含水，其数值变化与肺水肿密切相关，是 ICU 常见的监测指标，对于判断循环系统，尤其是危重症患者的肺循环的病理生理改变以及肺的气体弥散功能具有十分重要的作用。

一、血管外肺水的定义

EVLW 是指肺血管腔以外的肺组织含水，包括肺间质含水、肺各种细胞含水以及肺泡腔内表面膜含水。EVLW 的多少由淋巴系统的回流情况决定，根据体重计算所得血管外肺水指数（extravascular lung water index，EVLWI）通常 < 7mL/kg。从病理生理的角度来讲，EVLW 增多的病因可分为高静水压性和毛细血管高通透性或两者兼而有之的混合型肺水肿，多见于 ARDS、脓毒症休克及术后肺水肿等危重症疾病。

二、血管外肺水的病理生理学

从病理生理学来讲，液体可以从肺部微小血管渗漏到肺间质组织。根据 Starling 定律，促使液体在血管与间质之间流动的压力，主要包括静水压、胶体渗透压和肺泡毛细血管屏障滤过系数（图 4-3-7）。在心功能下降的前提下，肺循环阻力增高，肺毛细血管与肺间质的静水压差、胶体渗透压差可决定 EVLW 的多少。当滤过系数改变后，可出现高通透性肺水肿，包括肺内源性（如肺部感染造成的直接损伤）、肺外源性（如脓毒症休克）及其他原因（如过敏、中毒、药物等）引起的肺水肿。大量的 EVLW，尤其存在急性肺损伤时，是机械通气时间、ICU 留置时间及病死率的独立危险因素，而改善 EVLW 或许可以改善急性肺损伤患者的临床结局。

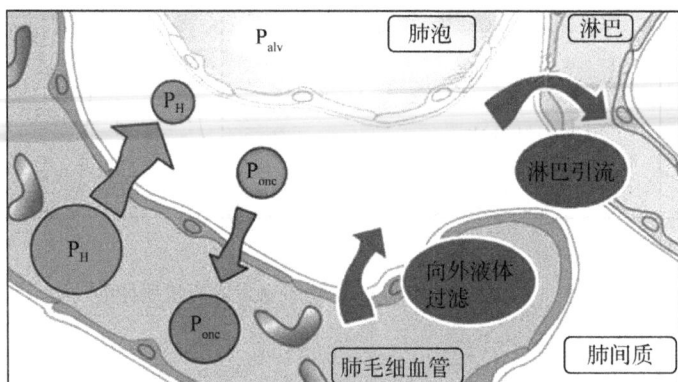

图 4-3-7　血管外肺水产生的机制

注：P_H 为血管内压力，P_{onc} 为胶体渗透压，P_{alv} 为肺泡内压。

三、测定方法及原理

1. 无创监测法

临床上对于肺水肿的诊断通常是基于临床体征、检查及胸部 X 片，然而这种诊断方法比较复杂，敏感性也较差。因此，EVLW 的测定十分重要。无创监测法（如 CT 或 MRI）的费用昂贵，不能床边监测，也不方便重复检测。单频电阻抗法通过在患者体表安放电极，释放电流产生电压进行描记，因不能区别肺容量和肺水变化，以及肺血管内外的液体，受影响的因素多，后改良为双频电阻抗法。此外，肺部超声因其快捷便利，近年来越来越多地用于床边肺水肿的评估，但这种方法无法量化，易受到操作者超声技术熟练程度的影响。

2. 有创监测法

Chinard 等最先提出有创监测法，通过置入中心静脉导管和热探头动脉导管，采用温度－染料双指示剂稀释法，计算胸腔内热容量（intrathoracic thermal volume, ITTV）与胸腔内血容量（intrathoracic blood volume, ITBV）的两者之差，得出 EVLW，较无创监测更为准确，敏感性和特异性也有所提高。随后，1982 年，Elings 等提出只用温度作为单一指示剂，用单指示剂热稀释法测量 EVLW，即通过漂浮导管的同时描记肺动脉和主动脉两条热稀释曲线，计算两者指数衰减时间之差，得出 EVLW。此外，脉搏指示连续心输出量（pulse indicator continuous cardiac output, PICCO）是近年来发展较快的血流动力学监测技术，结合了经肺热稀释和动脉脉搏轮廓分析两种技术原理，计算肺水指标，如 EVLW 和肺血管通透性指数（pulmonary vascular permeability, PVPI）。研究表明，尸检时肺脏的称重法和患者死亡前使用热稀释法测量 EVLW 具有较高的相关性，动物研究也证实了这一点。但需要置入中心导管，可能会增加感染概率，引起系统性炎症反应。

四、意义及临床应用

1. ARDS 的治疗与预后

ARDS 是一种急性弥漫性肺部炎症，可导致肺血管通透性增加，其临床特征为低氧血症、肺内分流和生理无效腔增加、肺顺应性降低，ARDS 急性期的病理学特征包括弥漫性肺泡损伤（如水肿、炎症、透明膜或出血）。ARDS 患者需要进行有效的液体管理。

许多研究发现使用 EVLW 指导液体管理能够缩短 ARDS 患者的机械通气时间并减少 ICU 的留治时间；另外，针对肺外因素引起的 ARDS 患者，采用 EVLW 指导液体管理也能够减少肺损伤。由于多数 ARDS 会造成右心功能不全，约 25% 的 ARDS 患者可以出现急性肺源性心脏病，对这些患者定期监测 EVLW 有助于平衡液体复苏与肺水肿之间的矛盾，改善右心功能。

此外，EVLW 可能有助于预测 ARDS 患者的临床结局。Sakka 等发现 EVLWI 高的患者的病死率明显增高。一个小型的前瞻性研究发现采用理想体重计算 EVLWI 时，EVLWI $> 16mL/kg$ 预测病死率的敏感性为 100%，特异性为 86%，但目前暂无多中心的大型研究验证这一观点。

2. 对脓毒症休克液体管理的指导作用

脓毒症休克多见于 ICU 的危重症患者，因细菌代谢产物激活机体的炎症反应，同时释放促炎症介质与抑制炎症介质，通常表现为血管阻力下降、心脏充盈度降低，伴有心排血量增加（高排低阻型）。Boussat 等发现对脓毒症患者监测 EVLW 能够指导液体管理，改善肺水肿，从而缩短机械通气时间和 ICU 的停留时间，改善患者的预后。

此外，脓毒症可以诱发 ARDS 的发生。监测 EVLW 并进行严格的液体管理，缩短机械通气时间和减少 ICU 的留治时间，减少肺损伤。

3. 围手术期及术后的意义

肺部手术中，开胸手术操作、肺叶切除、机械通气及输血补液等因素均可影响患者循环呼吸系统的生理功能，增加术后肺水肿的发生率。EVLW 是液体管理的评估指标之一，对其定期检测能够减少术后肺部并发症的发生率，评价患者的预后。

心外科术后发生心功能不全，可引发血流动力学不稳定和严重组织器官灌注不足。此时，监测血流动力学指标，能够指导术后液体管理，防止术后肺水肿的发生。Maddison 等以接受体外循环的心脏手术患者为研究对象，比较了锂指示剂稀释法、单指示剂稀释法和靛青绿染料稀释法三者在监测 EVLW 方面的作用，结果显示锂指示剂稀释法得到的结果偏移较大。

EVLW 目前也用来评估器官移植手术。针对肺移植，目前主要的标准是评估移植前肺移植的可行性，如动脉氧分压与吸入氧浓度的比例（PaO_2/FiO_2）。然而，有研究显示，这个评估标准可能并不完善。多项研究显示，经肺热稀释法监测 EVLWI，评估体外肺灌注和肺供体的肺水，当供体的 EVLW 明显增高时，表示可能供体肺的适合度较低，会影响受体的临床结局。Garutti 等对肝移植患者进行监测，认为肝移植术中对 EVLW 和 PVPI 的监测是机械通气时间的独立预测因素。这是因为终末期肝病患者的循环系统表现为高排低阻型，同时可能合并有肝硬化性心脏病、缺血性心肌病，甚至因肺动脉高压导致的右心功能不全，监测 EVLW 能够改善肺部并发症的发生。

4. 机械通气撤机指标

撤机拔管使得正压通气变为负压通气，从而增加了心脏负荷，能够引起拔管相关性肺水肿。Jozwiak 等研究进行了 T 管撤机实验，结果显示，撤机结束时 EVLWI 较开始时增加 14% 以上能够诊断撤机相关性肺水肿，其敏感度为 67%，特异度达到 100%。因此，针对撤机困难的患者可以在自主呼吸试验时观察 EVLWI 的变化，评估撤机时机，减少医疗费用及二次插管的风险。

第四章
重症康复患者人工气道的管理

对危重症患者进行气道功能维护关系到患者的生死存亡。一些危重症患者在危重症急性期已经建立人工气道，一些患者仍使用自然气道通气，不管是否已经建立人工气道，维持气道通畅极为重要。这些患者有反复肺部感染、年龄大、气道分泌物多、咳嗽能力差等，极容易出现痰窒息。

第一节　套囊压力监测仪维护的规范

对建立人工气道且需要长期机械通气患者进行套囊管理是一项重要措施。套囊压力监测仪是维护气管导管和气管套管套囊压力的仪器。套囊的目的是①施行控制呼吸或辅助呼吸时，提供无漏气的条件；②防止呕吐物等沿导管与气管壁之间的空隙流入下呼吸道（误吸）；③防止吸入的全麻药物从麻醉通气系统外溢，维持麻醉平稳。

（一）套囊压力监测的必要性

套囊压力（图 4-4-1）对气道黏膜有一定的损伤作用。气管黏膜受压的压力超过 $6cmH_2O$ 会使气管黏膜淋巴管受压，气道黏膜水肿，黏膜纤毛运动受限；气管黏膜受压的压力超过 $30cmH_2O$ 会使气管血流中断，黏膜坏死脱落，甚至造成气管壁穿孔、破裂等严重的并发症。

为了避免长期压迫气管内壁黏膜，防止缺血坏死，套囊充气后将压力应控制在 $25cmH_2O$ 以下，即低于正常的毛细血管渗透压。还有资料表明，套囊压力应 < 30mmHg 或保持在 25 ～ 30mmHg，才能将其对气管黏膜的压力性损伤减小到最低的范围。

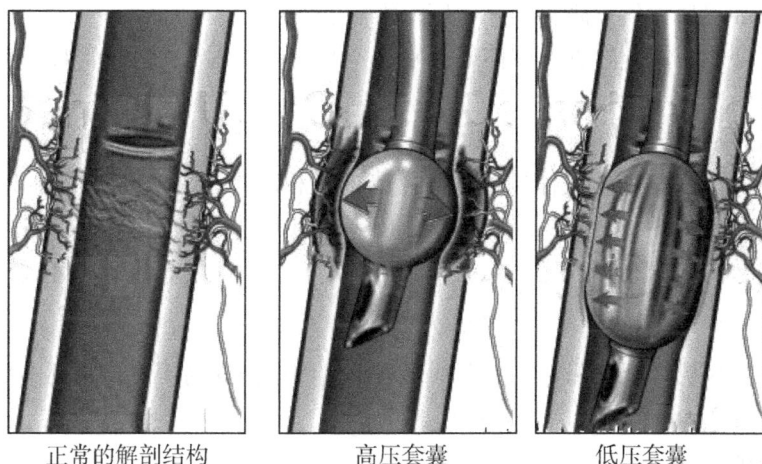

| 正常的解剖结构 | 高压套囊 | 低压套囊 |

图 4-4-1 套囊对气道黏膜的压力

（二）套囊压力监测仪的使用范围

套囊测压表和配件用于给各种气管插管、气管切开套管、双腔支气管插管等的高容量低压气管插管充气、放气及压力检测。

（三）基本结构

套囊测压表为弹簧管机械指针式压力表，连接管为 PVC 材料，面板保护圈为橡胶材料。如图 4-4-2、图 4-4-3 所示。

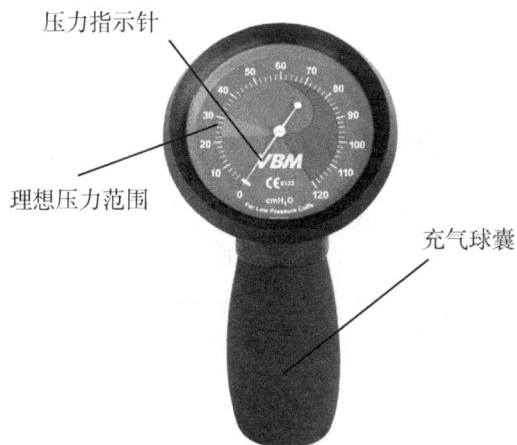

图 4-4-2 德国产 VBM 气囊测压表

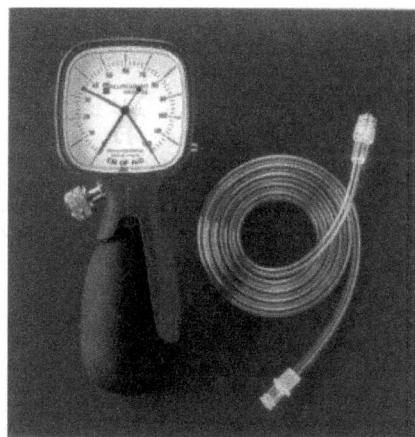

图 4-4-3 Hi-LoTM 手持压力表

（四）套囊压力监测仪使用的操作规范

1. 操作步骤

（1）使用测压表之前检查：用手按住连接口，捏充气球囊，使压力值达到 120cmH₂O，保持 2 ~ 3s，如果压力值下降，必须送厂家维修。

（2）选择合适的气管导管：在体外分别测定套囊内注入 1、2、3、4，……，25mL 空气时的套囊内压力。

（3）体内分别测定套囊内注入 1、2、3、4，……，25mL 空气时的套囊内压力。

（4）套囊内注入相等量气体压力相减。当两者相减等于 20cmH$_2$O 时，即为套囊对气道黏膜的压力为 20cmH$_2$O。维持这时的套囊内气体量即可。

气管黏膜受压压力公式：

$$P_{气管壁压力} = P_{插管后} - P_{插管前}$$

（5）观察呼吸机是否有漏气，如有漏气现象，则适当提高压力，直到不漏气为止，但压力一般不超过 25cmH$_2$O。

2. 注意事项

（1）每班次应检查套囊压力 1 次。

（2）对于 8 岁以下患儿一般推荐采用没有套囊的气管导管，无需测量压力。

（五）套囊压力监测仪的清洁消毒与日常维护

1. 清洁消毒

（1）定期用湿布擦洗套囊压力检测仪。

（2）定期用酒精进行清洗，但套囊压力监测仪不能加热处理。

2. 日常维护

（1）定点存放，专人保管。

（2）注意防尘、除尘，保持压力的灵敏度。

（3）远离火源及热源，注意防潮。

第二节　人工鼻的使用规范

危重症患者的临床特征之一是气管切开或长期机械通气。不管是气管切开或长期机械通气，均需建立人工气道。正常通气时，鼻腔、咽腔、呼吸道对吸入的气体有加温、湿化和过滤作用，建立人工气道后，吸入的气体绕过了具有温暖和湿润功能的额窦和上呼吸道，只能从下呼吸道吸收水分而导致呼吸道黏膜干燥，而且细菌容易进入下呼吸道。为了避免人工气道的并发症，临床上人工鼻被广泛应用。

人工鼻是模拟人体解剖湿化加热系统的机制所制造的人工替代性装置，它将呼出气中的热和水汽收集和利用，以温热和湿化吸入的气体，并有过滤细菌与尘粒的作用。其既可用于呼吸机，也可用于气管切开和气管插管。人工鼻包括湿热交换器、单纯过滤器、复合式人工鼻（湿热交换过滤器）等。有适用于不同年龄患者的人工鼻。

（一）人工鼻概述

1. 构造

人工鼻由外壳、滤膜、吸湿保温材料等组成。

（1）1～2个国际标准接口：在其近端（患者端）常为15mm的阴式接口，而在其远端常为22mm的阳式接口，患者端也可用同轴的22mm阳式配件接口。

（2）外壳。

（3）内芯：为主要部位。此类装置由羊毛、泡沫或纸类材料制成，其材料表面涂有能保留湿气的化学物质，人工鼻媒材表面还涂有杀菌剂。另外，吸湿层和大孔的纤维毡联用还可改善对吸入空气的滤过效率。最新研制的疏水性人工鼻含复合皱褶膜，为有效的微生物过滤器，能通过水蒸气，但不能通过液态水。

（4）气体采样接口：接气体采样管路，进行CO_2监测等。

（5）吸痰专用孔道：中央有一开口，用时打开盖子吸痰，不用时用盖子盖上。

2. 工作原理

（1）加温加湿的作用原理（图4-4-4）：是气体与所流过的表面进行热量和湿气交换。

①呼气时：呼出气的相对湿度是饱和状态的，当它流过人工鼻内侧面的一个温度较低的界面时，气体被冷却，一些水蒸气在其表面凝结成水，同时表面得以加温。

②吸气时：当吸气开始时，室温状态下的气体进入人工鼻，在人工鼻内得到湿化和温热，然后进入肺内，如此往复循环，不断利用呼气中的热度和湿度来温热和湿化吸入的气体。

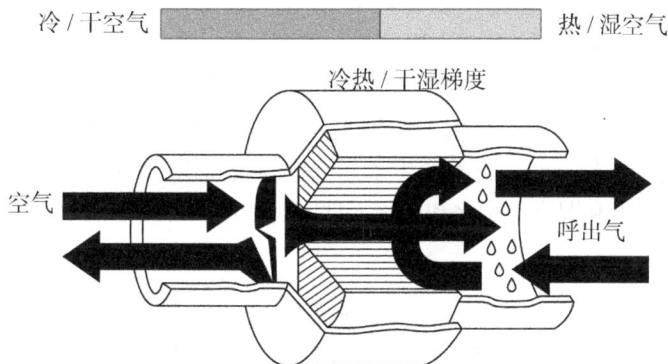

图4-4-4　人工鼻加温加湿作用原理

（2）过滤作用原理：是机械阻断和吸附作用。

①机械阻断（图4-4-5）：＞10μm的较大颗粒，不能透过滤过膜空隙，直接机械阻断在人工鼻之外，称为直接捕获；2～10μm的中等颗粒由于惯性，碰到膜纤维上，为惯性碰撞拦截。

②吸附作用（图4-4-6）：＜2μm的小微粒，因其质量小，表现出一种随意运动，称为布朗运动，尘粒越小，则布朗运动越增加，布朗运动增加意味着微粒子与人工鼻碰撞的概率增加；碰撞后产生范得瓦力（一种静电引力作用），使微粒子紧密地吸附在人工鼻上。

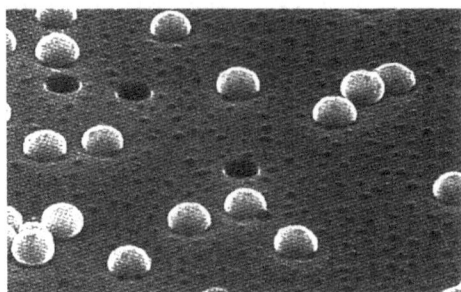

图 4-4-5　机械阻断示意图

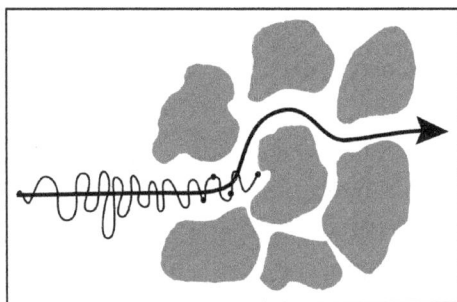

图 4-4-6　吸附作用示意图

据实验证明，人工鼻的滤膜可以过滤大多数的细菌和病毒，包括铜绿假单胞菌、金黄色葡萄球菌、黏质沙雷氏杆菌、结核分枝杆菌、HIV 病毒、丙型肝炎病毒、噬菌体等，对于新型冠状病毒也能阻挡。

3. 人工鼻的材质

最早的人工鼻是简单的冷凝器，由具有较大表面积金属元件制成，如金属细网纱卷或不锈钢钢管。由于金属的高密度和热传导性通过此装置无法获得有效的温度梯度，冷凝器的金属元件随后被一次性泡沫、聚丙烯纤维（图 4-4-7）、化学棉（图 4-4-8）或纸所替代，不同交换界面材料的性能比较见表 4-4-1。通过将冷凝金属元件用可以吸湿的化学物质（氯化钙或氯化锂）进行涂层，实现了进一步增加输出气体的湿度的目的。这些化学物质可以吸附呼出的水蒸气以加热湿化吸入的气体。这种类型的人工鼻被称为吸湿冷凝器。由过滤器衍生的疏水人工鼻，也可用于加热加湿吸入的气体。最早出现的疏水人工鼻是由低导热系数的防水陶瓷制作，经过折叠产生了非常大的表面积，可以在人工鼻内形成一个温度梯度，有利于储存温度和湿度。亲水和疏水元件同时使用，形成一个"联合"的人工鼻。

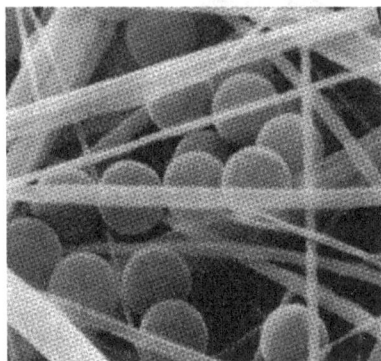

图 4-4-7　聚丙烯纤维材质

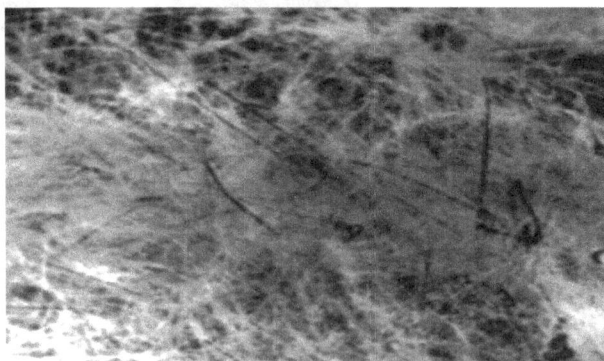

图 4-4-8　化学棉鼻材质

亲水性材质是具有高度吸附作用的瓦楞纸，有成千上万条平行通道，交换面积很大，具有抑菌作用和低气流阻力特点，见图 4-4-9。

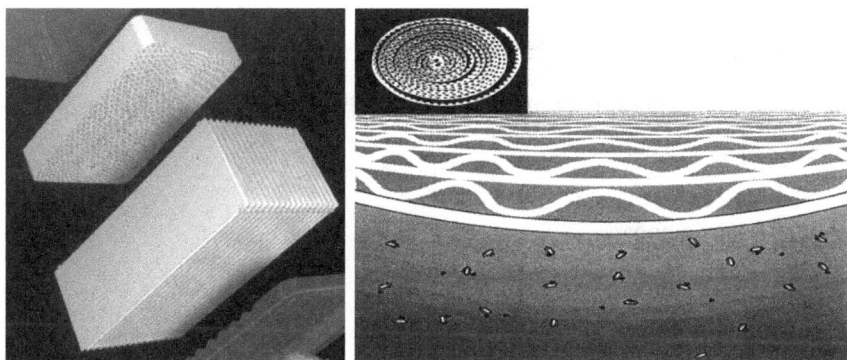

图 4-4-9　瓦楞纸人工鼻内部构造

表 4-4-1　不同交换界面材料的性能比较

性能	超吸水性纸纤维	化学纤维棉、海绵、无纺布
纤维亲水性	有	无
结构方式	多空状平行通道以增加交换界面	整体纤维错综交叉
热/湿气交换原理	纤维吸附式	纤维阻挡式
抗菌剂	$CaCl_2$	$MgCl_2$，$LiCl$
抗菌剂毒性	无毒性	无毒性，有毒性
湿化输出	高	低
流速阻力	非常低。不影响患者做功，不影响患者驱动呼吸器，患者不易呼吸肌疲劳	高。增加患者吸气功，增加患者驱动力，影响机器灵敏度造成驱动不良，患者易出现呼吸肌疲劳

4. 人工鼻的评价标准

（1）通过 ISO 9360 检验标准。

（2）水分散失越低越好。

（3）材质无毒。

（4）无效腔越小越好。

（5）气体阻力越低越好。

5. 理想的人工鼻

（1）欧洲标准：ISO 9360/1992（E）。

①腔内压力为 $30cmH_2O$ 时，漏气量 < 25mL/min。

②压力下降 < $5cmH_2O$，气体流速为：60L/min（成人）；30L/min（儿童）；15L/min（新生儿）。

③一次性使用。

④独立包装。

（2）性能要求

①无效腔通气量＜ 50mL。

②潮气量在 200 ～ 1000mL 时，呼气末气体的温湿度达到：绝对湿度＞ 32mgH$_2$O/L；T ＞ 32℃；相对湿度＞ 95%。

③重量＜ 40g。

④细菌滤过率＞ 99.999%。

⑤可连接二氧化碳监测仪。

（二）人工鼻的分类

1. 根据作用分类

（1）单纯滤过人工鼻。

（2）单纯加湿人工鼻。

（3）单纯加热人工鼻。

（4）多功能人工鼻。

2. 根据连接人工气道的不同分类

（1）气切人工鼻。

（2）气管插管人工鼻。

（3）接呼吸机回路人工鼻。

（4）多用人工鼻。

3. 根据使用年龄不同

（1）儿童使用人工鼻。

（2）成人使用人工鼻。

（3）儿童成人双用人工鼻。

4. 根据吸水性不同分类

根据亲水性不同，分为疏水型、亲水型和结合型三种。

（三）人工鼻的作用

1. 提供适宜的温湿度：人工鼻作为被动型湿热交换器，能模拟人体解剖湿化系统，具有适度湿化、加温和滤过的功能，使吸入的气体接近生理状态。

2. 提供有效的滤过：吸入气体经过过滤网滤过后吸入，阻挡了大颗粒菌尘，增加了吸入气体的洁净度，减少了外部细菌的侵入以降低肺部感染的发生率。

3. 降低并发症的发生：由于吸入气体的洁净度、温度、湿度接近生理要求，痰液分泌量减少，湿化不足、湿化过度、呼吸道刺激征等并发症减少。

4. 降低院内感染率：人工鼻与气管套管衔接紧密，翻身、咳嗽时不易脱落，患者的痰液不会外溢，减少了对环境的污染，同时由于吸痰管直接从人工鼻吸痰孔插入，不用将人工鼻反复拔出，既不会中断供氧，又不增加感染机会。

5. 减轻护理的工作量：人工鼻湿化后，痰量和吸痰次数减少，同时由于人工鼻直接在气管套管上，减少了湿化、滴液、更换纱布、更换导管等工作。

（四）人工鼻的适应证

人工鼻是与呼吸机、麻醉机及人工呼吸器配套使用的消耗品。人工鼻被用于各种人工气道的导气管，如气管切开导管和呼吸机连接导管。

（五）人工鼻的禁忌证

人工鼻使用方便、简单，无绝对禁忌证，但以下情况使用时需要注意。

（1）分泌物量多。

（2）潮气量非常小（＜0.15L）和非常大（＞1.0L）的患者。

（3）低体温（＜32℃）患者应考虑使用主动加温加湿装置以维持体温。

（4）雾化治疗时，应首先卸下人工鼻。

（5）同步间歇指令通气频率较低（＜4次/s）的患者，应慎用人工鼻。

（6）自主呼吸而通气储备低的患者。

（六）人工鼻使用的操作步骤

1.气管切开导管接人工鼻操作步骤

选择合适的气管切开导管人工鼻（图4-4-10），吸尽气管内的痰液，将15mm的阴式接口与气切导管相连接，将氧气管接口与氧气管相连接。每24h更换1次，如有污染及堵塞，应及时更换。使用过程中严密观察患者的呼吸节律和频率、氧饱和度，及时吸痰，定时听诊肺部痰鸣音的情况，同时注意有无缺氧、发绀、呛咳等不良反应。

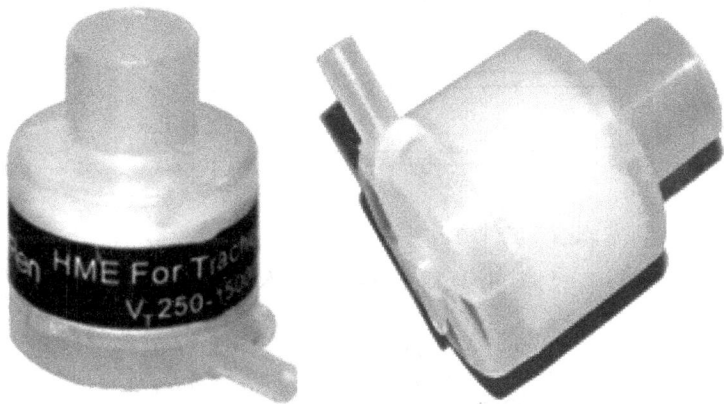

图4-4-10　气切导管人工鼻

2.呼吸机管路接人工鼻的操作步骤

应用机械通气时可选择主动湿化和被动湿化，被动湿化是单纯连接人工鼻，不连接湿化罐。

（1）主动湿化人工鼻连接：呼吸机的内环路消毒是指连接呼吸机消毒机进行消毒，国内基本不使用呼吸机消毒机。内环路内滋生大量的细菌，是呼吸机相关性肺炎的罪魁祸首。呼吸机出气口端连接人工鼻，可以阻断细菌从内环路进入患者的呼吸道，连接部位见图4-4-11。

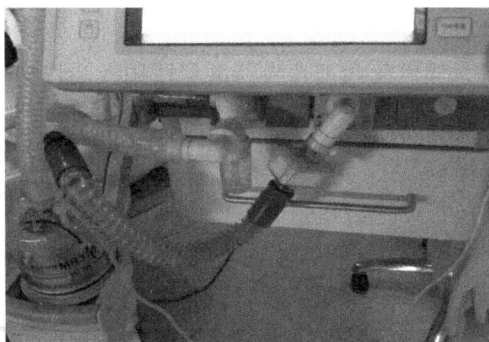

图 4-4-11　呼吸机出气口端接人工鼻

（2）被动湿化人工鼻连接：呼吸机管路可以连接 1 个、2 个、3 个人工鼻，连接个数越多，湿化加热的效果越好，但阻力会增大。在气管插管患者转运期间，热湿交换器尤其有用，因为转运期间使用呼吸机的时间很少超过 1h 或 2h，而且转运型呼吸机通常不连接湿化罐。

①连接 1 个人工鼻（图 4-4-12）：人工鼻应安装在患者和呼吸机环路之间，并尽可能地靠近患者。

②连接 2 个人工鼻（图 4-4-13）：人工鼻连接在呼吸机出气口端和呼气口端各 1 个。

③连接 3 个人工鼻（图 4-4-14）：人工鼻连接在呼吸机出气口端和呼气口端各 1 个，并在气管导管与呼吸机管路之间再连接 1 个人工鼻。

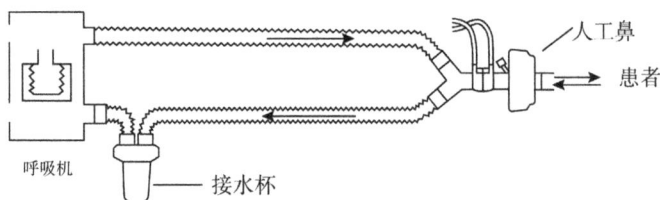

图 4-4-12　连接 1 个人工鼻

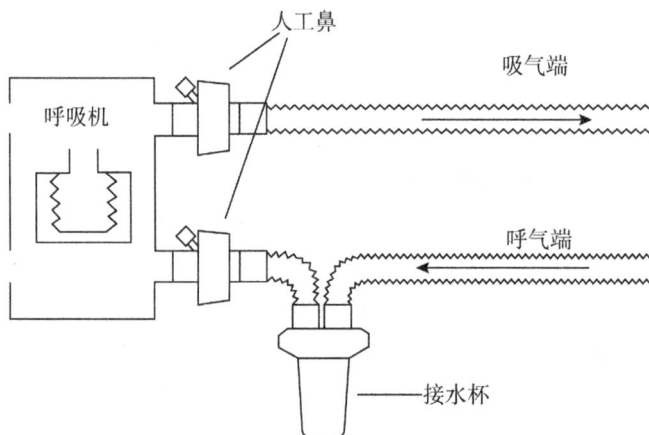

图 4-4-13　连接 2 个人工鼻

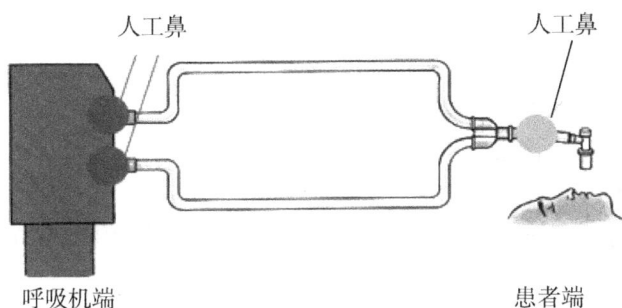

图 4-4-14　连接 3 个人工鼻

（七）人工鼻的临床使用效果与评价

在分析吸入气体加热、加湿效果和结果时必须考虑以下：①避免气管导管阻塞是由气体湿化不足导致的最严重的并发症，根据热量和湿度传送的原理，这与加湿设备的性能有关；②避免传播微生物（特别是多重耐药菌），这与加湿设备防止呼吸管路污染的能力有关；③增加最小的阻力和无效腔；④装置的实用性；⑤确保装置的最佳使用状态所必需的最低维护成本；⑥购买和长期使用该装置的成本最小。

根据以上的要求，理想的人工鼻可以被定义为：在机械通气和患者自主呼吸的情况下都可以提供合适的湿度，具备安全的自动设置（如防触电；为避免连接错误，不需或仅有有限的连接），能防止患者携带的病原体污染环境，使用简单，无须维护，并且比较便宜。

适宜的人工鼻，应至少能提供 30mg/L 的绝对湿度。合适的湿度是指能避免气管导管阻塞的湿度。有些人可能认为，用气管导管阻塞的风险来限定合适的湿度过于简单。但是，我们必须记住，气管导管阻塞是湿化不足最严重的并发症，有时甚至会导致死亡。

分泌物由于沿着气管导管内表面积聚，会引起气管导管内径逐渐减小而导致气管导管堵塞发生。与加热湿化器或联合人工鼻（疏水和亲水）相比，纯粹的疏水性人工鼻导致的气管导管内径的减小更显著。虽然在研究中未同时测量不同装置的吸湿性，但很明显，气管导管内径的减小（进而导致气管导管的堵塞）与湿化装置输出的湿度大小相关。

总而言之，自人工鼻出现在市场上以来，已经得到了很大的改进。与加热湿化器相比，它们不再更频繁地引起气管导管阻塞，并且能确保安全有效地对吸入的气体进行湿化，实用性和性价比远远优于加热湿化器，这也是大多数需要机械通气的患者首选人工鼻的原因。

（八）人工鼻的优缺点

1. 人工鼻的优点

（1）应用方便，无须特殊技术。

（2）可避免湿化过度或不足的情况。

（3）不会输入温度过高的气体，避免气道烫伤。

（4）有滤过细菌的作用，减少肺部感染的发生。

（5）无效腔小，不会增加无效通气。

（6）减少 ICU 的空气污染。

2. 人工鼻的缺点

（1）痰多而黏时不宜使用：脱水、低温或肺疾病引起的分泌物潴留患者，人工鼻不是理想的湿化装置。

（2）某些人工鼻仍存在内部无效腔，是撤机困难患者的禁忌证。

（3）质量不佳的人工鼻不能避免细菌污染。

（九）人工鼻的维护要点

1. 人工鼻只是利用患者呼出的气体来湿热和温化吸入的气体，并不能额外提供热量和水分，对于脱水、低温和肺部疾病引起的分泌物潴留者的效果欠佳。

2. 严格无菌操作，人工鼻应每24h 更换 1 次，被痰液污染或堵塞时应及时更换。人工鼻清洁消毒后其中的氯化锂海绵将失去温化、湿化和滤过的作用，故不能重复使用。

3. 使用人工鼻时应严密观察呼吸节律和频率、SpO_2、心率；及时听诊双肺呼吸音，定时监测 PaO_2、$PaCO_2$，注意缺氧及窒息的表现。出现异常时，应检查人工鼻是否通畅，并及时清除气道内的分泌物。

4. 监测湿化效果，人工鼻内壁可见的水珠越多，证明湿气产出量高，湿化效果好。在空气流通的病房，室温维持在 22～24℃，湿度维持在 50%～60%。人工鼻可使气道温度保持在 29～32℃，相对湿度达到 80%～90%，从而维持患者较好的舒适度。

5. 观察患者痰液的量和性状，如患者气道内出现大量的分泌物时，应暂停人工鼻。人工鼻不适宜气道分泌物多且咳嗽反射强烈的患者，因其气道阻力增加。对小儿、严重肺功能不全等不能耐受通路中阻力增加者慎用。

6. 在使用人工鼻期间，对患者的心理护理是十分重要的。护士应主动了解患者的心理状态，认真倾听患者的陈述，进行有效的心理疏导，并详细介绍该治疗的方法、目的和并发症，经常鼓励患者，对其配合表示肯定，强调坚持的重要性。

7. 进行高压氧治疗时使用人工鼻密闭式吸氧。舱外排氧方法，既便于人工气道患者在高压氧治疗中的气道管理，又有预防交叉感染的作用。

（十）结　论

人工鼻被广泛应用于危重症气管切开导管以及气管插管的患者，性价比高，保温、保湿、滤过功能确切，并可预防院内交叉感染，值得临床推广使用。但用于呼吸机湿化时，长期单独使用的湿化效果不佳，会增加呼气阻力和无效腔，但对于肺功能较正常的人没有太大的影响。

第三节　人工气道的湿化规范

危重症人工气道是常用的治疗措施，人工气道湿化的效果直接影响人工气道的护理质量。良好的气道湿化是保证呼吸道通畅、预防肺部感染的重要措施之一。

（一）气道温、湿化的目标

当危重症患者需要有创机械通气时，人工气道的建立使吸入气体绕过上气道的过滤加温及湿化，长时间吸入未充分温、湿化的气体可导致气道水分的大量丢失，损伤黏液清除系统，造成气道分泌物黏稠、纤毛运动能力下降等，从而加重气道廓清障碍及炎症反应，增加细菌定植的风险。大量的分泌物聚集还会造成通气血流比例失调，堵塞气道，造成肺不张，引起或加重缺氧和感染。因此，充分温、湿化是保障气道廓清的前提和基础。

针对建立人工气道的患者，不论采用何种温、湿化方式，都要求近端气道内的气体温度达到37℃，相对湿度达到100%，以维持气道黏膜的完整、纤毛的正常运动及气道分泌物的排出，降低呼吸道感染的发生。有创机械通气使用主动湿化时，绝对湿度在33 ～ 44mg/L，Y 型口处气体温度在34 ～ 41℃，相对湿度为100%。值得注意的是，国际标准化组织认为吸入气体的温度持续超过41℃可能导致潜在的热损伤，临床中应严格把控温、湿化的目标范围，避免相关气道并发症的发生。图 4-4-15 为正常气道的温、湿化。

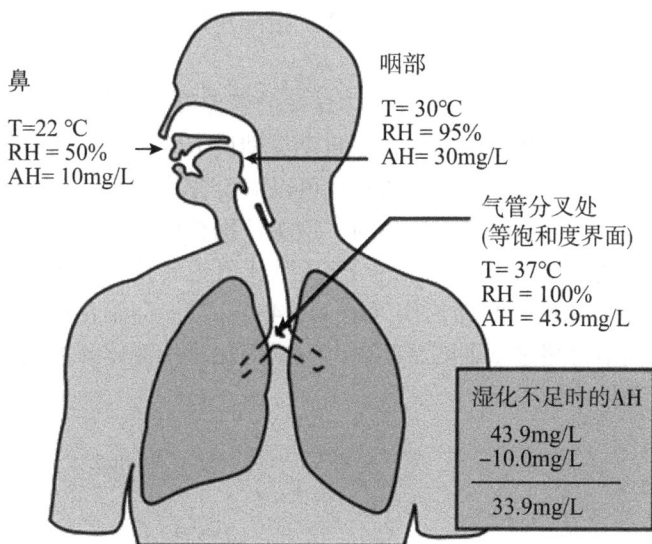

鼻
T=22 ℃
RH = 50%
AH= 10mg/L

咽部
T= 30℃
RH = 95%
AH= 30mg/L

气管分叉处
(等饱和度界面)
T= 37℃
RH = 100%
AH = 43.9mg/L

湿化不足时的AH

43.9mg/L
－10.0mg/L

33.9mg/L

图 4-4-15　正常气道的温、湿化

当人体呼吸空气时，上气道可将气体加温至30℃，同时增加 20mg/L 的水蒸气；下气道加温至37℃，增加 13.9mg/L 的水蒸气。呼气时，上气道可保留住呼出气体中一定的热量和水分，减少丢失。如所有的水分均被呼出，这将意味着湿度下降 33.9mg/L。AH：绝对湿度；RH：相对湿度；T：温度

（二）常用的湿化装置和湿化方法

随着机械通气湿化技术的不断发展，人工气道湿化方式也取得了新的进展，对于什么

是理想的气道湿化装置，Shelly 等给出了一个标准：①保证对吸入气体有效地加温湿化；②尽量降低对机械通气效果的干预；③减少对呼吸道的损害；④能够降低呼吸机相关性肺炎的发生率；⑤避免湿化装置对患者产生电或化学方面的损害。临床中常用的湿化装置主要有两种：主动加热湿化器和湿热交换器（即人工鼻）(图 4-4-16)。

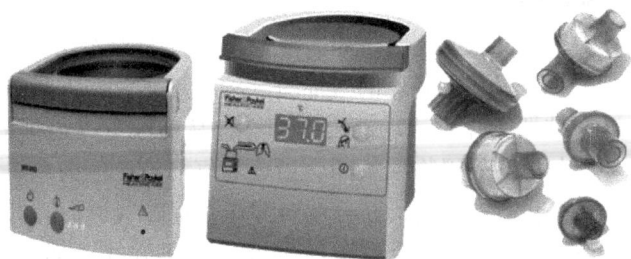

图 4-4-16　主动加热湿化器（左）和湿热交换器（右）

1. 主动加热湿化器

主动加热湿化器分为非伺服型和伺服型两种。

（1）非伺服型湿化器：通过调节湿化器的温度档位来调节机器的功率及温度，以产生不同温度及湿度的气体。因管路中无加热导丝，受环境温度、患者的通气量、流速、管路长度等多种因素的影响，针对气管插管的患者，指南建议应用伺服型湿化器提高气道管理的质量。

（2）伺服型湿化器：需要配合内置加热导丝的管路及位于湿化罐开口处及 Y 型口管处的温度探头，通过实时监测气体温度，并自动反馈调节装置加热功率，从而保证达到预设的目标温度，在保证温、湿化效果的同时也可以减少管路中冷凝水的形成。

需要注意的是，在应用伺服型湿化器时，应关注面板中的温度提示，正常工作时可使湿化器近患者端的温度监测为 40℃，经过 15cm 人工气道转接管后，使人工气道开口端的温度维持于 37℃，以防温度过高而灼伤气道（图 4-4-17）。向湿化罐中注水时，应使用灭菌注射用水，且液面不得超过刻度的最高限，发现湿化罐中液体浑浊或管路污染时，应及时更换，避免院内感染的发生。

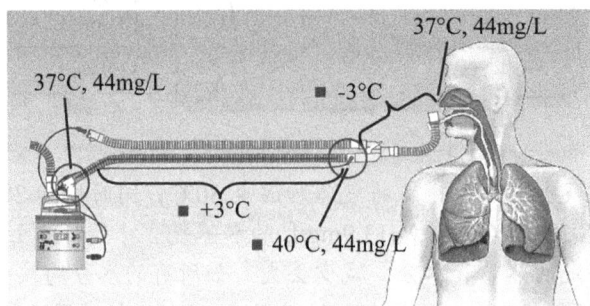

图 4-4-17　伺服型湿化器在气管插管患者中的温度监测

使用主动加热湿化器时，仍存在一些潜在风险值得关注。

- 电击：如设备处于异常或危险状态时，则可能导致患者和操作人员存在电击的风险。
- 灼伤气道：过度使用湿化器，低湿度和高流量气体可能会使患者存在气道灼伤的风险。
- 湿化水进入呼吸回路：如果添加湿化水时过量，则可使过量的湿化水进入呼吸回路，限制通气甚至流至患者端。
- 呼吸机管路和呼吸机相关性肺炎（ventilator-associated pneumonia，VAP）的细菌定植：尽管主动加热湿化器并不增加 VAP 的发生风险，但与呼吸机管路中细菌的快速定植相关，操作不当时可增加交叉感染的风险。
- 灼伤操作人员：湿化器的加热盘与湿化水温度较高，可能存在灼伤护理人员的风险。
- 体温过低：机械通气患者吸入干冷气体时有发生低体温的风险。
- 湿化不足和黏液阻塞：湿化不足时可导致呼吸道内分泌物黏稠，阻塞气道或导致肺不张等，因此可增加气道阻力、肺通气不足，导致相关感染加重。
- 呼吸回路冷凝水聚集：管路中凝集冷凝水，可能导致回流至患者的气道，增加管路中的压力，导致人机不协调和呼吸机性能异常。

2. 湿热交换器（人工鼻）

湿热交换器（heat and moisture exchanger，HME）又称被动型湿化器，其工作原理是将呼出气中的水分和热量吸收，用作对吸入气体的加温、湿化，患者吸入气体的湿化依赖自身的呼出气体。HME 可分为具有细菌过滤功能的热湿交换滤器、湿热交换器、吸湿性冷凝湿化器和吸湿性冷凝湿化过滤器等。HME 是由数层吸水材料及亲水化合物制成的细孔网纱结构装置，使用时一端与人工气道连接，另一端与呼吸管路连接，其有湿化和保温作用、操作简单、环路无凝集、过滤微生物等优点。具体见前文的相关内容。

3. 不建议使用以下湿化方法

（1）泵注射持续湿化：用输液泵或者微量泵将湿化液持续注入人工气道。这种是将湿化液以液态形式注入气道，不是以气态形式进入气道，不起湿化作用，正规医院早已废弃，不建议使用。

（2）湿纱布覆盖法：用无菌纱布覆盖气管切开导管是临床常用来替代人工鼻的方法，但纱布易干，不易固定，患者咳嗽时易移动，痰多时不注意更换易增加感染机会，因此保持纱布湿润、随脏随换、严格无菌操作至关重要。有条件的医院不建议使用该方法。

（三）湿化液的选择

湿化液有增加吸入气体的湿度和润滑支气管壁的作用，能促进痰液稀释和排出。目前，湿化液主要为无菌蒸馏水和注射用水。两者经雾化后以气态形式进入气道，为气管黏膜补充水分，保持黏膜纤毛系统的正常功能。

其他的湿化液如 0.45% 氯化钠注射液、0.9% 氯化钠溶液、碳酸氢钠溶液等，均不推荐使用。

（四）湿化效果的评估

气道湿化效果的评估主要包括两方面：一方面是温湿度测量，包括吸入气体温湿度测量、气管内气体温湿度测量及呼出气体温湿度测量；另一方面是临床效果评估，包括分泌物性状评估、每天吸痰次数等。使用湿化装置后应当记录每日通过湿化器消耗的液体量，并根据患者的自主症状和一些可监测的指标变化来判定湿化效果。目前，评价湿化效果主要通过患者气道分泌物的黏稠度与主客观的观察指标来评价，临床上比较认可的湿化效果的判断标准有 2 种，即痰液黏稠度和湿化程度。

1. 痰液黏稠度

将痰液黏稠度分为Ⅰ～Ⅲ度。

（1）Ⅰ度痰液如米汤样或泡沫样，吸痰后玻璃接头内壁上无痰液滞留。

（2）Ⅱ度痰液较Ⅰ度黏稠，吸痰后有少量的痰液滞留在玻璃接头内壁，易被水冲洗干净。

（3）Ⅲ度痰液的外观明显黏稠，常呈黄色，玻璃接头内壁上滞留大量的痰液，且不易被水冲洗。

2. 湿化程度

评定标准如下。

（1）湿化理想：分泌物稀薄，能顺利通过吸引管，通常吸引 1 次即可将气道内的痰液吸引干净，气管导管内无结痂，患者安静，呼吸道通畅，痰液分度在Ⅱ度及以下。

（2）湿化不足：分泌物黏稠，吸出困难，需多次方能将气道内痰液吸引干净，患者多有烦躁不安，可有突然的呼吸困难、发绀或 SpO_2 下降，痰液分度为Ⅲ度。

（3）湿化过度：分泌物过分稀薄，咳嗽频繁，需不断吸引，听诊肺部气管内痰鸣音多，患者多烦躁不安、发绀、SpO_2 下降。

临床上应以科学和客观的评价方法为准，通过观察呼吸软管（又称呼吸机延长管）内的积水情况来评估吸入气体的湿化状况，利用整体性综合的评价方法来判断湿化效果，其条目涵盖患者的安静舒适、肺部听诊、气道分泌物、生命体征与血氧情况等进行综合评价。有关湿化效果的评价金标准与指南有待于进一步研究制定。

（五）结　论

气道湿化是人工气道管理的重要组成部分，但在繁忙的护理工作中容易被忽视。若没有较好的管理，易诱发不同的并发症，例如呼吸道黏膜受损、痰痂堵塞影响呼吸和肺部感染等，导致抢救效果不佳，危及患者的生命健康。相关的研究显示，针对非机械通气气管切开的患者，为达到气道通畅的效果，避免出现气道堵塞的现象，降低肺部感染率，实施气道湿化措施十分重要。如今，气道湿化方法有两种，即主动湿化和被动湿化，各自存在优缺点，临床应予合理使用。

目前，临床实践中仍存在诸多加温湿化不当的情况，如用雾化代替加温湿化、气道内滴注盐水以促进痰液引流等错误方式。这些方式脱离了"加温是湿化的前提"的理论基础，增加了上气道细菌移位及院内感染的风险。危重症患者应用有创机械通气时，应选择合理的湿化方式并规范使用，密切监测、评估效果，提高气体温、湿化的质量，为气道廓清保驾护航。

第四节　人工气道雾化的规范

50% ～ 70% 的危重症患者需要接受机械通气治疗和建立人工气道，雾化治疗是气道管理集束化的方法之一。雾化（气溶胶吸入疗法）是将支气管扩张剂、激素或抗菌药物等制成气溶胶，以气溶胶或雾的形式输送入气道和肺，从而达到治疗疾病或者缓解症状的目的。雾化不同于湿化，湿化是指在一定的温度控制下，应用湿化器将水分散成水蒸气，以一定的速度进入呼吸道，达到湿润气道黏膜、稀释痰液、保持呼吸道黏液纤毛系统的正常运动和廓清功能的一种物理疗法。机械通气雾化治疗时，气溶胶从雾化装置中产生并输送入呼吸机管路，在正压的作用下输送抵达下呼吸道。整个过程受到多种复杂因素的影响，了解雾化治疗中的各个环节有利于提高雾化药物的输送效率，并保障治疗效果。

（一）目　的

1. 抗炎。

2. 缓解气道痉挛。

3. 祛痰。

4. 预防呼吸系统并发症。

（二）适应证

1. 慢性气道疾病急性发作：慢性支气管炎、重症哮喘、COPD 急性加重、肺纤维化、支气管扩张等。

2. 急性气道损伤性疾病：急性喉梗阻、急性咽喉部炎症及水肿等非特异性炎性疾病、吸入性气道损伤、肺部感染等。

3. 机械通气、建立人工气道、由于各种原因长期卧床合并肺部感染。

4. 其他：喉镜、支气管镜、胸部外科手术及相关检查等。

（三）禁忌证

雾化治疗无绝对的禁忌证，但在选择药物时应注意以下情况：①患者是否对吸入药物中的任一成分过敏；②患者能否耐受雾化治疗（呼吸困难、心律失常等）。

（四）使用雾化剂

1. 吸入性糖皮质激素

吸入性糖皮质激素（inhaled corticosteroids，ICS）在雾化药物中使用最为广泛，以独特的作用影响细胞和分子产生炎症因子，降低炎症水平，是一类局部作用的气道抗炎药物。ICS 的体内代谢过程见图 4-4-18。目前在中国临床常用的 ICS 主要为 3 种，临床应用时选择其中 1 种：①吸入用布地奈德混悬液：每次 1 ～ 2mg，每日 2 ～ 3 次；②丙酸倍氯米松吸入用混悬液：每次 0.8mg，每日 1 ～ 2 次；③丙酸氟替卡松吸入气雾剂：每次 100 ～ 250μg，每日 2 次。

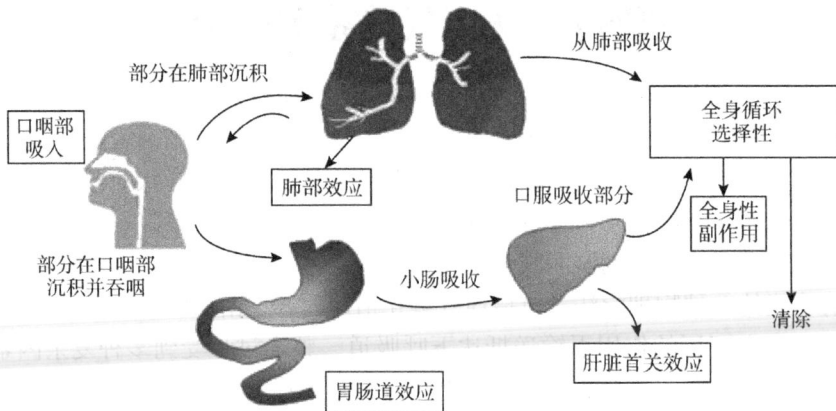

图 4-4-18 ICS 体内代谢过程

2. 支气管舒张剂

（1）选择性 β_2 受体激动剂：常用的类型为短效 β_2 受体激动剂（SABA），具有起效迅速、作用时间短等优势，代表药物为特布他林和沙丁胺醇。有研究表明，特布他林对 β_2 受体的选择性及对肥大细胞膜的稳定作用优于沙丁胺醇。特布他林雾化液：每次 5mg（2mL），每日 3 次。

（2）胆碱受体拮抗剂：常用的类型为短效胆碱受体拮抗剂（SAMA），代表药物为异丙托溴铵。SAMA 对支气管的舒张作用弱于 SABA，主要原因是其阻断突触前膜上的 M_2 受体，可促使神经末梢释放乙酰胆碱，因而部分削弱了阻断 M_3 受体所带来的支气管舒张的作用。异丙托溴铵雾化液：每次 500μg，每日 3 ～ 4 次。硫酸沙丁胺醇雾化液：每次 2.5 ～ 5.0mg，每日 4 次。

3. 黏液溶解剂

N- 乙酰半胱氨酸为目前常用的雾化剂型化痰药，可打断二硫键，快速溶解黏稠痰液，提高纤毛的清除能力，使痰液液化而易于排出；同时具有抗炎、抗氧化、局部免疫调节、降低微生物致病力、重建糖皮质激素治疗的敏感性等作用。雾化吸入剂量：每次 300mg，每日 1 ～ 2 次，持续 5 ～ 10 天。

4. 抗感染药物

目前可雾化吸入的抗感染药物较少，仅有少量的药物可以雾化吸入。两性霉素 B 可治疗严重的系统性真菌感染，α- 干扰素可用于新型冠状病毒感染患者的治疗。

（1）两性霉素 B：每次 5 ～ 10mg，在灭菌注射用水中溶解至浓度为 0.2% ～ 0.3% 后使用；超声雾化吸入时浓度为 0.01% ～ 0.02%，每次 5 ～ 10mL，每日 2 ～ 3 次。

（2）α- 干扰素：每次 5000kU，加入灭菌注射用水 2mL，每日 2 次，疗程控制在 10 天以内。

雾化微粒会在呼吸机管路上沉降，并且受雾化器与呼吸机功能的影响，会不可避免地造成呼气相时雾化药物的浪费，所以相对经口鼻雾化吸入治疗，应适当增加药物剂量与给药频率等。不建议非雾化吸入剂型的药物以雾化吸入的方式给药。

（五）常用的雾化吸入装置

雾化吸入装置是一种将药物转变为气溶胶形态，并经口腔（或鼻腔）吸入的药物输送装置。呼吸机常用的雾化器有小容量雾化器和加压定量吸入器。加压定量吸入器在国内ICU不太使用。小容量雾化器是目前临床最为常用的雾化吸入装置，其储液容量一般小于10mL。根据发生装置的特点及原理的不同，目前临床常用的雾化器可分为喷射雾化器、超声雾化器和振动筛孔雾化器。

1.喷射雾化器

喷射雾化器的原理是药液被高压气流和挡板冲撞粉碎，形成药雾颗粒（图4-4-19）。喷射雾化器需要压缩气体驱动，有的呼吸机如Drager、伽利略等，配备了雾化功能，雾化器的驱动气源由呼吸机吸气相气流中的一个分支提供，是呼吸机给患者输送潮气量的一部分，因此不会影响呼吸机的工作。由于只在患者吸气时产生气溶胶，故不会造成呼气相气溶胶的浪费。喷射雾化器适用于下呼吸道病变或感染、气道分泌物较多，尤其伴有小气道痉挛倾向、低氧血症、严重气促的患者。气管插管患者常选用喷射雾化器雾化吸入支气管舒张剂治疗支气管痉挛，然而气管插管可影响气溶胶进入下呼吸道，若欲达到相同的疗效，一般需要较大的药物剂量。

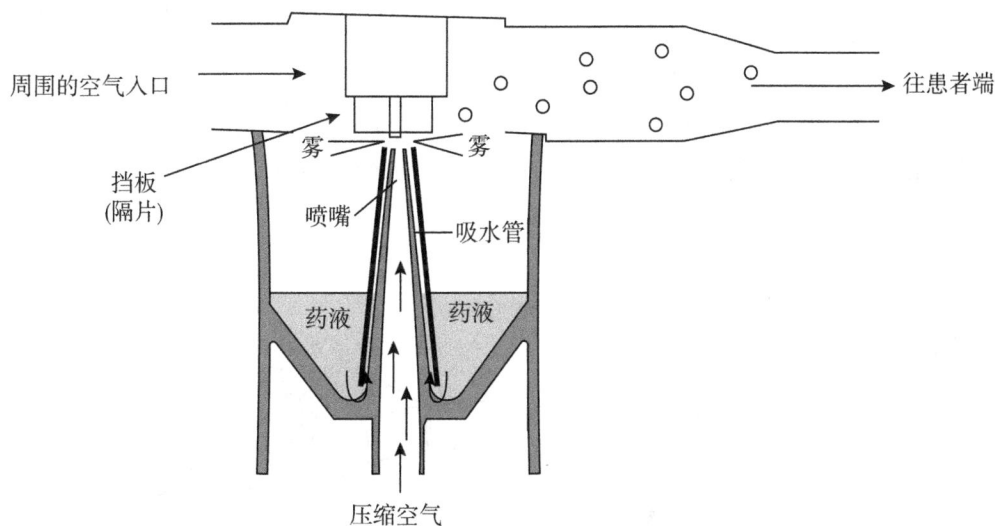

图4-4-19　喷射雾化器的原理

2.超声雾化器

药液在超声作用下剧烈振动，形成无数细小的气溶胶颗粒并释出（图4-4-20）。超声雾化器工作时会影响混悬液（如糖皮质激素雾化吸入制剂）雾化释出的比例，并可使容器内的药液升温，影响蛋白质或肽类化合物的稳定性。超声雾化器的释雾量较大，但由于药物容量大，药雾微粒输出的效能较低，不适用于哮喘等喘息性疾病的治疗。

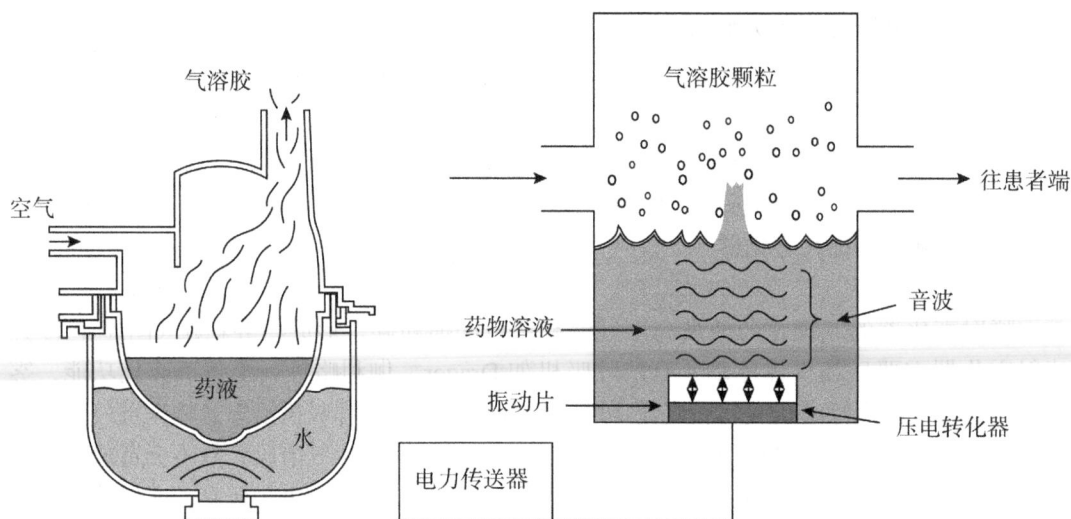

图 4-4-20　超声雾化器的原理

3. 振动筛孔雾化器

振动筛孔雾化器（图 4-4-21）是通过压电陶瓷片的高频振动，药液穿过细小的筛孔而产生药雾的装置（图 4-4-22），可以减少超声振动液体产热对药物的影响。筛孔的直径可决定产生药雾颗粒的大小。振动筛孔雾化器的雾化效率较高，且残留药量较少（0.1～0.5mL），并具有噪音小、小巧轻便等优点。与喷射雾化器和超声雾化器相比，振动筛孔雾化器的储药罐可位于呼吸管路上方，方便增加药物剂量。

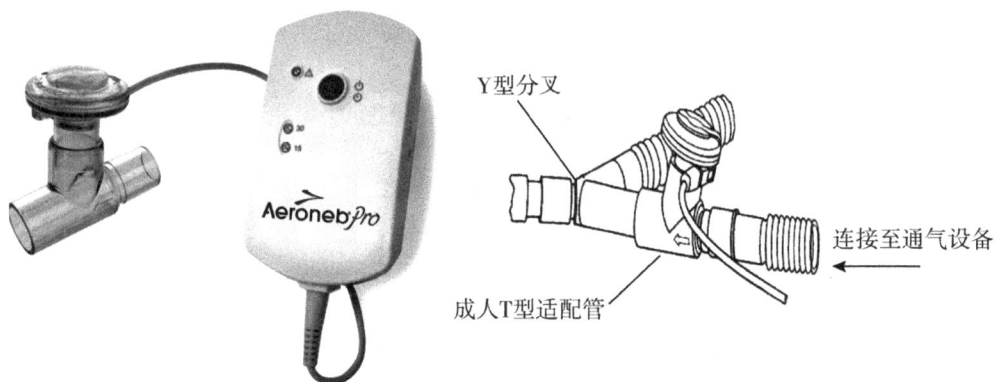

图 4-4-21　振动筛孔雾化器

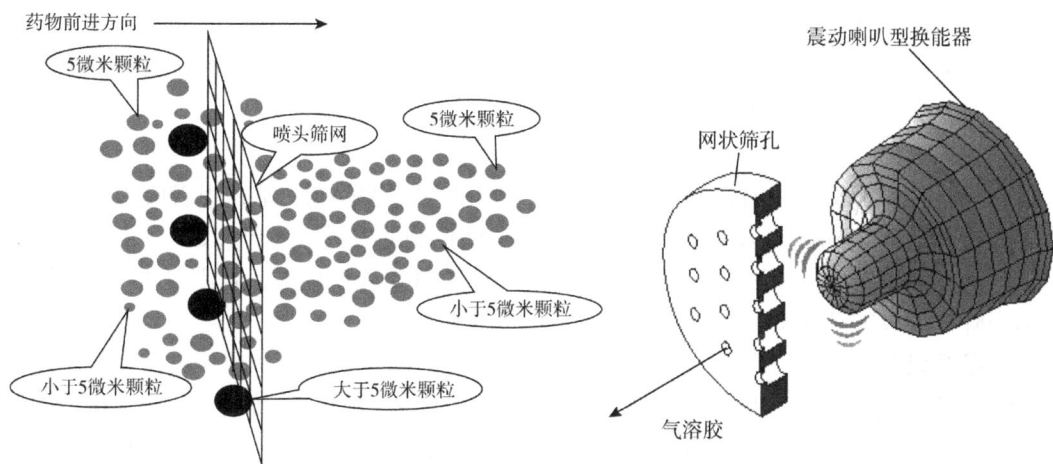

图 4-4-22　振动筛孔雾化器的原理

（六）雾化治疗前的评估

操作前通常需要对患者进行综合评估，包括基础病史、生命体征、呼吸困难情况、气道通畅情况、分泌物、机械通气监测参数等。

1. 基础病史

有 COPD、哮喘等基础肺部疾病的患者，可给予雾化抗炎治疗。COPD、支气管扩张、肺部感染等患者常出现气道内分泌物增多，可给予雾化化痰治疗。围手术期全麻、气管插管易导致膈肌活动度降低、肺容积减少、黏液－纤毛清除功能受损，雾化治疗可减轻支气管阻塞，改善通气情况，维持气道功能，减少术后并发症的发生。

2. 生命体征

雾化治疗前须关注患者的生命体征，如出现 SpO_2 下降，心率、血压变化超过 20%，呼吸频率 < 5 次 /min 或 > 40 次 /min 等生命体征变化，需暂缓雾化治疗，给予必要处理。

3. 呼吸困难情况

如果患者出现了呼吸频率、深度以及节律的异常，出现口唇发绀或三凹征，听诊肺部出现干、湿啰音，心电监护仪显示 SpO_2 下降等，均提示存在气道高阻力状态。

4. 气道通畅情况

气道通畅的评估指标为呼吸功能、分泌物的量与黏稠度、咳嗽、咳痰能力等。气道不通畅可能是各种原因引起的气道狭窄所致。

5. 分泌物

（1）分泌物的量：国内常用以下标准衡量：轻度为痰液量 < 10mL/ 天，中度为痰液量 10 ～ 150mL/ 天，重度为痰液量 > 150mL/ 天。

（2）分泌物的黏稠度：吸痰时将分泌物的性状和在吸痰管内的附壁情况作为主要的判断标准。

（七）雾化时呼吸机的模式及参数设置

根据机械通气时呼吸机工作的特性，选择合适的模式及参数，不同的机械通气模式及参数设置使雾化吸入治疗达到的效果也有差异。

1. 模式选择

在外接流量驱动雾化时，容量型辅助控制通气模式（V-A/C）下，患者吸入的潮气量大于设置潮气量，峰值压力增大；而在压力型辅助控制通气模式（P-A/C）下，潮气量和峰值压力无明显的改变。因此，建议在雾化吸入时选用 P-A/C 模式；若需要 V-A/C 模式，可适当降低预设的潮气量。

2. 参数设置

（1）潮气量设置：为保证气溶胶输送至下呼吸道，需增加有效通气量。成人机械通气雾化吸入时，如无禁忌证，潮气量应 ≥ 500mL，同时需监测平台压 ≤ 30cmH$_2$O，驱动压 ≤ 15cmH$_2$O，因为过高的潮气量可能会增加呼吸机相关性肺损伤的发生风险。

（2）流速设置：与高流速（80L/min）相比，低流速（≤ 40L/min）时气溶胶在下呼吸道的沉积率更高，建议流速设置在 30 ～ 50L/min。

（3）吸气时间：在保证呼气完全的前提下，适当延长吸气时间 / 呼吸周期时间的比值，可增加气溶胶在下呼吸道的沉积率。

（4）触发方式：使用外接流量驱动的喷射雾化器治疗时，选择流量触发可导致触发困难，COPD 患者产生的内源性呼气末正压会使其触发更加困难，且流量触发更易损坏流量传感器，因此建议选择压力触发，并适当降低触发阈值。

（5）氧浓度：当采用外接氧气作为雾化驱动时，需根据患者的氧合指标适当降低呼吸机氧的浓度。

（6）PEEP：无须改变该参数设置，但建议采用低水平的 PEEP。

（八）人工气道雾化的操作流程

1. 评估、核对医嘱

（1）吸入气溶胶可达到局部治疗（解痉、消炎、祛痰）及全身治疗的目的。

（2）核对医嘱，备齐用物，携至患者床旁，核对床号、姓名、手腕带。

（3）评估患者的血氧、血压等生命体征稳定，呼吸机的参数稳定。

2. 准备

（1）用品准备：呼吸机专用带"T"型连接管喷射雾化器，按医嘱抽取雾化药物，注入雾化药物（注意药物之间的配伍禁忌）。

（2）患者准备：将患者的床头抬高 30° ～ 45°。

3. 有创机械通气喷射雾化器的操作规范

（1）充分吸痰。

（2）加入药液。

（3）若应用人工鼻，需将其暂时取下；若应用加热湿化器，可不用关闭。

（4）将基础气流下调至最小。

（5）连接并打开雾化器

①呼吸机配备有能随自主呼吸同步触发的雾化器，将带"T"型连接管喷射雾化器接至 Y 型管吸气端（图 4-4-23）。

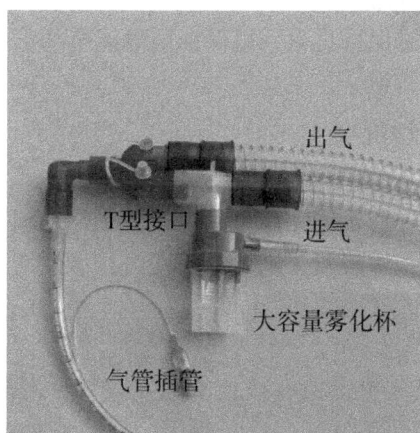

图 4-4-23 有创机械通气喷射雾化器的连接示意

②外接气体驱动雾化器，将带"T"型连接管喷射雾化器接至吸气支管路距 Y 型管 15cm 处；设置驱动气流量为 2 ~ 10L/min（具体根据雾化器的说明书），以及适当下调设置的容量或压力，必要时更换模式。

（6）轻拍雾化器侧壁以便充分雾化。

（7）雾化完成后重新连接人工鼻，恢复雾化前的机械通气模式及参数。

（8）观察患者的情况，注意有无不良反应。

（9）记录并签字。

4. 无创机械通气喷射雾化器的操作规范

（1）评估患者，保证面罩佩戴舒适和人机同步。

（2）尽可能降低面罩和呼吸回路的漏气。

（3）加入药液 4 ~ 6mL。

（4）将雾化器放置于面罩与漏气阀之间。

（5）设置持续气道正压通气 / 呼气相气道正气压 $5cmH_2O$，吸气支持压 10 ~ $15cmH_2O$。

（6）如果无创通气超过 30min，要求对吸入气体进行湿化治疗。

（7）设置雾化器流量为 6 ~ 8L/min。

（8）轻拍雾化器侧壁可减少雾化器的无效腔量。

（9）雾化完成后移开雾化器，用无菌蒸馏水冲洗，晾干后放置。

（10）重新连接人工鼻，恢复呼吸机原来设置的参数。

（11）观察患者的反应并记录。

5. 注意事项

（1）驱动气源可选择氧气、小型空气压缩泵、呼吸机雾化接口。不建议 COPD 患者使用氧气雾化吸入。

（2）如果呼吸机湿化时使用人工鼻，雾化时应取下。

（3）雾化药物对呼出端的流量传感器可能产生损坏，雾化时呼出端接细菌过滤器可以降低延长流量传感器的使用寿命。

（4）注意将雾化器贮液罐保持直立，以保证药液能全部雾化完。

（5）雾化后可配合排痰措施。

（九）雾化临床疗效的评价

1. 肺内沉积率

利用放射性物质吸入以计算不同条件下的肺内沉积率。对于建立人工气道的患者，由于药物吸入过程中不经过消化道吸收，因此也可通过检测血或尿的药物浓度来反映进入肺内的药量。

2. 药物疗效

支气管舒张剂的雾化吸入可迅速有效地解除支气管平滑肌的痉挛。评价指标包括胸闷、喘息等症状，肺部干啰音等体征，以及呼吸力学指标的改善率。对于机械通气的患者，可通过气道阻力、肺顺应性以及内源性呼气末正压等进行评价，计算公式：$Raw = (P_{peak} - P_{plat})/Flow$，其中 Raw 为气道阻力、P_{peak} 为气道峰压、P_{plat} 为平台压、$Flow$ 为容积控制通气模式下方波送气时的气体流量。然而，气道阻力改善多少可判定为阳性，目前尚无定论。

此外，前列环素吸入前后肺动脉压的变化，抗生素吸入前后肺部病原体的定植率等都是药物吸入疗效的评价指标。

第五节　人工气道的吸痰规范

机械通气患者的人工气道不能有效地咳嗽、咳痰，为保持呼吸道的通畅，减少气道阻力，防止肺不张等并发症，最重要的护理措施为湿化、吸痰。吸痰是借助机械装置的负压来清除呼吸道内的分泌物，保持呼吸道通畅，改善气体交换，并可留取痰标本进行实验室检查。吸痰过程包括患者准备、通过插入吸痰管进行吸痰、吸痰后护理。虽然吸痰通常被认为是安全的医疗操作，但通过气管内插管或气管造口插管吸痰并非没有潜在的并发症，可能引起短暂的不良事件，如血氧饱和度下降、出血、血流动力学改变和心率改变；操作不当可能导致长期的伤害，如损害气道黏膜和医院获得性感染。

（一）人工吸痰的适应证

气管—支气管分泌物增多在使用人工气道的患者中很常见。如发现以下情况，可予以吸痰，但不主张定时吸痰。

1. 呼吸机流量波形上出现呈锯齿状波动。

2. 在气管导管内见分泌物。

3. 气管听诊时听到明显的湿啰音。

4. 呼吸机显示突然气道阻力增加。

（二）人工吸痰的操作流程

1. 操作者准备：洗手、戴口罩。

2. 用物准备：吸氧装置、负压吸引装置、呼吸球囊、听诊器，弯盘内纱布 2 块、普通手套、一次性治疗碗、一次性吸痰管（外径不超过气管导管内径的 1/2，比气管导管长 4～5cm）、生理盐水、碘伏棉签、污物桶。

3. 患者准备：核对患者，确认患者的身份。

4. 解释沟通，评估是否需要吸痰。

5. 戴手套，听诊：胸骨上凹、锁骨中线第二肋间、腋前线第四肋间。如有鼻饲，予暂停鼻饲液。

6. 肺部叩诊（病情许可），安置合适的体位。

7. 吸痰前：加大氧流量，呼吸球囊给纯氧 10～15 次或呼吸机纯氧 2min。

8. 调节负压：150～200mmHg。

9. 用手消毒剂洗手，倒生理盐水。消毒生理盐水瓶盖，注明开瓶日期并签名。

10. 拆开吸痰管，右手戴无菌手套，持吸痰管与吸引器相连后进行试吸。

11. 移开吸氧管或呼吸机接头，注意不被污染。

12. 执笔式轻柔插入吸痰管（对于气管切开者，约插入吸痰管的 1/3），插入时不加负压，间歇吸引，每次吸痰的持续时间 < 15s，反复连续吸痰 ≤ 3 次。其间，密切观察患者的痰液量及性状、血压、血氧饱和度、心率变化。

13. 吸引间歇：高流量给氧、呼吸球囊给纯氧 10～15 次或接呼吸机纯氧 2min。

14. 检查并吸尽口鼻腔痰液。

15. 冲管后关闭负压，分离吸痰管，固定吸引管头。将手套反转脱下，包住用过的吸痰管并丢弃。

16. 再次评估。

17. 吸痰结束：高流量给氧、呼吸球囊给纯氧 10～15 次或接呼吸机纯氧 2min，待 SpO_2 升至正常后再恢复吸痰前的给氧状态。使用气切导管口接人工鼻。

18. 安置体位。指导患者采取深呼吸和有效的咳嗽方法，发生不适时，及时报告。

19. 整理用物，脱手套洗手，记录。

（三）人工吸痰的注意事项

1. 操作动作应轻柔、准确、快速，每次吸痰时间不超过 15s，连续吸痰不得超过 3 次，吸痰间隔予以纯氧吸入或加大氧流量。

2. 注意吸痰管插入是否顺利，遇到阻力时应分析原因，不可粗暴盲插。

3. 吸引器各管道连接正确无漏气，吸引瓶水面不超过 2/3，吸痰管的最大外径不能超过气管导管内径的 1/2，负压不可过大，插入吸痰管时不可给予负压，以免损伤患者的气道。

4. 注意保持呼吸机接头、戴无菌手套持吸痰管的手不被污染。

5. 冲洗盐水可用来区分气管内、口鼻腔之用，不能混用。

6. 吸痰过程中应当密切观察患者的病情变化，如心率、血压、呼吸、血氧饱和度有明显改变时，应当立即停止吸痰，立即接呼吸机通气并给予纯氧或高浓度氧气吸入。

7. 一般的吸痰程序为先行胸部物理疗法（雾化、翻身、拍背）再吸痰；痰液很多时，先吸痰再行胸部物理疗法，并再次吸痰。

8. 临床操作中应努力将吸痰压力设置得尽可能低，使用更大的吸痰管，以有效地消除分泌物。

9. 预给氧高于基线 FiO_2 0.2 可能就足够预防并发症。

10. 人工气道吸痰用生理盐水灌洗。

11. 一般情况下，只有在浅吸痰无效时才使用深吸痰。

12. 封闭式吸痰或开放式吸痰都可以安全有效地清除人工气道成人患者的气道分泌物。虽然在儿童和新生儿患者中，封闭式吸痰和开放式吸痰的结果差异很小，但在这一人群中使用封闭式吸痰是合乎逻辑的。

（四）人工吸痰的并发症

1. 低氧血症：负压吸引时机械通气和氧疗停止，也带走了部分肺泡内的气体，如果吸痰前未能有效充分给氧，或使用的吸痰管太粗、负压过高、吸痰时间太长、吸痰过于频繁，就容易发生低氧血症。低氧血症的预防应针对以上可能的原因而给予相应处理，如吸痰前应将 FiO_2 暂时提高至100%，可由两人共同完成吸痰操作，对能配合的患者可指导他吸痰前深呼吸 3 ～ 4 次，吸痰后继续高浓度吸氧数分钟。吸痰时密切监测血氧饱和度，观察皮肤和黏膜的颜色、脉搏、心率等。当血氧饱和度小于90%时提示低氧血症，应停止吸痰，并立即吸纯氧。应选择合适的吸痰管，在达到有效吸引的同时不导致缺氧。

2. 气道黏膜损伤：因气道黏膜很脆弱，每次吸痰时吸痰管都超出气管插管导管或气管切开套管远端而直接接触气管黏膜、吸痰管太粗、负压过高、吸痰在某个部位停留时间太久、吸痰时未能旋转吸痰管等操作，均易造成黏膜损伤、出血。

3. 继发感染：无菌操作技术不严格、各种物品消毒不严等，均可引起下呼吸道继发感染。

4. 支气管痉挛：过于频繁的吸痰或冷湿化液的刺激可导致患者的支气管痉挛，出现呛咳，肺部听诊可闻及干啰音。

5. 导管或套管内痰痂形成：痰痂可部分阻塞或完全堵塞人工气道，使气道阻力明显升高或有窒息先兆的表现，临床上应设法杜绝此危险现象的发生，提高警惕，一旦有疑似的表现，应立即更换导管。

（五）常用的医疗治疗仪器

1. 振动排痰机的使用规范

振动排痰机是利用物理振动原理，促进肺部痰液排出的一种仪器，是危重症患者急救常用的一种医疗治疗仪器。该仪器在临床应用已有多年，大量的临床证据证明振动排痰机对排除和移动分泌物和代谢废物有明显的作用。在欧美国家，该产品已广泛应用于呼吸内科、神经外科、外科、CCU、小儿科、老年科、传染科及职业病防治等。

（1）适应证和禁忌证

适应证有外科术后、慢性支气管炎、艾滋病、气管切开术后、慢性肺炎、昏迷、哮喘、职业性肺部疾病、烧伤、支气管扩张症、肺囊性纤维化病变、呼吸衰竭、老年病、肺不张、慢性阻塞性肺气肿、术前气道清洁、新生儿肺炎。

（2）禁忌证

1）胸部接触部位皮肤及皮下感染。

2）肺部肿瘤（包括肋骨及脊柱的肿瘤）及血管畸形。

3）肺结核、气胸、胸腔积液及胸壁疾病，未局限的肺脓肿。

4）出血性疾病或凝血机制异常有发生出血倾向的、肺部血栓、肺出血及咯血。

5）不能耐受振动的患者。

6）心脏内有附壁血栓。

（3）基本结构（图4-4-24）

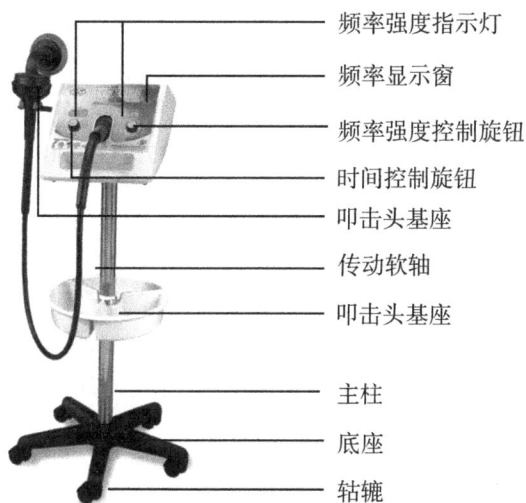

图4-4-24　振动排痰机的基本结构

不管哪一款振动排痰机，都由底座与立柱、主机、传动系统和动力输出装置等4部分组成。

1）底座与立柱：起支撑和固定作用。

2）主机面板：包括时间控制旋钮、频率强度控制旋钮、时间频率显示窗和通电指示灯。

3）传动系统：包括传动软轴和叩击头基座。

4）动力输出装置：由各类叩击头（图4-4-25）组成。

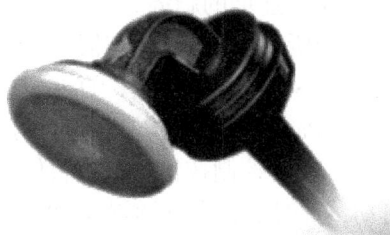

图4-4-25　叩击头

（4）常用的振动排痰机的性能

1）进口 G5 系列振动排痰机（图 4-4-26）。

2）国产振动排痰机有 Hema G 系列振动排痰机（图 4-4-27）和 Hema G 系列振动排痰机。

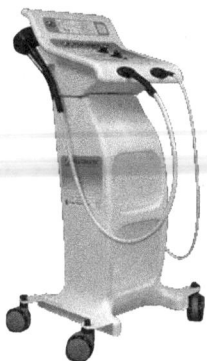

图 4-4-26　G5 Fleximatic 振动排痰机　　　图 4-4-27　G2000 型 /G1000 型振动排痰机

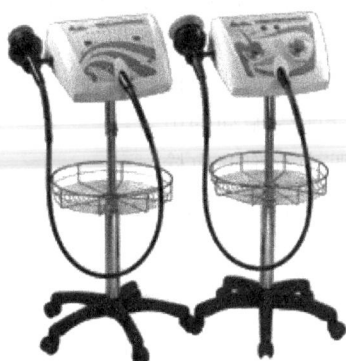

（5）振动排痰机使用操作的规范

1）操作前准备

①环境准备：安静、温暖、光线适宜，必要时用屏风遮挡。

②用品准备：备好痰杯，对于无力咳嗽的患者，准备吸痰器。

③患者准备：掌握患者的病史，熟悉胸部 X 射线的病变部位，做好操作前的解释工作。

④仪器准备：振动排痰机装置准备。

2）操作步骤

①连接叩击头：叩击接合器的一端旋进缆线装配头的面板，另一端旋入叩击头，将接好的叩击头置于主机支架上。

②接通主机电源：将主机电源线插头插入电源插座，通电后，主机通电指示灯亮，提示电源已接通。

③设定频率强度和时间。

● 先旋转机器的频率强度控制按钮，滑过暂停位置直至所要的治疗频率设定处，建议初始频率设定为 20Hz。

● 默认时间设置为 00：00，呈现递增的趋势。

● 旋转机器定时控制按钮，直至所要求的时间设定值，建议每次治疗时间为 5 ～ 20min。

● 要暂停治疗时，向左旋转频率强度控制按钮，直至暂停位置即可。电机和计时器将会停止，时间显示窗呈现"Pause"字样，与治疗时间交替出现。

● 继续治疗时，向右旋转频率强度控制按钮，滑过暂停位置直至所要求的频率强度设定值即可。电机再次启动，计时器将会继续累计治疗时间。

● 时间自动递减式治疗结束时，时间退到 00：00，仪器自动停止振动，而后仪器自动断电。

3）叩击排痰

①患者体位：根据患者的具体情况，安置合适的体位，一般采用侧卧体位。

②治疗师选择适当的叩击头，接上叩击接合器，直接将叩击头作用于胸廓。一手轻轻握住叩击头的手柄；另一手引导叩击头，轻加压力，以便感觉患者的反应。

③时间与次序：将叩击头放在患者的肺部下叶处，持续30s左右；提起叩击头，向上移动，放在另一个部位，进行叩击。从下向上，从外向里，叩击到整个肺部及肋部，要缓慢、有次序地移动，不要快速、随意移动，以免影响治疗效果。在下叶部及肺部感染部位，叩击时间可以长一些，同时加大一些压力，使积蓄的黏液从毛细支气管振落，流向大的支气管。在大的支气管中，黏痰会刺激咳嗽中枢，从而排出痰液。

④配合吸痰：对于无力咳嗽、体弱的患者，要用吸痰器进行吸痰，帮助患者排出痰液。使用振动排痰后5～10min即可对患者进行吸痰。对于身体极度虚弱、不能移动、不能翻身的患者，可根据具体情况，适当地更换叩击头。

⑤施压力度：所使用的压力大小将取决于患者的身体状况。一般将1磅[①]左右的压力作用于叩击头就可以达到良好的效果。当患者处于平卧姿时，叩击头本身的重量就可以产生足够的压力以获得好的引流的效果，治疗师只需牵引叩击头即可。

⑥叩击与振动的不同比例的结合：可经由叩击头与身体接触角度的不同而达到。角度越大（如将G5振动排痰机把柄与患者的身体垂直），振动效果越强；角度越小（把柄与患者的身体水平），则叩击效果越大。通过治疗过程中改变叩击头的角度，可能会使患者对治疗的反应产生微小的差别，并在治疗特殊情况时具有特异性。例如，当使用230号叩击头于胸骨两侧或侧身处，先将叩击头平放于身体以获得振动，然后缓慢向上移动叩击头而形成角度并产生叩击作用。

4）治疗频度

每日治疗2～4次，每次治疗时间5～20min，在餐前1～2h或餐后2h进行治疗，治疗前进行20min雾化治疗，治疗后5～10min进行吸痰。

5）结束步骤

①按照设定治疗的时间，仪器自动停止振动。

②整理床单位，清理用物。断开电源，卸下叩击头，消毒仪器及配件清洁。

（6）振动排痰机的治疗程序

图4-4-28为振动排痰机的治疗程序。

---

① 1磅=0.454kg。

```
                    ┌──────────┐
                    │   医嘱    │
                    └────┬─────┘
                         ↓
┌──────────────────────────────────────────────────────────┐
│ 选择患者标准：                                              │
│ 心衰、支气管扩张及其他痰液分泌较多的疾病，呼吸无力，痰      │
│ 液黏稠和异物造成肺不张。每24h咳痰超过5mL。                  │
└────────────────────────┬──────────────────────────────────┘
                         ↓
      ┌──────────────┐  无有效咳嗽  ┌──────────┐      ┌──────────┐
      │ 胸部叩击治病指征 ├────────────→│ 其他方法  ├─────→│ 报告医生  │
      └──────┬───────┘              └──────────┘      └──────────┘
             │
┌────────────┴──────┐        ┌──────────┐      ┌──────────────────┐
│ 继续胸部振动排痰    │        │ 有效咳嗽  │      │ 继续 胸部振动排痰  │
│ 治疗，引导咳嗽      ├───────→│          ├─────→│ 治疗治疗，吸痰     │
└───────────────────┘        └────┬─────┘      └─────────┬────────┘
                                  ↓                      │
                          ┌──────────────┐               │
                          │  24h 再评估   │←──────────────┘
                          └──────┬───────┘
                                 ↓
┌──────────────────────────────────────────────────────────┐
│ 满意疗效的标准：                                           │
│ ● 痰液减少，24h少于5mL。                                   │
│ ● 病变部位的呼吸音改善，无啰音。                           │
│ ● 胸片有改善。                                             │
│ ● 患者感觉呼吸轻松通畅。                                   │
│ ● 对自主咳嗽机制丧失的患者来说，吸痰器可有效地吸出痰液      │
│   及分泌物。                                               │
└──────────────────────────────────────────────────────────┘
```

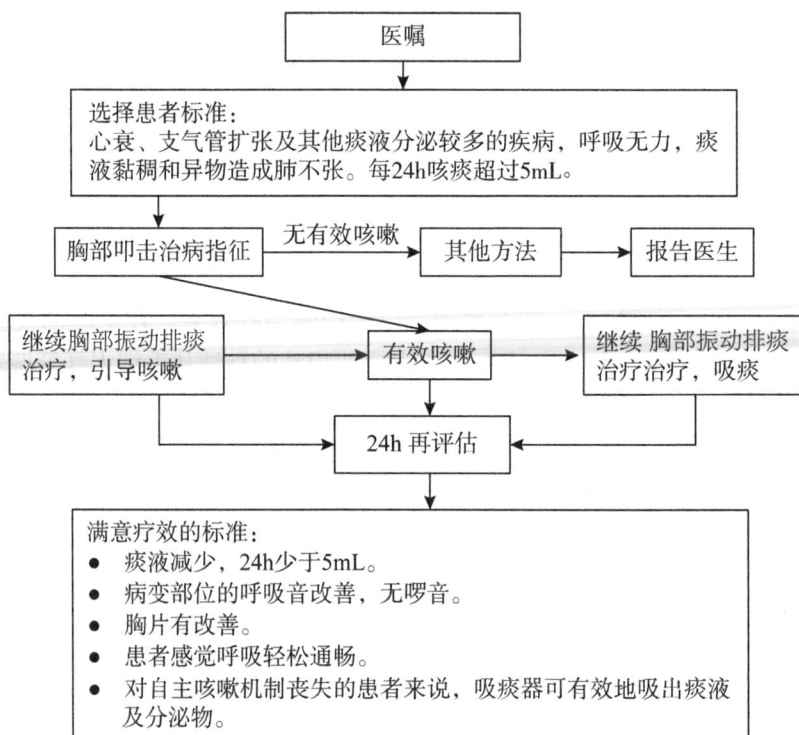

图 4-4-28　振动排痰机的治疗程序

（7）注意事项

1）基本治疗频率为 20 ～ 35 Hz，频率不能超过 35 Hz。

2）使用叩击接合器治疗时，要让叩击接合器上的红箭头指向患者的主气道。

3）避免交叉感染，应尽量使用一次性叩击头罩（图 4-4-29）。

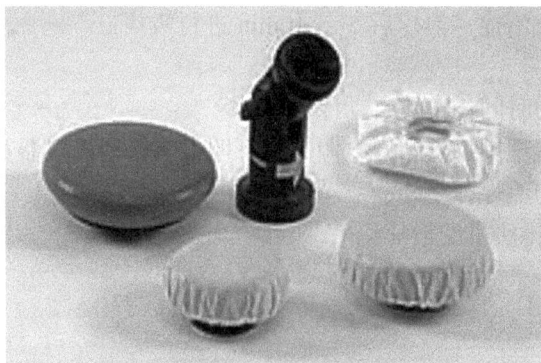

图 4-4-29　一次性叩击头罩

4）大部分患者可选用坚固滑面橡皮的叩击头，过于敏感的患者可选用由聚氨酯海绵组成的叩击头。

5）如遇下列情况，考虑停止使用。

①操作部位出现出血点和（或）皮肤瘀斑。

②新出现的血痰。

③使用仪器的过程中，患者的精神高度紧张。

④危重症患者使用的过程中，出现明显的心率、血压等生命体征的改变。

（8）故障排除

1）电源指示灯不亮：检查电源插座与仪器相连接的插座接触是否良好，电源线是否断路。

2）叩击头无振动：检查叩击接合器是否旋紧。

（9）振动排痰机的日常维护

1）清洁消毒

①清洁：机箱、导线、手把、支架和托盘须用中性肥皂水或中性消毒剂进行清洁，同时确保没有液体渗入马达。

②消毒：用消毒塑料或橡胶的方式对附件进行消毒；聚氨酯海绵叩击头由结合带固定于塑料架上，不要用酒精清洁，因为它可使塑料或橡胶变质。

③塑料叩击头罩可用常规的方式进行消毒。如果在有可能出现污染的环境下使用，建议配备一次性纸质叩击头罩。

2）日常维护

①将振动排痰机安置在通风、干燥、避免阳光直射的地方。

②有详尽的工作记录，记录内容包括患者的情况、操作时间、操作状况及机器故障情况等。

③定时请专业人员进行维修和保养。

④不应用酒精清洁海绵头。

⑤仪器不用时用布罩覆盖，以防灰尘。

⑥不要向马达及其部件添加润滑剂，所有的马达、传动缆等都是密闭且自我润滑的，支架的脚轮除外。

⑦振动排痰机的漏电流低于 75μA。振动排痰机为电敏感设备，是用于患者身上的其他电子设备。

（10）与吸痰器、支气管镜、手工叩背的比较

1）与吸痰器的比较：负压吸痰器的吸管只能伸到主气管及部分支气管中进行操作，只能吸出这些部位的痰液，而无法清除细支气管及肺泡中的痰液。

2）与支气管镜的比较：支气管镜下取痰（或异物），需在麻醉状态下进行，操作复杂，副作用大。操作过程中，可能会损伤黏膜，产生出血现象，易造成感染，留下永久性损伤。这种操作会给患者带来痛苦，难以接受。且支气管镜只能单点取痰，不能大面积进行排痰工作。

3）与手工叩背的比较，见表4-4-2。

表 4-4-2　振动排痰机与手工叩背的排痰效果的比较

G5 系列振动排痰机	手工叩背
低频作用力可透过皮层、肌肉、组织传达到细小支气管	只作用于浅表层
无须体位配合，任何体位均可操作	需要患者体位配合
可保持恒定的频率	频率无法控制
针对不同的患者、病情，频率可调	频率没有准确的标准
力量强劲、平稳、持续	力量轻重不易控制，不持久
患者易于接受	易引起患者反感
操作简单省力	手法复杂费力
不易疲劳	易使人疲劳
不易引起术后刀口开裂	易引起术后刀口开裂

2. 无创经气道咳痰机

无创经气道咳痰机应用于临床已有近 30 年的历史。1992 年，美国艾默生集团制造 CoughAssist 无创咳痰机并应用临床，其制造的"铁肺"广泛用于全世界，并被美国国家博物馆收藏。

在操作上，无创经气道咳痰机能避免患者经历繁杂的有创过程，避免炎症和其他并发症的出现，将提高患者的耐受性和合作性。在治疗过程中，无创经气道咳痰机能减少医护人员接触患者大量痰液的机会，从而减少医护人员感染的可能。

（1）适应证

有脊髓灰质炎、肌肉萎缩症、重症肌无力、重度脊椎损伤、肺气肿、支气管哮喘、支气管炎等。

（2）使用指征

1）PCF ＜ 160L/min 。

2）PCF ＜ 240 ～ 270L/min。在急性呼吸系统感染的情况下，PCF ＞ 160L/min 并不足以清除气道分泌物，因为在此状况下呼吸肌功能可能急剧下降，导致 PCF 降至 160L/min 以下。

3）最大呼气压＜ 45 ～ 60cmH_2O。

4）被动肺活量＜ 1.5 ～ 2L。

（3）禁忌证

1）肺大疱、气胸或纵隔气胸、新近有气压伤。

2）患者的血流动力学不稳定而且无合适的监护条件。

3）急性肺损伤、ARDS、急性肺水肿。

4）气管软化。

（4）基本结构与外形

CoughAssist 无创经气道咳痰机整机外形（图 4-4-30A）、背面（图 4-4-30B）和自动型
面板（图 4-4-30C）。

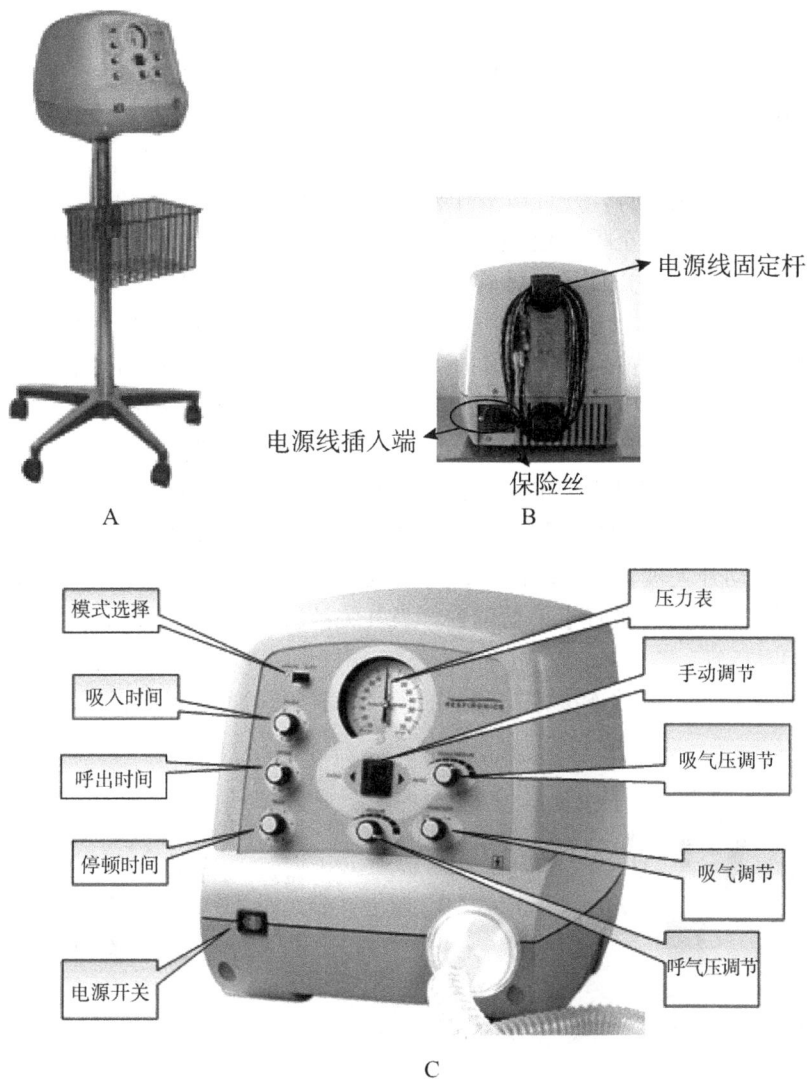

电源线固定杆

电源线插入端

保险丝

A   B

模式选择

压力表

吸入时间

手动调节

呼出时间

吸气压调节

停顿时间

吸气调节

电源开关

呼气压调节

C

图 4-4-30 CoughAssist 无创经气道咳痰机

（5）无创经气道咳痰机的使用操作规范

1）操作前准备

①环境准备：保持室内安静、温暖（不低于 18℃）。

②用品准备：无创经气道咳痰机、低阻力细菌过滤器、呼吸管路、接头、面罩、口

咬器。

③患者准备：对初次接受无创经气道咳痰机治疗者，必须事先做好解释工作，消除患者的紧张心理。

④仪器准备：电源电压应在220V±10%范围内，须有良好可靠的接地。

2）操作步骤

①接通电源，开机。

②选择吸气流速：低吸气流速（3.3L/s）或高吸气流速（10L/s）。

③压力调节。

● 把手动/自动开关设置成手动挡。

● 把患者回路连接到设备，并且堵塞呼吸软管的尾端。

● 把压力手动控制键推至呼气相（推至左边），观测设备上的压力计，使用压力按钮调节最大压力（负压），以使压力计到达正确读数（图4-4-31）。

● 把压力手动控制键移动到吸气相（推至右侧），通过旋转吸气压力按钮调整压力读数，以使压力计到达正确读数（顺时针旋转增大压力，逆时针旋转减小压力）。

④时间调节：每个咳嗽周期由吸气阶段、呼气阶段和停顿阶段组成，一个周期完后，接着再从吸气阶段开始。利用前面板左侧的3个旋钮设定每个阶段的时间（图4-4-32）。通常，吸气时间和呼气时间设定为1～3s，间歇时间设定为2～5s，或者通过把间歇时间设定为0s，消除间歇时间，这些设置取决于患者的舒适度。推荐的时间设置如表4-4-3。

⑤把手动/自动开关被置于自动位置，然后观测设备的循环：从正压到负压，然后到零压，一直重复，直至开关被置于手动位置。当开关被置于手动位置时，设备的压力应该返回到0cmH_2O。

⑥与患者连接：与患者的连接方式有面罩、口咬器、气管插管导管等。

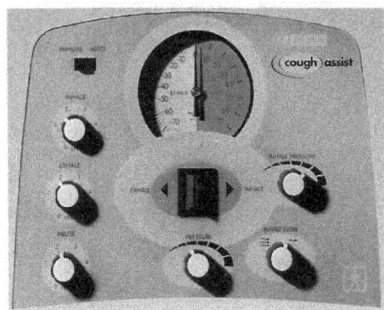

图4-4-31　调节呼气压力

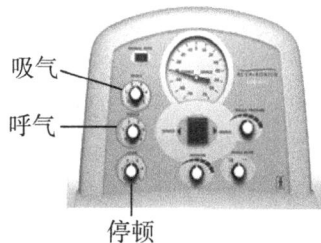

图4-4-32　咳嗽周期时间调节

表 4-4-3 推荐的时间设置表

周期时相		时间（s）	
		成人	儿童
低吸气流速	吸气	2～4	1～2
	呼气	1～2	≤1
	停顿	1～2	1～2
高吸气流速	吸气	1.5～2.5	0.5～1.5
	呼气	1～2	≤1
	停顿	1～2	1～2

⑦治疗原则

- 治疗通常由 4～5 个连续的咳嗽周期组成。
- 可以让患者休息 20～30s（自主呼吸），这样可以避免换气过度。
- 在休息期间，清除在管路中或口咽部可见的分泌物。
- 在整个治疗过程中，可以重复循环 4～6 次，或直至所有的分泌物被清除。
- 尽可能让患者在呼气相胸腹部用力。
- 从较低的压力（10～15cmH$_2$O）开始设置。压力调整逐步升高到治疗压力：+40cmH$_2$O/ −40cmH$_2$O，但要注意根据个体的需要进行设置。
- 使用频率根据个体的需要选择。
- 最好在餐前与入睡前使用。

3）结束步骤

①记录治疗有关的内容，记录痰液的颜色、黏稠度、量等。

②整理床位，清理用物。断开电源，清洁消毒无创经气道咳痰机外壳。

（6）无创经气道咳痰机的清洁消毒与日常维护

1）清洁消毒

①建议管路一次性使用。

②无创经气道咳痰机外壳使用中性洗涤剂擦拭或杀菌洗涤剂如 70% 酒精消毒。

③不能使用环氧乙烷或蒸汽高压消毒。

2）日常维护

①每次用毕清洁外壳，妥善保存。

②无创经气道咳痰机应避免高温、日晒、受潮、尘土或撞击，盖好防尘罩。

③Cough Assist 无创经气道咳痰机设计不需进行周期性的维护。

（六）结 论

人工气道吸痰是人工气道管理的一个重要组成部分。吸痰过程存在风险和并发症，必须与患者的获益进行权衡。新生儿、儿童和成人患者的人工气道吸痰的建议如下。①通过呼吸声音、人工气道分泌物观察、呼吸机波形改变等急性气道阻力增高的现象，予以及时吸痰；②只根据需要吸痰，而不是定时吸痰；③封闭式和开放式吸痰可安全有效地清除成人患者的人工气道的分泌物；④儿童和成人患者吸痰前应进行预给氧；⑤吸痰时不可向气道内注入生理盐水；⑥吸痰时，应采用无菌技术；⑦选择吸痰管的大小时注意：新生儿吸痰管＜70%的气管内管腔，儿童和成人患者为＜50%；⑧新生儿和儿童的吸痰压力应保持在-120mmHg以下，成人患者的为-200mmHg；⑨吸痰时间最多不能超过15s；⑩不建议使用深吸痰技术；⑪不建议常规支气管镜清除分泌物；⑫当气管导管内的分泌物积聚到一定程度，气道阻力增加时，可使用特殊装置，清除气管内导管。

第六节 人工气道的拔除规范

危重症患者普遍建立人工气道。长期留置气管导管后常见的并发症是气管狭窄、肉芽形成、气管食管瘘、气胸、气管皮肤瘘、瘢痕和拔管困难，并且会延长住院时间、增加医疗护理费用和减缓康复进程。因此，尽早拔除气管导管是非常有必要的。

在大部分的指南中强调需要有足够的意识水平和吞咽功能预防误吸作为拔管的条件之一，但在临床实际中发现，仍有部分意识障碍的患者可能拔管成功。但是气切套管拔管之前的堵管试验，是造成患者死亡以及延迟拔管的主要原因，不少级别偏低的医院或很少外出交流的临床医生仍进行堵管试验，造成患者医源性窒息而缺氧死亡。本节主要阐述计划拔管与非计划拔管等两部分，前者是由于患者的病情好转，需要人工气道的病因解除，医护人员进行仔细评估后按照治疗计划或者方案拔除；后者又称意外拔管，是指未经医护人员评估同意自行将人工气道拔出，或其他原因（包括医护人员操作不当）造成的人工气道脱出。人工气道主要包括气管插管和气管切开导管，本节将详细讨论两种不同的人工气道拔除。

（一）计划拔管

1. 气管插管导管的拔除

（1）拔管前的评估：患者需要建立人工气道的原因往往是需要呼吸支持或者气道保护，在拔除人工气道前需要仔细评估患者自主呼吸能否耐受呼吸负荷、原发病是否好转、生命体征以及各脏器功能是否稳定等，进行撤机试验或评估。患者的气道保护能力主要指自主吞咽能力和气道自净能力，这是保证患者在拔除人工气道后自主呼吸期间避免误吸以及自我清洁气道的重要功能。此外，还需要评估患者的气道通畅程度。

①自主吞咽功能：由于插管的存在会影响患者的吞咽，主要通过评估患者的意识状态和配合能力来判断患者的吞咽功能。研究发现，如果患者无法遵从指令，拔管失败的风险将显著增加。在100例神经外科患者的研究中，GCS 8分的患者比低于8分的患者的拔管成功率高。

②气道自净能力：主要针对患者气道分泌物的量以及咳嗽能力进行评估。对分泌物的量的研究发现，痰量＞2.5mL/h是拔管失败的高危因素之一。但由于无法精确测量痰量，通过人为估计的差异往往较大，因此也有学者提出采用需要吸痰的频率而非痰量来进行评

估，吸痰频率每 2h 超过 1 次即被认为是拔管失败的高危因素。

③上气道的通畅程度：上气道梗阻主要由于声门喉头水肿或大气道异物（如痰痂等）所致，其中声门喉头水肿最为常见，其高危因素包括女性、哮喘、插管时间较长（≥36h 至≥6 天）、年龄大于 80 岁、气管插管过粗、导管与气管直径的比例＞45%、困难插管、插管尝试超过 3 次、镇静不足以及导管固定不好等。在拔管前对插管患者的上气道的通畅程度进行评估，目前比较广泛使用的方法是套囊漏气试验。该方法是在机械通气条件下将套囊完全放气后通过计算呼吸机送气量与监测到的患者实际的呼气量之间的差值，也就是套囊放气后能从上气道"漏掉"的气量来间接判断上气道是否通畅。

（2）拔管程序

①准备拔管后有可能应用的再插管设备：针对拔管后发生声门喉头水肿的各种处理装置和药物，以及拔管后的氧疗装置。

②停止鼻饲至少 30min。

③应用纯氧吸入至少 5min 以增加体内的氧储备。

④取平卧位，充分清除气道、口、鼻腔及套囊上的滞留物。

⑤协助患者坐位，松解开气管插管的固定装置，将一根未连通负压的吸痰管插入气道内，嘱患者深吸气，助手在患者呼气初将套囊完全放气，将吸痰管连通负压时边吸痰边顺势将气管插管拔出。

⑥给予吸氧，辅助患者咳嗽咳痰。

关于拔管时间，虽然 ICU 有 24h 医护人员密切监护，但仍然主张在日间进行拔管。目前尚无前瞻性研究比较日间拔管与夜间拔管的预后差异，一项纳入近 10 万例患者的回顾性研究发现，对于机械通气时间超过 12h 的患者，夜间拔管较日间拔管的再插管率增加，而对于机械通气时间短于 12h 的患者则无明显差异。

（3）拔管后的监测与治疗

①拔管后的评估：拔管后应立即判断患者是否发生拔管后喘鸣，严重时在患者身旁即可听到，程度较轻时需用听诊器置于患者的喉部判断。如果出现声门喉头水肿所致的喘鸣，若生命体征尚稳定，可考虑使用肾上腺素进行雾化吸入或者无创通气辅助，如果危及生命，应立即考虑重新插管或者建立紧急气道。甚至有学者主张，对于使用糖皮质激素治疗后套囊漏气试验结果仍为阴性的患者，可考虑拔管时在气管导管内放置用于更换气管插管的导芯，以便在拔管后出现上气道梗阻而危及生命时可快速再次插管，保证患者的生命安全。

②拔管后的治疗：拔管后根据患者对氧疗的需求，选择合适的氧疗装置。虽然有大规模多中心的研究证明，与普通氧疗相比，经鼻高流量氧疗可明显减少拔管后呼吸衰竭的发生率以及再插管率，然而这些作者并不主张对所有的患者拔管后进行常规经鼻高流量氧疗。对于一些再插管的高危患者，例如高龄、APACHE Ⅱ 评分高、肥胖、慢性肺疾病、充血性心衰、撤机困难、机械通气时间长以及分泌物多，应用经鼻高流量氧疗或无创正压通气较普通氧疗都可明显降低再插管率，但经鼻高流量氧疗与无创正压通气相比，在避免再插管方面并无显著差异。值得注意的是，无论是使用经鼻高流量氧疗还是无创正压通气，应用的时机至关重要。如果在撤机后再次出现呼吸衰竭时才应用，其失败率和病死率将增

高，故应在拔管后立即应用，而不是等到呼吸衰竭明显加重时才给予干预。

同时，拔管后应关注和改善患者的气道自净能力，尤其是气道分泌物多且咳嗽能力弱的患者，应加强气道净化治疗，包括气道加温湿化、胸部叩拍、体位引流等，必要时需要经鼻气管内吸痰。另外，患者插管时口腔不易彻底清洁，拔管后应加强口腔清洁和护理，尤其是拔管后应用无创正压通气的患者。

2. 气管切开导管的拔除

气管切开导管在拔除前应对患者气道的自我保护能力进行更加仔细地评估，因为气管切开导管与气管插管不同，一旦被拔除，伤口愈合后就难以再次进行气管切开。因此，拔除气管切开导管前必须确认患者再无接受气管切开的可能性。

（1）拔管前的评估

①意识状态：对于 VS 和 MCS 的患者，有研究显示 CRS-R 评分越高拔管，的可能性越大，MCS 较 VS 更容易拔管，但也有部分具有一定反射性保护反应的 VS 患者，也可以拔管，并且拔管对意识障碍患者的预后有积极的影响。拔管成功的条件：①意识水平 GCS 评分 ≥ 8 分，当得分始终小于 8 分时，意识水平被认为不足以保护气道；② CRS-R 子量表运动项中，将 ≥ 3 分的患者分为意识较好级别，将 < 3 分的患者分为意识较差级别；CRS-R 子量表言语项中，1 分项是反射性发声运动，具有一定的保护性反射运动，因此将 ≥ 1 分的患者分为较好等级，将 < 1 分的患者分为较差等级。

②咳嗽能力：拔管的必备条件之一就是咳嗽有力。咳嗽是当食物或分泌物进入喉部时出现保护性的反射活动，可有效地清除痰液和分泌物，减少吸入性肺炎的发生。对气管切开患者同样可进行白纸试验或者测量其 PEF，以客观评估患者的咳嗽能力。

③咽喉水肿：咽喉水肿在长时间气管切开并存在拔管困难的患者中的发生率高。目前，气管切开后咽喉水肿的机制不明，可能与炎症、局部刺激、循环等有关。咽喉水肿影响通气，拔管后出现呼吸困难，需要再次留置插管或气管切开。

④气管狭窄：气管切开完全绕开上气道，对上气道不造成任何影响。但需要注意的是，气管切开造口至声门之间的通畅程度，因为有的患者在气管切开造口时气道内壁有肉芽肿形成，尤其是瘢痕体质患者，应注意评估上气道是否通畅。一个简单易行的办法是将套囊完全放气后堵住气管切开的外口，迫使患者利用上气道进行呼吸，通过患者的呼吸困难程度以及发声的情况即可初步判断上气道的通畅程度。在拔除气管切开套管前需要进行一段时间的堵管试验，除了观察上气道的通畅程度外，还有很重要的作用是观察恢复上气道的通气阻力和无效腔后对患者呼吸功能的影响，患者是否能够耐受。但由于气管切开套管堵管后本身在气道内就会增加阻力，因此堵管试验时间不宜过长。如果堵管试验失败，应考虑更换小一号的气管切开导管或者无气囊的套管，次日再次进行堵管试验，以减少套管本身阻力对呼吸功能的影响。

⑤声门麻痹：当出现声门麻痹引起不开放或开放不全、声门开放角度在 40° 以下的情况，在封堵气管时出现呼吸困难、血氧下降，不能进入拔管流程。

⑥分泌物的量：分泌物过多，一方面容易导致患者频繁咳嗽，对于咳嗽反射减弱的患者来说，过多的分泌物引起的痰液潴留增加了患者呼吸困难乃至窒息的风险。分泌物增加

的原因考虑有口腔的炎症、溃疡、吞咽障碍及唾液腺分泌增加。

⑦吞咽功能：气管造口术后误吸加重的机制有喉抬高降低、食管阻塞、气流清喉、喉脱敏和喉闭合不协调。在需要进行拔管的患者必须有良好的吞咽功能，一方面可以减少进食或呕吐时的误吸风险；另一方面，当患者不能通过黏液－纤毛运输系统送至咽喉部的痰液经口咳出时，主动的吞咽动作可减少痰液潴留的风险。对患者的吞咽能力，主要观察患者在自行进食、饮水时是否会出现误吸。气管切开患者在套囊完全充气时进食，往往被认为比较安全，因为即使出现误咽，食物也会被完全阻隔在套囊上方。然而，这种做法需要注意在套囊放气时必须进行套囊上滞留物的清除，否则同样会造成误吸。另外，研究发现在套囊充气时由于缺乏口咽部正压对食物的推送，就完全依赖口咽部肌肉功能强力推送食物，实际上会大大影响患者的吞咽功能，从而造成误吸。

（2）拔管指标

根据 Ceriana 方案，拔管指标有①良好的精神状态；②稳定的临床症状，如血流动力学、无发热、无脓毒症或活动性感染以及 $PaCO_2 < 50mmHg$；③有效咳嗽；④适当的分泌物（建议痰液分度＜Ⅲ度）；⑤内窥镜检查正常或显示狭窄病变占气道的30%以内；⑥通过呕吐反射、蓝色染料和荧光透视，评估吞咽正常；⑦最大呼气压力＞$40cmH_2O$。符合以上指征，可以考虑试拔管。然而，这是针对普通患者的指标，对于意识障碍的患者来说，临床状态、意识状态、咳嗽反射、吞咽功能是重要的风险指标。

（3）过渡性导管的使用

一旦需要气管切开的病因得到清除，意识清醒、危重症患者的气切导管可以不需堵管，评估后立即予以拔管。但有些患者存在拔管不成功的风险。拔管之前，可以应用过渡性导管，使用 1～2 天，如果呼吸正常，予以拔管；如有气道梗阻情况，暂缓拔管。过渡性导管训练上呼吸道的功能以及测试上呼吸道的通畅情况。

①窗式气切导管（图 4-4-33）

窗式气切导管与常规的气切导管的结构不同，由外、内导管两部分组成，在外导管上有可充盈的高容量低压力套囊，并在外导管的套囊上部有一窗洞，取掉内导管后下气道的气流可经此与套囊上方的气管相通。

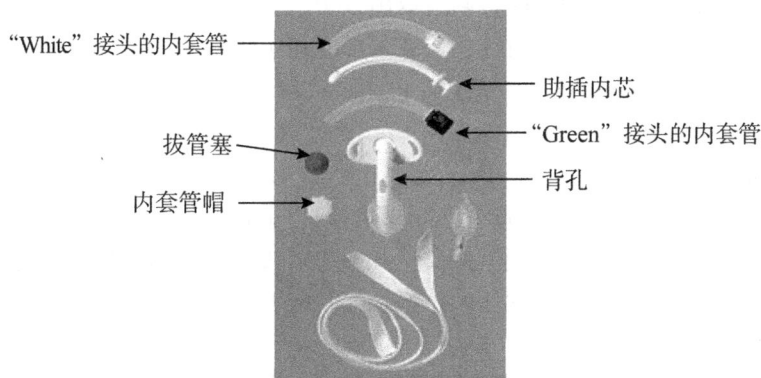

图 4-4-33　窗式气切导管

窗式气切导管要取得良好的效果，需要窗口正好面向声门方向，最好根据患者气管切开开口附近的解剖测量数据来定制导管。

窗式气切导管的可能副作用在于，有时在气管前壁与窗口邻近处会形成肉芽组织而阻塞窗口，或者在导管移动、更换导管时可能引起出血，也可能导致气管的狭窄。这种肉芽组织形成的原因可能是导管位置不正或窗口位置不好，窗口的边缘摩擦刺激了所接触的气管内膜。

②气管扣（图 4-4-34）

气管扣为一长度较气管导管窦道稍长的导管，在常规的气切导管取出以后，用来替代导管而填入窦道之中，以维持气管与外界的通道。气管扣的内口由气管切口稍大的唇边固定在气管内，外口则开放于皮肤切口，可由扣其上的内芯堵塞。

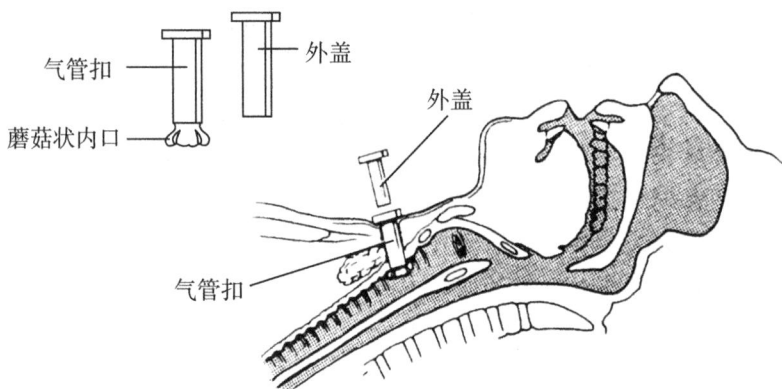

图 4-4-34　气管扣

根据气管扣的设计，在拔掉气切导管后仍然可以继续维持窦道、保留开口。经气管扣通气，可以有效地减小无效腔。因此，常有一些 COPD 患者在拔管过程中采用气管扣，同时在外口上套上发音阀，这样既可增加有效肺泡通气，又可进行语言交流，方便日常生活。此外，在有需要时，也可取下扣在外套管上的内芯，方便实施气管内负压吸引。当然，万一需要重新进行机械通气时，则可取出整个气管扣重新置入气管导管。

气管扣的缺点是难以固定，可能仍需在颈部以固定带加固。

③无套囊导管（图 4-4-35）

无套囊导管是气切导管外的无充气套囊，但导管上开有窗口，以便堵管时空气进出，不会造成医源性气道狭窄。

作为拔管的第一步，通常须先将原导管更换成同样号数的无套囊导管，同时堵住外口，让患者完全恢复上呼吸道的通气径路。如果患者没有异常情况出现，再逐步换成较小号码的无套囊导管。患者如能耐受 4 号导管（内径约为 4mm），即可直接最后拔除导管，封闭切开创口。

随着导管的逐步换小，导管外的气管空间逐步增大，有利于上呼吸道重新担负其功能。随着导管的缩小，窦道及切开开口也逐渐缩小，有利于气管切开创口的愈合。

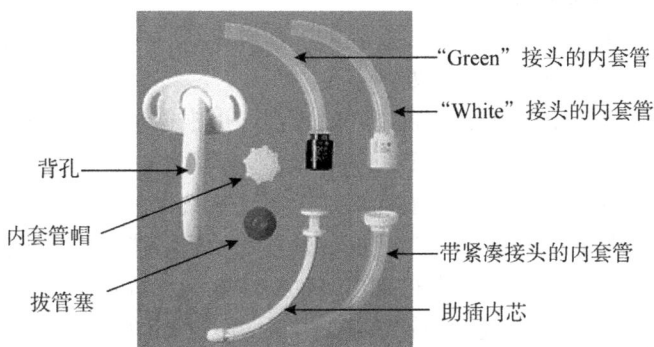

图 4-4-35　无套囊气切导管

④过渡性气切导管使用的注意事项

临床上常可见到，即使进入到拔管的阶段，也仍有少数患者会发生痰液或痰栓堵塞气道而需气管内吸引及人工呼吸等抢救。所以，拔管的过程中在取掉内导管、堵塞外导管口后，必须仍然在床边备有内导管，在万一需要紧急人工通气时可以立即将其放回外导管内而与人工呼吸球囊或呼吸机管道相接，因为外导管本身是并不能与这些器具相接的。

作者竭力反对一些神经外科、神经内科、康复科医生不采用过渡性气切导管进行堵管试验，而是在常规的气切导管上行堵管试验，造成医源性气道梗阻，患者被折磨得血压飙升、呼吸急促、大汗淋漓。

（4）拔管程序

①纯氧吸入至少 5min 以增加体内的氧储备。

②充分吸出气道、口、鼻腔及套囊上滞留物。

③清洁消毒气管切开伤口周围的皮肤。

④松解开固定带，助手在吸痰的同时将套囊完全放气，并将气管切开导管拔出。

⑤以无菌纱布覆盖气管切开伤口后，拉紧窦道口两侧的皮肤，用叠形胶布层层粘贴。需要注意的是，气管切开窦道口无需缝合，患者一般 2 ～ 3 天即可愈合，使用大量激素或营养不良的患者需 1 周左右愈合。

（5）拔管后的治疗

气切导管拔除后的氧疗装置，可根据患者的需求选择，但应尽量避免使用无创正压通气，以防正压通气影响伤口愈合及造成皮下气肿等。患者咳嗽时也应嘱患者用手摁住窦道口，避免剧烈咳嗽。

（二）非计划拔管

非计划拔管的发生率约为 10%。当人工气道明显脱出气管或有创通气患者出现下述情况时，需进行非计划拔管：①患者的血氧饱和度持续下降；②呼吸机持续气道低压报警；③呼吸机持续气道高压报警，多见于气管切开套管脱出堵在切口处；④在套囊充气足够的状态下，患者可发声。

1. 非计划拔管的紧急处理

发现需非计划拔管时，应立即给予合适的氧疗以维持基本通气及氧合，然后根据患者人工气道的种类及建立时间进行相应处理。

（1）气管插管：首先，如患者的自主呼吸较强，可根据患者吸氧浓度的需求给予鼻导管、文丘里面罩或储氧面罩等；若患者的自主呼吸较弱，可考虑无创正压通气辅助；若患者的自主呼吸无或微弱，则需以球囊面罩加压通气。其次，判断非计划拔管的原因及患者当时的病情，若由医护人员操作不当造成，患者处于病情严重或尚未控制的状态，则需立即床旁建立人工气道；若由患者自行拔出，且病情好转，特别是已准备撤机拔管，密切观察即可。有时可以重新还纳气管插管，若脱出距离 ≤ 6cm 时，导管基本上未脱出气道，此时可在充分清除口鼻腔及套囊上滞留物后将导管插回原深度；若气管插管脱出 ≥ 8cm 时，导管一般已脱出气道，需立即松开套囊并拔除气管导管，根据患者的病情选择合适的氧疗方式。值得注意的是，6 ～ 8cm 是大多数成人患者气管导管远端与声门的距离，但患者的实际距离还与其身高、体位以及导管远端位置（距气管隆嵴 2 ～ 3cm）有关，所以临床上不同的患者发生非计划拔管时仍需仔细评估判断，以防将导管错误还纳，延误抢救时机。

（2）气管切开导管：如果切开时间较长（超过 1 ～ 2 周），窦道基本形成，可立即行床旁回纳，回纳时最好使用原来的气管切开导管或者同一品牌、同一型号的气管切开导管，实在无法回纳时再考虑小一号的气管切开导管，因此，气管切开患者应常规在床旁准备同一品牌、同一型号或小一号的气管切开导管。若气管切开伤口未形成窦道（即术后48h 内），气切导管一旦脱出，就不能回纳，此时可参考上述气管插管患者非计划拔管的处理方式。

重新还纳后的人工气道均需仔细判断其位置。

2. 非计划拔管后观察指标及再插管预测

非计划拔管发生后多数患者需要重新插管，文献报道的再插管率为 31% ～ 78%，其中 85% 的再插管在拔管后 1h 内完成，故在非计划拔管发生后的 1h 内应密切监测，如心率、血压、呼吸形式和节律、氧合状态、意识、精神状态、有无出汗、分泌物的性状以及自主咳嗽、咳痰能力等。若上述症状、体征、血气明显恶化时，应及时插管，以免延误抢救时机。

关于再插管的预测，目前尚无统一的结论。有学者提出，发生非计划拔管前以下 7 项指标中符合 4 项即需重新插管，预测的准确率达 92%。指标包括：①应用辅助 / 控制通气模式（设置呼吸频率 ≥ 6 次 /min）；②最近 1 次动脉血气 pH < 7.45；③氧合指数 ≤ 250mmHg；④ 24h 内最高的心率 ≥ 120 次 /min；⑤非手术所需的插管；⑥意识模糊；⑦并存 3 种以上内科疾病，如 COPD、充血性心力衰竭、肾或肝功能不全、神经系统病史、电解质紊乱等。

3. 非计划拔管的预防

（1）加强与患者和其家属的沟通，做好心理护理和宣教。对建立人工气道患者经常提出的问题有冷、热、呼吸费力、疼痛等，或将患者常见的问题做成文字或图案卡片，让患者指出想要表达的意思，可以取得较好的沟通效果。向清醒的患者解释气管插管的目的、作用及自行拔管的危害性，讲明吸痰的意义以取得患者的配合，讲解插管后的不适以减少患者的恐惧。

（2）导管固定：正确固定气管插管和气管切开导管，尤其对经口气管插管的患者，每日检查并及时更换固定胶布或固定带，测量并记录气管插管的外留长度，若外留部分变长，说明导管有部分脱出；外留部分变短；说明有下滑，要及时复位。另外，应在 Y 形接头处与人工气道间再连接一段长约 10cm 的螺纹管以增加缓冲长度，防止因呼吸机管路固定后患者有头部活动而导致意外脱管。

（3）采取切实有效的约束：应在充分评估置管患者耐受程度的基础上，对有拔管倾向或曾有拔管行为的患者在缺乏监管时给予肢体约束，并经常检查其可靠性。变换体位及特殊检查需松脱约束时应扶持双手，以防意外拔管。

（4）规范医疗、护理操作：在口腔护理、更换体位、调节呼吸机机械臂等操作时，应由专人负责固定人工气道，以避免导管脱出。

（5）合理使用镇静药物：在经过沟通、肢体约束等处理后仍不能排除患者拔管的可能性，恰当地使用镇静药物可以减轻患者的不适感，减少人机对抗，从而有利于治疗。

（6）加强巡视：非计划拔管多发生于工作忙、人员少的时间段，如夜间和清晨，因此在这些时间段，对处于睡眠状态的患者应加强主动巡视。

（7）积极评估患者撤机的可能性，争取做到早日撤机。

（尤荣开）

第五章

循环监测与管理

康复过程中的循环管理是在对重症患者的意识、配合度及肢体运动功能等综合评估的基础上，制定并实施相应的物理治疗，改善心脏和全身功能低下的状态，预防治疗过程中心血管事件的发生。

第一节　循环管理

循环管理是指对神经重症患者常见的运动功能减退评定方法及改善技术的管理。在进行运动功能评定前需进行 Richmond 躁动镇静评分（Richmond agitation sedation scale，RASS）或 S5Q 测评，是康复介入及暂时中止时机的标准。

一、开始重症康复的条件

符合以下标准，血流动力学及呼吸功能稳定后，立即开始重症康复。

1. 心率＞ 40 次 /min 或＜ 120 次 /min。

2. 收缩压＞ 90mmHg 或＜ 180mmHg，或（和）舒张压＜ 110mmHg，平均动脉压 ≥ 65mmHg 或 ≤ 110mmHg。

3. 呼吸频率＜ 35 次 /min。

4. 血氧饱和度 ≥ 90%，机械通气 FiO2 ≤ 60%，PEEP ≤ 10cmH2O。

5. 在延续生命支持阶段，小剂量血管活性药支持，多巴胺＜ 10μg/（kg·min）或去甲肾上腺素 / 肾上腺素 ≤ 0.1μg/（kg·min），即可实施康复介入。

6. 对于特殊体质的患者，可根据患者的具体情况实施。

二、暂停康复治疗的标准

生命体征明显波动，有可能进一步恶化并危及生命时，应暂停康复治疗。具体情况包括（表 4-5-1）：平均动脉压＜ 60mmHg、FiO_2 ＞ 60%、氧合指数（动脉氧分压 / 吸入氧浓度）＜ 200 或呼吸次数＞ 35 次 /min、神经系统状况不稳定（如颅内出血）、急性外科状况、体温＞ 40℃ 等。出现以下情况时也应暂停康复治疗：存在其他的预后风险；不稳定性心绞痛发作时或有明显时胸闷、胸痛、气急、眩晕、显著乏力等不适症状；或有未经处理的不稳定性骨折；导致血流动力学不稳定的恶性心律失常；确诊或疑似动脉夹层手术前；重度主动脉瓣狭窄手术前；心力衰竭急性期等。

表 4-5-1　暂停康复治疗生命体征的参数

心率	血压	呼吸频率和症状的改变	机械通气
心率＜ 40 次 /min 或＞ 130 次 /min；新发的恶性心律失常；新启动了抗心律失常的药物治疗；合并心电或心肌酶谱证实的新发的心肌梗死	收缩压＞ 180mmHg 或舒张压＞ 110mmHg；平均动脉压＜ 60mmHg；新启动的血管升压药或者增加血管升压药的剂量	呼吸频率＜ 5 次 /min 或＞ 35 次 /min；不能耐受的呼吸困难；氧饱和度＜ 88%	FiO_2 ≥ 60%；PEEP ≥ $10cmH_2O$；人机不同步；人工气道难以固定维持

第二节　心血管事件的管理

有心脏基础病变，缺血、缺氧，水、电解质酸碱平衡紊乱等情况的神经重症患者，有可能在康复治疗过程中发生心血管事件。

一、室上性心动过速

对于室上性心动过速的急性发作期治疗，如果 QRS 波形态正常且血流动力学稳定，可以首选刺激迷走神经的方法终止室上性心动过速，例如做 Valsalva 动作或按摩颈动脉窦。如果不能终止，则需要静脉使用抑制房室结传导的药物，包括腺苷、钙离子拮抗剂（维拉帕米）、β受体阻滞剂（美托洛尔和艾司洛尔）。需要注意有支气管痉挛的患者应慎用腺苷，钙通道阻滞剂和β受体阻滞剂可能有降低血压的作用。

二、心房颤动

快速房颤发作时心排血量可降低20%以上，同时，冠脉供血减少，会对血流动力学造成不良影响。新发的房颤一般可在48h内自行恢复窦性心律，可先观察。对于不能恢复窦性心律的患者，应请心内科医生协助诊治。房颤处理有三大基本原则：控制心室率、预防血栓栓塞以及恢复并维持窦性心律。紧急情况下，可先使用药物控制心室率。β受体阻滞剂是控制房颤心室率的一线药物，但是应小心应用于合并收缩性心力衰竭的患者。如控制不佳，地高辛是最合适的附加用药。胺碘酮兼具交感神经阻滞和钙离子通道阻断作用，可以安全地用于病情危重的房颤患者。

三、室性心动过速

最重要的是稳定病情和终止室速。如果患者仍有脉搏，但已出现晕厥先兆、低血压或严重的呼吸窘迫，应立即进行同步体外心脏直流电复律。如心动过速时，QRS波过宽无法同步，可直接进行非同步的心脏电除颤。如心跳呼吸骤停，应立即行心肺复苏。如果患者的血流动力学仍稳定，可使用静脉注射利多卡因、胺碘酮或镁剂的方法终止室速。室速急诊处理时需立即进行血常规、电解质（包括镁离子）、血尿素氮、肌酐、心肌损伤标志物、血糖、血气等各项指标的检查。对于已用植入型心律转复除颤器（implantable cardioverter defibrillator, ICD）的患者，如患者仍频繁发作室速，应尽快请心内科会诊，仔细寻找诱因并检查ICD的设置。

四、心力衰竭

（一）急性心力衰竭

如患者在康复过程中出现急性心力衰竭的症状，应立即按急性心力衰竭的处理流程规范处理。重症患者急性心力衰竭常见的诱因是心脏前后负荷突然增加或心脏本身有重大的生理病理变化。如单位时间内输液量过大过快、进食过量、因便秘而排便过度用力、情绪突然急剧变化、心肌梗死等，要注意预防。

（二）慢性心力衰竭

重症患者的原发病为高血压性脑卒中，往往会同时合并高血压性心脏病、冠状动脉粥样硬化性心脏病、慢性心功能不全。在重症康复期要关注心血管的功能评定，进行常规的心电图、心脏彩超等检查，一旦确定存在慢性心功能不全，要给予降低心脏前后负荷、正性肌力等处理，并严格控制运动康复的负荷量。

（刘长文）

第六章

吞咽功能评估与饮食管理

对于重症患者，机械通气时间超过 24h、神经肌肉病变、气道或食管损伤等，无论有无意识障碍，都建议进行吞咽功能评估。吞咽管理包括吞咽障碍的评定、康复技术的运用和误吸／隐性误吸的防范。

第一节　吞咽功能障碍的临床表现与评估

吞咽障碍的临床表现和并发症是多方面的，不仅可表现为明显的进食问题，也可表现为一些非特异性的症状和体征。

一、吞咽功能障碍的常见的临床表现

有流涎，低头时明显；饮水呛咳，吞咽时或吞咽后咳嗽；进食时发生哽噎，有食物黏着于咽喉内的感觉；吞咽后口腔食物残留，在吞咽时可能会有疼痛症状；频发的清嗓动作，进食费力、进食量减少、进食时间延长；有口、鼻反流，进食后呕吐；说话声音沙哑；反复发热、肺部感染；隐性误吸。

二、吞咽障碍的并发症

（一）误　吸

误吸是吞咽障碍最常见且需要优先处理的并发症。食物残渣、口腔分泌物等误吸至气管和肺，反复引起肺部感染，甚至出现窒息危及生命，特别在喂养依赖、口腔护理依赖、龋齿、管饲、多种疾病并存以及吸烟等危险因素并存时更易出现。

（二）营养不良

因进食困难，机体所需的营养和液体得不到满足，出现水电解质平衡紊乱、消瘦和体重下降，婴儿可引起生长发育障碍，甚至因营养不良而死亡。

（三）心理与社会交往障碍

因不能经口进食、佩戴鼻饲管，患者容易产生抑郁、社交隔离等精神心理症状。对于儿童来说，甚至可能出现语言、交流技巧发育迟滞或障碍。

三、吞咽障碍的评估

吞咽障碍的评估主要包括筛查、临床功能评估和仪器检查。通过筛查，初步判断是否

存在吞咽障碍，功能评估可提供吞咽解剖及生理方面的信息，了解吞咽各期的功能状态，以期明确吞咽障碍的特征和病因。仪器检查能更详细和更直观地提供口腔期、咽期的信息，部分检查亦能反映食管期的功能。吞咽障碍的干预手段是多方面的，在积极治疗原发病的同时，建议采取综合全面的康复措施，包括营养给予方式的改变、食物的选择、提高患者吞咽功能的训练手段、改善进食功能的代偿手段和护理等。值得注意的是，要充分考虑患者的知情同意权，在检查和治疗前应签署知情同意书，征求患者及其家属的同意。

对于意识障碍的患者，可以通过吞咽器官或咽反射等检查间接了解吞咽功能的状态。对于清醒的患者，还需要进一步评估进食与吞咽能力。临床使用较多的方法有以下几种。

（1）洼田饮水试验：对于意识水平下降，不能听从指令的重症患者，饮水测试不适用。

（2）量表法：推荐采用改良曼恩吞咽能力评估量表（modified Mann assessment of swallowing ability，MMASA），观察评估口腔的控制情况、进食前后咽部声音的变化、吞咽动作的协调性等。也可采用仪器评定，如吞咽X射线造影录像、内窥镜、食管动力学检查等。吞咽纤维内镜检查（fiberoptic endoscopic evaluation of swallowing，FEES）是吞咽功能评估的首选仪器检查方法，标准化FEES吞咽功能检查流程，有助于判断重症患者是否可以拔除气管套管。FEES可以直接观察吞咽动作及有无误吸和残留，了解咽喉部感觉功能和结构有无异常，可明确异常的吞咽模式，评估吞咽动作的有效性和安全性。

四、吞咽功能的评估流程

由经过专项培训的护理人员对患者实施标准吞咽功能评估。标准评估的流程为患者检查—吞咽饮水试验—误吸评估。

评估流程建议由筛查开始，并作为工作常规，初步判断是否存在吞咽障碍，如果存在或高度怀疑，则行进一步的临床功能评估和（或）仪器检查。

（一）筛　查

第一步：对患者意识及言语刺激的反应情况进行评价，检查患者能否直立坐位、能否成功维持头部位置、自主咳嗽能力是否存在、有无流涎情况、舌头的活动范围与活动情况、呼吸及发音情况等。检查出一项异常，即可判定为吞咽功能障碍；若未检出异常，则进入下一评估步骤。

第二步：让患者保持直立坐位来接受试验，先后行3次5mL水量吞咽与1次60mL水量吞咽，观察吞咽前后的情况。观察内容包括有无水漏出口外的情况、有无吞咽功能缺乏、有无咳嗽呛咳气促、吞咽后有无发音异常等，以观察结果为依据给出相应的评分，分值越高者，提示吞咽功能越差。完成吞咽功能障碍程度评估后进入误吸评估步骤。

第三步：在饮水过程中患者有呛咳表现或者饮水后出现发音异常，则为误咽阳性，反之则为误咽阴性。评价为误咽阳性者，提示该患者可能有误吸。

（二）通用筛查量表

（1）反复唾液吞咽试验：是一种评估反复吞咽的能力、与误咽的相关性高、较为安全的筛查检查。

（2）洼田饮水试验：通过饮用30mL水来筛查患者有无吞咽障碍，并可反映其严重程度，安全快捷。

（3）染料测试：对于气管切开的患者，可以利用蓝色染料（一种无毒的蓝色食物色素）测试，是筛查有无误吸的一种方法。

筛查并不能用于量化吞咽障碍的严重程度或指导吞咽障碍的管理，应强调筛查不能代替进一步的吞咽功能的临床评估和仪器检查。

（三）临床功能的评估

吞咽功能的评估主要包括口咽运动、感觉功能的评估及患者吞咽功能的观察，它是评估患者吞咽障碍的核心部分。

1. 非进食状态的评估

（1）与吞咽相关的临床情况，包括对患者的主诉、病史、服药史等一般情况的评估。

（2）营养状况包括患者的体重变化、体重指数、食物的摄入量、用何种营养方式（如经口、管饲或其他方式）。

（3）口颜面功能评估主要包括唇、下颌、软腭、舌等与吞咽有关的肌肉运动、力量及感觉检查。

（4）吞咽相关反射功能检查包括吞咽反射、呕吐反射、咳嗽反射等。

（5）喉功能评估包括音质或音量的变化、发音控制或范围、主动的咳嗽或喉部的清理、吞唾液时喉部的处理、喉上抬能力等。

（6）一般运动功能的评估，与吞咽相关的姿势保持、平衡能力、吞咽食物时相关的上肢功能、耐力等方面的评估。

（7）气道状况：是否有插管、气管套管、呼吸机的使用等。

（8）高级脑功能评估：高级脑功能在非摄食状态和进食时均需要涉及，重点在于评估患者有无吞咽失用、有无偏侧空间忽略症、能否集中注意进食、能否听懂指令并执行指令。

2. 进食状态的评估

在患者进食时，通过观察和测量，能最直接地评估患者的吞咽功能。以下几个方面应该重点评估。

（1）进食姿势：应观察患者采取何种姿势、是否能保持坐位、进食时躯干是否能保持平衡、姿势的调整是否对进食会产生影响。

（2）对食物的认知：主要观察患者对食物的认知情况，能否有意识地进食。

（3）放入口的位置：患者是否能将食物正常地送入口中，张口是否正常，食物入口的顺畅性，是否有食物漏出等。

（4）一口量：评估患者1次安全进食和吞咽的食物量，建议从2～4mL开始。

（5）进食、吞咽的时间，包括1次吞咽的时间和一餐的进食时间。

（6）呼吸情况：正常吞咽需要瞬间暂停呼吸（喉入口关闭0.3～0.5s），让食物通过咽腔，咀嚼时，用鼻呼吸；如果患者在进食过程中呼吸急促，咀嚼时用口呼吸或吞咽时瞬间呼吸，容易引起误吸，应避免此类情况发生。

（7）适合患者安全吞咽的食物性状：食物的黏稠度、松散性等在一定程度上决定了吞咽的难易程度，对于吞咽困难患者应评估其适合什么样的食物，或者在吞咽何种食物时出现呛咳等问题。

（8）分泌物的情况：主要是唾液和痰液，观察唾液分泌量是否正常、可否与食物充分搅匀而形成食团；进食后痰液是否增多、咳出的痰液是否含有食物；及时清理口腔及咽部的唾液和痰液（有时含有食物），可减少吸入性肺炎的发生。

（9）口服药物评估：吞咽障碍的患者是否可安全吞咽口服药物（如药片、胶囊或药水），有无直接导致误吸或窒息的风险，患者是否可以正常服药；某些缓释药物，并不适合切分或嚼碎服用，应观察能否直接吞下服用；药物是否会引起或加重吞咽障碍，如中枢神经系统镇静药物（阿片类药物和巴比妥类药物等）有抑制保护性咳嗽、吞咽反射的不良反应，会导致气道风险。这对医生及治疗师选择适宜的替代剂型或治疗方案十分重要。

3. 仪器评估

仪器检查能更直观、更准确地评估口腔期、咽期和食管期的吞咽情况，对于诊断、干预手段的选择和咽期吞咽障碍的管理意义重大。同时，可用来评估治疗和代偿策略对吞咽功能的改善作用。主要有视频透视吞咽检查（video fluoroscopic swallowing study，VFSS）和 FEES 等临床检查方法。

（1）VFSS：此项检查是在实际进食时，在 X 射线透视下，针对口、咽、喉、食管的吞咽运动所进行的特殊造影，通过录像来动态记录所看到的影像，并加以分析的一种检查方法。VFSS 是检查吞咽功能最常用的方法。该方法可对整个吞咽过程进行详细的评估和分析，通过观察侧位及正位成像，可对吞咽的不同阶段（包括口腔准备期、口腔期、咽期、食管期）的情况进行评估，也能对舌、软腭、咽部和喉部的解剖结构和食团的运送过程进行观察。在检查过程中，言语治疗师可以指导患者在不同的姿势下（尤其是改变头部的位置）进食，以观察何种姿势更适合患者；如发现吞咽障碍，则采用针对性的干预措施，并观察其干预效果。该方法适用于所有可疑吞咽障碍的患者，但对无吞咽动作、不能经口进食以及无法被搬运到放射科的患者，不必考虑此项检查。在判断隐性误吸方面，VFSS 具有决定性作用。但 VFSS 也有许多不足之处：转送患者到放射科费时、费力；被迫接受 X 射线的辐射；需要患者的密切配合；不能定量分析咽肌收缩力和食团内压；不能反映咽的感觉功能。

（2）FEES：是吞咽功能检查的另一种常用的方法，可在直视下观察平静呼吸、用力呼吸、咳嗽、说话和吞咽过程中鼻、咽部、喉部、会厌、杓状软骨和声带等的功能状况，了解进食时食物积聚的位置及量，判断是否存在误吸。附带的视频系统可以将内镜所见的内容录制，可供反复观看和详细分析。FEES 是检查吞咽时气道保护性吞咽反射和食团运输功能的一种重要方法，对吞咽障碍的诊断和治疗具有指导意义。此项检查能精确地反映杓状会厌襞的感觉功能或功能不全，同时反映口咽对食团的感知觉的程度。但 FEES 并不能反映食团运送的全过程，如口腔期的运送和食管期就无法观察。因而，在误吸的判断方面与吞咽造影相比，FEES 并无明显的优势。另外，由于内镜导管与黏膜接触，有导致局部黏膜损伤的风险，建议有明显出血倾向的患者慎用或禁用。应考虑 VFSS 和 FEES 的各自特点，结合病例选择合适的检查方法，或者两者结合应用。

（3）超声检查：可动态地反映吞咽器官的活动，但分辨率较差。

（4）放射性核素扫描：相对传统的影像学检查手段，对吞咽器官的解剖结构能很好地解析，但对动态的食团和器官的运动解析不佳。

（5）24h 食管 pH 监测：可监测是否有胃食管反流。

（6）肌电图：近年来，吞咽障碍领域中表面肌电图的应用较多，较少使用针极肌电图。表面肌电图可以无创记录静息状态下和吞咽运动时肌肉活动的生物电信号，可以通过时域、频域分析等方法评估表浅肌肉的功能。

第二节　吞咽障碍患者的饮食管理

营养是吞咽障碍患者首先需要解决的问题，医生应该根据患者的功能状况选择经口进食、经鼻胃管喂食或间歇性经口胃管喂食。胃食管反流严重者可经鼻肠管喂食、经皮内镜胃造口术喂养、空肠造口术喂养或全肠外营养等。由于患者可能会误吸反流的肠内喂养食物，替代的喂养方式并不能杜绝误吸的发生。根据国内外的报道，对于停留鼻胃管超过 4 周的患者，建议给予胃造口术。临床上，大多根据患者吞咽功能的改善，灵活匹配相应的饮食，有规律地合理选择摄入食物的类型，并逐渐增加食物的摄入量。

一、食物调整

（一）摄入液体的调整

根据吞咽造影的检查结果，针对单纯饮水呛咳的患者，可以添加凝固粉（此类产品种类繁多、名称不一，但性质大同小异）将液体调稠，减少误吸和呛咳的机会。

（二）食物质地的调整

根据评估来选择食物质地，如软食、切碎的食物、爽滑的浓流质或稀流质。

（三）一口量的调整

调整进入口腔的食物量，推荐的进食一口量以 5 ～ 20mL 为宜，有利于口腔期食团形成、食团向咽腔推送以及顺利进入食管。

二、吞咽姿势调整

让患者的头部或身体改变某种姿态即可缓解吞咽障碍的症状，改善或消除吞咽时的误吸症状。如在吞咽时通过头颈等部位的姿势调整，吞咽通道的走向、腔径的大小和某些吞咽器官的组成结构（如喉、舌、杓状软骨）的位置有所改变和移动，避免误吸和残留，消除症状。此方法能保持患者的正常的生理功能，不需要患者在吞咽时进行特别的努力，适用于神经系统疾病（如脑卒中）、头颈部肿瘤术后等情况。不同年龄的患者均可采用，无不良反应。临床实践中，最好在 VFSS 下，先观察有效的吞咽姿势，然后再选取这种有效姿势进行训练。吞咽姿势调整的方法一般仅做暂时性使用，逐步过渡到符合正常的吞咽姿势进食后停用。

三、进食工具调整

根据评估结果，儿童应选择母乳喂养、奶瓶喂养、茶匙、杯子、吸管或其他的喂食工具，成人应选择杯子、勺子、吸管、缺口杯或运动水杯等，应充分考虑安全、方便、实用。

四、环境改造

环境的调节，如减少干扰、降低噪音、增亮照明、促进社交互动等可以改善进食体验。医务人员应学会行为干预治疗，辨别哪种行为策略能改良饮食过程，并告知小组其他人员，包括患者在进食前、中、后的情境策略、言语提示、书面提示和标志、身体提示、视觉提示等。

五、康复护理

（一）口腔护理

对于吞咽障碍的患者，口腔卫生是非常重要的问题，改善和维持口腔卫生是一种适宜、有效的治疗措施。同时，口腔护理的程度与质量是吸入性肺炎的预测因素之一。口腔护理的目的是保持口腔处于一种舒适、洁净、湿润及没有感染的状态，有效的口腔护理要求清洁整个口腔黏膜、牙齿、舌、齿颊沟及咽喉部，如果有口腔感觉减退、意识障碍、非经口进食或者进食饮水非常少的患者，要求进行彻底有效的口腔护理。对于不能经口进食的，每天需进行 2 次口腔护理；对于能够经口进食的，餐前、餐后要进行有效的口腔护理，彻底清除口腔、咽喉部的痰液和残留物。根据口腔卫生的状况，使用柔软的牙刷或者婴儿牙刷用清水有效地湿润和清洁口腔，此方法的效果最佳。

（二）饮食管理

根据患者的营养需求和造影结果，参照营养师建议的饮食处方，给患者配制适宜形状的食物，原则为先易后难。稀流质适用于舌活动功能差、舌根部后缩无力、咽壁收缩无力或环咽肌不完全失迟缓的患者；浓流质适用于咽部期吞咽延迟者，防止误吸发生；浓汤和浓稠食物适用于喉部呼吸道入口闭合不全者。调整合适的量和进食速度，观察或触摸到患者已完成前一口吞咽后，再进食下一口，若某一性状的食物的一口量的吞咽时间超过 10s，则禁止吃此性状的食物。做好摄食状况的记录表，记载食谱内容、进食所需的时间、摄食量、噎食情况，便于相关人员了解摄食状况。

食物的特点与要求如下。

1.容易吞咽的食物特点：密度均匀、黏性适当、不易松散、通过咽和食管时易变形且很少在黏膜上残留。

2.稠的食物比稀的安全，因为它能较好地刺激触压觉和刺激唾液分泌，使吞咽变得容易。

3.兼顾食物的色、香、味及温度等。

4.以偏凉食物为宜，冷刺激或热刺激均能有效强化吞咽反射，据研究，温刺激的效果不佳。

（三）气管切开管理

气管切开后气管套管的安装会限制喉部上抬，影响声门压力，会导致咽部期吞咽障碍，气囊给喉部和食管带来的物理刺激还会引起分泌物增加等问题。因此，对已施行气管切开的摄食吞咽障碍患者来说，训练前应抽出限制喉部运动的气管套管气囊中的空气，充分进行口腔清洁、冷刺激、口唇及舌部运动、呼吸和排痰的训练。当病情有所改善、排痰量减少、能用力咳痰时，尽早拔管。

（四）服药管理

吞咽障碍的患者服药时往往存在一定的困难，即使通过鼻饲管和胃造口管送药也有一定的问题。通常采用的方法是将药物碾碎，用水溶化，然后经过鼻饲管或者胃造口管送入胃内，也可以采取改变药物成分、给药途径的方法，但并不是所有的药物都适合碾碎后服用，这样可能会改变药物的药代动力学或者效能。将几种药物在一个碾钵中碾碎混合并一起服用，也可能造成药物之间的相互作用。因此，管理吞咽障碍的患者时应该咨询医院内药师或药物信息中心，寻求最适当的、最安全的给药方法。

（五）健康指导

对患者、患者家属及照顾者进行相关的教育及出院指导，避免因护理不当而导致并发症发生。

六、不同程度的吞咽障碍管理

（一）轻度吞咽功能障碍者的饮食管理

主动对患者开展进食指导教育，改变不利于安全进食的进食习惯与行为，同时开展积极的吞咽功能康复训练。构建轻松、安静、无干扰的进餐环境，患者应将全部注意力集中于食物摄入的活动中，如非必要不要交谈。将患者的床头置于30°抬高位。同时，做好食物性状（软食、剁碎）、量（小口量）与食物的摄入速度（缓慢吞咽）的控制护理，少食多餐，专人安全陪伴进餐，一旦发现呛咳、误咽等，立即暂停进餐，协助患者有效咳出误咽的食物。通过加入芝麻粉或藕粉等对患者摄入食物进行适宜的稠化处理。进餐结束后，引导并协助患者及时、有效漱口。

（二）中度吞咽功能障碍者的饮食管理

急性期行胃管留置，提供鼻饲护理，鼻饲前进行胃管胃内确认；鼻饲前后以温开水行胃管冲洗；严格控制鼻饲食物的性状与量、速度与温度；将初始量控制在200mL，其后根据吞咽障碍的改善情况酌情加量；在食物推注全程，密切关注患者的反应与变化。待患者的病情取得有效缓解后即刻开展积极的吞咽康复训练活动，尽早恢复经口进食模式。

（三）重度吞咽功能障碍者的饮食管理

严格鼻饲护理，特别是食物推注时的各项安全管理，根据病情的进展，及早把握康复训练时机，并于训练后及时进行动态再评估，在确认吞咽障碍症状已获明显改善后审慎进行经口进食试验。

（四）注意事项

1. 意识不清、吞咽障碍或不合作者切勿喂食。

2. 对于痰多患者，进食前应清除痰液后再进食

3. 有义齿的患者，进食时应戴上义齿后再进食。

4. 口腔感觉差的患者把食物送入口中时，可适当增加汤匙下压舌部的力量，有助于刺激味觉。

5. 耐力差的患者宜少吃多餐。

6. 如患者有认知障碍，可适当给予口令提示。

7. 如患者出现呛咳，应立即停止进食。

8. 食物应调成适合患者吞咽的性状；患者如果吞咽固体食物有困难，也不能有效地吞下大粒的药片或胶囊。

9. 进餐后保持口腔清洁，及时进行口腔护理。

10. 餐后指导患者坐半坐卧位休息至少 30～40min。

11. 对家人及陪护人员进行详细的健康教育，教会患者及陪护人员防误吸的急救知识。

（刘长文）

第七章

静脉血栓栓塞症的管理

静脉血栓栓塞症（venous thromboembolism，VTE）包括深静脉血栓（deep vein thrombosis，DVT）和肺血栓栓塞症（pulmonary thromboembolism，PTE），因其发病率高、死亡率高、漏诊率高，已成为世界性的公共健康医疗保健问题，但这一疾病也被认为是最有可能预防的一种致死性疾病。Caprini 血栓风险因素评估表是个体化的 VTE 风险评估量表，它根据一系列的先天性和（或）获得性危险因素对患者进行评分，据此将患者分为低危、中危、高危、极高危四类，并推荐相应的预防措施。西方发达国家的相关验证研究已表明该量表的有效性，其在中国也有很好的应用前景。

第一节　静脉血栓风险的评估

一、静脉血栓栓塞症的概述

VTE 是指血液在静脉内不正常地凝结，使血管完全或不完全阻塞，属静脉回流障碍性疾病。其包括两种类型：DVT 和 PTE，即静脉血栓栓塞症在不同部位和不同阶段的两种临床表现形式。

DVT 约占 VTE 的三分之二，可发生于全身各部位的静脉，以下肢深静脉居多，临床上常无症状。下肢近端（腘静脉或其近侧部位）深静脉血栓形成是肺栓塞血栓栓子的主要来源，预防深静脉血栓形成可降低 PTE 的风险。PTE 指来自静脉系统或右心的血栓栓塞肺动脉或其分支导致的肺循环和呼吸功能障碍疾病，是导致住院患者死亡的重要原因之一。据报道，10% 的院内死亡为 PTE 所致。

二、静脉血栓栓塞症的流行病学

据统计，普通人群中 VTE 的发病率为 0.1% ～ 0.3%。在西方国家，PTE 被列为常见的三种心血管疾病之一，是 21 世纪亟待解决的十大心肺疾病之一。全球每年确诊的 PTE 和 DVT 患者约数百万人。美国 VTE 的发生例数每年超过 90 万，其中的三分之一直接导致死亡。在没有任何预防措施的情况下，内科和手术住院患者中 VTE 的发病率高达 10% ～ 40%。VTE 发生后，除了有很高的病死率之外，也能够导致存活患者持续存在严重的慢性并发症，如静脉瓣膜功能不全和慢性肺动脉高压，发生率达 20%，严重影响存活患者的生活质量。中国当前尚缺乏准确的 VTE 的流行病学资料，过去曾将其视为少见疾病，但随着临床医生诊断意识和水平的不断提高，国内 PTE 和 DVT 诊断治疗的病例数均逐年大幅提高。

造成 VTE 的危险因素包括易栓倾向和获得性危险因素。易栓倾向包括因子 V Leiden 导致蛋白 C 活化抵抗、凝血酶原 G20210A 基因突变、抗凝血酶Ⅲ缺乏、蛋白 C/S 缺乏以及 ADRB2 和 LPL 基因多态性等。VTE 常见的获得性高危因素有高龄、肥胖、近期手术和（或）创伤史、肿瘤、妊娠、口服避孕药或激素替代治疗、中风、急性感染、心力衰竭或呼吸衰竭、静脉曲张、活动受限、长时间旅行、VTE 病史等。

国内外，许多大型随机临床对照实验及相关的系统评价均证实了普通肝素、低分子量肝素、华法林等药物和机械性预防方法在 VTE 高危患者中的安全性和有效性。经过采取及时合理的 VTE 预防措施，能够有效减少 VTE 的发生率及因 VTE 引起的死亡率、病残率，降低医疗费用，改善患者的预后，提高患者的生存质量。国内外的血栓诊治指南也一致推荐对 VTE 高危患者使用药物和（或）机械性预防方法。药物预防 VTE 存在一定的出血风险，只有在 VTE 危险人群中使用才能实现最大的风险效益比，因此，寻找一种有效、简单方便、经济实用的预测评估工具来筛选 VTE 的高危人群，并根据危险程度采取相应的预防措施就显得尤为重要。

三、Caprini 血栓风险因素评估表

Caprini 是美国的一位外科医生，迄今共发表 VTE 的相关研究文献 100 余篇。基于临床经验和已发表的研究结果，Caprini 等自 20 世纪 80 年代后期开始研究设计一个极为细致的个体化 VTE 风险评估量表，即 Caprini 血栓风险因素评估表（表 4-7-1），用于住院患者 VTE 的风险评估。该风险评估表包含了大约 40 个不同的危险因素。

表 4-7-1　Caprini 血栓风险因素评估表

分数	风险因素
1 分	年龄 41～60 岁
	小手术
	BMI > 25kg/m²
	下肢水肿
	静脉曲张
	妊娠或产后
	不明原因或习惯性流产史（> 3 次）
	口服避孕药或激素替代治疗
	败血症（< 1 个月）
	严重的肺部疾病，包括肺炎（< 1 个月）
	肺功能异常
	急性心肌梗死
	充血性心力衰竭
	炎症性肠病史
	卧床的内科患者
2 分	年龄 61～74 岁
	大的开放手术（> 45min）
	腹腔镜手术（> 45min）
	恶性肿瘤
	卧床（> 72h）
	石膏固定
	中心静脉通路
3 分	年龄 > 74 岁
	VTE 病史
	VTE 家族史
	先天性或获得性血栓形成倾向（因子 V Leiden、抗心磷脂抗体、血清同型半胱氨酸升高及凝血酶原 20210A）
	肝素诱导的血小板减少症

续表

分数	风险因素
5分	脑卒中（＜1个月）
	选择性关节置换术
	髋关节、骨盆或下肢骨折
	急性脊髓损伤（＜1个月）

注：0～1分：低危，尽早活动，物理预防；2分：中危，通知医生与家属沟通并签预防抗凝同意书；药物抗凝治疗或物理预防。3～4分：高危，通知医生与家属沟通并签预防抗凝同意书；药物抗凝治疗或物理预防。5～7分：极高危，措施同高危，但不能单用物理预防。

第二节　静脉血栓栓塞症的预防与治疗

一、静脉血栓栓塞症的预防

（一）物理预防

物理预防指通过机械原理促使肢体静脉血流加速，减少血液滞留，从而弥补卧床患者和肢体主、被动活动不足的患者，进而减少 VTE 的发生率。主要措施包括四肢循环间歇性充气加压装置、电动起立床、被动床边踩车训练、足底静脉泵、梯度压力弹力袜等。

物理预防的本质是让意识障碍或卧床的患者被动地动起来，需要注意适应证，充血性心力衰竭、术前彩超提示静脉血栓形成、静脉曲张、血栓性脉管炎和下肢局部情况异常（如皮肤局部缺血、皮炎等）的患者禁止使用。

（二）药物预防

（1）低分子量肝素针（依诺肝素钠）：出血性的副作用小，肝素诱导血小板减少症的发生率低于普通肝素，使用时大多数的患者无须监测凝血功能。临床按体重给药，每次 80～100U/kg，每 24h 皮下注射 1 次。

（2）低分子量肝素钙针（速碧林）：适用于 Caprini 血栓风险因素评估 ≥ 2 分的患者，0.2～0.4mL 皮下注射，每天 1 次。

使用抗凝剂前，不管是预防还是治疗静脉血栓均需与患者及其家属沟通并签署出血风险知情同意书。

二、静脉血栓栓塞的治疗

以下肢深静脉血栓的治疗为例，参考中华医学会外科学分会制定的《深静脉血栓形成的诊断和治疗指南（第三版）》。

1.早期治疗

（1）抗凝：抗凝是 DVT 的基本治疗，可抑制血栓蔓延、有利于血栓自溶和管腔再通，从而减轻症状、降低 PTE 的发生率和病死率。但是单纯抗凝不能有效消除血栓、降低血栓后综合征（post thrombotic syndrome，PTS）的发生率。常用的抗凝药物如下。

①普通肝素：治疗剂量的个体差异较大，使用时必须监测凝血功能，一般采用静脉持续给药。起始剂量为 80 ～ 100U/kg 静脉推注，之后以 10 ～ 20U/（kg·h）静脉泵入，以后每 4 ～ 6h 根据活化部分凝血活酶时间（activated partial thromboplastin，APTT）再做调整，使 APTT 的国际标准化比值（international normalized ratio，INR）保持在 1.5 ～ 2.5。普通肝素可引起肝素诱导血小板减少症（hepain induced thrombocytopenia，HIT），因此在使用的第 3 ～ 6 天应复查血小板计数；一旦诊断 HIT，应立即停用普通肝素。

②低分子量肝素：出血性的副作用小，HIT 的发生率低于普通肝素，使用时大多数的患者无须监测凝血功能。临床按体重给药，每次 100U/kg，每 12h 皮下注射 1 次；或 200U/kg，每 24h 皮下注射 1 次（1 日 1 次优于 1 日 2 次，每日 1 次的剂量等于每日 2 次剂量的总和）。肾功能不全者慎用。

③维生素 K 拮抗剂（如华法林）：是长期抗凝治疗的主要的口服药物，效果评估需监测凝血功能的 INR。治疗剂量范围窄，个体差异大，药效易受多种食物和药物的影响。治疗首日常与低分子肝素或普通肝素联合使用，建议剂量为 2.5 ～ 6.0mg/ 天，2 ～ 3 天后开始测定 INR，当 INR 稳定在 2.0 ～ 3.0 并持续 24h 后停低分子量肝素或普通肝素，继续华法林治疗。

④间接凝血因子 X a 抑制剂（如磺达肝癸钠）：治疗剂量的个体差异小，每日 1 次，无须监测凝血功能。对肾功能影响小于低分子量肝素。

⑤直接凝血因子 X a 抑制剂（如利伐沙班）：治疗剂量的个体差异小，无须监测凝血功能。单药治疗急性 DVT 与其标准治疗（低分子量肝素与华法林合用）的疗效相当。

指南推荐：急性期 DVT 建议使用维生素 K 拮抗剂联合低分子量肝素或普通肝素；在 INR 达标且稳定 24h 后，停用低分子量肝素或普通肝素。也可以选用直接（或间接）凝血因子 X a 抑制剂。高度怀疑 DVT 者，如无抗凝治疗禁忌证，在等待检查结果的期间可先行抗凝治疗，根据确诊结果决定是否继续抗凝治疗。有严重肾功能不全的患者建议使用普通肝素。

（2）溶栓

①溶栓药物：尿激酶最为常用，对急性期血栓的起效快，溶栓效果好，过敏反应少，常见的不良反应是出血。治疗剂量无统一的标准，一般首次的剂量为 4000U/kg，30min 内静脉推注；维持剂量为 60 万～ 120 万 U/ 天，持续 48 ～ 72h，必要时持续 5 ～ 7 天。

②溶栓方法：包括导管接触性溶栓和系统溶栓。导管接触性溶栓是将溶栓导管置入静脉血栓内，溶栓药物直接作用于血栓；系统溶栓是经外周静脉全身应用溶栓药物。导管接触性溶栓具有一定的优势，能提高血栓的溶解率，降低静脉血栓后遗症的发生率，治疗时间短，并发症少。系统溶栓的血栓溶解率较导管接触性溶栓低，但对早期 DVT 有一定的效果，在部分患者中能保留深静脉瓣膜的功能，减少 PTS 发生。溶栓治疗过程中须监测血浆纤维蛋白原和凝血酶时间，纤维蛋白原＜ 1.0g/L 时应停药，凝血酶时间的 INR 应控制在 2.0 ～ 3.0。

指南推荐：对于急性期中央型或混合型 DVT，在全身情况好、预期生存期≥ 1 年、出血风险较小的前提下，首选导管接触性溶栓。如不具备导管溶栓的条件，可行系统溶栓。

（3）手术取栓：对于急性下肢近端 DVT，建议静脉取栓优于单纯抗凝。对于行手术取栓的患者，取栓后要用相同强度及时间的抗凝治疗。

指南推荐：出现股青肿时，应立即手术取栓。对于发病 7 天以内的中央型或混合型 DVT 患者，全身情况良好，无重要脏器功能障碍时也可行手术取栓。

（4）下腔静脉滤器的置入指征：①抗凝治疗禁忌证或有并发症，或在充分抗凝治疗的情况下仍发生 PTE 者；②髂、股静脉或下腔静脉内有漂浮血栓；③急性 DVT，拟行导管溶栓或手术取栓等血栓清除术者。

2. 长期治疗

抗凝治疗的疗程根据 DVT 的发生情况而不同。①继发于一过性危险因素（如外科手术）的首次发生的 DVT 患者，3 个月的抗凝治疗已经足够。②对在危险因素不明的情况下首次发生 DVT 的患者进行随机对照试验，比较疗程为 1 ～ 2 年与 3 ～ 6 个月的抗凝治疗效果，发现延长疗程能够有效地降低 VTE 的复发率，但出血的危险性增加；对于此类 DVT 患者是否进行长疗程的抗凝治疗，应充分考虑其利弊后再决定。③伴有癌症的首次发生 DVT 的患者，应用低分子量肝素 3 ～ 6 个月后，长期口服维生素 K 拮抗剂治疗。④对于具有血栓形成的原发性危险因素的首次发生 DVT 的患者，复发率较高，长期口服维生素 K 拮抗剂的治疗是有益的。⑤反复发病的 DVT 患者，长期抗凝治疗对预防复发和控制血栓蔓延也是有益的。

指南推荐：对于继发于一过性危险因素的初发 DVT 患者，使用维生素 K 拮抗剂 3 个月；对于危险因素不明的初发 DVT 患者，使用维生素 K 拮抗剂 6 ～ 12 个月或更长；伴有癌症并首次发生的 DVT，应用低分子量肝素 3 ～ 6 个月后，长期使用维生素 K 拮抗剂。对于反复发病的 DVT 患者和易栓症患者，建议长期抗凝，但需定期进行风险效益评估。

第三节　肺血栓栓塞症

急性肺栓塞（acute pulmonary embolism，APE）是一个世界性的难题，通常直到患者病死时仍不能确诊。当存在如呼吸困难和胸痛等症状，尤其是伴有危险因素时，应该制定一个临床疑似肺栓塞的诊断标准。死于急性肺栓塞的患者的临床表现常不典型，诊断更困难。当疑似该病时，应立即进行诊断检查和治疗。

一、病理生理学

绝大多数（95%）APE 的栓子源于下肢或盆腔静脉血栓，少数来自其他部位，如腋窝锁骨静脉或肾静脉。APE 因右心衰竭而死亡。当血栓从小腿静脉传播到越大、越近侧的静脉，或源于更近侧时，它们对肺的影响越严重。栓子使肺血管阻力增加，右心室后负荷增加，右心室扩张和运动功能减退。当栓子负荷达到临界阈值，右心室因无法产生足够的心排血量而衰竭，导致低血压和心脏骤停。防治 APE 的关键是如何对患者进行危险度分层，即如何评估患者的状态，特别是右心室功能，从而进行有效治疗。APE 的临床症状和体征无特异性，患者病情的严重程度不一，相应的治疗策略及预后也不同。因此，怎样早期诊断并对其进行危险分层，指导进一步地溶栓、抗凝等治疗，是临床经常面临的问题。近年来，心脏生物标志物成了研究热点，有学者建议使用心脏生物标志物对患者进行危险分层及预后判断。其中，包括心肌受损标志物（如肌钙蛋白）和神经激素类标志物（如脑钠肽）的测定对患者的预后进行早期判断，以指导临床。

二、危险因素和诊断方法

大多数患者有一个或多个潜在的风险因素，如血流瘀滞、静脉损伤或高凝状态（血栓形成倾向）。疑似患者应进行诊断性检查，如临床高度怀疑而出血的危险较低时，应该在诊断评价时即开始治疗。PTE 分级包括从无症状或症状轻微，到大块栓子引起猝死或因右心衰竭导致迅速病死。

（一）危险因素

呼吸困难和胸痛是 APE 最常见的症状，这些症状和体征是非特异性的。肺栓塞的常见症状为突然起病，多达 25% 的 APE 患者在确诊前 2 周已经出现症状。由于出现肺梗死，APE 时可发生胸壁触痛。CT 血管成像证实的 APE 患者可无任何症状。另一个原因是技术改进，多层 CT 血管成像检测到的栓子较小。这些患者是否都需要治疗尚无共识，目前倾向于治疗。

（二）实验室诊断检查

实验室检查不能完全排除肺栓塞。D- 二聚体检测是一个非常敏感的纤溶活性指标，但对肺栓塞诊断的特异性不强。D- 二聚体检测对于低或中等临床疑似患者最有价值，其含量与病死率呈正相关。

血清肌钙蛋白阳性提示右心室缺血或梗死，APE 时因为右心室扩张，脑钠肽的水平也可能升高。这可作为诊断的线索，但同样是非特异性的。

动脉血气分析显示低氧血症和低碳酸血症，二氧化碳分压下降但也可能正常，特别是无心肺疾病的年轻患者。正常或接近正常的胸部 X 射线检查，存在不明原因的显著低氧血症时，应考虑肺栓塞。

APE 时心电图呈非特异性变化，心电图上可有 S1Q3T3。可能是正常的或有窦性心动过速或房性心律失常，对于新发的心房扑动，应更加怀疑 APE。大块的栓塞可致右心室劳损，这也被认为是确定积极治疗肺栓塞的依据。

APE 的胸部 X 射线检查往往存在异常，但亦可正常或轻度异常。肺梗死可伴有胸膜楔形浸润，这可能被误诊为肺炎；肺纹理减少并伴有同侧近端肺动脉突出（Westermark 征）可能提示 APE。超声心动图是评估疑似或证实 APE 对右心室功能影响的最佳的方法。

（三）肺栓塞的危险分层

研究发现，右心室功能不全是病死率的一个重要指标，超声心动图示右心室功能不全的患者在住院期间的病死率为 18%。心电图出现前胸前导联 T 波倒置，表明右心室扩张和功能障碍。合并下肢深静脉血栓的肺栓塞的病死率高。高浓度的脑钠肽、脑钠肽前体及肌钙蛋白（T 和 I）是肺栓塞患者病死的风险因素。肺栓塞患者的研究分析显示，肌钙蛋白水平的升高使短期病死率增加了 5 倍。肌钙蛋白水平的预测结果对肺栓塞的休克患者和目前血流动力学稳定的患者均适用。肺栓塞患者可导致循环或呼吸衰竭。在这种情况下，危险分层可以简单地由存在血栓和显著的低血压来划分。治疗结合对症干预的措施，迅速扭转血流动力学不稳定和呼吸衰竭，旨在尽快降低肺血管阻塞。若肺栓塞患者的生命体征不稳定，出现显著的低氧血症或血流动力学不稳定时，应考虑转移到重症监护病房。

根据氧饱和度和动脉血气分析的评估和管理，给予氧气及插管机械通气，在机械通气时应注意对右心功能的潜在的不利影响。治疗低血压的传统方法是扩容治疗，而动物实验证明，在肺动脉高压时，这将增加心肌耗氧量，导致右心室缺血和右心室功能恶化。尽管如此，液体负荷可改善大面积肺栓塞患者的血流动力学状态。研究表明，可考虑应用去甲肾上腺素以改善大面积肺栓塞患者的右心室功能和纠正严重的低血压。

（四）急性肺栓塞的治疗

VTE 治疗的主要目标是预防血栓扩展和 PTE。DVT 和 PTE 的治疗方法一般是相同的。

1. 初始抗凝治疗

抗凝治疗时，如果血流动力学稳定，只要没有重大的潜在的疾病，PTE 患者的病死率较低。可以给予低分子量肝素或普通肝素。更重要的是，甚至可以在确诊 PTE 之前，如果临床高度疑似且出血的风险低，即可进行抗凝治疗。美国胸科医师学会对 VTE 推荐皮下注射低分子量肝素或普通肝素。对于稳定的 APE 患者，初始治疗皮下注射磺达肝癸钠 1 次/天时，无须监测，和静脉注射普通肝素一样安全有效，但肾功能不全（肌酐清除率 < 30mL/min）属于禁忌证。

2. 溶栓治疗

在没有绝对禁忌证的情况下，美国胸科医师学会对于血流动力学不稳定的急性大块肺栓塞患者推荐溶栓治疗，一般是通过外周静脉滴注给药。肺动脉栓子内溶方法包括溶栓摘除、抽吸、流变和旋转设备及超声增强溶栓治疗。与全身溶栓和手术取栓术相比，临床试验数据尚不足以强烈推荐应用经皮导管介入治疗 APE。

（1）绝对禁忌证：①活跃性颅内出血；②近期自发性颅内出血。

（2）相对禁忌证：① 10 天内大手术、分娩、器官活检、血管穿刺无法止血、胃肠道出血者；② 15 天内严重创伤；③ 1 个月内脑外科手术或眼科手术；④难以控制的重度高血压（> 180/110mmHg），近期进行心肺复苏；⑤血小板计数 < 10^4/mL；⑥细菌性心内膜炎；⑦糖尿病并发视网膜出血。

我国学者推荐中剂量短时间的溶栓方案：①尿激酶：2×10^6U/2h 静脉泵入或 2×10^4U/kg 溶于生理盐水 100mL，静脉泵入 2h；② rtPA：50 ～ 100mg 溶于生理盐水 100mL，静脉泵入 2h。溶栓后 1h 监测 APTT < 60s，即开始低分子量肝素抗凝 10 天。

3. 取栓术和下腔静脉滤器置入术

当大面积肺栓塞和血流动力学不稳定的患者的溶栓治疗失败或禁忌时，可以考虑行取栓术。下腔静脉滤器置入术的主要适应证包括抗凝禁忌、在抗凝时并发出血、在抗凝条件下复发性栓塞。在大块肺栓塞时可放置过滤器，虽然过滤器能有效地降低肺动脉栓塞的发病率，但会增加深静脉血栓形成的发生率，也并没有证据表明能增加总生存期。

（李红建）

第五篇
重症康复的基本技术

第一章
纤维支气管镜在重症康复中的应用技术

纤维支气管镜可以在直视下观察病变、进行活检或刷检、钳取异物、吸引或清除阻塞物，并可做支气管灌洗或支气管肺泡灌洗，行细胞学或液性成分的分析检查，成为支气管、肺和胸腔疾病诊断、治疗、抢救不可缺少的工具。图 5-1-1 为常见的支气管镜。

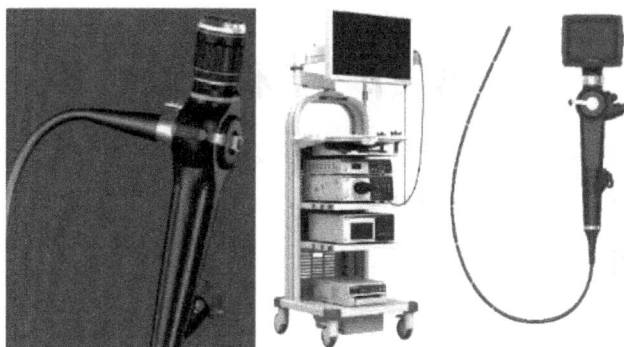

纤维支气管镜　　　　电子支气管镜　　　　便携式支气管镜

图 5-1-1　常见的支气管镜

第一节　适应证与禁忌证

一、适应证

- 原因不明的咯血，需明确出血部位和原因者，或病因和病变部位虽已明确，但内科治疗无效或反复大咯血，而又不能进行急诊外科手术，需予局部止血治疗者。
- 性质不明的弥漫性肺病变、肺内孤立结节或肿块，需做活检行细胞学诊断者。
- 吸收缓慢或在同一部位反复发生肺炎，难以解释的持续性咳嗽或局限性喘鸣音。
- 以纤维支气管镜引导行气管插管或气管切开。
- 直视下吸除脓痰、脓栓、坏死物以解除气道阻塞。
- 吸入性肺炎、肺不张须解除小气道阻塞或明确致病菌。

二、禁忌证

禁忌证包括严重的心脏病、严重的肺功能不全、主动脉瘤存在破裂危险、氧分压低于50mmHg、难以控制的出血者及极度衰弱不能耐受检查者。

第二节　并发症

- 缺氧：操作过程中的氧分压下降十分常见。
- 反流、误吸。
- 喉、气管、支气管痉挛。
- 心律失常。
- 继发发热感染。
- 加用麻醉镇静药物导致的呼吸抑制及低血压。
- 损伤性操作后的出血及气胸。

第三节　手术操作

所有的患者均在心电、血压、无创血氧饱和度仪器监测下进行。操作前向清醒患者或昏迷患者的家属解释操作的目的及过程。

一、术前准备

（一）物品准备

需要准备的物品有纤维支气管镜、显示器、吸引器、活检钳、细胞刷、石蜡油、麻醉药物、镇静药物、抢救药物等。

（二）患者准备

术前4h禁食、禁饮，检查开始前嘱患者排空大小便，签知情同意书，用2%利多卡因进行鼻腔、气道局部黏膜麻醉；对于使用呼吸机的患者，将 FiO_2 调至 100%。

二、操作过程

去枕平卧，肩下垫枕，头后仰。边插入边吸痰，留取气管腔内分泌物或取支气管肺泡灌洗液送细菌培养，明确病因。若气管内痰液黏稠不易吸出时，给予生理盐水 5～10mL 反复冲洗后负压吸出，盐水灌洗的总量不超过 100mL；若需要肺泡灌洗时，首先让支气管镜顶端嵌入段或亚段的支气管开口处，将 37℃ 的生理盐水从活检孔快速注入，立即以 50～100mmHg 负压吸引、回收液体。每次注入生理盐水 30～50mL，总量 100～250mL，一般 ≤ 300mL，通常的回收率达 40%～60%。应注意无菌操作，避免增加感染因素，操作时动作要轻柔，尽量保持纤维支气管镜在管腔中央，以减少镜头对气道黏膜的损伤，连续的操作时间不宜超过 30min，以免过度刺激患者，当 SaO_2 下降至 70%～75% 以下或出现心率明显加快时，则暂停操作。

三、注意事项

1. 护理人员需充分配合。术中护士应严密观察患者的面色、生命体征、SpO_2、每分通气量、潮气量、气道压力、气道阻力等的变化，发现异常后及时告知医生。术后密切观察患者呼吸道出血的情况。注意观察患者有无发热、声嘶或咽喉疼痛、胸痛等不适的症状。

2. 充分镇痛、镇静，避免患者出现呛咳、躁动，损伤气道黏膜。

3. 进镜过程遇到阻力，可以适当调整镜顶端前进的方向，避免暴力进入。

4. 为防误吸，术前 4h 禁食、禁饮，术后应禁食水 2h，待麻醉作用消失后方可进食，并尽量少讲话，使声带得到休息。

5. 口插管患者进行此操作时，必须有牙垫保护并由助手固定牙垫，避免操作过程中出现肌张力高，使患者过度咬颌而损伤纤维支气管镜。

6. 操作者要熟练掌握支气管及肺段结构的解剖图，做到心中有"路"。

四、纤维支气管镜引导下的气管插管术

纤维支气管镜引导的气管插管术是指通过纤维支气管镜的引导，快速将气管导管插入气管的置管术。

（一）适应证

● 直接喉镜气管插管失败。

● 禁忌使用直接喉镜的患者，如颈椎不稳定。

● 拒绝经口气管插管和气管切开，选择经鼻腔气管插管的患者。

（二）术前准备

1. 心理护理：插管对于患者及其家属都是一件恐惧的事情，过度的紧张会引起气管痉挛及患者躁动不安，增加插管的难度，尤其是清醒患者。必须告知其插管的必要性、操作过程及配合事项，鼓励患者增强信心，取得配合，同时也取得家属的同意。

2. 病情监护：密切监护患者的生命体征，给予持续高流量吸氧，建立静脉通路，做好抢救准备。

3. 镇痛、镇静及局部麻醉：患者处于去枕仰卧位，垫高背部，充分打开气道。选择抑制分泌物分泌的抗胆碱药（阿托品 0.2～0.4mg），适当镇痛、镇静（芬太尼、丙泊酚），并使用局部麻醉药物，2% 利多卡因 2mL 从不同的方向注入目标鼻腔 3 次，以麻醉鼻腔黏膜。

4. 选择合适的气管导管套于纤维支气管镜软管的上端：成年男性多选择管内径 7.0～7.5mm，女性多选择导管内径 6.5～7.0mm。选择好导管后，在无菌操作下检查导管球囊是否漏气并用液体石蜡涂于纤维支气管镜及气管导管的下部，随后使气管导管套于纤维支气管镜软管的上端。

（三）操作过程

第一步：选择麻醉好的鼻腔，沿着有间隙的空间往下走，如果碰到障碍或视野中无间隙，则退至有间隙的空间调整方向继续下行；如果发现因舌后坠堵住咽部而妨碍观察，需要助手用舌钳向外牵拉，同时用食指及中指按压喉结，配合显露会厌及声门。

第二步：寻找会厌，用纤维支气管镜充分吸引出咽部的分泌物，调整方向进镜，避免暴力进入。

第三步：寻找声门，会厌下方可见声门，慢慢接近声门，调整角度调节钮，使纤维支气管镜的前端进入声门。

第四步：看到隆突时将管子送入声门及气道，遇见阻力时，旋转气管导管可将导管顺利送入。

第五步：导管插入时深度为鼻插管 25～28cm（距鼻孔），口插管 20～23cm（距门齿）。固定导管、充盈套囊。

图 5-1-2 为纤维支气管镜引导下经鼻气管插管术。

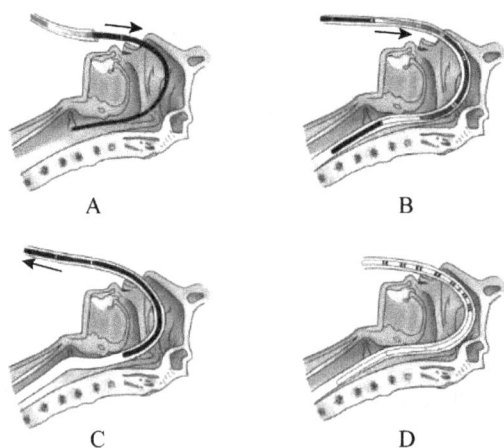

图 5-1-2　纤维支气管镜引导下经鼻气管插管术

A. 将套有气管导管支气管镜通过鼻腔进入到气管内；B. 沿支气管镜将气管导管送入气管内；C. 再确认气管导管的位置合适后退出；D. 固定气管导管

（四）注意事项及处理

1. 无法找到声门，导致插管失败：原因多见于患者颈部未充分后仰、分泌物过多、出血及躁动等。若无颈椎禁忌，可将患者肩部垫高约 10cm，充分暴露气道，进镜过程要温柔，遇到阻力时适当后退，再调整方向进镜，避免暴力进入，避免损伤黏膜出血，将痰液及血液及时吸出。

2. 低氧血症：原因多见于过度镇痛和镇静导致的呼吸抑制、操作过程吸氧不充分、操作过程中患者躁动及分泌物堵塞气道等。应避免镇痛、镇静过度，当 SaO_2 下降至 70% ～ 75% 以下或出现心率明显加快时，立即暂停操作，及时给予高频通气、高流量面罩吸氧或呼吸球囊辅助呼吸。

3. 心搏骤停：多见于有严重的基础疾病的患者，如 COPD、糖尿病、器质性心脏病及慢性肾病等代偿能力差的患者，同时使用镇痛镇静亦有呼吸、循环抑制的作用。应密切监护患者的生命体征，减少镇痛镇静药物的用量，配备抢救药品及器械，立即就地实施心肺复苏。

4. 喉头水肿和严重的支气管痉挛：多见于插管不顺利、反复操作的患者。若插管未成功，暂时拔出纤维支气管镜，给予吸氧及较大剂量的糖皮质激素静推，观察生命体征。

五、纤维支气管镜的保养和消毒

（一）清　洗

每次应用纤维支气管镜后，立即用湿纱布轻轻擦去插入管外的表面污物，然后将纤维支气管镜的前端放入清洁液中，通过管道吸引 5 ～ 10s，轮流吸引清洁液和空气数次，达到更好的初步清洁的效果。拆下吸引控制阀、活检入口阀。用清洁毛刷彻底刷洗活检孔道和吸引管道，刷洗时必须两端见刷头，并洗净刷头上的污物，要确保凹进部分用所附或类似的清洁刷刷洗干净。然后装好防水盖，在流动水下彻底冲洗，用纱布反复擦洗镜身。

（二）消　毒

纤维支气管镜消毒的方式有手工消毒和全自动清洗消毒机消毒。全自动清洗消毒机消毒较手工消毒更简便、更有效和更标准，消毒效果不易受人为因素的影响。

纤维支气管镜经过手工清洗后置于全自动清洗消毒机中进行消毒。全自动清洗消毒机常采用 2% 碱性戊二醛或酸化水作为消毒剂，以高压流动水旋转喷淋和消毒液循环喷淋浸泡相结合，按照冲洗→酶洗→漂洗→吹干→消毒→冲洗→吹干等微电脑控制下自动完成的工序对纤维支气管镜的外壁和内道进行消毒。

全自动清洗消毒机的消毒时间通常为≥ 20min，结核分枝杆菌及其他分枝杆菌等特殊感染患者使用后的支气管镜的浸泡时间≥ 45min。特别指出的是，需避免将纤维支气管镜与具有尖锐边缘的物体和附件（活检钳、注射器或吸针等）一同消毒，它们会无意中损伤插入管的护套。活检钳属高度危险的侵入性医疗器械，必须一用一灭菌。活检钳使用后应立即在流动水下用毛刷刷洗钳瓣血迹及污物，然后进行灭菌。活检钳的灭菌方法中首选独立包装的压力蒸汽灭菌法，不耐高温的活检钳，可选用过氧化氢低温等离子体灭菌法，或选择 2% 碱性戊二醛浸泡 10h 灭菌。

（李红建）

第二章
经皮气管切开术

经皮气管切开术是紧急气管切开术的一种。应用快速气管切开器,熟练操作者对于绝大部分的病例能在1min内完成手术。患者有严重的呼吸困难,需在极短的时间内解除,可施行快速气管切开术。

第一节 Portex 经皮扩张气管切开管的套件

Portex 经皮扩张气管切开管的套件(图5-2-1)包括手术刀、气管切开套管(根据患者气管管径的不同,有大小不同的型号)、10mL注射器、导引钢丝、皮肤扩张器、经皮气管切开扩张钳、弹力固定带。

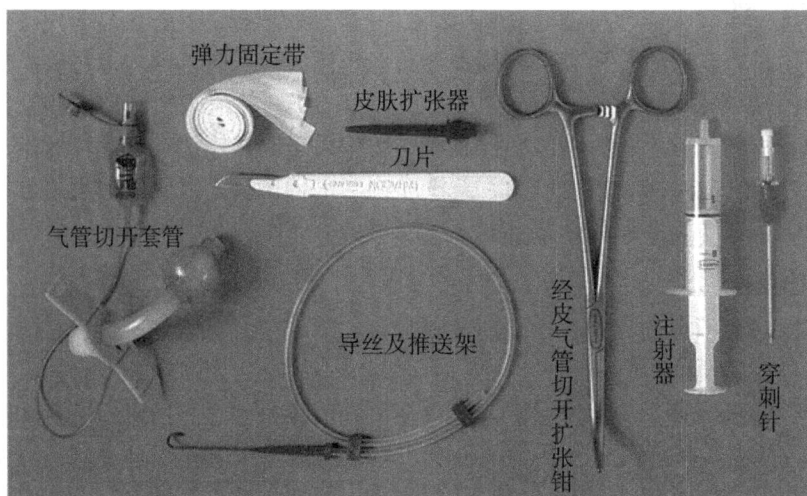

图 5-2-1 Portex 经皮扩张气管切开管套件

第二节 适应证和禁忌证

一、适应证

与传统气管切开的适应证相同。
- 长期机械通气者。
- 为保持昏迷患者的气道通畅,便于抽吸气道分泌物。

二、禁忌证

1. 绝对禁忌证

- 当有特别紧急的外科气道处理状况时，采用环甲膜穿刺术更适当、更安全。
- 儿童。
- 气管切开部位已感染、恶化。
- 无法确认标定生理解剖的位置。

2. 相对禁忌证

- 施行该手术时，存有一定程度的危险。
- 甲状腺肿大。
- 气管切开部位已进行过外科手术，例如甲状软骨切除。
- 易导致流血的因素，例如抗凝血药的使用期间。

第三节　操作常规

一、检查 Portex 经皮扩张气管切开管的套件

1. 套管套囊充气，检测套囊是否漏气。确定套管管芯可自由移动。确定无误后，将套囊完全放气，避免套管插入时的损伤。再将套管固定翼扣好。

2. 检测导引钢丝可否自由通过扩张钳和套管管芯。

二、患者准备

1. 体位：患者仰卧。用枕头支撑颈部和肩部，让颈部完全伸展（图 5-2-2）。

2. 确认解剖标志和穿刺点：当气管内有气管插管时，要调整套囊位置到声带上方，以避免损伤气管插管。建议选用第 2、3 气管软骨环之间为穿刺点（图 5-2-3）。

3. 做标记：在预定切开位置上标出"X"记号。

4. 术前预给氧：进行手术前，先增加 FiO_2 达 100%，以增强患者对缺氧的耐受能力。

5. 对气管插管患者，先进行咽部吸痰，再将导管套囊放气。将导管拔出至喉头入口处，再将套囊充气，在声门上方将气道再次密封，防止导管干扰手术进行。将导管固定好，确保头与颈部平直，维持正常的气道。

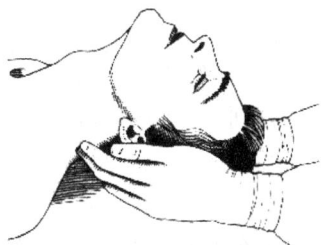

图 5-2-2　患者体位

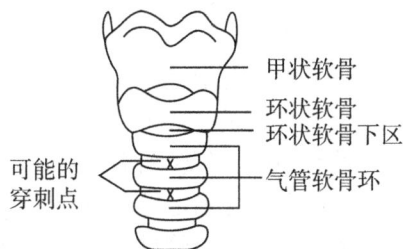

甲状软骨
环状软骨
环状软骨下区
气管软骨环
可能的穿刺点

图 5-2-3　穿刺点

三、手术部位准备

1. 清洁皮肤。
2. 局部皮肤消毒（图 5-2-4）。
3. 铺单。
4. 触摸环状软骨，局部麻醉。可注射含肾上腺素的溶液，减少手术部位出血。

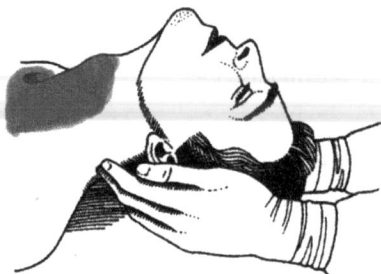

图 5-2-4　局部皮肤消毒

四、手术步骤

1. 在选定部位切开一道横切口（图 5-2-5），切口须可容纳气切套管通过（1.5～2cm）。注意：须确定气管插管者的内管已离开插入的位置，以避免戳破套囊。

2. 用空针筒抽半管生理盐水，接穿刺针沿中线，向下穿入气道，直至可由针筒抽出空气，确定穿刺针已进入气管（图 5-2-6）。

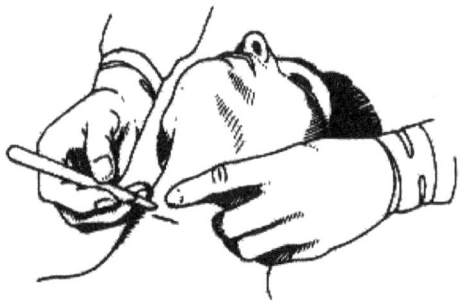

图 5-2-5　切开皮肤

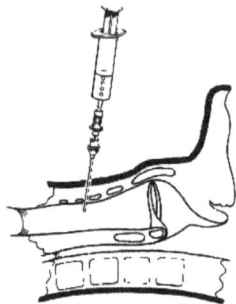

图 5-2-6　穿刺针刺入气管

3. 拔出针头和针筒，只留套管，再将针筒套在套管上，抽吸出空气后，再次确定所在的位置后将针筒拔除。

4. 将导丝从保护套中轻轻拔出，将"J"型端拉直，拉出导丝约 2～3cm 让拇指及食指可以运作。将导引钢丝接上套管后，慢慢将导丝插入，直到至少约 10cm 导丝进入气管内才停止，约有 30cm 的导丝留在外面（图 5-2-7）。

5. 拔除套管前，先确定导丝在套管中可自由移动，将导丝留在原位。注意：导丝是用来引导手术器械及气切套管进入气管中的，所以必须确定插入过程中未损伤到导丝（例如打结、扭曲）。在导引器械进入气管时，建议用拇指和食指支撑推进。在任何阶段，均需反复检测导丝是否在气管内扭曲、打结。

6. 将扩张器套在钢丝上，穿过软组织直到感觉来自气管壁的阻力。轻轻地上下左右移动扩张器，将扩张器推进穿过前气管壁后，同时扩张组织和气管壁（图 5-2-8）。拔出扩张器前，先摇动钢丝，确定钢丝未扭曲后，将钢丝留在原位，拔出扩张器。

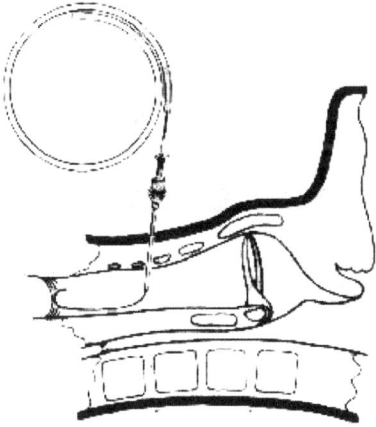

图 5-2-7　将导丝送入气管　　　　　图 5-2-8　扩张组织和气管壁

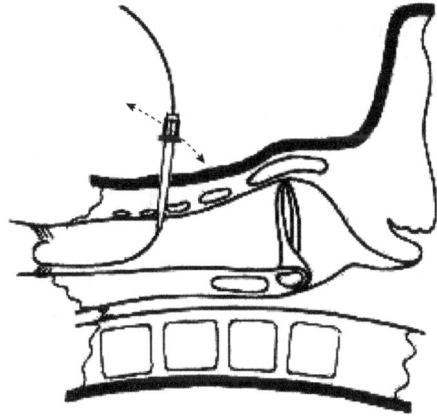

7. 夹紧扩张钳，将导丝穿过钳端小孔（图 5-2-9）。

8. 握住导丝外端，导丝与扩张钳以先前套管相同的角度插入，推进扩张钳直到感觉来自前气管壁的阻力。有时，这个步骤会将扩张钳推进气管中，如果扩张钳已插入气管中，请直接跳过下一步骤。

9. 双手慢慢地将扩张钳打开，扩张组织直到足够容纳气切套管，将扩张钳以张开的状态拔出（图 5-2-10）。

10. 重复步骤 8 和步骤 9。扩张钳以闭合的状态推进气管壁。当扩张钳通过气管壁时，阻力消失。进行下一步骤前，须确定扩张钳已成功地穿过气管壁，避免损伤导丝。必要时，可重复步骤 8。如果穿过气管壁后，感觉阻力未消除，则表示先前的步骤有误。此时，如果继续下个步骤，则会严重损伤导丝。

11. 将扩张钳沿着中线提起至垂直状态，钳尖可更深入地穿过气管壁，与气管平行。注意：确定导丝在钳内与气管中可自由移动。

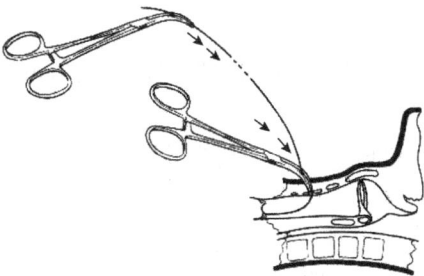

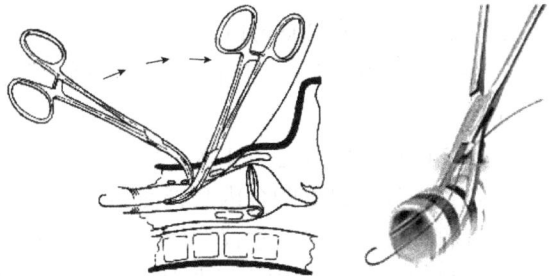

图 5-2-9　导丝引入　　　　　　　　图 5-2-10　扩张组织

12. 双手打开扩张钳，有效地扩张气管壁至可容纳气切套管，以张开的状态拔出扩张钳。

13. 将导丝由气切套管管芯尖端上的小孔穿入，气切套管沿着导丝推进入气管。将气切套管固定在合适的位置，拔出管芯和导丝（图 5-2-11）。

14. 对气管和气切套管进行吸痰，建立清洁的呼吸通路。不应在气道中抽到血块；如有，应注意止血，以防造成气道阻塞。

15. 将呼吸机接上气管切开套管。

16. 注入适宜体积的气体到套囊，以封闭气道系统。Soft-Seal Profile 套囊设计可以低压达到封闭的状态，尽量减少对气管壁的损伤。

17. 确定气切套管在气管内。检测方法有听诊法、胸部 X 光片和吸痰管进入是否通畅等。

18. 用气切固定棉带或调整式固定带将气切套管固定好（图 5-2-12）。

19. 对于气管内管插管的患者，将套囊放气，拔出。

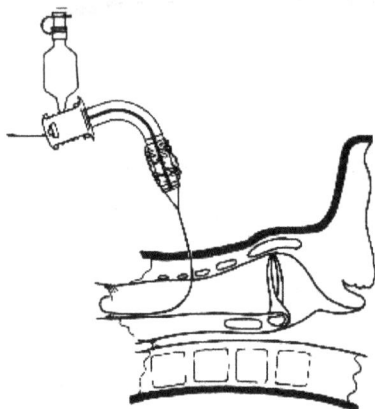

图 5-2-11　置入气切套管　　　　　　　图 5-2-12　固定套管

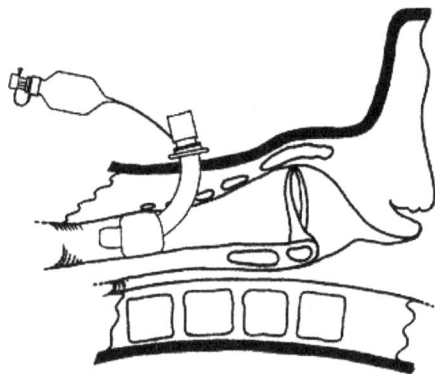

第四节　注意事项

1. 气管切开术后 48h 内，切忌更换导管。

2. 套囊压力应在 20cmH$_2$O 左右。

3. 在气管切开术后 1 周内，建议将导管缝合在皮肤上，并用固定带固定，以后可以仅用固定带固定。

4. 每 24h 应调整固定带 1 次，以固定带与患者颈部刚能插入两指为佳。

5. 定期吸痰，最好配合内套管使用。

6. 气管切开导管最长建议的使用时间为 1 个月，需每月更换 1 次。

7. 如创口出血，可用直接加压法止血。如无法止血，必须采用外科手术切开切口并止血。

8.手术过程中损伤导丝，会影响手术进行。当受损部分仍可推进气管内或仍有足够长度的导丝未受损时，可以继续进行手术。如果导丝无法复原，需再拆1组套件或导丝。

第五节　气管切开套管脱出的原因与处理

一、套管脱出的原因

1.套管型号不合适。

2.固定带太松。

3.翻身等操作时，被强行拽出。

二、处　理

1.气管切开超过5天，切口窦道已经形成，可将导管直接推回。

2.切口窦道未形成，则要拔出导管，并用氧气面罩在气切部位和面部给氧，切忌将导管重新推回，需重新置管。

第六节　并发症与处理

一、出　血

可由气管切开时止血不彻底，或导管压迫、刺激、吸痰动作粗暴等损伤气管壁的造成。患者感到胸骨柄处的疼痛或痰中带血。一旦发生大出血时，应立即切开止血。

二、皮下气肿

皮下气肿是气管切开术比较多见的并发症，气肿部位多发生于颈部，偶可延及胸及头部。当发现皮下气肿时，可用甲紫在气肿边缘做标记，以利于观察进展情况。

三、感　染

感染也是气管切开术常见的并发症。与室内空气消毒的情况、吸痰操作的污染及原有病情均有关系。

四、气管壁溃疡及穿孔

气管壁溃疡及穿孔可由气管切开术后套管选择不合适、置管时间较长、套囊护理不当等导致。

五、声门下肉芽肿、瘢痕和狭窄

声门下肉芽肿、瘢痕和狭窄为气管切开术的晚期并发症。

第七节　优缺点

一、优　点

1.简单、迅速：常规的气管切开多由术者与助手共同完成，常需用 15～30min 完成，而经皮气管切开术只需单人操作，从切开皮肤计时，2～10min 即可完成，多数仅需3～5min，可为需行气管切开的患者赢得更好的抢救时间和机会。

2.出血少：该操作只需切开皮肤，对软组织多为钝性扩张和分离，故对血管和组织的损伤小、出血量少。

3.损伤小：由于操作范围小，对其他的组织涉及少，故损伤小、切口愈合快（瘢痕小于常规的气管切开）。

4.拔管后愈合的时间较常规切口短。

二、缺　点

1.甲状腺损伤的概率可能高于常规的术式，但可在操作中降低穿刺位置以尽可能避免。本科室尚未发现因甲状腺损伤而出现甲状腺功能障碍的临床病例。

2.具有潜在的危险：走行于气管之前的畸形颈内动脉或静脉可能出现损伤和出血，为避免这种情况，在早期行局部麻醉和穿刺气管时先用细针试穿。

3.尽管切口较小，为达到皮肤的良好对合，仍需二期缝合。

（李红建）

第三章
呼吸机的临床应用技术

呼吸机在重症康复患者中的应用越来越广泛，如早期带呼吸机高压氧治疗、呼吸机支持下康复训练。当前的呼吸机有数百种，其设计、构造和操作各不相同。尤其是近几年来电脑全自动呼吸机的推出，使呼吸机的性能日趋完美，但目前，任何呼吸机并不能像人工肾或人工心肺机那样完全代替肾功能或心肺功能，它只能辅助和代替肺的通气功能，对肺的弥散功能影响较小。而且，它只是一个人工操作的机械，临床应用均有一定的局限性，应用不当会对患者产生不良的影响，甚至死亡。因此，对呼吸机的了解和对呼吸机有关理论及技术的掌握程度成为应用呼吸机的关键。

第一节　机械通气的基本原理

目前，临床上使用的呼吸机大部分属于正压通气机，与生理呼吸运动大不相同。生理呼吸属于负压通气，自然吸气时，胸肌和膈肌收缩，肋骨外移，膈肌下移，胸腔增大，胸内负压升高，使肺泡压低于大气压，气体被吸入肺内；呼气时，肺和胸廓的弹性回缩力，将气体排出。而机械通气是通过呼吸道开口，如口腔、鼻腔或气管插管及气管切开插管等施予正压，将气体压入肺内，以完成吸气；释放压力，肺泡压高于大气压，肺泡气体排出体外来完成呼气。

第二节　机械通气对呼吸生理的影响

一、改善通气功能

正压通气使气道及肺泡扩张，肺气体容量增加，肺血容量也相应减少。肺容量增加为提高肺泡通气量提供了基础。呼气时，利用呼气末正压使肺泡仍保持一定程度的扩张，有利于肺泡与肺毛细血管之间的气体交换。这些均可增加肺容量，从而提高了通气量。加用呼气末正压通气时，功能残气量明显增加，其增加的程度与加用呼气末正压的大小、肺胸总顺应性及气道阻力高低有关。功能残气量增加，有助于防止肺泡萎陷，并有利于气体通过肺泡毛细血管膜进行气体交换。

吸入的气体分布均匀与否是影响气体交换的一个重要因素。欲使气体分布均匀，全肺内的压力必须取得均衡，吸气时间的长短对此影响较大。若吸气时间太短，即使吸气正压较高，气体在肺内的压力亦难以均衡，导致在阻力小的部位，气体进出较易、多、快；在阻力大的部位，气体进出较难、少、慢。两者均使生理无效腔增加，以致通气血流比例失调。因此，使用呼吸机时为避免上述现象，要有足够长的吸气时间。吸气时间延长可以增加气体向不易扩张的肺组织内通气，但吸气时间过长对循环的影响较大。此外，尚需有充分的呼气时间以保证肺内气体能充分排出体外，并降低肺内平均压，有利于静脉回心血量增加，故吸/呼比在正常人以 1∶1.5 为佳。总之，吸气时正压、吸气时间、吸/呼比均须结合病情做细致的调节，才能保证吸入气的均匀分布。

二、改善换气功能

低氧血症主要是肺的通气血流比例失调，造成动静脉分流或弥散障碍所致。高碳酸血症主要是由于通气不足。使用呼吸机后，因每分通气量增加，首先纠正了高碳酸血症，而低氧血症主要靠改善通气血流比例和弥散来解决。机械通气应用适当，新鲜气体及氧气进入肺泡，并且使通气较差的肺泡扩张，减少肺内动静脉分流，增加气体交换量，缺氧、

CO_2 潴留缓解，原来因缺氧性肺血管收缩的肺血管扩张，血流增多；原通气血流比例大于正常所致的生理无效腔减少，进一步改善气体交换。适当的吸气末正压，因挤压了肺泡周围的毛细血管床，有利于制止体液向肺泡内渗出，使肺泡的气体交换面积增加，从而改善了弥散功能。此外，呼吸机结合氧疗，增加肺泡内氧分压，使肺泡－肺毛细血管氧分压差增大，这也有利于弥散功能的改善，使低氧血症得以纠正。

三、减少呼吸所做的功

正常人呼吸时的氧耗量占全身氧耗量的 13%，呼吸困难时达 15%，最高达 50%。呼吸困难的患者的吸气、呼气均成为主动的动作，呼吸所做的功增大而效率不高，吸时氧耗量的增加也加重了全身的缺氧。使用呼吸机后，患者的呼吸动作由呼吸机替代，加上呼吸管理得当，分泌物清除彻底，使患者的气道阻力、肺泡弹性均有所改善，呼吸肌本身的氧耗量亦减低，呼吸所做的功减小而效率增大。

四、对循环功能的影响

对于机械呼吸所施行的各种呼吸型式，呼吸时均和自主呼吸不同。这一点是否影响静脉回心血量和心排血量，这取决于吸气末正压的大小和时间的长短，尤其是呼气末正压通气的这种形式更是如此。吸气期，肺内和胸膜腔都变成正压，由于肺循环压力低，肺血管直接受压后使肺循环迟缓，肺血流量减少；压力也同时传至心脏各房室和大血管，心房和静脉最易被挤压，从而影响静脉回心血量和心排血量。

五、对脑血流的影响

急性低氧血症和高碳酸血症会引起强烈的脑血管扩张。$PaCO_2$ 低于 20mmHg，则脑血管收缩使脑血流减少到正常流量的 40%。近年来，机械通气已成功地降低严重颅脑损伤患者的伤亡率和残废率。作用机理是减低脑血流量和脑容积，减轻脑水肿，降低颅内压，提高 PaO_2，改善脑组织的氧供应并减轻疾病所造成的脑组织损伤。

第三节　机械通气的适应证和禁忌证

一、机械通气的目的

- 维持一定的通气量，保证足够的肺泡通气量以满足机体的需要。
- 通过增加气体的弥散，改善气体的交换功能。
- 减少呼吸肌做功，使机体氧耗量减少并使呼吸肌得到充分休息。
- 增加肺内雾化吸入，有利于分泌物的排出。
- 通过适当的过度通气能有效地降低颅内压。

二、机械通气的适应证

- 自主呼吸频率大于正常的 3 倍或小于 1/3 者
- 自主潮气量小于正常的 1/3 者
- 生理无效腔 / 潮气量大于 60%
- 肺活量小于 10 ～ 15mL/kg
- $PaCO_2 > 50mmHg$
- $PaO_2 < 60mmHg$
- $P（A-a）O_2 > 50mmHg$（$FiO_2=21\%$）
- 最大的吸气压力小于 2.45kPa
- 肺内分流量大于（Qs/Qt）> 15%

三、机械通气的禁忌证

1. 气胸的患者必须先采取闭式胸腔引流后方可进行机械通气治疗，否则会引起张力性气胸，导致纵隔摆动，使患者死亡。

2. 大咯血或严重误吸引起的窒息性呼吸衰竭的患者的气道内痰、血块或误吸物堵塞，如果不把血凝块和误吸物吸出而行机械正压通气，可能把血块、误吸物压入小支气管而发生广泛性小气道梗阻，应首先通过开放气道反复抽吸或体位引流，将气道内异物清除或在高频通气的同时进行气道内抽吸。

3. 伴有肺大疱的呼吸衰竭患者在机械通气时可使大疱内压力增高而破裂，造成张力性气胸，此类患者在行机械通气时可适当降低潮气量和峰值流速。尽可能减少峰压，最好使用压力控制通气，尽量避免使用呼气末正压通气。同时，密切观察患者的情况，一旦发生气胸，应立即行胸腔闭式引流。

第四节　不同类型的呼吸机的临床应用

不同类型的呼吸机的构造和工作原理不同，性能也不同。在临床上，应根据患者的病情及应用呼吸机的时间长短不同而选用适合的呼吸机。

一、定压和定容呼吸机

临床上按呼吸机的切换方式不同，将呼吸机分为定压型和定容型。定压型指吸气峰压限定，吸气压力达到预定值时，吸气即转为呼气，定压型呼吸机的优点是不易产生气压伤，缺点是潮气量不够稳定。定容型是指吸气时呼吸机送气达到预设值时吸气才能转为呼气，其优点是潮气量能有保证，但易产生气压伤。

二、高频机械呼吸机

高频机械呼吸机可分为高频正压呼吸机、高频喷射呼吸机及高频振荡呼吸机。

第五节 呼吸机通气模式和临床应用

一、控制通气

该通气模式的特点是无论患者有无自主呼吸或自主呼吸频率多少，呼吸机均按预调节的频率、潮气量有规则地通气，其特点是吸入潮气量恒定、预定呼吸频率、设定吸气时间和吸气平台。定压型控制通气的特点是调节吸气峰压，当吸气时气道压达到该设定值时随即转为呼气，通过设定的呼吸频率和吸气流速进行通气。控制通气的优点是操作简单、使用方便，它主要用于无自主呼吸或手术情况下使用肌肉松弛药的患者。其缺点是对有自主呼吸的患者易产生人机拮抗而导致潮气量不足，病情加重。

二、辅助通气

该通气模式的特点是呼吸机每次送气均由患者自主呼吸所触发，减少使用控制通气时的人机拮抗。单独使用辅助通气时，患者可因呼吸停止、无力不能触发呼吸机而窒息。

三、辅助 / 控制通气

目前的呼吸机一般将辅助和控制通气结合，其特点是预设定呼吸机的频率、潮气量、流速、吸气平台等参数，当患者的呼吸频率小于设定值时，呼吸机可自动以控制通气方式通气，而当患者的呼吸频率大于设定值时，呼吸机自动转为辅助通气模式。

四、同步间歇指令通气

此通气模式是控制通气和自主呼吸的结合，其特点是在患者自主呼吸的同时，间断给予控制通气，其控制通气是按预设定的频率、潮气量、吸气流速供给。在自主呼吸的同时，由呼吸机的大流量恒定供给患者每分通气量，患者的每分通气量等于机器的机械通气加上自主呼吸的通气。临床上，主要用于自主呼吸通气量不足的患者，避免患者的呼吸肌萎缩和对呼吸机的依赖，利于撤机。

五、压力支持通气

该通气模式比较新，其特点是患者吸气时达到预先设定的触发敏感度时，呼吸机即提供预设的恒定气道正压，呼吸频率由患者设定。只要患者自主吸气产生的压力或流速达到预设敏感度，呼吸机就给一个预先设定的送气压力。如自主呼吸过快，由于呼吸机触发的延迟效应，可产生人机拮抗，如果患者呼吸微弱而不能触发呼吸机时，呼吸机停止送气而导致患者窒息。当自主吸气流速降低到最高吸气流速的 25% 时，送气停止，患者完全自主呼吸，最大程度地减少了人机拮抗，使患者感受舒适度增加。患者的潮气量取决于压力支持水平和自主吸气的强度。当压力支持小于 $20cmH_2O$，潮气量大部分由患者自主获得；当压力支持大于 $20cmH_2O$，潮气量大部分由呼吸机提供。压力支持通气能锻炼呼吸肌，可作为撤机的一种手段。在使用过程中，如患者的病情恶化，自主呼吸频率降低可造成通气不足，临床上常与同步间歇指令通气合用，以保证患者的通气量和氧合。

六、持续气道正压通气

持续气道正压通气是一种自主呼吸，其特点有①在使用时，在整个呼吸周期中施以一定程度的气道正压，患者吸气省力，自觉舒服；②在呼气期也存在气道正压，从而可以防止肺和气道萎缩，改善肺顺应性；③只能用于呼吸中枢功能正常、有自主呼吸的患者；④压力一般在 10 ～ 15cmH_2O，不可过高，否则影响呼吸及胸内压。

七、指令分钟通气

这是一种新设计的通气模式。在通气之前，根据患者的性别、年龄、体重和代谢情况，预设每分通气量，呼吸机能自动监测自主每分通气量、机械每分钟气量，若在单位时间内的通气量小于设置的通气量，呼吸机就自动按照预设的潮气量及吸气时间进行机械通气，同步地供给其差额，使患者单位时间内的通气量达到预置的通气量。在各种脑病、镇静药物过量、全身麻醉等呼吸功能不稳定的患者中使用指令分钟通气可以保证稳定的通气，既可用于呼吸衰竭的治疗，也可用于防止撤机困难，但不适用于自主呼吸很快的患者，因无效通气的增多，虽然每分通气量不减少，肺泡通气量仍不足。

八、双水平气道正压通气

此通气模式较新，分别调节各个压力水平和时间，相当于压力支持通气加上持续气道正压通气，可在自主呼吸情况下应用，双水平气道正压通气可通过面罩与患者连接，恰当地应用可使患者避免气管插管。

九、压力调节容积控制通气

此种通气模式是一种较先进的智能型通气模式，它与其他通气模式的区别在于确保固定潮气量的同时，呼吸机自动连续监测胸廓/肺顺应性和容积/压力关系。反馈调节下一次通气时的吸气压力水平，使气道压力水平尽可能降低，减少正压通气时的气压伤。它的原理为第一次通气为试验性通气，此时的吸气压力为 5cmH_2O。在吸气过程中，呼吸机微电脑自动测出胸廓肺顺应性，并计算出下一次通气时达到预设的潮气量所需的压力水平，第二次通气吸气压力为上述计算值的 75%，第三次通气时再次测定顺应性，计算出下一次的通气要达到的预设潮气量所需要的吸气压力，第三次通气仍为第二次通气测得吸气压力的 75%。以此类推，一般在数次通气后即可达到预设的潮气量。此后，呼吸机每次均要测出容积/压力数值，并对下一次的吸气压力水平进行调整。

十、容积支持通气

容积支持通气和压力支持通气类似，其优点是能保证一定的潮气量。当患者自主呼吸后，呼吸机能在每一次通气过后自动测定它的胸/肺顺应性，根据自主呼吸能力的情况，自动调节下一次的通气支持水平，使在自主呼吸时，通气是始终在预设自主通气量之上。

当患者的自主呼吸功能增强时，支持压力水平自动下降，自主呼吸减弱时自动增加压力水平。因此，临床上用于自主呼吸能力存在但不健全的患者及撤机的过程中。

第六节　呼吸机的参数设置和调整

在开始行呼吸机治疗之初，应根据患者的身高、体重、疾病及病情预设呼吸机的参数，以后根据通气效果、血气分析结果、心肺功能、病情的变化调整呼吸机的参数，呼吸机常用的参数如下。

一、吸入氧浓度调节

呼吸机应用之初，患者缺氧严重，为纠正缺氧，可给予高浓度氧，甚至纯氧，但时间不能过长。以后，吸入氧浓度逐渐降低，尽可能根据血气将吸入氧浓度调节到 60% 以下，以避免氧中毒。如吸入氧浓度必须大于 60%，才能维持 PaO_2 大于 60mmHg，可考虑调整呼气末正压通气来配合。

二、潮气量

定容型呼吸机可以连接设置。定压型呼吸机通过调节吸入气压来调节呼吸机潮气量。成人潮气量的设置，应根据患者的体重、基础疾病、肺功能状态、胸廓和肺顺应性、气道阻力、氧合等情况综合考虑，尽可能避免潮气量过大，导致肺泡过度膨胀而产生气压伤或潮气量不够，通气不足，使缺氧不能纠正。在设置潮气量时要考虑到患者的生理无效腔和呼吸机的无效腔。呼吸机的无效腔分为动态和静态无效腔。静态无效腔取决于与气道相连的呼吸管道的容积。动态无效腔则取决于呼吸机管道的顺应性潮气量（一般为 5 ～ 10mL/kg）。

三、通气频率

通气频率应根据呼吸机的通气模式、潮气量、疾病种类、自主呼吸水平、氧气情况来确定。一般辅助通气时，频率设置在 16 ～ 20 次 /min，特殊疾病的通气频率也可有特殊设置。同时，根据血气情况调节通气频率，如患者存在呼吸性酸中毒，可增加通气频率来排出过多的 CO_2，如呼吸性碱中毒可适当降低呼吸频率。

四、吸气流速

吸气流速的设置对患者的通气非常重要。在定压通气时，它取决于吸气时间，影响气体在肺内的分布，一般流速越大，气道峰压越高，潮气量越大。

五、触发敏感度

触发敏感度应设置恰当。如触发敏感度过低，易引起与患者用力无关的自动送气；如触发敏感度过高，可增加患者的吸气能量消耗，一般设置为 $-2.0 \sim -0.5 cmH_2O$。

六、呼气末正压

其产生的原理是呼吸机停止送气后，呼气阀不完全打开，在气道内呼气期，使气道内保持一定的正压，气体在肺内均匀分布，促进肺泡氧弥散，在不改变氧浓度的情况下，使患者的氧合明显改善，但不能过高，否则会导致胸腔压力持续高压，影响心脏血流，增加心脏负担；另外，导致肺泡过度膨胀，气体分布不均，产生气压伤的危险，增加吸气时间。气道压低，气压伤的危险性小，气体分布均匀。

七、吸 / 呼比

生理情况下，呼气时间大于吸气时间，一般将吸 / 呼比调为 1 ：（1.5 ～ 2.0），但是在特殊情况下，吸 / 呼比可有较大的变化，如在 COPD 等二氧化碳潴留的患者，吸 / 呼比可以是 1 ：（2 ～ 4），而限制性通气功能障碍患者吸 / 呼比可调整在 1 ： 1，甚至是吸 / 呼比呈反比。

八、吸气压力设置

应根据肺胸廓的顺应性、气道阻力、潮气量、吸气流速、疾病种类等因素来确定，一般设定为 15 ～ 40cmH_2O。

第七节　使用呼吸机的基本步骤

1. 用呼吸机的医护人员首先应具有高度的责任心，对呼吸生理、各种呼吸衰竭的病理生理有较深的了解，能非常熟悉地掌握所使用的呼吸机的性能、工作原理和各种系数的调整，能熟知呼吸机可能出现的故障的表现和处理方法。

2. 应用于患者之前，将呼吸机所有的管道部件安装好，进行试机，检查呼吸机能否正常工作，并使用各种监测措施测定它的潮气量、吸入氧浓度、呼气末正压等系数是否准确可靠，所有的检查正常后方可将呼吸机应用于患者。

3. 仔细了解患者的病情，判断是否有机械通气的适应证及禁忌证，以便做相应的处理。

4. 尽快建立人工气道，呼吸衰竭并不严重、患者的病情允许时，可先试经鼻行无创性通气，但大部分的危重症患者均需要建立人工气道，建立人工气道的方法有经鼻或经口气管插管等。

5. 据患者的病情体重、疾病种类、血气等情况确定呼吸机的通气模式，如每分通气量、潮气量、通气频率、吸入氧浓度、吸入时间、吸 / 呼比、呼气末正压、气道流速、触发灵敏度等。

第八节 呼吸机治疗的常见问题的处理原则

呼吸机无论多么智能，它也是需要人使用的机器，有可能出现各种机器本身或人为的故障，需要几小时识别后做出相应的处理。同时，机械通气与自主呼吸不同，吸气时的气道正压对呼吸生理血流动力学等重要脏器的功能均可产生不利的影响，临床医护人员应对呼吸机应用过程中可能出现的各种并发症及时识别，密切观察，做出正确的处理，使并发症能得到有效的防治。常见的并发症的发现方法及处理原则如下。

一、人机对抗或不协调

（一）原 因

1. 患者神志清醒，对呼吸机恐慌，不合作。
2. 本身呼吸急促或呼吸不规则。
3. 气管插管过深，进入右侧支气管。
4. 由于呼吸道痰液过多，患者反复呛咳。
5. 发热、抽搐、肌肉痉挛等造成氧耗量增加。
6. 发生气胸、肺不张、肺栓塞。
7. 疼痛、烦躁。
8. 呼吸机发生故障。

（二）临床表现

由于患者和呼吸机不协调，造成气道压过高而引起高压报警，可见指针摆动明显，潮气量忽大忽小。患者躁动，如有呼出 CO_2 监测，波形可出现"箭毒样"切迹。

（三）处 理

1. 对于神志清醒的患者，向其解释以取得患者的配合。
2. 检查呼吸的管道安装情况是否正确，接口是否漏气，潮气量、呼气末正压通气峰值流速、吸/呼比、触发灵敏度等系数是否合适。
3. 对于呼吸急促、躁动、不能合作者，可采取简易呼吸机，迅速纠正缺氧和二氧化碳潴留，使呼吸减弱或消失，然后接受呼吸机。对于呼吸道分泌物过多的患者，及时抽吸分泌物。
4. 对于发热、抽搐等氧耗量增加而引起的人机拮抗，应对病因治疗，同时加大通气量和吸入氧浓度。
5. 对气胸、肺不张等做相应的处理。
6. 对于疼痛、烦躁、精神紧张等，可给予镇静药物。
7. 对于呼吸急促、潮气量小、经上述处理后不好转者，可给予呼吸抑制剂或非去极化类肌松药，完全抑制自主呼吸。

二、插管过深

（一）原　因

插管时未注意插管深度，在呼吸机使用的过程中，插管滑入气管内而进入右支气管。表现为人机拮抗，右肺呼吸音减弱。

（二）处　理

将气管插管回拔 2 ～ 4cm。

三、肺泡通气量不足

（一）原　因

1. 呼吸机管道脱离，管道接口处连接不紧。
2. 气道漏气。
3. 气管插管从气道内脱出。
4. 呼气阀漏气。

（二）临床表现

1. 监测潮气量明显低于设置潮气量。
2. 呼吸机的吸气压处于低限报警。
3. 呼气末 CO_2 的浓度升高。
4. 患者呼气时可听到异常粗糙的附加音。
5. 呼出的气量处于低限报警。

（三）处　理

1. 检查呼吸管道及连接处，更换管道并连接牢固。
2. 如呼气末压力不够，可向气管内注入气体；如气囊破损，更换插管；如换管条件不够，可暂时增加潮气量。
3. 更换呼气阀。

四、通气过度

（一）原　因

1. 为维持正常的 PO_2 而忽视了维持正常的 $PaCO_2$，以致盲目加大通气量。
2. 由于原发病，患者的呼吸频率加快。
3. 由于治疗需要限钠，使用利尿剂。
4. 吸 / 呼比调节不当。

（二）临床表现

1. 血气提示 $PaCO_2$ 小于 4.67kPa、pH 大于 7.45。
2. 患者可出现兴奋、谵妄、震颤，甚至低血压。

（三）处 理

1.适当调整潮气量、吸／呼比。

2.应用镇静药物或肌松药抑制呼吸。

3.经调整后呼碱仍不能纠正，可在呼吸机与气管接口处加接一段长 20cm、内径 1～2cm 的橡皮管以加大无效腔。

4.纠正电解质和酸碱平衡紊乱。

五、呼吸机相关性肺炎

（一）原 因

1.气管造口处的创口感染。

2.吸痰管、湿化器、呼吸机消毒不严格。

3.吸痰不够彻底，湿化不足，使分泌物稠厚、滞留。

4.消化道反流误入气管。

5.患者的抵抗力下降。

（二）临床表现

1.呼吸道的痰液增多。

2.痰液由黏液痰转为黄脓痰。

3.肺部可闻及干湿啰音、痰鸣音。

4.发热。

5.血象增高。

6.胸部 X 射线检查提示，两肺有散在片状或融合成片阴影。

7.痰培养有各种致病菌或条件致病菌。

（三）处 理

1.加强呼吸道的管理。

2.吸痰要按时、彻底。

3.加强无菌操作和消毒隔离措施，避免交叉感染。

4.及时更换呼吸机管道，一般每天更换 1 次。

5.防止咽后部分泌物滞留和误吸，留置胃管以避免胃液反流。

6.对气管内的分泌物进行定期培养，监测菌群变异。

六、张力性气胸

（一）原 因

1.应用呼吸机前即存在气胸。

2.有慢性支气管炎、肺大疱病史。

3.肺部外伤、肋骨骨折患者。

4. 潮气量过大，呼气末正压过高。

5. 有创操作，如复苏患者的心内穿刺术、心脏按压致肋骨骨折或锁骨下静脉穿刺时误伤胸膜。

（二）临床表现

1. 患者烦躁不安，心率过快，血压下降，呼吸增快。

2. 氧合急剧下降。

3. 呼吸音减低或消失。

（三）处　理

1. 暂时停用呼吸机或降低潮气量、呼气末正压水平。

2. 行胸部 X 射线检查或诊断性穿刺以明确诊断。

3. 立即行胸腔闭式引流。

4. 继续使用呼吸机。

七、低氧血症

（一）原　因

1. 原发病为 ARDS、急性肺水肿、肺纤维化等，出现顽固性低氧血症。

2. 呼吸道阻塞。

3. 出现气胸、肺不张等并发症。

4. 呼吸机的参数调整不当，通气量过低。

5. 人机拮抗。

6. 呼吸管道、气囊漏气。

7. 辅助通气时由于病情加重，自主通气量减少，机械补助量没有及时调整补上。

（二）临床表现

1. 患者表现为紫绀、出汗、心率过快。

2. PaO_2、SaO_2 下降。

（三）处　理

1. 加大潮气量，提高吸入氧浓度。

2. 如吸入氧浓度大于 60%，低氧血症仍不能得到纠正，可加用呼气末正压或反比通气。

3. 加强呼吸道管理，积极治疗并发症。

4. 调整呼吸机的模式。

第九节　呼吸机的撤机

一、直接撤机

（一）指　征

1. 全麻术后患者。
2. 急性呼吸衰竭的病因很快得到有效控制，呼吸机的应用时间较短。
3. 大手术后，短时间呼吸支持。

（二）方　法

方法有直接撤离呼吸机、"T"管吸氧。

（三）优缺点

1. 方法简单。
2. 脱机时间较短。
3. 在"T"管吸氧过程中无法观察潮气量、每分通气量等；突然病情变化，可发生通气不足，有一定的危险性。

二、同步间歇指令通气过渡撤机

（一）指　征

有中枢神经系统疾病、心外科术后通气储备低、胸壁稳定性差、使用呼吸机的时间较长、每分通气量不稳定等，尤其是中枢性呼吸衰竭、呼吸不稳定的患者。

（二）方　法

1. 测量患者的呼吸频率、潮气量和每分通气量。根据患者的体重、代谢情况，计算出所需的每分通气量，估计出患者所需的每分通气量与实际每分钟通气量的差额，即呼吸机供给的每分通气量。

2. 将呼吸机提供的每分通气量分解为同步间歇指令通气的次数和潮气量，在呼吸机上调出来。

3. 随着自主呼吸的改善，逐渐减少同步间歇指令通气的频率，一般每 3h 减少 2 次。

4. 当同步间歇指令通气减少到 4 次 /min 以下时，即可试停机。

（三）优缺点

1. 可根据需要，提供不同水平的通气辅助功，具有容量监测和报警装置。

2. 即时发现通气不足或通气过度，有利于随时调整呼吸机，安全性大，自主呼吸功能逐渐加强，有利于呼吸肌锻炼。

3. 逐渐过渡，患者容易接受。

4. 长时间应用低频率同步间歇指令通气可能使呼吸肌疲劳加重，反而使脱机困难。

5. 机械无效腔较大。

三、压力支持通气过渡撤机

（一）指　征

有长时间应用呼吸机、呼吸肌疲劳或萎缩的患者，如 COPD、重症肌无力等。

（二）方　法

1. 根据患者的体重、代谢需要计算出所需的每分通气量，再根据患者的频率估算出达到所需的每分通气量而所需的潮气量。

2. 通过调整呼吸机的压力支持通气的压力水平，患者的潮气量达到所需的潮气量水平。

3. 随着自主通气的增强，逐渐减少压力支持通气的压力水平，直至完全取消，一般每 $2 \sim 5h$ 减少 $1 \sim 2cmH_2O$。

（三）优缺点

1. 可根据需要，提供不同水平的通气辅助功，具有容量监测和报警系统。

2. 呼吸机与自主呼吸的协调性好，患者自感舒适。

3. 顺应性和气道阻力增高时，易造成潮气量不足。中枢性病变造成呼吸节律不齐或呼吸抑制者禁用。

四、指令分钟性通气过渡撤机

（一）指　征

有药物中毒、呼吸频率或潮气量不稳定的患者。

（二）方　法

根据患者的体重、代谢状态计算出所需的每分通气量，根据此每分通气量和适合的潮气量，调节呼吸机的参数。

（三）优缺点

1. 可保证撤机过程中患者的通气量不低于预设水平，从而保证足够的每分通气量。

2. 提供的通气辅助，可根据患者的自主呼吸气量自动调整，具有容量监测和报警系统。

3. 对于呼吸浅快的患者，不能保证有效通气量。

4. 不能调整自主呼吸和通气辅助的比例，延长撤机时间。

五、撤机失败的原因

1. 尚未具备撤机条件。

2. 呼吸道分泌物潴留，增加呼吸功，减少通气量，影响肺内气体交换。

3. 呼吸机的应用时间较长，呼吸肌失用性萎缩，不能负担长时间的自主呼吸。

4. 病情危重，原发病加重，呼吸功能下降。

5. 患者发热、烦躁等，致全身氧耗量增加。

6. 发现新的临床情况。

六、恢复机械通气的标准

出现下列情况，需立即恢复机械通气。

1. 收缩压变化大于 20mmHg 或舒张压变化大于 10mmHg。

2. 心率大于 110 次 /min 或增加 20 次 /min 以上。

3. 呼吸频率大于 30 次 /min 或增加 10 次 /min 以上。

4. 潮气量小于 250 ～ 300mL。

5. 出现严重的心律不齐。

6. 吸氧情况下 PaO_2 ＜ 8.0kPa。

7. $PaCO_2$ ＞ 7.32kPa。

（李红建）

第四章

连续性肾脏替代治疗技术

连续性肾脏替代治疗（continuous renal replacement therapy，CRRT）是采用 24h 连续治疗的一种血液净化疗法，用来替代受损的肾脏功能。20 世纪 70 年代末，CRRT 主要用于治疗重症急性肾功能不全的患者。随着技术的不断发展，现在 CRRT 已被广泛应用于中毒、脓毒症、系统性炎症反应综合征和多器官功能衰竭等危重症的治疗，成为救治危重症患者的重要技术。

第一节　适应证与禁忌证

一、适应证

CRRT 具有血流动力学稳定、持续稳定地控制氮质血症及电解质和水盐代谢、对中分子毒素清除效果好等特点，并且在结合透析治疗时也能很好地控制高分解代谢状态下的氮质血症，故临床应用广泛。迄今尚不存在对 ICU 患者启动 CRRT 的明确临界值的指南。一般认为，血尿素氮在 17.85 ～ 39.27mmol/L，或血肌酐在 309.4 ～ 442μmol/L 是启动 CRRT 的参考指标。

- 尿毒症（血尿素氮在 17.85 ～ 39.27mmol/L，或血肌酐在 309.4 ～ 442μmol/L）。
- 进行性氮质血症。
- 容量超负荷 / 少尿（8 ～ 12h ＜ 100mL）。
- 电解质平衡紊乱（血钾＞ 6.5mmol/L）。
- 顽固性代谢性酸中毒。
- 脓毒症。
- 体温调节（体温过高）。
- 危及生命的药物或食物中毒。
- 多器官功能不全。
- 挤压伤或横纹肌溶解。

二、禁忌证

由于 CRRT 是急性抢救措施，无绝对禁忌证，但以下情况慎用。

- 严重的凝血功能障碍。
- 新发脑出血。
- 血流动力学严重不稳定。
- 严重的心律失常。
- 肿瘤终末期。
- 活动性出血。

第二节　原　理

透析是 CRRT 的基本机制之一，其物理原理为在半透膜两侧的溶液中，溶质和水的流动方向与各组分溶质的浓度梯度相关。理论上，在允许分布的空间内，半透膜两侧存在浓度梯度的同一溶质，通过弥散方式，其浓度梯度降为零，即膜两侧同一溶质浓度相等。水和低分子量分子能够通过滤膜孔，而较大的分子量分子是否能通过滤膜要依赖膜孔孔径的大小。CRRT 包含各类人工滤膜和技术方法，应用何种材料和模式要根据患者的具体病情而定。

溶质通过半透膜孔径的机制主要分为弥散（透析）和对流（超滤）两类。

弥散时，溶质通过半透膜的通量（J_x）与该溶质在膜两侧的浓度梯度（D_c）、温度（T）、弥散系数（D）、膜厚度（D_x）和表面积（A）成函数关系，其公式为：

$$J_x = D \times T \times A \times (D_c/D_x)$$

由于透析是血液和透析液通过逆流交换原理进行弥散的动态过程，血液中溶质的清除率远非上述静态公式所表述的那样简单。

对流是指在静水压或渗透压差的作用下，水由高静水压或高渗透压一侧通过半透膜向对侧流动的过程，溶解在水中且能透过半透膜孔径的溶质也随水进入膜的另一侧，从而将该溶质清除，这也称之为"溶剂牵拉"。溶质对流通量（J_f）的维持需要半透膜两侧的持续压力梯度［跨膜压（TMP）］，跨膜压推动液体（血浆中的水）及其溶解的晶体溶质成分流向膜的另一侧，这一过程与膜通透系数（K_f）相关。膜孔径小，因此，血浆内胶体分子和血细胞不能以超滤形式通过半透膜。

$$J_f = K_f \times TMP, \quad TMP = P_b - P_d - \pi$$

其中，P_b 为血液静水压，P_d 为超滤液静水压，π 为胶体渗透压。

一旦超滤出现，不同溶质通过半透膜的速率差异较大，其取决于膜的排斥系数（σ）。σ 对白蛋白为 1，对小分子物质（如尿素）则为 0。某溶质的筛过系数（S）与其排斥系数呈反向关系，即 $S = 1 - \sigma$。临床上，S 是通过计算超滤液溶质浓度与其在血浆浓度的比值而获得的。因此某溶质（X）在对流过程中的转运总量（J_c）可计算为：

$$J_c = UF \times [X] UF$$

UF 为超滤液体积，$[X]UF$ 为 X 溶质在超滤液中的浓度。由此，我们可以推导某溶质对流清除率（K）：

$$K = Q_f \times [X] UF / [x] P_w$$

其中，Q_f 为设置的超滤率；$[X]UF/[x]P_w$ 为超滤液溶质浓度与其在血浆中浓度的比值，即为筛过系数。通过上述公式计算，当 $S = 1$ 时，某溶质清除率等于超滤率。

虽然弥散和对流在物理学原理上有明显的差别，但在临床治疗时，若两种模式同时进行，两者的作用差异很难区别。

第三节　基本装置

一、血液透析机

现代的血液透析机应包括血泵、置换液泵、肝素泵、废液泵、空气、压力等报警系统以及准确的出入量记录装置。各个公司的血液透析机在泵的数量、最大超滤率、稳定性等方面各有特点。Diapact、BM25 有 3 个泵，Acquarius、Prisma、HF400 有 4 个泵。Diapact、BM25 的最大置换量达 9L/h，Prisma 的为 2L/h。

二、过滤器

选择过滤器时主要考虑到膜的超滤系数、通透性和膜的生物相容性。应使用高通透性、生物相容性好的合成膜，并根据治疗模式的不同（如高容量血液滤过和缓慢的低效透析），选择不同的过滤器。高通量合成膜按结构分为微孔型和指型，微孔型滤过膜有聚丙烯腈膜（AN69）、指型滤过膜如聚砜、聚胺膜（B.Braun PS2.0）。这些合成膜的特点是超滤系数高、通透性高、生物相容性好、血液相容性好，同时具有阻力低、牢固性高、容积小（40～70mL）但过滤面积大的特点。过滤器可吸附细胞因子及其他的脓毒症相关介质（如血小板活化因子、肿瘤坏死因子等）；同时，滤过膜的孔径越大，对溶质的截流点越大，能更有效地清除炎性介质。所以，在抢救危重症患者时常选用面积大、膜孔径大的过滤器。

三、血管通路

早期的血管通路是采用动静脉分别穿刺，利用压力差来实现血液净化。但目前多采用 Seldinger 技术经皮置入中心静脉置管，也是目前最常采用的临时性血管通路。常见的穿刺部位是颈内静脉、锁骨下静脉、股静脉。颈内静脉穿刺方便、易行、并发症少，故较多采用；而对于昏迷、使用呼吸机的患者，股静脉穿刺使用较多。相对于其他方法，股静脉穿刺要求更低，操作更简单，但易出现感染、栓塞等并发症。锁骨下静脉穿刺技术要求较高，一旦出血，难以压迫，一般在气管切开等不适合行颈内静脉穿刺的患者身上采用。对于长期进行血液净化的患者，可考虑行动静脉造瘘。

四、置换液

由于滤过膜是模拟肾小球滤过功能而设置的，只有滤过功能而无重吸收的功能，因此，大量的水分、电解质可被滤出，为了维持机体内环境的稳定，必须补充一定的电解质液体，即置换液。置换液的配制可根据患者的电解质检测结果而定，一般接近正常的血浆成分（不含蛋白）。目前应用较多的配方为 PORT 配方。

- 第一组：0.9% 氯化钠 1000mL+10% 氯化钙 10mL。
- 第二组：0.9% 氯化钠 1000mL+50% 硫酸镁 1.6mL。
- 第三组：0.9% 氯化钠 1000mL。
- 第四组：5% 葡萄糖 1000ml+5% 碳酸氢钠 250mL。

以上 4 组液体混合相当于补充 Na^+143mmol/L、Cl^-116mmol/L、HCO_3^-34.9mmol/L、Ca^{2+}2.07mmol/L、Mg^{2+}1.56mmol/L、葡萄糖 11.8g/L。此配方最大的问题是高糖、高钙，所以，有的医院用注射用水代替部分葡萄糖水、用葡萄糖酸钙代替氯化钙。同时，市场上有置换液成品出售，但一般为乳酸置换液，不适合危重症患者的抢救。置液的配方需根据患者的病情合理调整，根据血钾浓度调整加入的钾量，根据血气分析结果调整碳酸氢钠的用量，总之，不可僵化应用。置换液中钾离子的调整最频繁，对于严重的高钾血症，开始可使用无钾置换液，监测电解质的同时调整给钾量。我们一般在上述 PORT 配方中加入 10% 氯化钾 12mL，其浓度为 3.79mmol/L，因为在高通量（60L/ 天）CRRT 的情况下，无论是低钾血症或高钾血症，其血钾浓度都会向 3.79mmol/L 靠拢，故相对于无钾或高钾置换液，3.79mmol/L 的置换液更安全。

第四节 操作情况

一、物品准备

需要准备的物品有血管通路、过滤器、单针双腔管、健合包、消毒盘、肝素。

二、建立血管通路

穿刺部位多采用颈内静脉，短期 CRRT 者亦可选择股静脉。穿刺方法采用 Seldinger 技术。穿刺成功后用肝素封闭待用。单针双腔管的尖端开口为静脉端，而其后约 2 ~ 3cm 处的开口为动脉端。这种双腔管的好处是静脉端口在一个血管中，1 次操作即可完成；而不足之处是有 20% 的血液将发生重复循环。

三、预冲血液透析机

用肝素盐水预冲，注意排尽装置中的气体，防止气体进入体内而发生栓塞。此外，预冲可以改善血滤的清除效果。预冲量一般为 1500mL 左右。目前，大部分的血液透析机是智能型的，在正确连接管路的情况下会自动预冲。现以德国贝朗公司的 Diapact 为例说明，步骤如下。

1. 机器自检。

2. 血管通路预冲：此时，静脉回路夹闭，血泵转动，预冲液充满管路及过滤器。

3. 超滤预冲：此时，血泵与超滤泵同时转动，超滤液被滤出。

4. 置换预冲：此时，血泵与置换泵同时转动，置换液充满置换管路，经过血管通路与预冲液混合。

5. 模拟治疗：三泵同时转动，模拟工作状态。

6. 密封检测：此时，管内压力会增加到 400mmHg 左右，检测密封性，如果连接不牢固，可因高压而造成连接脱落。

7. 预冲完成后，进入治疗前的机器还要进行漏血检测。

四、肝素溶液的配制

用 18mL 生理盐水将 1 支肝素稀释至 625U/mL，置入肝素泵，连接于血管路上备用。

五、肝素剂量

血滤开始时在动脉端给予 1/4 ~ 1/2 支肝素抗凝，如 APTT 正常，给予肝素 10U/(kg·h) 持续泵入，然后根据 APTT 调整肝素用量。血流速度一般在 100 ~ 150mL/min。

六、稀释法

根据患者的电解质情况配制置换液，并结合具体的情况选择前稀释法或后稀释法。临床较多选用前稀释法，因为其在滤器前稀释血液，可减少抗凝药的用量。

七、使用透析液

对于一些高分解代谢的患者，单纯的血液滤过在短时间内不能清除足够的代谢废物。因此，为了更好地清除代谢废物，可在近静脉端的滤出口处接受与血流反方向的 1.5% 腹膜透析液。透析液应绝对无菌，其流速应根据治疗的需要而调整，一般为 600 ~ 1800mL/h。

八、注意事项

为了防止管路包括过滤器发生凝血，往往需要使用抗凝药，但是，对于某些患者使用抗凝药后可引起出血等不良反应，因此选择的抗凝药需具备监测简单、可拮抗等特点。

1. 全身抗凝法

（1）普通肝素：进行血液滤过前，使用动脉端负荷量肝素后，以一定量的肝素持续泵入。常用的剂量为首剂 20U/kg，维持量 5 ～ 15U/（h·kg），大部分患者可以达到满意的抗凝效果。每 4h 监测 1 次 APTT，APTT 比正常值延长 15s，可达到满意的抗凝效果。过量时可使用鱼精蛋白中和，1mg 鱼精蛋白可中和 125U 普通肝素。血液滤过结束前 1h 停用肝素。优点：使用方便、易于操作、过量可中和。缺点：出血发生率高、血小板减少等。

（2）低分子量肝素：与普通肝素相比，低分子量肝素有较强的抗血栓作用，对凝血酶的作用较弱，出血风险降低，目前使用较多。一般首剂 15 ～ 20U/kg，维持量 5 ～ 15U/（kg·h），因凝血因子 Xa 活性检测在临床无法常规进行，所以一般不作监测。优点：出血风险小、生物利用度高。缺点：不能中和，监测手段复杂。

2. 局部抗凝法

（1）局部肝素抗凝：局部抗凝适用于有出血倾向、不宜进行全身抗凝的患者。在动脉端以肝素 10U/（kg·h）持续泵入，静脉端以等量的鱼精蛋白泵入，维持血滤器内凝血时间大于 30min。

（2）枸橼酸三钠抗凝：抗凝过程比较复杂，枸橼酸三钠的输入速度一般为17.5 ～ 25.8mmol/h，补钙速度为 2.0 ～ 3.1mmol/h，监测基础凝血时间和血浆钙浓度，使全血部分凝血活酶时间延长 1 倍。

（3）超滤率的调整：超滤率是指每平方米滤过面积、单位压力（mmHg）作用下每小时滤出的液体量。超滤率主要受跨膜压及血液黏稠度等因素的影响。跨膜压 = 静水压 +滤膜侧负压 − 胶体渗透压。滤器内静水压受血管路种类、体外管路的长度与内径、滤器自身阻力和静水压的影响，常低于平均动脉压。滤膜侧负压由滤出水柱产生，其大小主要取决于滤过液水柱和滤器之间的距离，一般为 15 ～ 30mmHg。血浆蛋白产生的胶体渗透压是对抗滤过作用的主要因素。如胶体渗透压过高，高于静水压与滤膜侧负压之和，那么可导致滤过作用停止，甚至产生反滤过作用。此时，可采用以下方法增加跨膜压，提高超滤率：①在动脉端加压；②在静脉端附加一个阻力钳夹，以增加阻力，从而增加滤过压；③在滤过膜外侧附加负压泵，造成滤膜外负压；④采用前稀释法，降低血滤器内血细胞压积和血浆蛋白浓度，从而降低血液黏稠度，增加血流量和跨膜压。

3. 前稀释法与后稀释法

前稀释法是指置换液在滤器前汇入血管通路，而后稀释法则指置换液在滤器后与从滤器中出来的血液汇合后进入体内。后稀释法的效率较高，而前稀释法能持续稀释进入过滤器的血液，减少滤器凝血的风险，可在一定程度上减少抗凝药的使用。

4. 连续性血液净化常用的药物剂量调整

危重症患者的救治往往需要使用大量的药物，而对于进行血液净化的患者，其药物剂量的调整是难题，临床上对于某些药物可通过监测血药浓度来调整剂量。

九、并发症及预防

（一）全身并发症

1. 水、电解质平衡紊乱：因血液滤过过程中每小时均有大量的水分、电解质出入，如置换液配制不当与监测不严密，可导致水及电解质平衡紊乱。预防措施是记录每小时置换液量、滤出量、其他静脉及胃肠道的液体入量、自主尿量，如有其他明显的液体丢失量如胃液等应计算在内。刚开始时，可在第一个半小时计算出入量，根据所要的治疗效果，调整置换液的输入速度或动脉端流速。置换液中的电解质每 4h 复查 1 次，根据监测结果调整置换液中的电解质配制。

2. 血流动力学不稳定：血流速度过快、超滤液过多、多巴胺等血管活性药物滤过等可引起血流动力学不稳定，预防可从较慢的血流速度开始逐步提高速度，适当脱水，适当补充胶体，合理调整血管活性药物的剂量。

3. 营养物质丢失、感染等其他问题：长期使用 CRRT 的患者要注意营养问题，可查前白蛋白，适当补充营养。操作过程中如果不严格执行无菌原则，可能出现感染。同时，危重症患者往往因为感染，使用大量的抗生素，而 CRRT 可滤去部分抗生素，造成抗生素无法达到有效浓度，甚至诱导出现耐药菌株，所以要做出评估，调整药物的剂量。

4. 出血：在全身使用肝素时，如果肝素用量过大，或患者有出血倾向时，可出现穿刺部位渗血和胃肠道黏膜出血，如有持续渗血又不能降低肝素用量，则多采取局部压迫止血，治疗结束后予以适量的鱼精蛋白中和。

（二）导管及血滤相关的并发症

1. 并发症包括穿刺引发的穿刺针断裂、导管断裂、指引导丝进入体内、出血、血肿压迫气道、气胸、血气胸、导管留置引起的导管相关性感染、深静脉栓塞等。要严格遵守操作规范、动作轻柔。导管留置时间不宜过长，一般不超过 7 天。

2. 血液过滤的过程中，如发生血液颜色变暗、温度下降、管路跳动增大、滤出量明显减少或血液透析机提示跨膜压上升，一般提示过滤器内凝血。原因可能为血压下降、血流缓慢、血液黏稠度增加、肝素量偏小、管路扭曲等。如发生较早，应立即中止，以肝素盐水灌注全套装置，并检查处理致凝原因；如凝血已发生，则需更换滤器。

十、医护人员的职业防护

1. 标准防护

医护人员应着装整齐，根据防护级别穿戴个人防护用品，戴一次性医用口罩及手术帽。在进行可能发生血液暴露的无菌操作时应戴无菌手套，接触患者的血液、体液、分泌物、排泄物及污染物品时应戴清洁手套，同时严格执行手卫生。

2. 隔离防护

患者拟行 CRRT 前，应行乙型肝炎病毒、丙型肝炎病毒、梅毒螺旋体及人类免疫缺陷病毒标志物检测。医护人员在接触患者前，应评估患者是否隔离及隔离种类。治疗接触隔离的患者时，医护人员应戴一次性外科口罩，穿隔离衣；接触人类免疫缺陷病毒感染的患者的血液、体液、分泌物时应戴双层无菌手套；护理多重耐药菌感染或定植患者时，医护人员及相关机器设备宜相对固定。治疗空气隔离的患者时，医护人员应戴医用防护口罩、无菌手套、护目镜，穿长袖隔离衣；治疗需飞沫隔离的患者时，应根据防护级别穿戴个人防护用品，尤其是治疗严重的急性呼吸综合征、新型冠状病毒感染患者时，应戴一次性工作帽、医用防护口罩、防护面罩、一次性乳胶手套，穿防护服、一次性鞋套，严格执行手卫生，操作人员相对固定。口罩宜 4h 更换 1 次，如沾染血液、体液、分泌物时应及时更换；治疗保护性隔离患者时，应穿无菌手术衣。

十一、CRRT 机器与配套设备的消毒

重复使用的仪器设备在使用后需清洁消毒，所有 CRRT 的仪器设备物品的表面应达到平均菌落数 < $10.0CFU/cm^2$ 的标准。应每天消毒仪器设备，消毒媒介选择一次性消毒湿巾、可重复使用的超细纤维抹布，应遵循自上而下（机身顶部、面板、机身两侧、底座）、从前至后（机器正面、背面）的原则进行消毒。

清洁消毒 CRRT 机器的要求有①机身：不宜使用高浓度含氯消毒液，避免造成机器损坏或变色，可使用 75% 乙醇、70% 异丙醇或 0.1% 次氯酸钠对机器表面进行消毒；②屏幕：带有触摸屏的机器可选用易挥发的消毒液，避免水对屏幕的损坏；③曲柄：带有泵曲柄的机器，不宜使用次氯酸钠消毒泵曲柄，避免损坏；④压力传感器：不需常规擦拭，有异物黏附在表面时，可使用干燥、清洁的无纺布擦拭；⑤漏血探测器：不需常规擦拭，有液体黏附时可选用 70% 异丙醇擦拭后彻底干燥；⑥输液泵与微量泵：使用一次性消毒湿巾或 75% 乙醇消毒设备表面，1 次 / 天，感染高风险科室为 1 次 / 班；⑦输液架：使用含有有效氯 500mg/L 的含氯消毒液擦拭，至少 1 次 / 天，有污染时，及时消毒。

当环境或物体表面受到患者的血液、体液污染时，先用 2000mg/L 含氯消毒液浸泡的抹布或消毒干巾覆盖在污染物上，用覆盖物吸附清除污染物，再用 500mg/L 浓度的含氯消毒剂浸泡的抹布或消毒湿巾擦拭消毒。

十二、处理医疗废物

（一）锐器的处理

各类穿刺针在使用后不可故意弯曲、折断，不可分离注射器针头，严禁针头回套针帽、徒手分离。操作者应立即将使用后的各类穿刺针放入锐器回收容器中，按医疗废物防护标准处理。锐器回收容器应防刺破且防渗漏，尺寸以能容纳各种锐器为宜，并加盖管理。移出存放污染锐器的容器前应先评估，若有发生穿透或渗漏的可能，应将其放入第 2 层密闭、防穿刺、防渗漏的容器中。

（二）特殊（甲类传染病或按甲类传染病管理）患者的废物处理

CRRT 结束后管路用双层黄色垃圾袋收集后，采用鹅颈结式封口，分层封扎以确保封口严密，并做好标识。在医疗垃圾交接单中单独注明，离开污染区前对包装袋外表面喷洒含氯消毒剂，经污物通道送至污物处置间，并电话联系消毒供应中心的工作人员来回收。

（三）一般废液的处理

具备污水消毒处理设施并达标排放的医院，处理废液时可以直接在污水处理室或者卫生间便池倾倒；不具备污水消毒处理设施或不能达标排放的医院，处理废液时需遵循《医疗机构水污染物排放标准》的污水排放要求，严格消毒，达到国家规定的排放标准后方可排入污水处理系统。运送至污水处理室之前，应确保废液收集袋完全夹闭，防止泄漏，使用专用的运输工具，防止因人力搬运过程中废液收集袋掉落、破损，而污染清洁或公共区域。

（李红建）

第五章
经皮内镜下胃造口术

经皮内镜下胃造口术（percutaneous endoscopic gastrostomy，PEG）自 1980 年由 Gauderer 开始用于临床，目前已被广泛接受使用。对于需要长期人工营养供给的患者，与传统的外科胃肠造口相比，内镜方法具有操作简单、快速（15～30min）安全、不需特殊麻醉以及术后并发症低等优点；同时，术后易于护理、患者易于接受、痛苦少。从营养供给方面，与全静脉营养供给相比，其具有易于为人体正常的消化道吸收、营养物价格低廉的特点。因此，PEG 目前已成为需要长期非经口营养供给患者的首选和主要方法。其缺点是少数患者可出现造口局部感染。

第一节　临床适应证和禁忌证

一、适应证

1.进食困难：咽喉、食道、贲门或纵隔肿瘤压迫食管，使进食困难。

2.长期管饲：由于中风等脑部病变不能进食等原因而愿意接受胃造口喂食者。

3.各种神经系统疾病导致长期或较长时间丧失吞咽功能，不能经口或鼻饲营养，各种肌病所致的吞咽困难以及完全不能进食的神经性厌食者。

4.全身性疾病所致的严重的营养不良，需要营养支持，但不能耐受手术造口者。

5.口腔、颜面、咽、喉大手术，需要较长时间营养支持者。

6.外伤或肿瘤造成进食困难者。

7.食道穿孔、食管气管瘘或各种良恶性肿瘤所致的食道梗阻者。

二、禁忌证

1.完全性口咽及食道梗阻、内镜无法通过者。

2.腹壁广泛损伤、创面感染者。

3.胃部疾患，尤其是胃体前壁病变而影响手术操作者。

4.大量腹水的患者，胃壁无法紧贴腹壁而导致腹膜炎。

5.幽门梗阻者。

6.严重而无法纠正的出血、凝血机制障碍者。

第二节　经皮内镜下胃造口术套件的组成

经皮内镜下胃造口术套件包括经皮胃造口术导管、固定板、固定带、带持撑套 PS 针、胃壁固定器等，如图 5-5-1 所示。

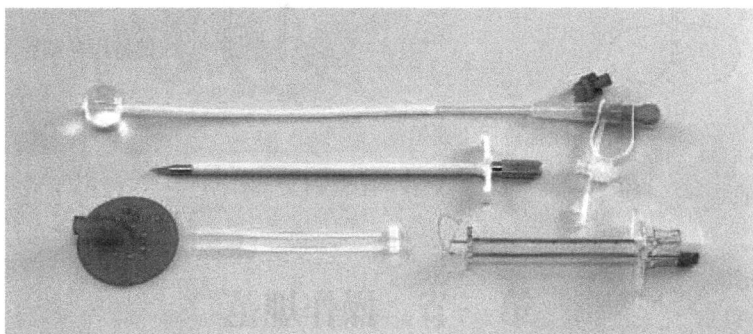

图 5-5-1　经皮内镜下胃造口术套件

胃壁固定器（图 5-5-2）是为了解决穿刺时抑制胃的伸长、防止瘘孔形成期间胃壁与腹壁的分离、瘘孔形成期间中的导管更换等要求而产生的固定器具。

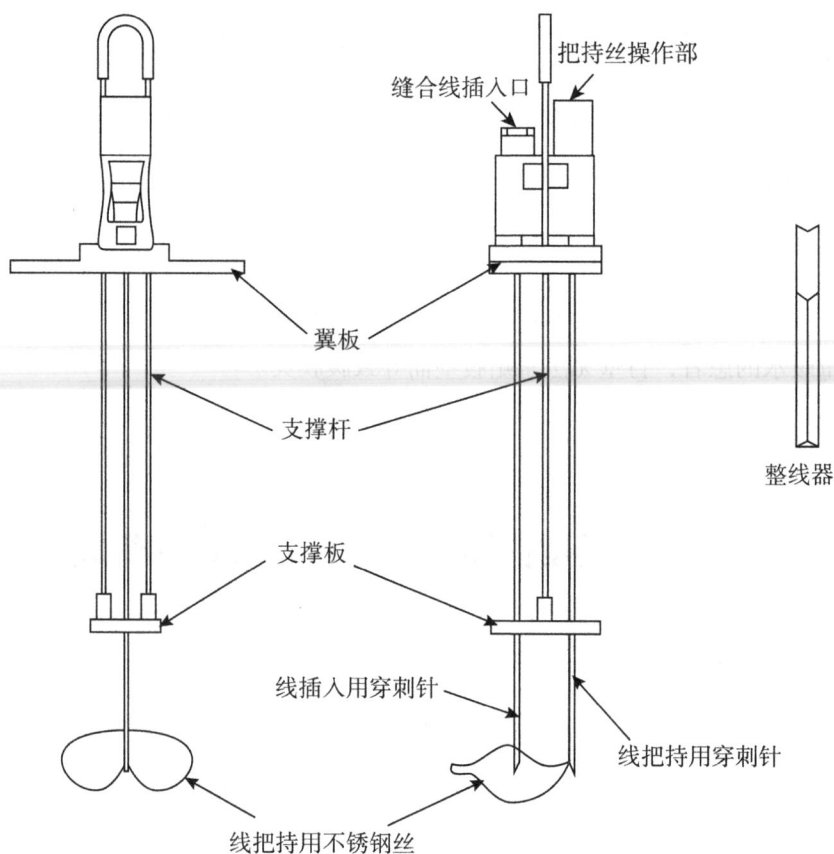

图 5-5-2　胃壁固定器

第三节　操作规范

一、操作前的准备

1.环境准备：保持环境安静。

2.用品准备：采用日本富士能 400 电子胃镜，日本 Create Medic 经皮胃造口用导管套件（附带胃壁固定器）1 套。

3.患者准备：向患者说明施行经皮胃造口的目的，消除不必要的顾虑。术前给予镇静及止痛。

4.导丝准备：由护套摘下前端插管，确认导丝头部是否有弯曲；由护套的后部用注射器向护套内腔注满灭菌蒸馏水。

二、操作步骤

1. 患者取左侧卧位，胃镜进入胃腔后取平卧位。向胃内注气，使胃壁贴近腹壁（图5-5-3）。

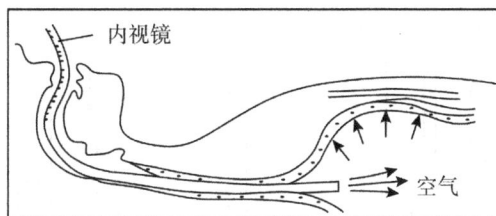

图 5-5-3　插胃镜注入空气

2. 确定穿刺点，消毒皮肤。助手对左上腹部（左肋骨弓与脐部的中间附近）进行叩诊，将胃镜透过腹壁的光最亮点确定作为胃造口的穿刺部位，将这部分皮肤做上标记。确定胃壁固定器的穿刺部位并标记（图5-5-4）。以此为中心进行全腹壁消毒。

3. 对胃壁穿刺部位及胃壁固定器的穿刺部位进行局部麻醉。用注射器边慢慢注入局部麻醉药物边垂直刺入，前端到达胃后由于负压影响，可确认到有气泡的逆流，同时通过胃镜可确认注射器贯穿胃壁，刺入胃内。

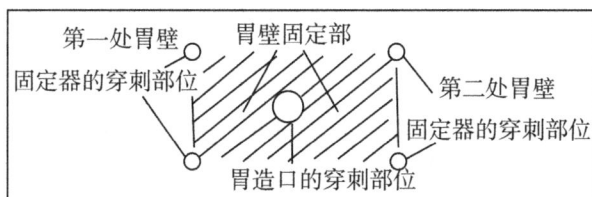

图 5-5-4　确定胃壁固定器的穿刺部位

4. 拔去黄色管芯针，将缝合线插入至针的前端，线把持用圆圈收纳于针内（图5-5-5）。然后将两针垂直刺入做好标记的胃壁固定器的穿刺部位。推荐使用2-0或3-0的有一定韧性的缝合线。

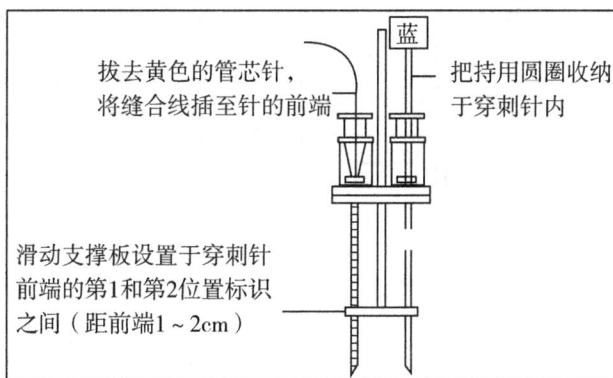

图 5-5-5　固定器准备

5.在胃镜下确认两边的针均准确无误地插入胃内后，将蓝色的管芯针在标识凸起朝向内侧的状态下推入，最后会形成管芯针手柄部位的凸起与基座的凹下部位相吻合。此时，线把持用穿刺针的下面会形成线把持用的圆圈（图5-5-6）。

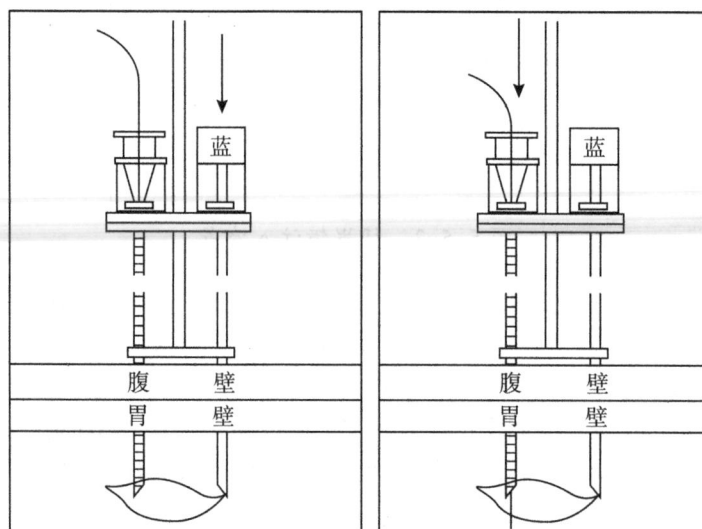

图 5-5-6　穿刺针下形成线把持用的圆圈

6.将缝合线通过缝合线插入口，插入至线把持圆圈内（图5-5-7）。

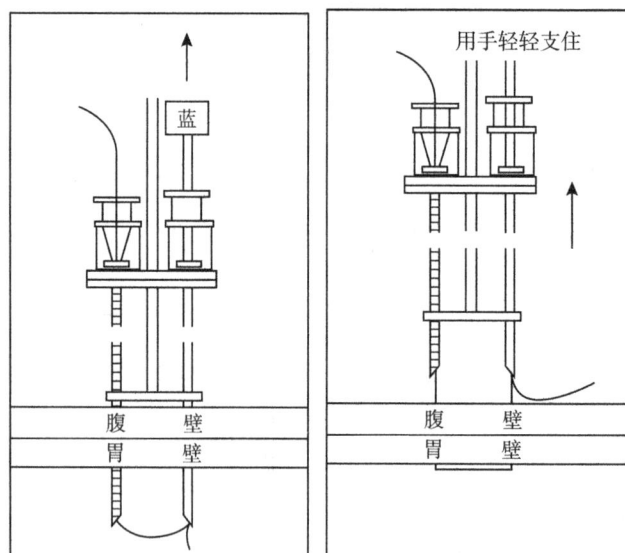

图 5-5-7　将缝合线插入到线把持圆圈内

7.在胃镜下确认缝合线确实通过线把持用圆圈，然后将蓝色管芯针上提，这样就会使线把持用圆圈收纳于穿刺针内。退出胃壁固定器，结扎缝合线（图5-5-8）。

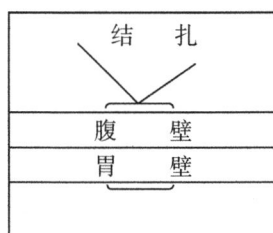

图 5-5-8　结扎缝合线

8.继续装配好胃壁固定器，以预定造口部位为中心，在对称的标记部位（图 5-5-4），以同样的手法进行胃壁与腹壁的结扎固定。

9.在造口预定部位的腹壁皮肤上，用 11# 手术刀切开约 5mm 长的皮肤切口，然后将装配好 T 形持撑套的 PS 针垂直刺入，到达胃内（图 5-5-9）。

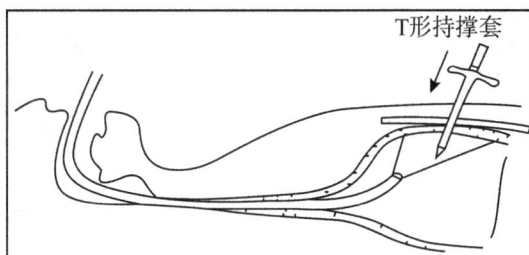

图 5-5-9　T 形持撑套的 PS 针垂直刺入胃内

10. PS 针的前端部贯穿胃前壁，且在胃镜下确认持撑套的前端已到达胃内后，留下 T 形持撑套，拔出 PS 针（图 5-5-10）。

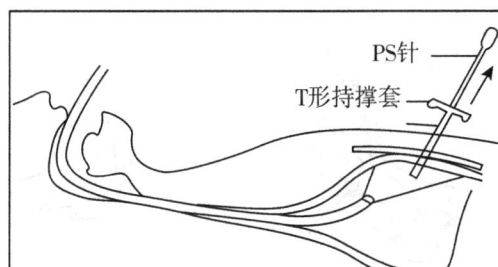

图 5-5-10　拔出 PS 针

11.马上用手指堵住 T 形持撑套口，防止胃内空气漏出，插入胃造口用导管，直至管身的乳胶镀膜部分全部进入为止（图 5-5-11）。

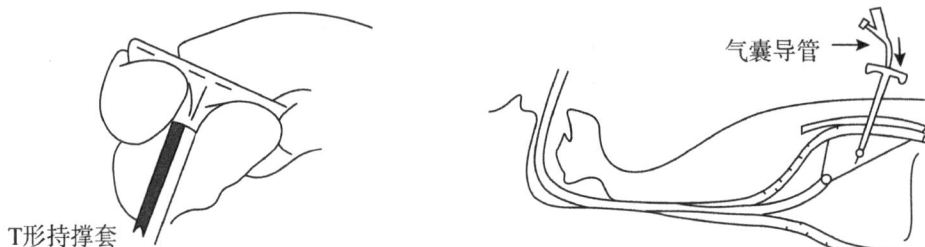

T形持撑套

图 5-5-11　插入导管

12. 由气囊注水口注入规定量的灭菌蒸馏水，使气囊扩张。向外拔出 T 形持撑套，使气囊与胃壁接触，然后轻轻左右撕裂 T 形持撑套，将其撕开并除去（图 5-5-12）。

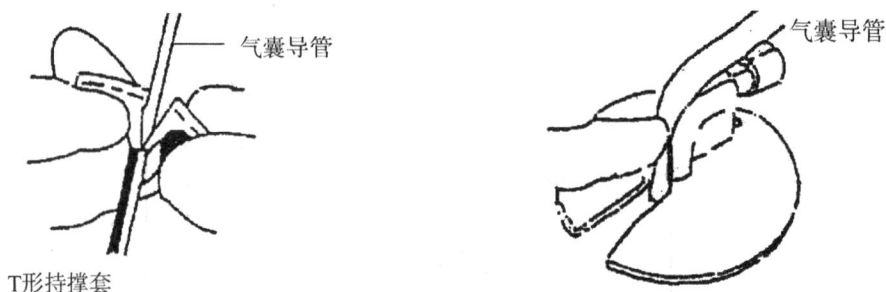

气囊导管

气囊导管

T形持撑套

图 5-5-12　气囊注水，除去 T 形持撑套

13. 轻拉导管，用胃镜确认气囊紧贴胃前壁。

14. 将导管压入固定板的引导套管，与腹壁形成牵引固定的状态后，用附属的 2 根束带进行固定（图 5-5-13）。

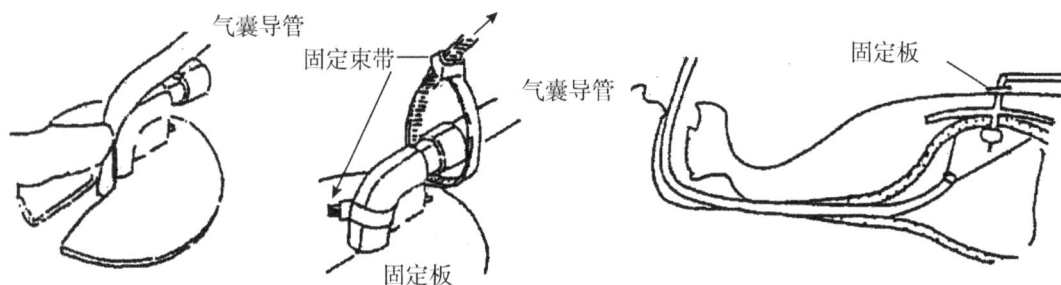

气囊导管

固定束带

气囊导管

固定板

固定板

图 5-5-13　导管固定

15. 胃内给营养剂。术后第 2 天，将 10% 葡萄糖液 500mL 滴入胃内，如无不适，可经导管给予营养剂。

第四节　使用时的注意事项

1. 本品的管身可能会有部分或全部变色，这对质量无影响。

2. 注意观察留置中胃腔的状态，确保注入的营养剂在胃内无潴留。

3. 留置中的导管气囊可能由于各种原因破裂，要注意轻拉导管或使用胃镜等经常检查管理。

4. 每周 1 次左右的频率将气囊的灭菌蒸馏水全部抽出，再注入规定容量的灭菌蒸馏水。

5. 对于胃壁固定器保护包装盖，为了产品的保护而设计得较紧，开封时要小心。

6. 本品在使用前要确认各部有无异常。

7. 留置中，不能让未受过训练者操作导管。

8. 不能用钳子等物品用力夹持，这样可能会切断导管或引起内腔堵塞。

9. 采用间断负压吸引方法，以防胃穿孔和坏死。

10. 术后 3 周会形成瘘管，在确认瘘管确实形成后，可将经皮胃壁固定使用的缝合线慎重拆除。

第五节　维　护

一、监测各项生命体征参数

在放置后的 6h 内监测各项生命体征是非常重要的（意识、脉搏、血压），这些参数能提示有无出血，特别是内出血。

二、造口的护理

1. 术后应每天消毒创口处，观察造口周围皮肤有无发红或肿胀。

2. 造口管的固定松紧要适宜，过紧会导致胃壁和腹壁的缺血坏死或造口管脱出，过松会引起管旁外渗而致伤口感染，以不松动且刚好能转动为佳。

3. 造口完全愈合后，用肥皂水清洗造口周围皮肤即可，需彻底冲净及干燥。

三、经皮内镜下胃造口术的喂饲护理

1. 应在置管后在 24h 后开始滴入营养液。

2. 喂饲方法：一种是间断性喂饲，即 1 次喂 200 ～ 300mL 流质，30min 内喂完，按医嘱每天喂 5 ～ 6 次；另一种方法是通过输流质泵持续性喂饲，一般 8 ～ 24h，也可以采取喂饲 10h，休息 4h，再喂饲 10h 的方法。

3. 有人工气道的患者喂饲前需先吸痰。

4. 确定胃造口管在胃内以及胃的消化情况。如果抽取的胃容物超过 50mL，把胃内容物注回胃内，30 ～ 60min 后再检查，要是仍然多且超过 4h，表示胃排空延迟，应及时报告医生。

5. 管饲喂养前后均应用至少 25mL 无菌生理盐水或灭菌水冲洗管道，且应每天冲洗 2 次以防止管道阻塞。

6. 营养液的滴入应遵循先慢后快、先薄后浓、先少后多的原则。

四、给药护理

通常用注射器从侧管给药。水剂是最理想的，可以直接从侧管注入。片剂要弄碎并用 30 ～ 50mL 温开水充分溶解后才能注入。喂完药后用 50mL 开水冲洗侧管，以免管道阻塞。如果是持续性喂饲，从侧管喂药，不影响营养要素的喂饲。

五、拔管护理

1. 不应在置管后 21 天内将 PEG 管去除，在胃瘘管形成后，才能将管去除。

2. 拔除胃造口管后，拔出后遗留的瘘管可用凡士林纱布填塞或缝合 2 针，外盖纱布，用胶布固定即可。拔除胃造口管后的第 1 天最好不进食，第 2 天才从少量的清流质饮食开始，逐渐过渡到正常的饮食，并逐渐增加进食的量，防止过早的过量进食影响了造口的愈合。

第六节　并发症

一、造口周围感染

细菌多来源于消化道，与造口管周围皮肤固定过紧或过松有一定的关系。术前预防性使用抗生素，可明显减少此并发症的发生。

二、营养管堵塞或滑脱

如导管堵塞，则须更换，切勿用高压冲洗或导丝再通。术后 1 周以内的滑脱常需开腹手术修补；1 周以后发生者，可通过 Foley 造瘘补救。

三、胃肠道出血

胃肠道出血较少见，可能与穿刺点偏于大弯侧有关，而此处的胃浆膜血管丰富，可通过接紧造口管或内镜下处理。

四、包埋综合征

包埋综合征指过度牵拉 PEG 管道，导致胃黏膜坏死，从而使内垫片从胃腔移行至胃壁内或腹壁内。为避免包埋综合征的发生，建议在 PEG 管外卡口和腹壁间留有 0.5cm 的距离，以减少内垫片对胃黏膜的压力。对于包埋综合征，局部麻醉下于皮肤切口取出即可。

五、造口管漏

由于造口直径大于瘘管，或因造口管移位，胃内容物及灌入营养液沿管周漏出，称为外漏；也可漏入腹腔内，为内漏。前者可更换大号的造口管止漏，后者为一种严重的并发症，应手术处理。

六、胃结肠瘘

胃结肠瘘可因穿刺针同时刺入结肠和胃或造口管压迫结肠而引起坏死，以致胃与结肠相通。较小的胃结肠瘘在拔除导管后可自愈，大的胃结肠瘘可出现更加严重的营养不良和中毒症状，应手术治疗。

七、吸入性肺炎

吸入性肺炎可能与食管反流有关。发生吸入性肺炎后，应积极给予抗感染治疗。同时采取以下措施：逐渐增加每次营养液的输入量，不可操之过急；抬高床头，加快胃排空，服用促胃肠动力药或将造口管头端放入空肠，以减少反流。

第七节　常见故障

一、气囊破裂

气囊破裂的原因有：①插入操作时损伤器具，如夹具、剪刀、手术刀以及其他器具造成的损伤等；②注入的蒸馏水量过多；③气囊扩张时注入其他物质（生理盐水或造影剂等容易引起凝固的物质）；④自己拔取等给气囊造成的急剧负担。

二、导管闭塞

导管内腔可能会由于营养剂附着而造成堵塞。

三、导管无法拔出

如果使用生理盐水或造影剂扩张气囊，其成分凝固会造成气囊内的内容物无法抽出，使导管无法拔出。

（李红建）

第六章

胃镜下空肠营养管置入术

胃镜下空肠营养管置入术（endoscopic nasojejunal feeding tube placement，ENFTP）行肠内营养支持的方法目前已在重症康复临床被广泛应用，主要用于无法自行进食的患者。ENFTP 行营养支持是肠内营养的一种重要方式，能在胃镜直视下完成营养管放置，且与全胃肠外营养相比有较多的优势，更符合生理，直接肠道供应营养物，促进肠道微循环及肠蠕动，防止细菌移位，从而保护肠道黏膜屏障的功能，促进肠蠕动功能恢复。此外，有报道称，ENFTP 行肠内营养可抑制体内炎症细胞分泌，从而减轻全身炎症反应。

第一节　适应证和禁忌证

一、适应证

1. 早期急性重症胰腺炎。
2. 意识障碍或昏迷，如脑血管意外、脑外伤、颅脑手术后。
3. 吞咽、咀嚼困难、误吸风险较高的患者。
4. 高代谢疾病和慢性消耗性疾病，如癌症、烧伤、艾滋病晚期等。
5. 纠正或预防手术前后营养不良，如头部或颈部癌症手术后需要肠内营养支持。
6. 特殊疾病需要置管者，如严重的抑郁症或神经性厌食症等。

二、禁忌证

1. 由于严重的感染、功能衰竭或术后引起的肠麻痹或机械性肠梗阻。
2. 消化道活动性出血。
3. 严重的腹泻和高流量小肠瘘。
4. 有可能增加感染机会或终末期恶性肿瘤伦理方面的考虑为相对禁忌证。

第二节　操作情况

一、患者准备

1. 同胃镜检查。
2. 术前禁食 12h，禁饮 4h。

3. 置管前应向患者或其家属讲解安置营养管的目的、方法及注意事项。

4. 向患者或其家属讲明置管的必要性和风险性，取得家属同意后签署手术治疗同意书。

5. 有活动性义齿的，需取下。

6. 如无麻醉禁忌证，建议在麻醉下行置入治疗。

二、仪器和材料

需要的仪器和材料包括鼻空肠营养管、配套材料（口－鼻腔导出管）、Olympus 电子胃镜、导引钢丝（泥鳅导丝）、喉镜、止血钳。

三、置管方法

（一）传统胃镜下空肠营养管置管法

首先经鼻腔盲插空肠营养管至胃腔内，然后在胃镜直视下用异物钳或者圈套器钳夹住营养管头端送至空肠。该方法在胃镜下难以准确钳夹，夹持后容易模糊视野，且只能置管至十二指肠降部或水平部，无法直接送达空肠，退镜时又比较容易滑出，置管成功率较低，耐受性差，故目前使用有所限制。

（二）改良胃镜下空肠营养管置管法

2002 年，张克俭等报道了改良胃镜下空肠营养管置管法。置管前，先把空肠营养管的头端剪一直径 0.2cm 左右的小孔，以能顺利通过导丝为准。先将胃镜插至十二指肠降部并拉直镜身，再经活检孔道将导丝置于空肠内，送达屈氏韧带以下，导丝探出内镜前端约 20～40cm，退出内镜，留置导丝。将导尿管的一端从一侧鼻孔插入，再由口腔拉出，然后经导尿管将导丝的口腔外部分从鼻腔拉出。最后，在导丝的引导下通过鼻腔将空肠管置入空肠内，置管长度约 105cm，置管后即拍腹部平片以确定位置。该方法可一次性使空肠营养管头端到达空肠，一次性置管的成功率约为 85%，成功率较前大大提高。主要的失败原因为患者恶心后营养管脱入胃内。基本无咽痛、呛咳、呕吐、腹痛、穿孔及消化道出血等发生。

（三）经胃镜活检孔快速放置空肠营养管法

内镜先经口插至十二指肠降部或水平部，导丝预先插入空肠营养管，润滑油润滑营养管前端后。在内镜的直视下，经胃镜活检孔将空肠营养管置于空肠近端，边插空肠营养管边退镜，以保证空肠营养管在深插入的情况下退出内镜。退出内镜后，空肠营养管由口腔转经鼻腔引出体外固定，营养管的置管深度在屈氏韧带以下 20～40cm。一般确保空肠营养管在屈氏韧带以下，胰腺炎及高位肠瘘患者的营养管须在屈氏韧带 30cm 以下，其他患者的空肠营养管过屈氏韧带即可。钟晓琪等报道 65 例患者使用该方法均成功，成功率达100%。且与以往方法相比，有较多的优点，如安全性高、置管成功率高、操作时间短（约10～15min）、患者的痛苦小。此外，该方法可在床边完成操作，特别适合危重症患者。

第三节　术后护理及注意事项

1. 妥善固定营养管，严防导管脱落及弯折。
2. 术后首次使用时应先使用注射器抽吸营养管，见到肠液后才能使用。
3. 掌握肠内营养的原则，控制浓度、容量、速度，营养液的温度为 37～39℃ 为宜。
4. 保持管道通畅，每次使用营养管前后，须用温开水冲洗导管。
5. 记录注入营养液及药物的量和时间。
6. 使用时，患者取半卧位或右侧卧位，以减少反流。
7. 每日行口腔护理 2～3 次，保持口腔黏膜湿润，防止出血、感染、溃疡等。
8. 注意鼻腔护理，给予温水棉签擦拭或鱼肝油滴鼻，避免鼻腔黏膜干燥、出血。

第四节　空肠营养管的并发症

一、胃肠道并发症

较常见的症状为恶心、呕吐、腹泻等。可能的原因为：输注速度过快，造成胃明显膨胀；营养液的渗透压过高，刺激胃肠道黏膜；患者的心理和精神因素；营养液中的脂肪含量过高；胃肠道功能障碍。此外，还可能出现腹痛、腹胀，少数患者可能出现胃肠道出血和肠梗阻等。

二、营养素代谢并发症

常出现在输入的营养液不符合患者机体的状况和条件时，故临床医生应根据患者的具体病情调整营养液。如有肝脏疾病时，注意补充支链氨基酸以改善肝性脑病的精神症状；对肾脏疾病的患者，应注意适当减少蛋白质的摄入，注意每日血钾、血磷的含量并适当补充酪氨酸等，从而避免加重病情，减少水、电解质平衡紊乱和维生素缺乏等情况的发生。

三、机械压迫和创伤

留置空肠营养管，应注意机械压迫及局部创伤并发症。如插管时产生的鼻咽和上消化道黏膜损伤、出血、穿孔等，以及长期留置营养管所致的鼻咽、上消化道感染、溃疡形成、声带水肿、吸入性肺炎、食管瘘形成等。

第五节　结　论

对于重症康复患者不能经口进食，胃镜下空肠营养管置入术能及时放置空肠营养管到位，行肠内营养支持，能有效改善血红蛋白等营养指标，减少感染等并发症的发生率，缩短营养支持时间和住院时间，促进机体的病情恢复，具有较高的临床价值，必将得到更广泛而深入的临床应用。

（张东泉）

第七章
体外膈肌起搏器的应用技术

膈肌为向上膨隆呈穹隆形的扁薄阔肌，为胸腔的底和腹腔的顶，是最主要的呼吸肌，是完成呼吸泵功能的主要动力来源，在呼吸运动中具有重要的作用。膈神经支配膈肌运动，是维持呼吸功能的主要神经。膈肌起搏器分为体内膈肌起搏器和体外膈肌起搏器。体外膈肌起搏器（external implanted diaphragm pacemaker，EDP）是通过体表电极刺激膈神经，引起膈肌收缩，从而改善呼吸功能并影响机体的其他功能。EDP 操作简单方便、安全无创伤、治疗有效，易于接受，但也存在不足，如电极难以精确定位、个体疗效的差异较大、操作不当易引起膈肌疲劳、长期巩固性疗效更有待进一步深入探讨。

第一节　体外膈肌起搏器的概述

一、构　成

EDP（图 5-7-1）由起搏器（脉冲电流发射装置）、导线和体表电极组成。根据一定射电参数发出脉冲电流经过导线输送到体表电极，经皮肤外表刺激膈神经（胸锁乳突肌的外缘下 1/3）使膈肌收缩及舒张、膈肌移动度增加，从而增加肺通气量，促进 CO_2 排出，逐步恢复膈肌功能。

体外膈肌起搏即经发射器、导线和体表电极刺激膈神经使膈肌收缩的起搏方法（图 5-7-1）。EDP 主要应用于 COPD、慢性呼吸衰竭等疾病的辅助通气治疗。体外膈肌起搏具有结构简单、操作方便、无创伤等优点，但其电极难以精确定位，疗效差异较大，易引起膈肌疲劳。其刺激强度较大，会给患者造成极度不适，长期巩固性疗效有待探讨。

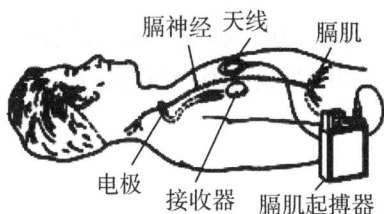

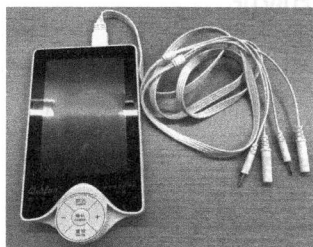

图 5-7-1　体外膈肌起搏器

二、原　理

膈肌负担人体 60% ～ 75% 的通气功能，在维持正常通气和肺功能方面起重要作用。膈肌每升高 1cm，可增加肺通气量 250 ～ 300mL。膈肌属于骨骼肌。膈神经由 C3 ～ C5 脊髓前角发出的神经纤维汇集而成，组成后下行支配膈肌运动，属于混合神经，胸锁乳突肌外缘下 1/3 处是其在体表最表浅的部位，也是电极刺激膈神经的最佳部位，随膈神经放电频率的变化进而影响其所支配的骨骼肌运动单位收缩。目前，临床上所用的治疗频率为生理频率（40Hz）。近期有研究发现，生理频率电刺激 COPD 患者，膈肌纤维类型的转化不是临床所需求的最佳的肌纤维重构。由此推测，40 Hz 慢性电刺激并不是 COPD 膈肌康复治疗的最佳频率。李香彭等和李军梅等采用不同的频率慢性电刺激肺气肿兔的膈肌后，发现超低频复合生理频率慢性电刺激（40Hz+2.5Hz）可显著提高肺气肿兔的膈肌收缩力，较生理频率慢性电刺激能使肺气肿兔膈肌抗疲劳能力得到更明显的提高。对其进行更深一步的研究发现，超低频复合生理频率慢性电刺激后肺气肿兔的膈肌肌浆网 Ca^{2+}-ATP 酶活性增加，提高肺气肿兔膈肌肌浆网 Ca^{2+} 摄取和释放的能力，这可能是 EDP 对 COPD 患者膈肌康复治疗的理论基础。

EDP 的两块主电极片分别置于两侧胸锁乳突肌外缘下 1/3 处，另两块辅助电极片置于两锁骨中线与第二肋相交处，以便形成回路。电刺激后兴奋胸锁乳突肌外下的神经纤维，产生神经冲动，向下传至神经末梢，引起膈肌收缩。

电刺激膈神经后对呼吸系统产生两种效应。①离心性膈神经兴奋：电刺激膈神经，兴奋运动神经纤维，产生神经冲动，向下传至神经末梢，经电—化学—电的传递，直接兴奋膈神经，表现为深吸气；②向心性膈神经兴奋：膈神经运动纤维受刺激兴奋时，其感觉纤维也会受到刺激兴奋，形成神经冲动向上传导到脊髓，使呼气中枢兴奋，吸气中枢抑制，促使吸气转为呼气，从而加速吸气与呼气活动交替，表现为补呼气增加。

第二节　适应证和禁忌证

一、适应证

有慢性阻塞性肺疾病、低通气综合征、肺动脉高压、肺炎、间质性肺病、支气管哮喘、顽固性呃逆、咳嗽排痰能力下降，脱机、拔管以及脱氧困难与胃食管反流。

二、禁忌证

1. 气胸。

2. 胸膜粘连增厚。

3. 活动性肺结核。

4. 使用植入式电子装备（例如心脏起搏器）的患者除在医生指导下外，禁止使用本起搏器。

5. 靠近胸部使用电极会增加心脏纤颤的危险，使用电极片时应注意避开心前区。电极片严禁被贴在两侧颈动脉窦处。

第三节　使用方法

一、操作前的评估

1. 高碳酸血症或低氧血症诱发试验，以判断呼吸中枢的反应能力。

2. 膈神经与膈肌的功能测定：①膈神经传导时间；②膈肌肌电图；③跨膈压力阶差以及透视下膈肌自主运动的观察；

3. 肺功能检测：包括动脉血气分析等。

二、操作前的患者准备

操作者解释治疗目的、注意事项等，取得患者的配合；患者取半卧位或平卧位，解开上衣颈部、胸部的扣子，充分暴露胸锁乳突肌。

三、操作流程

（一）清洁皮肤

用清水或酒精清洁贴片处的皮肤，等待风干后贴理疗电极片。

（二）贴电极片

电极片共有 4 个：2 个小电极片和 2 个大电极片。

1. 小电极片的位置：放置于双侧胸锁乳突肌外缘下 1/3 处（平环状软骨水平）。具体步骤为：

（1）平视前方，转头，确定胸锁乳突肌的位置，应用三分法将胸锁乳突肌分为三等分，取肌肉外缘的中 1/3 和下 1/3 交界点为核心作用点。

（2）头部转正，沿着胸锁乳突肌的走行，将小电极片内侧中点与核心作用点重叠，贴于肌肉外缘。

注意：①如出现转头或抬头动作，说明胸锁乳突肌明显收缩，建议重新贴片；②严禁将小电极片贴在颈动脉窦上（胸锁乳突肌内侧，甲状软骨上缘的水平）。

2. 大电极片的位置：放置于双侧锁骨中线第二肋间处。注意：①第二肋间平胸骨角，亦可通过锁骨下三横指的方法简单定位第二肋间；②如患者有心脏疾患，建议将左侧大理疗电极片稍外移（向腋窝方向）；③建议大、小理疗电极片之间的距离＞1cm。电极片的位置如图 5-7-2 所示。

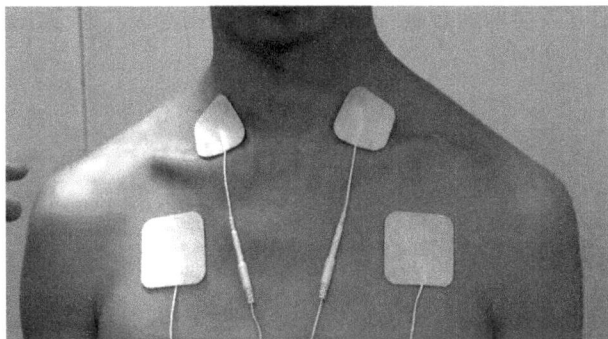

图 5-7-2　大小电极片的位置

（三）开　机

连接导线和电极片。

（四）调节参数，开始治疗

1.旋转拨轮至各参数模块，进行调节。

（1）一般情况下仅需调节"刺激强度"和"治疗时间"。

①刺激强度：从低至高，逐渐增加强度；在患者能耐受的情况下尽可能上调，以实现更佳的治疗效果。

②治疗时间：15～30min，根据患者的膈肌功能而设定。

③其他参数建议：应用默认值（起搏次数：9 次 /min；刺激频率：40Hz）。

（2）当患者为儿童时，起搏次数可调整为 10～12 次 /min。

（3）首次治疗时，将直接进入默认参数。此后，开机时将进入上一次的治疗参数，可按需调整，或按"默认"键进入默认参数后调整。

2.按"确认"键后进入倒计时。治疗过程中如需调整参数，按"重设"键→调整参数→按"确认"键。

（四）结　束

当剩余时间变为"0"，治疗结束。

四、注意事项

1.使用过程中的正常感觉包括但不限于贴片部位发麻、震动感、蚁行感或压迫感、手臂内收、咳嗽次数增加、排痰冲动、呼吸较轻松等，但如果感觉疼痛、头晕等不适，请下调至可接受的刺激强度。

2.治疗过程中应保持放松，尽量减少言语、大笑、转头和剧烈运动等动作，以免小电极片松动而导致治疗无效以及因局部放电而疼痛。

3.请按照指示贴电极片，严禁将电极片贴在颈动脉窦处。颈动脉窦位于胸锁乳突肌内侧、甲状软骨上缘的水平（甲状软骨为喉部最突出的软骨，吞咽时可感受到其移动）。如果将电极片贴在了颈动脉窦处，可能出现头晕、头痛、视力模糊、全身软弱等不适的症状，出现上述情况时请迅速移除电极片并平卧，一般很快就能恢复。

五、用量与疗程

开始使用时，每天 1 ~ 3 次，每次 15 ~ 30min，15 天为 1 个疗程。第一、第二疗程使用生理频率（40Hz），第三疗程根据患者的具体情况使用低频（40Hz+10Hz）或者超低频（40Hz+2.5Hz）进行复合频率治疗。建议至少完成 2 个疗程的治疗，连续治疗 6 个月以上最佳。

第四节　体外膈肌起搏器对机体的影响

一、对膈肌的影响

荷兰 Hazenberg 等的研究显示，膈肌起搏治疗短期内可提高患者的膈肌移动度。蔡映云等观察到 EDP 可使正常人膈肌即时的移动度增加，同时对 COPD 患者即时移动度及连续治疗 20 ~ 30 天后膈肌运动幅度均有增加。EDP 主要通过改变膈肌的移动度来改善患者的通气功能及血气情况。研究显示，COPD 患者在轻、中度时，其膈肌 I 型、II 型纤维均萎缩；重度时表现为 I 型纤维比例增加，膈肌收缩功能减退，蛋白降解率增加，对 Ca^{2+} 敏感性降低，并且横桥周期性的运动减慢。而膈肌起搏可以使萎缩的膈肌运动单位重新募集，各类型纤维功能增强，同时保持肌纤维比例的相对正常，且增加膈肌的血供和能量，使得膈肌的耐受力和强度增加，改善膈肌疲劳。然而，蔡映云等认为对于气道阻塞或肺顺应性明显减退的患者，EDP 虽可改善通气，但同时也增加呼吸肌做功和氧耗量，可加重呼吸肌负荷，诱发呼吸肌疲劳。这也解释了部分 COPD 患者在接受 EDP 治疗时，出现 PaO_2 比治疗前下降的原因。因此，膈肌起搏的强度应循序渐进，同时可提高氧流量，避免其引起膈肌疲劳。张巧俊等研究发现，COPD 患者的膈肌肌电图与肺功能密切相关，其改变程度与肺功能损害程度呈线性关系，具体表现为 COPD 患者的肺功能越差，膈神经传导越慢，膈肌动作电位幅度越低；反之，肺功能越好，膈神经传导越快，膈肌动作电位幅度越高，从而也显示 COPD 患者呼吸衰竭与膈肌无力、疲劳密切相关。曾有国外学者对 COPD 患者于膈肌起搏治疗前后进行膈肌肌电图及肺功能检查，结果显示，膈神经传导时间缩短及动作电位振幅上升，同时肺功能也得到明显的改善。

二、对肺动脉压的影响

在临床应用过程中，不论是体内还是体外膈肌起搏，均发现患者的肺动脉压降低，这也为肺动脉高压的临床治疗提供了一种新方案。EDP 降低肺动脉高压有重要临床意义，重症肺部疾病如 ARDS 和 ALI 的病理生理过程都存在肺循环阻力增加，用呼吸机正压通气治疗将加重肺循环阻力，对病情有不利的影响。然而，EDP 却可以降低患者的肺循环阻力，有利于 ICU 危重症患者的救治。肺动脉高压的发病率较高，临床治疗效果欠佳，严重影响患者的生活质量。EDP 可降低肺动脉压力，为此类疾病提供了一种新颖而简便的治疗方法。

第五节　体外膈肌起搏器在临床中的应用情况

一、评价 COPD 肺康复的治疗效果

COPD 是一种常见的、可以预防和治疗的呼吸系统疾病，与气道和肺对有毒颗粒或气体的慢性气道炎症反应增强相关，其发病率、致残率及病死率均较高，对 COPD 开展肺康复并阻止其病情加重的治疗研究尤为重要。COPD 患者的膈肌厚度低平、变薄、活动幅度减小，使肺泡通气量下降，导致缺氧或 CO_2 潴留；而长期缺氧再次加重膈肌萎缩、膈肌肌力和耐力降低，同时，气道阻力增加，使膈肌储备能力下降，进一步加重缺氧和 CO_2 潴留，形成恶性循环。因此，缓解膈肌疲劳，增强膈肌肌力，才能有效地改善肺通气功能。

EDP 治疗使吸气肌强度和吸气肌耐力有改善，可以提高患者膈肌的强度和耐力，改善患者肺功能及其临床症状，提高患者生活质量，促进 COPD 患者肺康复。COPD 患者的 EDP 治疗需要维持较长时间，其肺康复是一项长期坚持的工作。

二、治疗重症 COPD

EDP 的治疗通过依靠刺激膈神经来引起膈肌收缩完成，其能否有效地改善 COPD 患者的 $PaCO_2$，取决于膈肌有效收缩、气道阻力对吸气流速的负向影响、通气量改善所伴随的呼吸变化等。在 COPD 急性加重期时，气道出现严重充血、水肿以及分泌物排出不畅等，更加加重气道阻力，使气流进入受限加剧，肺泡过度充气膨胀，膈肌收缩力下降。因此，呼吸肌疲劳是导致 COPD 患者出现呼吸衰竭的重要原因，所以，临床治疗方法也应以改善呼吸肌疲劳为主。

EDP 对重症 COPD 患者的治疗，相对于 COPD 稳定期患者其疗效会有所降低，但效果因人而异，应合理使用，注意避免膈肌疲劳的发生。有许多的研究报道，EDP 对 COPD 肺心病并发 II 型呼吸衰竭的患者治疗有效。EDP 是一种无创伤性膈肌起搏通气方法，其优点是无创伤性地增加膈肌血流及能量，有助于减轻膈肌疲劳、增强膈肌收缩力、增加潮气量及改善肺通气功能，促使 CO_2 排出，降低高碳酸血症的危险。EDP 可降低重症 COPD 患者氧疗的危险。同时，由于 EDP 无创伤性，相比机械通气无须气管切开或气管插管，避免感染机会，提高患者的生活质量。

三、治疗顽固性呃逆

呃逆是某些疾病的临床症状，膈肌不自主地间歇性收缩运动，空气突然被吸入呼吸道内，并伴有吸气期声门突然关闭而发出的短促声响，其发作频率在 4 ～ 60 次 /min。发生机制目前尚未明确，常见于神经官能症、传染病和尿毒症等。顽固性呃逆的治疗方法诸多，有一般疗法、药物治疗、经穴疗法、电刺激疗法等，但疗效有限。而有临床研究证

明，应用 EDP 治疗顽固性呃逆可取得显著的治疗效果，数据显示有效率高达 92%。其机制主要是体表电刺激膈神经增强膈肌收缩力，辅助呼吸，恢复膈肌功能，达到治疗效果。因此，EDP 可为顽固性呃逆患者提供一种安全有效的治疗方案。

四、体外膈肌起搏器与高频通气联合装置的研究

高频喷射通气（high frequency jet ventilation，HFJV）作为一种简易而有效的机械通气新技术已在国内被广泛应用，其治疗呼吸衰竭对提高 PaO_2 具有确定的疗效。但是，HFJV 有一定的缺陷，它在提高氧合水平和 PaO_2 的同时，由于小潮气量伴随通气频率的增加，容易发生 CO_2 潴留及高碳酸血症加重。而 EDP 具有增加潮气量、改善通气和促进 CO_2 排出的特点，因此，若将 EDP 技术与 HFJV 相结合，上述问题便可解决。

1990 年，谢秉煦等研制成功高频通气膈肌起搏器（high-frequency ventilation diaphragm pacemaker，HDP）。HDP 是一组综合性多功能性装置，具有简易无创伤、潮气量小、低气道内压、开放性通气、具有保护性通气等特点。谢秉煦等对 COPD 患者应用 HDP 治疗，是中重度患者均能在改善低氧血症的同时防止 CO_2 潴留，为 HFJV 治疗 COPD 的呼吸衰竭提高安全性，又避免 EDP 引起 PaO_2 降低的不足。国内应用 HDP 治疗 COPD 肺康复和肺心病 II 型呼吸衰竭已有多篇报道。有研究显示，HDP 治疗 COPD 时，患者的 PaO_2 和 SaO_2 显著增加，$PaCO_2$ 明显下降，潮气量、肺活量、FVC、补吸气量、深吸气量等肺功能指标有明显改善，膈肌活动度明显增强，血清过氧化物歧化酶升高，红细胞滤过指数下降，表明 HDP 治疗 COPD 有较好的疗效。万里等研究表明，在治疗慢性肺源性心脏病合并 II 型呼吸衰竭中，从患者的血气分析及临床症状来看，HDP 效果显著，优于单独应用高频通气治疗，值得临床推广。

五、其　他

EDP 除上述治疗外，它还有以下方面的应用。

（一）控制哮喘发作和缓解症状

因重症哮喘的通气衰竭实际上是吸气肌疲劳，EDP 可以改善膈肌疲劳，增加通气量，改善呼吸困难，缓解哮喘症状。哮喘急性发作时，EDP 的电极放置于患者喘息穴 - 膈俞穴。治疗时，患者呼吸困难有缓解甚至消失，胸闷感较前好转，讲话大声且连贯性加强，有的患者在治疗中就可大声谈笑，听诊时双肺哮鸣音有不同程度的减少甚至消失。

（二）治疗肺心病

心力衰竭时，EDP 可促进 CO_2 排出，改善机体缺氧，使肺动脉压降低；同时，可以增加胸腔内负压，心排出量增多，降低心脏后负荷，从而改善肺心病者的右心功能。朱光复等研究发现，EDP 改善肺心病患者的肺通气功能时，亦可增加心肌收缩力，降低平均肺动脉压，增加心排出量。故 EDP 能改善肺心病患者的心功能。

（三）作为一种新的排痰治疗方法

EDP 通过刺激膈神经反射性地诱发咳嗽、刺激排痰。已有临床研究证实，EDP 治疗

肺部感染时，患者的痰鸣音的消除时间及持续发热的时间均有缩短。

（四）治疗周围性面神经炎

其原理主要是通过电刺激兴奋面神经，已瘫痪的面肌有节律地收缩和舒张，从而使面肌得到有效的功能锻炼，达到康复治疗的目的。临床应用中，EDP疗效明显高于单纯性药物治疗组，表明EDP用于治疗周围性面神经炎具有疗效高、疗程短、无痛苦、无不良反应的特点。另外，EDP比传统的针灸治疗痛苦小，患者易于接受，是周围性面神经炎较好的辅助治疗方法。

（五）治疗小儿重症肺炎及新生儿窒息

EDP能明显改善症状，成功抢救患儿。

第六节　结　论

EDP经过几十年的临床实践和探索，技术已较成熟并大量被应用于临床，有诸多的治疗优点，治疗效果亦显著，适用范围也逐渐扩展，但仍需进一步行技术方面的改进。由单一仪器研制和应用发展到多功能、多结构的综合系统，把EDP技术与高频通气的供氧装置相互结合，取长补短，是EDP技术在解决呼吸功能不全方面前进的一大步，因此可进一步加强HDP的临床研究。随着技术的进一步提高，研制出带微电脑程控的EDP，通过膈肌起搏微秒级刺激信号，对刺激信号波形、频率及根据患者的血气进行选择，编制微电脑程控程序，观察EDP对膈肌及血气的影响，确定膈肌起搏的最佳参数。同时，通过设备的改进，研发出简洁的EDP家庭版本，将其推广至社区中，协助患者进行长期康复治疗。相信随着科技的不断进步，新开发的仪器及更加精密的起搏器问世，将会大大推广EDP在临床上的应用，为处于疾病痛苦中的患者提供安全有效的救治方法，提高患者的生活质量，减轻社会的经济负担。

（张东泉）

第八章
经颅磁刺激治疗

经颅磁刺激（transcranial magnetic stimulation，TMS）于1985年由英国谢菲尔德大学Barker和他的助手创立，通过头皮刺激大脑皮层运动区、脊髓神经根或周围神经，在相应的肌肉上记录复合肌肉动作电位。因为该技术具有功能方面的独特性和无创、无痛、操作简便、安全可靠等优点，很快被推广到临床和科研的各个领域。

目前，国内市场上的磁刺激器几乎都是国外产品，主要有英国Magstim、丹麦Dantec、美国 Cadwell、芬兰 Nexstim 和日本 Nihon Kohden。其中，国际上有关 Magstim 产品的报道比较多。

第一节　关于经颅磁刺激治疗仪的概述

一、结构与工作原理

经颅磁刺激治疗仪（图 5-8-1）的基本工作原理为在患者头皮特定部位放置绝缘线圈，对于线圈接通电容器进行快速关断及导通等方式，可使高强度脉冲电流于线圈中产生且线圈周围可产生一个短暂有力的脉冲磁场，穿过皮肤以及软组织和颅骨即可于患者脑组织中生成感应电流。若感应电流超出神经组织兴奋阈值，则可使得神经细胞去极化，诱发电位及生理效应随之产生，既能够引发暂时性的大脑功能抑制和兴奋，同时也可引发长时程的皮质可塑性调节。

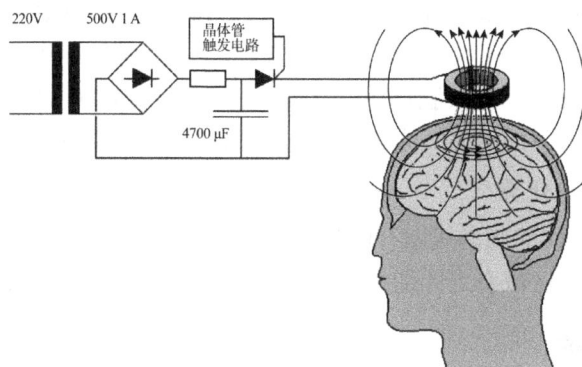

图 5-8-1　经颅磁刺激治疗仪的结构

经颅磁刺激治疗仪的主要组成部分包括产生时变磁场的刺激线圈以及产生快速变化电流的主电路。磁场以磁力线的形式，无创伤地透过皮肤、颅骨而刺激到大脑神经。而其工作电路（图 5-8-2）主要由变压器 T、二极管组合而成的桥式整流电路 B、绝缘栅双极型晶体管（IGBT 共 8 个）Q、大电容 C、固态继电器 SSR、电感 L、可控硅组合而成的控制电路组成。外接的交流电首先通过变压器 T 的升压，再通过桥式整流电路 B 变成直流电，然后，通过绝缘栅双极型晶体管 Q 的控制对大电容 C 进行充电，充电结束后，绝缘栅双极型晶体管 Q 断开，控制电路中的可控硅导通，使固态继电器 SSR 导通，大电容 C 瞬时快速放电和电感 L 形成 LC 振荡电路，从而产生强大的时变磁场。

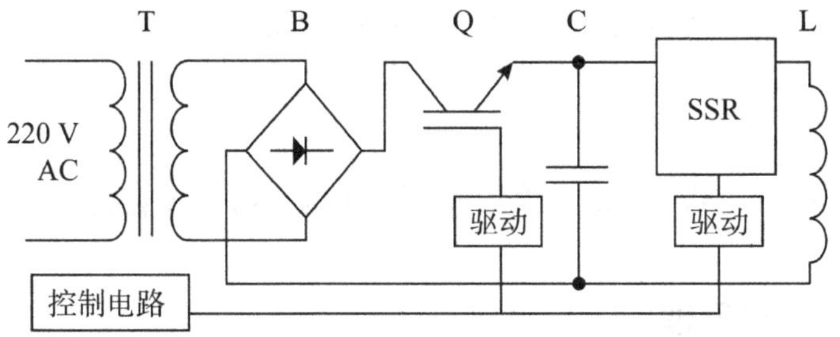

图 5-8-2　经颅磁刺激治疗仪的工作电路

二、分 类

（一）以刺激模式分类

目前，主要有单脉冲经颅磁刺激（sinde transcranial magnetic stimulation，sTMS）、双脉冲经颅磁刺激（paired transcranial magnetic stimulation，pTMS）和重复经颅磁刺激（repetitive transcranial magnetic stimulation，rTMS）3 种。rTMS 是在 TMS 基础上发展起来的，对大脑某一特定的部位采取重复刺激，rTMS 在神经元的不应期也可以刺激，所以能兴奋更多水平方向的神经元，影响大脑皮质的兴奋性，低频 rTMS 对皮质产生抑制作用，而高频 rTMS 产生兴奋作用，且 rTMS 对皮层兴奋性的影响在刺激结束后仍有后续效果。

（二）以仪器本身分类

目前常用的 TMS 仪的刺激线圈有椭圆形和 "8" 字形 2 种，后者能够产生更精准的定向刺激，对于皮脂代表区域有更详细的定位。

三、使用与维护

经颅磁刺激治疗仪是一种无创性的、作用于中枢和外周神经组织的磁刺激设备。根据设备能够输出刺激的最大频率，将磁刺激仪分为 Magneuro100、Magneuro60、Magneuro30 和 Magneuro10 四个型号。每个型号的磁刺激仪都采用智能风冷系统，使系统能够连续、长时间地安全工作。经颅磁刺激治疗仪具有安全性高、操作简便、清洁卫生、低价高质量等优点，方便临床应用，节省人力。该产品已被广泛应用于重症康复。

（一）基本结构及常用经颅磁刺激治疗仪性能（以 Magneuro 为例）

经颅磁刺激治疗仪由主机模块、运动诱发电位监测模块、刺激线圈和 Magneuro 经颅磁刺激治疗仪软件 V1.0 组成。

1. 主机模块

主机模块（图 5-8-3）主要由经颅磁刺激治疗仪主机以及脚踏开关、同步线等配件组成。主要功能为高压储能电容充电后向刺激线圈放电。

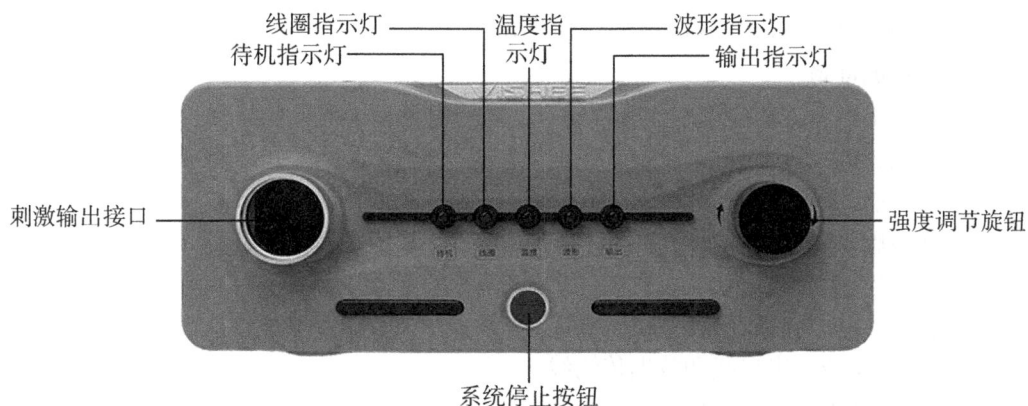

图 5-8-3　经颅磁刺激治疗仪的主机

2. 运动诱发电位监测模块

当刺激线圈以适当的刺激强度作用于大脑皮层运动皮质时，在对侧肢体靶肌肉表面会记录到肌电信号。该信号由磁刺激大脑皮质的运动区而产生，称之为运动诱发电位。使用运动诱发电位监测模块（图 5-8-4）能够记录患者运动诱发电位的潜伏期、波形及波幅，帮助寻找最佳的刺激位置，进行神经传导功能的检测，也能够在诊疗过程中对患者进行有效的生理安全监测。为降低外界因素对肌电信号的干扰，运动诱发电位监测模块采用无线传输方式将采集到的肌电信号传回到上位机进行分析。

3. 刺激线圈

刺激线圈（图 5-8-5）用于产生感应磁场，由导电铜线、触发按钮、温度传感器、风冷管道组成。磁刺激的强度、作用深度、刺激范围以及聚焦特性都与刺激线圈的几何形状、大小、电流方向和冷却方式等有很大的关系。

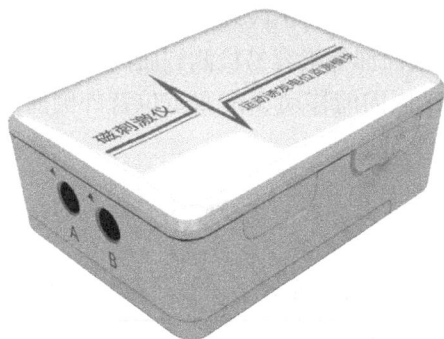

图 5-8-4　运动诱发电位监测模块　　　图 5-8-5　刺激线圈

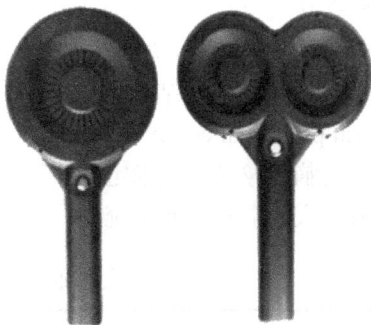

4. 经颅磁刺激治疗仪的软件

通过软件可以对刺激强度、刺激频率、脉冲个数、间歇时间和串数等方案参数进行编辑，监控并保护主机重要部件的正常运行。软件中还包含信息管理系统，可以登录、存储和查看患者的基本信息和诊疗信息，能够自动生成诊疗报告等。

（二）经颅磁刺激治疗仪使用的操作规范

1. 操作前的准备

（1）环境准备：安静，温暖，光线适宜，必要时使用屏风遮挡。

（2）患者准备：操作人员事先需详细了解患者的病情、病史，告知患者磁刺激的原理、过程和可能的反应，介绍注意事项，消除患者的紧张心理。

2. 操作步骤

（1）仪器连接

1）将刺激线圈与磁刺激仪主机正确连接。

2）连接电源线、串口线和数据传输线。

3）依次打开磁刺激仪主机、上位机开关。

4）打开 Magneuro 磁刺激仪软件。

（2）首次治疗需根据测定患者大脑皮层运动的阈值，确定患者的刺激强度。运动阈值的测试步骤如下。

1）患者取坐位或仰卧位。

2）手部肌肉放松，使用表面电极记录优势手靶肌群。

3）使用单脉冲模式刺激大脑和优势手侧拇指皮层运动区（初级运动区，也称 M1 区）。

4）10 次刺激中，至少有 5 次诱发拇指外展肌运动（运动诱发电位达到 50μV 以上）的最低刺激强度量，即为运动阈值。

（3）常用的刺激强度为 80% ～ 120% 的运动阈值。

（4）根据治疗目的，选定刺激强度、刺激方案，避免诱发癫痫风险，见表 5-8-1。

（5）选择和调整刺激线圈在头颅表面的刺激部位、方向、角度。在整个治疗过程中，保持刺激线圈和患者头部的相对位置不变。线圈的定位方位有以下几种。

1）参照脑电图 10 ～ 20 系统电极放置法。

2）根据功能反应定位。对于功能明确、易于检测到靶区刺激效果的刺激部位进行定位。如刺激不同部位的运动皮质，在上、下肢或面部等很容易检测到肌肉抽动。

3）结合功能与解剖结构定位。如常用 M1 区向前移动 5cm 来定位背外侧前额叶皮层（dorsolateral prefrontal cortex，DLPFC）。

4）借助脑影像导航技术定位。

5）机器人无框架导航系统。

表 5-8-1　不同疾病的治疗处方

临床病症	处方编号	治疗处方	证据等级
抑郁症	临床推荐 1	rTMS 高频刺激左背外侧前额叶皮层（l-DLPFC）或低频刺激右背外侧前额叶皮层（r-DLPFC）用于抑郁症急性期疗效的肯定，连续 4 ～ 6 周，必要时可延长治疗时间	Ⅰ级
	临床推荐 2	先前急性期 rTMS 治疗受益	Ⅰ级

续表

临床病症	处方编号	治疗处方	证据等级
抑郁症	临床推荐 3	急性期治疗获益患者的后续治疗或维持治疗	Ⅰ 级
	临床推荐 4	rTMS 可以单独或联合抗抑郁药或其他的精神类药物	Ⅱ 级
慢性神经性或非神经性疼痛	临床推荐 1	rTMS 高频刺激疼痛区域对侧 M1 区用于治疗慢性神经痛	Ⅰ 级
	临床推荐 2	rTMS 低频刺激枕叶用于治疗偏头痛	Ⅰ 级
	临床推荐 3	rTMS 高频刺激 l-DLPFC 或运动皮层用于治疗非神经性疼痛，如纤维肌痛、复杂性区域疼痛综合征 Ⅰ 型	Ⅱ、Ⅲ、Ⅳ 级
运动障碍	临床推荐 1	rTMS 高频或低频刺激辅助运动皮层或运动皮层改善帕金森病的运动症状	Ⅰ、Ⅱ、Ⅲ 级
	临床推荐 2	rTMS 高频刺激或低频刺激 M1 区或辅助运动区，用于治疗药物诱发震颤	Ⅲ 级
	临床推荐 3	rTMS 高频刺激 l-DLPFC 治疗帕金森病合并抑郁症	Ⅱ、Ⅲ 级
	临床推荐 4	rTMS 低频刺激运动区治疗肌张力障碍	Ⅲ 级
中风	临床推荐 1	rTMS 高频刺激受累侧皮层运动区或低频刺激健侧皮层运动区，用于治疗 M1 区中风	Ⅱ、Ⅲ 级
	临床推荐 2	rTMS 高频或低频刺激布罗卡语言区，治疗运动性失语症	Ⅲ、Ⅳ 级
	临床推荐 3	暴发模式 cTBS 序列刺激左侧后顶叶皮层治疗偏侧空间忽略	Ⅲ 级
癫痫	临床推荐 1	rTMS 低频刺激皮层癫痫灶，治疗癫痫发作	Ⅱ、Ⅲ 级
耳鸣	临床推荐 1	rTMS 低频刺激颞叶或颞顶叶皮层，高频刺激 l-DLPFC 治疗耳鸣	Ⅱ、Ⅲ 级
焦虑障碍	临床推荐 1	rTMS 高频刺激 r-DLPFC 或低频刺激 l-DLPFC 治疗创伤后应激障碍	Ⅲ 级
	临床推荐 2	rTMS 低频刺激 r-DLPFC 和颞顶区治疗惊恐发作和广泛性焦虑	Ⅲ 级
强迫症	临床推荐 1	rTMS 高频或低频刺激双侧 DLPFC 治疗强迫症	Ⅱ、Ⅲ 级
精神分裂症	临床推荐 1	rTMS 低频刺激颞顶叶皮层治疗幻听	Ⅱ、Ⅲ 级
	临床推荐 2	rTMS 高频刺激 l-DLPFC 或双侧 DLPFC 改善精神分裂症阴性症状	Ⅱ、Ⅲ 级
物质成瘾	临床推荐 1	rTMS 高频刺激 l-DLPFC 降低毒品渴求（心瘾），目前证据提示没有长期效果	Ⅱ、Ⅲ 级
睡眠障碍	临床推荐 1	rTMS 低频（1Hz）刺激双侧 DLPFC 和顶枕区域治疗睡眠障碍	Ⅱ、Ⅲ 级

3. 治疗频率

治疗时间为 20 ～ 30min/ 次，每天 1 ～ 2 次。一般 15 天为 1 个疗程，间隔 3 ～ 5 天后再进行下一个疗程。

（三）注意事项

1. 必须熟悉仪器说明书后方能开始操作。

2. 高龄、体质较弱的患者慎用电疗部分，血栓性栓塞者及白细胞数量低下者慎用。

3. 刺激部位附近的肌肉也同时受到刺激，长时间的刺激会引起肌肉疲劳，通常一个患者的治疗时间应小于30min。操作者应经常询问患者的感觉和反应。

4. 刺激线圈要远离对磁场敏感的物体，如银行卡、磁卡钥匙、磁盘、硬盘、手机及笔记本电脑等。

5. 为防止诱发癫痫和减少其他副作用，根据国际临床神经生理学联盟制定的重复经颅磁刺激安全指南，仪器对刺激参数进行了限制。临床治疗或科研过程中，使用超出安全指南范围的参数时需密切观察。

6. 高强度高频磁刺激通常用于外周神经刺激，在对中枢神经尤其是大脑刺激时应慎重选择刺激方案，缩短刺激时间和延长间歇时间，可提高安全性。

7. 靠近短波和微波治疗设备时，可能引起刺激器的输出不稳定。

（四）故障排除

设备工作状态不正常时请勿使用。需排除故障，确认工作状态正常后方可使用。用户请勿擅自拆机修理。常见的故障以及处理措施见表5-8-2。

表5-8-2　经颅磁刺激治疗仪的故障及处理措施

故障	原因分析	处理措施
强度减小	储能电容老化；充电电路故障；刺激线圈寿命达到极限	通知厂家维修
线圈发热	环境温度过高；刺激线圈连接管道漏气；散热系统故障；进风通道阻塞	降低环境温度；检查连接管是否漏气；检查风扇是否工作正常；检查进风口是否阻塞；通知厂家维修
突然死机	受到强干扰；控制电路出现故障	重启机器；通知厂家维修
无输出	方案正常结束；强度过小；出现其他自检问题	开始新的刺激方案；调大强度；查看其他问题提示
刺激线圈噪声增大	线圈老化松动；线圈寿命达到极限	通知厂家更新线圈
风扇噪声增大	风扇固定问题	通知厂家维修
通讯异常	串口线脱落；串口受到干扰	关闭磁刺激仪主机、上位机，检查串口线连接有无异常，依次重新启动磁刺激仪主机、上位机，然后打开软件；通知厂家维修
运动诱发电位波形异常	外界干扰；电极片粘贴问题；电极线问题；运动诱发电位模块损坏	排除干扰；选用新的电极片；检查电极线；通知厂家维修
软件无法打开	软件损坏；系统故障	通知厂家维修

（五）经颅磁刺激治疗仪的日常维护

1. 清洁消毒

（1）清洁：对于仪器和线圈表面灰尘或脏物，可用中性清洁剂或异丙醇，用湿抹布轻轻擦除，线圈表面在使用前一定要擦干。

（2）消毒：不直接接触人体，无须进行灭菌处理。

2. 日常维护

（1）机器内没有用户可以自行维修的部件，用户不得擅自开机检查和维修。设备如有故障，用户无法排除时，应通知厂家派专业工程师，携带专用检测设备和原厂模块、零配件维修设备。

（2）使用前都必须检查电源线是否完好无损、插头与插座接触是否紧固。

（3）使用前检查刺激线圈的完整性。

（4）刺激线圈绝对不能用高温高压消毒处理。

（5）运动诱发电位监测模块内部有碱性电池，长期不使用设备时，请将电池取出，防止对设备造成损坏。

第二节　作用机制

一、调节突触可塑性

突触可塑性是指在应对外界环境变化的作用下突触活动变化的能力，被认为是学习记忆的机制，在认知中起重要作用。大多数研究结果认为，rTMS 通过长时程抑制和长时程易化等方式调节突触兴奋性，引起局部大脑皮质兴奋性改变，并且这种改变在刺激结束后可以持续一段时间。低频 rTMS（$\leqslant$ 1Hz）可降低皮质兴奋性，而高频 rTMS（> 1Hz）可增加皮质兴奋性。

目前的研究认为，产生长时程抑制和长时程易化的分子机制可能与以下因素等有关。

1. 离子型谷氨酸受体——N- 甲基 -D- 天冬氨酸（NMDA）受体 /α- 氨基 -3- 羟基 -5- 甲基 -4- 异唑（AMPA）受体活化：NMDA 受体及 AMPA 受体参与调节神经元树突、轴突结构的完整及突触可塑性的形成，是中枢学习和记忆过程中的重要受体，其活化与细胞内钙离子浓度有关。Grehl 等在一项体外研究中发现，10Hz 低强度 rTMS 可以快速增加细胞内钙离子水平，表明 rTMS 可能通过改变 NMDA 受体活性调节突触可塑性，从而改善认知功能。而 AMPA 受体磷酸化后，通过影响受体的通道特性、神经细胞突触的长时程抑制和长时程易化等过程，可能对学习记忆功能进行调节。

2. 调节多巴胺能系统：多巴胺属于儿茶酚胺家族的神经递质，在中枢神经系统中起重要作用。多巴胺调节海马功能，包括突触可塑性和记忆。Koch 等的研究结果表明，多巴胺受体激动剂可以调节阿尔茨海默病患者长时程易化样皮质可塑性的改变，但其对认知功能的临床改善仍有待进一步研究。

3.调节神经营养因子和突触蛋白：有研究发现，5Hz 的 rTMS 可以显著增加正常健康大鼠的脑源性神经营养因子、突触后蛋白 NMDA 受体 2B 亚基和突触前蛋白突触素的表达，从而增强正常动物的突触可塑性和空间认知能力。另一项基于正常衰老小鼠的研究发现，1Hz 的 rTMS 可以通过调节突触素、生长相关蛋白 -43 和突触后致密区 95 等蛋白的转录和表达，激活脑源性神经营养因子、酪氨酸激酶受体 B，使衰老的海马结构可塑性改变，进而改善小鼠的空间认知功能，而连续的高强度刺激可能会降低突触可塑性，甚至可能引起神经元凋亡。

二、改善脑灌注

rTMS 可以引起脑皮质局部区域血流量的改变。Shang 等以高频（20Hz）rTMS 刺激健康受试者的左侧前额叶背外侧皮质区，发现刺激后左颞内皮质海马区的相对脑血流量增加，而海马结构是与学习、记忆及感觉信息加工密切相关的脑区。这些结果表明，rTMS 可能通过提高脑血流量来改善认知功能，但相关的研究仍较少。

三、调节基因或蛋白的表达

B 淋巴细胞瘤 2 蛋白（B cell lymphoma 2 protein，Bcl-2）和 Bax 蛋白参与细胞凋亡，其中，Bcl-2 蛋白促进细胞存活，而 Bax 蛋白促进细胞凋亡。低频和高频 rTMS 可以使血管性痴呆大鼠动物模型的海马区细胞凋亡相关的 Bcl-2 免疫阳性细胞数增多，Bax 免疫阳性细胞数减少，使大鼠认知功能得到改善。有研究探究了不同的 rTMS 方案诱导急性缺血再灌注脑损伤后大鼠皮质基因表达的变化，发现 2 周的间歇性 θ 脉冲磁刺激可以诱导 52 个基因表达显著增加，并伴有神经功能缺陷的改善。低频 rTMS 可以减少淀粉样前体蛋白、早老素、G 淀粉样前体蛋白及其 C 端片段和 β 位点——β 淀粉样蛋白前体蛋白切割酶 1。这些研究表明，rTMS 可能通过调节基因或蛋白的表达来改善认知功能。

第三节　适应证和禁忌证

一、适应证

1.缺血性脑血管病：脑血栓形成和梗死、脑供血不足、脑萎缩、脑动脉硬化症、腔隙性脑梗死、椎基底供血不足。

2.脑脊髓损伤性疾病：颅脑损伤、中毒性损伤、脊髓损伤、小儿脑瘫。

3.脑功能性疾病：帕金森病、抑郁症、阿尔茨海默病、精神障碍、神经衰弱、失眠、眩晕、神经性头痛、焦虑症、强迫症、恐惧症。

二、禁忌证

1.带有心脏起搏器者。

2.心脑血管疾病急性出血期患者。

3. 颅内感染和肿瘤患者。

4. 高热、重度动脉硬化患者。

5. 孕妇。

6. 癫痫患者。

第四节　临床应用及疗效

一、作为评估手段

其多用于脑卒中患者发病后大脑皮质兴奋性及神经传导系统完整性的检测，以预测患者的预后情况。临床与之结合应用最多的是运动诱发电位（motor evoked potential，MEP）及其潜伏期和中枢运动传导时间（central motor conduction time，CMCT）。

二、作为治疗手段

（一）昏迷促醒

rTMS 按照固定频率连续发放多个脉冲的经颅磁刺激，微观作用可体现为细胞膜电位、动作电位、神经递质、受体、突触、神经可塑性的变化，通常用于临床康复治疗，以及暂时兴奋或抑制特定皮层功能区域。一般认为，高频 rTMS 常作用于患侧的大脑半球，直接提高该侧大脑半球的兴奋性。既往有研究推测，高频 rTMS 的促醒作用可能是促进患侧半球神经元的轴突修复，从而重新激活处于休眠状态的神经元，或重新连接处于孤立状态的脑区；也有研究认为，rTMS 可以激活或抑制皮质—皮质、皮质—皮质下神经网络的活动，以及调节皮质的可塑性，从而实现知觉的重塑。

（二）rTMS 改善认知功能

1. rTMS 改善阿尔茨海默病患者的认知功能

近年来，rTMS 已经成为一种改善老年患者认知功能障碍的辅助治疗手段。Cheng 等分析显示，高频 rTMS 治疗 DLPFC 对轻、中度阿尔茨海默病患者以及轻度认知功能障碍患者的认知功能，如语言、记忆力、注意力、定向力等具有显著的治疗效果。与 Liao 等研究认为高频 rTMS 右侧或双侧 DLPFC 对改善轻、中度阿尔茨海默病患者认知功能有显著的治疗效果的结论不同，Cheng 等认为目前判断 rTMS 对左侧、右侧或双侧 DLPFC 是否具有更好的效果还为时尚早，而且有研究认为右额下回、右颞上回也可以成为改善阿尔茨海默病患者认知功能的有效靶点。

2. rTMs 改善帕金森病患者的认知功能

近年来，rTMS 亦应用于研究能否改善帕金森病认知功能。不同研究显示的结果差异较大，大部分研究的靶点定位在 DLPFC，但使用的参数在各个研究中差异较大，这使不同研究的疗效直接变得比较困难。并且，大多数研究将认知领域评估作为 rTMS 治疗帕金森病的次要疗效指标（主要疗效指标大多为焦虑、抑郁、运动功能等），而不是主要针对

rTMS 改善帕金森病认知功能而设计，使得在评估 rTMS 在改善帕金森病认知功能损害的疗效方面尚无统一评价。但一项随机对照研究发现，间歇性 θ 脉冲磁刺激可能改善帕金森病伴轻度认知障碍患者的整体认知功能，而且这种影响可以持续 1 个月。另有研究认为，改善认知功能与刺激的频率和强度可能相关，低强度低频 rTMS（1Hz）刺激双侧 DLPFC 及脑干 7 天，可短时间改善帕金森病患者的执行功能。

3. rTMS 改善额颞叶痴呆患者的认知功能

目前，只有一项研究应用 rTMS 改善额颞叶痴呆患者的认知功能。该开放性研究纳入 9 例患者，发现高频 rTMS（10Hz）刺激双侧前额叶背外侧皮质区可以改善患者在 MoCA 评分和数字删除试验、斯特鲁普实验等中的表现，认为高频 rTMS 可以改善额颞叶痴呆患者的认知功能。

4. rTMS 改善精神疾病患者的认知功能

rTMS 作为一种神经精神疾病的治疗干预措施，常用于治疗重度抑郁。近年来，rTMS 是否能改善精神分裂症患者的认知功能也开始成为研究热点。2016 年，Jahangard 等发现，高频（20Hz）rTMS 作用于双侧 DLPFC 可以改善难治性强迫症患者的症状，并改善其听觉感知、视觉感知、短期记忆和处理速度，但不能明显改善其执行功能。

5. rTMS 改善脑卒中患者的认知功能

动物研究证明，rTMS 可以增强大脑中动脉闭塞大鼠模型海马的神经发生，并增强局部缺血区域的抗凋亡机制，促进认知功能的恢复。国外研究发现，低频（0.5Hz）rTMS 作用于非脑卒中半球顶叶皮质能改善患者的偏侧空间忽略，1Hz 的 rTMS 作用于右侧额下回后部结合语言治疗可以改善脑卒中后患者的语言功能。芦海涛等以低频（1Hz）rTMS 刺激脑卒中患者右侧 DLPFC 后，MoCA、洛文斯顿作业疗法认知评定及里弗米德行为记忆测验结果均有显著改善，表明低频 rTMs 可以改善脑卒中后认知及记忆功能障碍。然而，近期研究分析显示，目前 rTMS 对改善脑卒中后患者的整体认知功能的证据仍不足。

（三）治疗脑卒中后运动功能障碍

关于 TMS 治疗脑卒中患者运动功能障碍的机制，研究认为，正常的机体大脑双侧半球皮质功能处于一种平衡状态，如兴奋平衡和抑制平衡，表现为半球间的联络和联合纤维相互协同及相互抑制的作用。单侧脑卒中后，大脑半球相互抑制失去平衡，患侧大脑被健侧大脑过度抑制。研究证实，低频 rTMS 可降低健侧大脑皮质的兴奋性，而高频 rTMS 则可提高患侧大脑皮质的兴奋性。因此，可用低频刺激健侧大脑，引出长时程抑制，降低健侧大脑的兴奋性，减少对患侧大脑的抑制；也可用高频刺激患侧大脑，引出长时程增强，促进刺激部位血流量增加、突触功能增强及神经营养因子合成，使受损的神经元修复、再生、重建，恢复神经功能。此外，研究表明，rTMS 能够改变皮质代谢及脑血流，通过促进突触调整，影响多种神经递质的传递及基因表达水平等，促进神经功能恢复。

（四）治疗抑郁、焦虑等精神疾病

临床治疗抑郁症主要为药物治疗，如盐酸氟西汀（百忧解）、帕罗西汀等，虽能得到良好的治疗效果，但存在副作用。因此，近年来有人探索使用 TMS 对抑郁症患者进行治疗，效果显著。国家食品药品监督管理局也于 2008 年准许临床药物治疗无效的抑郁症患者使用 TMS 进行治疗。有关临床使用 TMS 治疗抑郁症的研究，不仅观察了其治疗效果，更进行了深一步的探索。Fox 研究了不同地区的抑郁症患者对于 TMS 作用于左侧 DLPFC 的治疗效果的差异性，探究了脑内神经互联机制，并且确定了 TMS 的作用焦点，优化了多项参数。

焦虑症的临床治疗与抑郁症类似，多为药物治疗与心理疏导相结合。研究报道，rTMS 治疗焦虑症的作用区域和治疗抑郁症相同，都为左侧 DLPFC，并且证明了刺激左侧 DLPFC 能够激活支持积极情感的记忆提取，使患者减轻焦虑症状。

（五）对脊髓损伤患者的康复治疗

现阶段临床治疗急性脊髓损伤为外科手术结合内固定技术的方式，术后的继发性损伤、神经元的再生以及患者的运动功能康复依旧是研究的重点和难点。

TMS 主要改善脊髓损伤后的运动功能。研究认为，脊髓的可塑性变化是脊髓损伤患者功能恢复的重要机制之一，TMS 可通过刺激大脑运动皮质，使 M1 区的神经元去极化，促进中枢神经系统的可塑性变化，从而增强皮质脊髓侧束的传导作用，促进轴突生长，以改善运动功能。频率是 rTMS 的一个重要参数，但高频率或低频率对脊髓损伤运动功能的改善是否具有显著差异，还需要进一步探讨。吴卫卫对脊髓损伤大鼠的运动功能进行了研究，发现 rTMS 可以促进大鼠的运动功能恢复，高频刺激与低频刺激相比，对脊髓损伤的运动功能改善更为明显。Awad 对近些年有关的临床应用 TMS 对脊髓损伤患者康复治疗的文献进行综述，认为 TMS 对脊髓损伤患者的肌肉痉挛、神经疼痛以及躯体神经障碍都有明显的临床效果。

第五节　优点及安全性评价

TMS 可以刺激大脑皮质，直接刺激、诱发神经系统活动，并可通过对其频率、强度、刺激间歇及持续时间等的调节来影响中枢神经系统的兴奋性，为临床运动神经疾病的诊断及治疗提供了一种新的工具。TMS 在疾病的早期诊断方面的作用明确，可以更好地预测疾病的进展及预后，为后续的干预方法提供更好的支持。此外，TMS 本身就可以作为一种临床治疗手段。

TMS 是无创、无痛的新型神经电生理技术，操作简便，很少引起不适感，不会造成交叉感染，没有明显的副作用。TMS 的安全性一直是临床争论的热点，许多相关的研究证实适当频率、强度的 rTMS 是安全的。

第六节　结　论

自 1985 年 Barker 创立 TMS 技术以来。这种非侵入式的治疗方法极大地吸引了脑科学研究者的兴趣。目前将 TMS 应用于认知功能障碍的治疗是国内外临床研究的热点，但

TMS 技术仍处于发展阶段。该技术从最初应用单脉冲刺激发展到不同频率的重复性刺激，刺激周期也逐渐加长（一般为 4～6 周）。在认知功能障碍的临床治疗中，常将 TMS 与认知康复训练等手段相结合，效果更佳。TMS 技术安全系数高、疗效显著，有广阔的应用前景。在相关报道中可总结以下观点：① TMS 对不同疾病导致的认知功能障碍均有改善作用；② TMS 参数的设置是疗效的关键，普遍认为高频 rTMS 的疗效更理想；③ TMS 与其他治疗方式（药物、头皮针刺、计算机辅助等）叠加使用，更能显著改善患者的认知功能障碍。

目前的研究仍存在一些问题需要进一步解决：①不同的参数 TMS 对认知功能障碍改善的效果存在差异，需要进一步通过大量实验找出最优参数；② TMS 对认知功能障碍改善状况的评价指标不一，不利于效果评定与深入研究；③多数研究只关注了 TMS 作用后的短期效应，未做长期追踪、评价关注其持久效应；④患者自身的差异性，对实验结果有影响，不利于 TMS 作用效果的评定。

（张东泉）

第九章
脊髓电刺激疗法

第一节 概 述

脊髓电刺激疗法（spinal cord stimulation，SCS）是指将脊髓刺激器的电极置于硬膜外腔后部，通过电流刺激脊髓后柱的传导束和后角感觉神经元，从而治疗疼痛或其他疾病。这一技术由 Shealy 在 1967 年首创并应用于临床。此后，人们对此技术的病理生理、适应证、疗效及可能造成的并发症进行了大量的研究，使之成为当今一种重要的镇痛技术。临床应用有糖尿病足治疗、植物人促醒治疗、带状疱疹后疼痛治疗等。

目前国内临床应用的脊髓电刺激系统为美国 Medtronic 公司生产。整套神经刺激系统（图 5-9-1）包括刺激电极、延长导线和电脉冲发生器。刺激电极植入硬膜外腔后，由电脉冲发生器发生电流，经延长导线到达电极，刺激脊髓神经达到治疗效果。

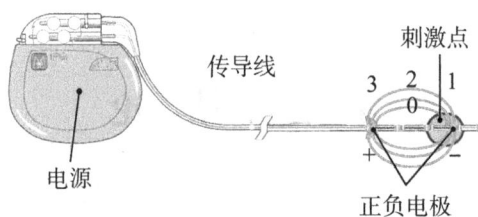

图 5-9-1 脊髓电刺激系统

第二节　作　用

一、对脑血流的影响

脑血流（cerebral blood flow，CBF）的调节机制复杂，包括血管壁压力的机械因素、脑血管运动中枢调节、神经递质调节以及外周神经传入等因素的影响。Hosobuchi 在 1985 年首次观察 SCS 疗效时，运用单光子发射计算机断层成像技术进行检测，发现患者大脑半球血流量显著增加。随着临床技术的进步，经颅多普勒、PET/CT 等检查也证实，SCS 能够增加 CBF 和提高脑组织的新陈代谢率。Kanno 等研究也发现，持续性植物状态（persistent vegetative state，PVS）患者的大脑皮质和脑干血流速度为 10 ~ 25mL/（100g·min），低于正常值；SCS 治疗后，CBF 增加 20% ~ 40%，与 Hosobuchi 的研究结果一致，且以病变同侧增加为主。Fujii 等观察了在 SCS 治疗后昏迷和植物状态患者 CBF 的改变，结果表明对 SCS 治疗反应差的患者的双侧大脑半球 CBF 偏低，平均值为 28.3mL/（100g·min）；而对 SCS 有良好反应的患者的 CBF 均明显增高，平均值为 35.6mL/（100g·min）。Zhong 等研究发现，大鼠 CBF 与 SCS 的持续时间呈正相关，且其增加脑血流效应不随刺激时间的延长而消失。因此，脑血流的测定可以作为评价 SCS 治疗 PVS 的疗效以及是否继续治疗的有用指标。动物实验还发现，SCS 持续治疗后，脊髓电刺激仪植于颈髓节段者 CBF 会增加，但植于胸髓节段者的 CBF 几乎无变化。据此推测，SCS 患者的脑血流动力学变化不只是神经轴突反射的结果，还可能与神经体液调节及交感/副交感神经通路相关。

二、对神经递质的影响

SCS 最初应用于慢性疼痛治疗。通过镇痛机制研究发现，SCS 能促进 γ-氨基丁酸的释放，抑制谷氨酸和天冬氨酸的释放，有效调节 A-β 类纤维，通过促进抑制性氨基酸（inhibitory amino acids，IAA）释放和抑制兴奋性氨基酸（excitatory amino acids，EAA）释放，从而对异常的触觉刺激所造成的疼痛产生抑制作用。深入研究发现，PVS 患者的脑脊液中有多种神经递质水平发生变化，IAA 优先释放以适应大脑的缺氧状态。Simpson 等通过研究脊髓损伤动物模型发现，SCS 持续治疗 90min 后，脑脊液中的甘氨酸显著升高，升高的甘氨酸对疼痛刺激和痉挛状态有一定的缓解作用。郭燕舞等研究发现，PVS 评分与升高的 IAA 水平呈负相关，提示 IAA 变化与临床症状的改善程度密切相关。而氨基酸类神经递质增高的机制尚不清楚，可能与细胞损伤后细胞膜完整性相关，但其具体的作用机制有待进一步研究。

5-羟色胺能神经元主要分布于新纹状体、丘脑内侧核、延髓中缝核群，投射至大脑皮质、脊髓和脑干各核团。Kanno 等观察了 23 例 PVS 患者行 SCS 治疗，每天持续 12h，3 个月后脑脊液中的 5-羟色胺显著下降。

Hu 等研究发现 PVS 患者的 CSF 中多巴胺比对照组显著降低。多巴胺能神经元主要分布于中脑和间脑，并广泛投射到端脑、间脑、脑干和脊髓。目前认为，PVS 患者脑内的多巴胺通路较正常者减少。日本学者研究还发现，SCS 持续治疗后，多巴胺含量较低的 PVS 患者出现多巴胺明显升高，意识恢复清醒的概率较对照组要大，说明了多巴胺在维持意识觉醒中起着重要作用，但具体作用的神经通路有待进一步研究。

还有一些具有神经生物活性的蛋白酶类，如辣椒素受体、细胞外信号调节激酶和蛋白激酶B等在SCS治疗后表达上调，调节细胞的新陈代谢，激活信号通路，促进意识水平的恢复。

三、对脑代谢的影响

1989年，Momose等报道了一例PVS患者在SCS持续治疗后脑内葡萄糖代谢率（cerebral metabolic rates for glucose，CMR Glu）增加。其后有研究通过示踪原子技术发现，听觉、视觉刺激均可致局部CBF和CMR Glu增加。Steven等观察到1例昏迷患者意识觉醒后，大脑皮质CMR Glu没有显著的增加；而另1例PVS患者的双侧顶叶联合皮质区的CMR Glu则显著下降，且随着时间的推移而降到更低的水平。Robaina等通过PET-CT和单光子发射计算机断层成像技术研究发现，SCS通过增加CBF，进而提高PVS患者的CMR Glu。Cla-VO等研究也证实了SCS能够增加CMR Glu。CMR Glu与CBF结合可反映PVS患者脑功能区的新陈代谢，指导病情及预后的判断，但CBF的干扰因素较多，有较大的变异性，故CMR Glu更能准确反映PVS患者的病理生理变化的过程。

第三节　作用机制

电极在硬膜外腔后部产生电场刺激脊髓后部的上行结构：脊神经后根、脊髓后角神经元、脊髓丘脑侧束等，这一过程由γ-氨基丁酸神经元高度参与。触觉性痛觉过敏是一种常见的神经源性疼痛，与γ-氨基丁酸减少有关。SCS增加脊髓后角γ-氨基丁酸的释放，明显抑制触觉性痛觉过敏。同时，EAA（谷氨酸和天门冬氨酸）在脊髓后角的释放减少。

此外，SCS还在不同程度上促使内源性镇痛物质的释放。低频率时，脑脊液中的脑啡肽、内啡肽增多；高频率时脊髓内强啡肽含量增多，释放增加，从而发挥内源性镇痛效应。有相当多的学者认为，SCS作用的主要理论是闸门学说，即脊髓存在控制疼痛信号进入大脑的入口，低电流刺激脊髓后活化疼痛抑制神经纤维，因而关闭了疼痛信息的传递，进而缓解和阻断疼痛感觉。但SCS发挥效能的前提是脊髓后柱的解剖结构及功能必须完整。

SCS促醒机制是通过在颈髓C2～C4水平硬膜外放置刺激电极，脉冲刺激经上行网状激活系统传至大脑皮层，增加局部CMR Glu率及CBF，促进兴奋性递质释放，增强意识冲动及脑电活动。

第四节　适应证和禁忌证

一、适应证

有慢性昏迷促醒、腰椎术后疼痛综合征、复杂性区域疼痛综合征、周围神经损伤性疼痛、慢性神经根性疼痛、交感神经相关性疼痛、带状疱疹后神经痛、肾性糖尿病周围神经病变、周围血管性疾病、顽固性心绞痛（经规范治疗无法缓解）、内脏痛、多发性硬化引起的神经痛、放化疗引起的痛性神经病变、脑卒中后疼痛、脊髓损伤后疼痛、神经根性撕脱伤、癌性疼痛等。近年来，脊髓电刺激被用于脏器功能保护、改善胃肠功能、中枢催醒，并取得了一定的效果。

二、禁忌证

绝对禁忌证包括患者有凝血功能异常、手术部位感染、精神心理疾病、躯体形式障碍、不具备使用脊髓电刺激装置的能力、特殊排异体质等。相对禁忌证包括患者的药物（如阿片类）滥用、全身感染、妊娠、免疫抑制、体内已植入心脏起搏器或除颤器（脉冲发生器可能会损害这些设备的功能）。

就目前的资料而言，该项治疗尚不适于孕妇和儿童。有关的并发症包括不适当的刺激感觉、血肿形成、浆液瘤形成、硬膜外出血、脊髓损伤、脑脊液漏、感染、皮肤过敏、皮肤侵蚀、植入物失效移位、植入点疼痛、疼痛缓解丧失、胸腹壁刺激及常见的外科并发症等。

第五节　操作情况

一、术前评估

术前应对患者的病情和疼痛情况进行评估。需要注意的是，SCS 的疼痛治疗效果会受到抑郁、焦虑、躯体化等因素的影响，故术前应评估患者的心理状态。术前，应针对性进行实验室和影像学检查（MRI、CT 和 X 射线等），了解患者的血常规、尿常规、血生化、凝血功能等，明确手术相关节段的椎板间隙、硬膜外腔、脊髓情况等，排除椎管内肿瘤。

二、治疗方法

（1）首先采用测试治疗，治疗周期为 4 周，电刺激的模式为 Tonic 强制刺激和 Burst-DR 暴发性刺激。

（2）测试治疗操作流程

①患者体位准备：俯卧位或侧卧位。

②常规消毒铺巾，进行局部麻醉，少部分患者需全身麻醉。

③体表标记：在 X 射线下找到相应的脊柱节段，经 L1 ～ L2 椎板间隙穿刺进入椎管，选择合适的穿刺点并用消毒过的记号笔在皮肤表面做标记。两根电极可以放置在两侧的同一节段或同侧的不同节段。推荐使用旁正中入路穿刺，穿刺针的角度不能大于 30°，角度若大于 30°，则在插入和操作过程中会增加电极损坏的风险。穿刺针进入后，确定穿刺针到达硬膜外隙。

④放置电极：在 X 射线的引导下，抽出针芯，通过穿刺针插入电极，使用电极套件中的弯头导丝，旋转电极头端的角度，控制电极的前进方向，使电极进入硬膜外隙。

⑤退出穿刺针和弯头导丝，保持电极的位置不变，先撤出导丝，观察电极位置是否有变化，再撤出穿刺针。

⑥确认位置：在 X 射线下确认位置。术中测试（测电阻，正常的电阻数值在 200 ～ 1000Ω），确认电刺激感觉在准确的位置，将电极顶端放置在 C2 下缘，覆盖 C2 ～ C4，如覆盖位置欠佳，需上下调整电极位置。

⑦固定电极：在穿刺点用手术刀割开一小口用于固定电极，并制作以穿刺针为中心的缓释环，纵行切开一个长度约为 3 ～ 7cm 的切口，切忌切断电极。切口深度需到达椎间韧带，电极固定锚通过 2-0 不可吸收线固定在椎间韧带。将多余的电极缠绕成直径不小于 2.5cm 的圆环来缓解电极的张力。

⑧延伸导线的使用：在脊柱切口旁 5 ～ 7cm 处，做一个长约 3cm 的切口，钝性分离切口下的脂肪组织，创建一个可以容纳延伸导线连接端口的囊袋，用于埋置延伸导线和电极的连接端口。将延伸导线的防水帽套入电极末端，过程中不要剧烈地弯曲电极，小心地将电极的末端放置到延伸导线的接头组件中，确保所有的触点都置于接头内不外露。将防水帽滑动到导线接头组件近端的位置上扣紧，通过防水帽的凹槽结构，用 2-0 不可吸收线将防水帽系紧固定在接头组件上。使用扭矩扳手旋紧隔膜中的固定螺丝，以便固定电极。顺时针旋紧固定螺丝，直到扭矩扳手发出"咔嗒"声。将导线与电极的接头组件，以及多余的电极和导线部分，盘在囊袋内，将导线的末端从囊袋中引出一段较短的距离，穿出体外，并将其连接到测试电缆上，进行术后程控测试治疗。缝合脊柱处的切口和囊袋切口，进行简单包扎。

⑨评估测试治疗的疗效：用低频和高频刺激对患者进行测试，使用对患者的意识改善更有效的参数。

（3）植入永久电极

如测试治疗无效，则放弃植入永久电极；如测试治疗有效，则植入永久电极。预先设计好植入式脉冲发生器（implanted pulse generator，IPG）放置的位置（锁骨下、上臂部 / 下腹部），患者处于俯卧位或侧卧位。IPG 标记面朝向表皮，IPG 的植入深度不能过深或过浅，不要超过皮下 2.5cm，一般为皮下 1cm 左右。过深的电池充电会受影响；过浅则使皮肤磨损、易发生感染。植入囊袋后一定要充分止血，并用抗生素反复冲洗。IPG 需固定稳定，以免之后出现移位或弯折。术后，48h 给予抗生素，必要时给予止痛药。

第六节　临床疗效

Meyerson 等估计 SCS 在欧美国家的临床应用每年有 1.4 万多例，总体效果满意，可使 60% ～ 80% 的患者的疼痛减轻 60% ～ 80%，但大部分的临床报告均属回顾性的病例对照研究。

一、治疗慢性顽固性疼痛

Kumar 等总结了 121 例慢性顽固性疼痛患者，其中 116 例为下背痛和腿痛（56 例腰椎手术失败综合征），共植入了 140 个电极，平均随访 40 个月（6 个月～10 年），48 例经神经调理可完全有效地控制疼痛，另 14 例偶尔需口服止痛药物。

二、治疗肌痉挛

Waltz 总结其 25 年采用脊髓电刺激治疗 1336 例各种原因导致的肌痉挛的效果，其中 80% 的脑瘫患者（456 例）获得明显或中等程度的改善，脊髓损伤（303 例）的改善率为 44%，多发性硬化（130 例）的为 67%，脑外伤（113 例）的为 59%，痉挛性斜颈（90 例）的为 77%。

三、治疗腰椎手术失败综合征

在美国接受过腰椎手术的患者中，有 10%～40% 会出现腰椎手术失败综合征（failed back surgery syndrome，FBSS）。FBSS 患者进行了多种治疗，包括反复手术、神经阻滞、皮质类固醇注射、口服药物、物理治疗及脊椎按摩治疗，均未能取得令人满意的效果。目前，有Ⅰ～Ⅱ级的证据支持用传统型 SCS 治疗 FBSS，治疗效果明显优于重复手术。研究证实，无论是传统型 SCS 还是高频 SCS（high frequency SCS，HFSCS）均可显著减轻 FBSS 患者的疼痛，并使患者的心理状态和睡眠质量得到提高。可见，SCS 是治疗 FBSS 的首选。

四、治疗复杂性区域疼痛综合征

复杂性区域疼痛综合征（complex regional pain syndrome，CRPS）是一种慢性神经性疼痛，经常被误诊，难以控制，缺乏可靠的缓解方法。目前，脊髓电刺激具有高水平的证据支持其在提高 CRPS 患者感知的疼痛缓解、疼痛评分和生活质量中的作用。研究报道，HFSCS 在治疗 CRPS 时优于传统 SCS，在 HFSCS 装置植入 1 个月后，整个区域的疼痛、红斑、热、肿胀和组织坏死等症状减轻 75% 以上。

五、治疗带状疱疹后遗神经痛

带状疱疹后遗神经痛（post herpetic neuralgia，PHN）是指皮疹愈合后异常性疼痛持续存在，呈搏动性、针扎样、刀割样、烧灼样疼痛，可伴有瘙痒、麻痹、感觉迟钝等，是一种慢性衰弱性疾病，患者通常有慢性疲劳、无食欲、体质减轻和失眠等症状，严重影响患者的健康和生活质量。疼痛一般呈间歇性，具有自发性，并且皮疹区域存在痛觉过敏和触诱发痛。高龄（≥50 岁）、有疼痛前驱症状、急性期疼痛或皮疹较严重以及皮疹分布多个区域的患者更可能发生 PHN。临床上多采用加巴喷丁、普瑞巴林等药物以及神经阻滞、背根神经节脉冲射频等治疗，但少数患者的疼痛症状仍不能得到有效控制。有研究结果显示，SCS 治疗组在治疗 1 周以及 1、3 个月后疼痛分级指数的感觉项和情感项、视觉模拟量表及睡眠质量评分均较对照组的同时间点低。因此，对于顽固性 PHN，脊髓电刺激的镇痛效果是非常明显的。

六、治疗痛性糖尿病周围神经病变

痛性糖尿病周围神经病变（painful diabetic peripheral neuropaphy，PDPN）在糖尿病患者中的患病率高达 26.4%，严重影响患者的睡眠和生活质量。目前，卡马西平、普瑞巴林、度洛西汀和阿米替林等药物治疗对 PDPN 疼痛的短期控制有一定的效果，但对于中长期控制效果欠佳。有研究显示，与常规的药物相比，接受 SCS 治疗的 PDPN 患者的疼痛强度和生活质量提高更明显。关于 SCS 的随机对照研究显示，与对照组相比，SCS 组在治疗 6 个月后的疼痛减轻程度、健康状况和生活质量提高情况显著。一项为期 5 年的前瞻性研究表明，在 1 年的随访评估中，86% 的 PDPN 治疗成功，5 年后有 55% 的 PDPN 患者治疗成功，进一步支持 SCS 治疗 PDPN 患者疼痛的可行性。

七、治疗顽固性心绞痛

顽固性心绞痛（refractory angina pectoris，RAP）是持续稳定的 III 级或 IV 级心绞痛，多发于老年患者。由于 RAP 发作频繁且疼痛剧烈，患者的生活受到严重影响。2002 年美国心脏协会在稳定性心绞痛指南中，对于 SCS 治疗 RAP 给予了 IIb 水平的证据支持。SCS 使心肌缺血时传导痛觉的 P 物质在中枢神经系统中的表达减少，并且使心肌缺血损伤的面积缩小。SCS 可通过减轻疼痛、降低交感神经张力和心肌需氧量以及改善冠状动脉微循环血液的相互作用，对 RAP 患者产生益处。与其他 RAP 的治疗方法相比，SCS 是一种具有良好的疗效、经济性和安全性的微创手术，具有明显的优势，在常规治疗无效、实施侵入性治疗（如心肌血运激光重建术、基因治疗）之前，应将其作为有效的治疗选择。

八、治疗严重肢体缺血

严重肢体缺血是由于肢体皮肤血流灌注不足引起的一种持续性缺血性疼痛，伴有严重的静息痛和难治性溃疡。对于严重肢体缺血的患者，进行血运重建手术是最佳的选择，可以提高生活质量，避免截肢。但有一些患者却因种种原因无法进行手术。据报道，8 名患有慢性下肢缺血的终末期肾病患者，无法进行手术或介入治疗，植入 SCS 装置后随访 6～12 个月，患者未发生 SCS 装置植入的并发症。随访期间，疼痛得到有效控制，生活质量得到显著提高，并减少了药物的使用，1 年时保肢率为 75%。由此可见，SCS 在镇痛和提高生活质量方面具有显著的疗效，为严重肢体缺血的患者提供了一种新的选择。

九、治疗慢性炎症性脱髓鞘性多发性神经病

慢性炎症性脱髓鞘性多发性神经病（chronic inflammatory demyelinating polyneuropathy，CIDP）是一种最常见的自身免疫性神经病，表现为逐渐加重的感觉运动多发性神经病变，具有对称性，其临床进展持久，一般超过 8 周。研究报道，39% 的 CIDP 患者出现中度至重度疼痛。CIDP 伴发的疼痛通常被认为是由小纤维神经损伤引起的，临床上用于治

疗小纤维神经病变的药物，如阿米替林、抗癫痫药物（加巴喷丁等），大多数患者接受了至少 1 种上述药物作为一线治疗，但效果并不理想。Mostofi 等报道了目前使用 SCS 治疗 CIDP 的第 1 例成功案例。因此，对于疼痛症状明显的患者，SCS 可发挥较大的作用。

第十章
脑深部电刺激技术

在 20 世纪 70 年代末，由于左旋多巴药物副作用的出现，外科手术治疗帕金森病重新被人们所认识，这标志着立体定向外科的再次复兴。脑深部电刺激（deep brain stimulation，DBS）技术最早在 20 世纪 50 年代用于顽固性疼痛的治疗，后又用于治疗癫痫。1984 年 Tasker 将其应用于临床治疗帕金森病。自 1987 年 Benabid 等开始采用丘脑腹外侧核 DBS 治疗特发性震颤获得成功后，DBS 得到了快速发展，开启了 DBS 治疗帕金森病的新纪元。事实表明，DBS 并没有产生那些毁损带来的顽固副作用，却有与毁损类似的控制对侧肢体震颤的良好作用。而且，双侧丘脑腹侧核 DBS 可以控制双侧的震颤，而没有发生与双侧丘脑毁损术相似的语言、步态和记忆障碍风险。DBS 系统也可被放置到苍白球的腹侧，作为苍白球毁损术的替代方法，尤其是需要行双侧毁损时。从理论上讲，电极埋藏刺激术不像手术那样破坏大脑的组织结构，而且手术后可从体外调节刺激强度而个性化治疗患者。

DBS 装置（图 5-10-1）包括脉冲发生器、延长导线以及电极三部分。目前使用的 DBS 电极为四触点电极，与植入皮下的脉冲发生器相连。脉冲发生器接受外部控制器的调节，可发放不同类型的电刺激，其中的锂碳电池可维持若干年，使用年限主要取决于所选择的刺激参数水平。刺激参数可根据所选择的刺激模式（单极或双极）及刺激触点，对刺激的强度、脉宽和频率进行调节。其中，电极刺激端植入脑深部特定靶点核团，通过向其输出特定的高频脉冲电流达到调控大脑功能、改善疾病症状的目的。

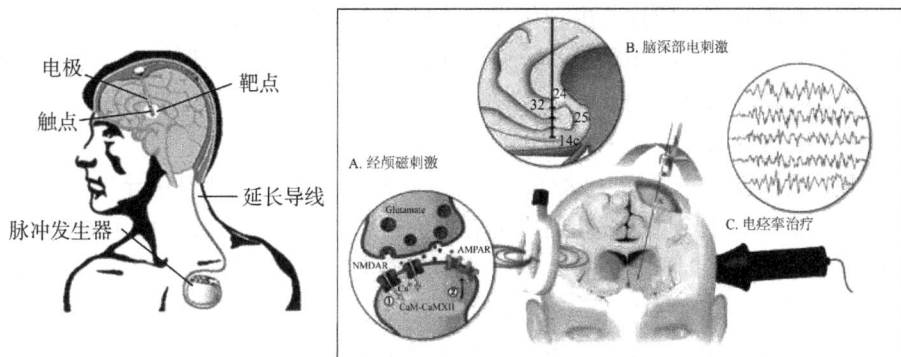

图 5-10-1　脑深部电刺激装置

DBS 技术的临床应用是神经科学领域里程碑的进展之一。作为一种外科手术工具，DBS 可以直接测量病理性脑电活动，并可以提供可调节的电刺激，以治疗各种与脑电活动相关的神经和精神疾病。

DBS 是一种微创神经外科手术，将电极植入大脑内的特定位置，并从植入皮下的电池中提供恒定或间断的电流。全球有超过 20 万名因各种神经系统疾病和非神经系统疾病而接受过 DBS 的患者，并且这一数字每年都在增加。作为一种先进、精准的技术，DBS 可用于研究脑功能障碍的生理基础，从而能够识别和纠正病理性神经元信号，并有助于推动技术创新并提高安全性和临床效果。DBS 作为大脑电路的探针和调节剂的双重性，推动人们研究了 DBS 在各种疾病中的治疗潜力。

第一节　脑深部电刺激技术在慢性昏迷促醒中的应用

近年来，使用 DBS 对 DoC 进行促醒治疗，并形成专家共识，建立了 DoC 神经调控治疗技术标准，明确了 DoC 外科治疗入选标准、手术适应证、禁忌证、手术方法及疗效评价与调控，规范和指导 DoC 外科治疗临床及研究工作。

一、DBS 治疗意识障碍的机制

DBS 植入靶点集中在以中央中核—束旁核复合体为核心的中央丘脑区，其促醒机制被认为是通过对意识的关键整合中枢——中央丘脑的持续刺激，激活和增强意识相关的脑网络活动，增强醒觉和认知功能，直至恢复意识。

迷走神经电刺激通过激活脑网络、改善脑血流量、影响脑内相关神经递质的释放、增强突触可塑性等机制发挥促醒作用。

二、DBS 治疗意识障碍的适应证与禁忌证

1. 基本原则

（1）DoC 神经调控手术经验尚处于积累阶段，应作为常规治疗无效时的补充手段。

（2）进入手术评估前，应推荐患者优先接受常规康复促醒治疗。

（3）手术前应对患者的意识状态及全身情况进行认真地检测与评估，向其家属充分解释评估结果，并明确告知可能的疗效。

2. 手术适应证与禁忌证

（1）手术适应证：①患者为突发意识障碍，而非神经功能逐渐退化导致的意识障碍；②患病时间须超过 3 个月，且连续 4 周以上意识无进行性提高或恶化；由于外伤患者具有更长的恢复期，建议手术时间延至伤后 6 个月，且连续 8 周无意识改善；③符合 MCS 的诊断，使用 CRS-R 作为临床评定，患者在盯视或视物追踪及痛觉定位评定中，至少符合其中 1 项，且重复率＞50%；④无严重的并发症及手术禁忌证者。

神经系统检查及行为量表评定诊断为 VS，但临床疑似 MCS 时，应该进行功能磁共

振成像、量化脑电图及诱发电位中的失匹配负波和（或）经颅磁刺激联合脑电图技术检查，至少有 2 项以上发现较明确的证据，证实大脑存在意识活动特征的患者，也可作为治疗对象（具体见评估标准）。

（2）手术相对禁忌证：①神经退行性疾病、恶性脑肿瘤术后所致慢性意识障碍；②全身性疾病恶化导致，或并发的昏迷，或预期生存期不长的患者；③意识水平已经达到脱离 MCS 诊断，即会使用物品或能与外界进行有效交流的患者；④患病时间＜ 3 个月，或 4 周内意识存在进行性改善或恶化者。

3. **疗效评价**

①优秀：清醒或出现持续、稳定的遵嘱活动；GOS 预后评分≥ 3 分；②有效：临床评分及辅助检查结果较术前提高，GOS 预后评分＜ 3 分；③无效：临床评分及辅助检查较术前均无改善。

第二节　手术操作

一、术前评估手段及标准

（一）临床神经系统检查 CRS-R 评分

CRS-R 是主要手段，推荐作为必须使用的判定工具。CRS-R 评分中的视物追踪、声源定位及痛觉定位，至少有 1 项评分达到 MCS 诊断标准。

（二）基于多模态脑成像及先进电生理监测技术

基于多模态脑成像及先进电生理监测技术的新发现是推动 DoC 疾病认识和意识判定的主要的推动力量。临床诊断不确切或不稳定时，新技术检查对正确判定手术患者尤为重要。

1. 脑成像检查包括：常规 CT 或 MRI、功能磁共振成像、PET-CT/MR、弥散张量成像、代谢成像、功能性近红外光谱等。

2. 电生理检测包括：事件相关性诱发电位的失匹配负波及 P300、量化脑电图的线性或非线性功率谱及熵值、经颅磁刺激联合脑电图技术等。

此外，通过脑电图、听觉诱发电位、体感诱发电位等诱发电位的早期成分，如 N20 或 P20，可推测 DoC 患者的意识水平。尽管早期成分判定认知和意识的能力非常有限，但对于基层或无其他检查手段的医院，可作为辅助判定指标。

二、手术方法与流程

（一）手术方式的选择

DBS 和 SCS 两种技术对 DoC 均具有促醒作用。脑结构形态允许的情况下，DBS 为首选的手术方式。SCS 宜作为不适合 DBS 手术患者的备选方案。一侧丘脑被严重破坏，或明显脑萎缩致第三脑室及丘脑明显移位，无法保证 DBS 植入精度时，应慎重选择 DBS。

迷走神经电刺激的促醒作用仅有个案报道，尚未明确，故应谨慎应用。

（二）脑深部电刺激技术的操作流程

1. 麻醉：全身麻醉，或在较深的镇静状态下安装立体定向仪基环。头架安装、扫描及手术体位同平常手术。

2. 靶点及手术规划：通常选择中央中核－束旁核复合体（CM-pf）。解剖坐标为 X=7～9mm，Y=8mm（AC-PC 中点后），Z=0～3mm。路径规划需避开侧脑室，辅助手术计划系统及脑核团电子图谱可进一步提高定位精度。

3. 电极植入：微电极记录是确认目标核团的重要手段。在钻孔完毕后停止影响细胞活动的麻醉或强镇静药物，有助于获得满意的微电极记录信息。初步观察，CM-pf 相较于邻近核团单细胞放电明显减弱，但仍需大样本验证。推荐触点长间距型植入电极。

4. 连接导线及脉冲发生器：将脉冲发生器放置于锁骨下、腋前线与胸骨中线连线的中点，避免因长期卧床使脉冲发生器向外侧移位。由于 DoC 患者普遍存在营养不良，为避免切口张力过大或破溃，囊袋游离的范围应尽量充分。

三、程控参数及刺激模式

DoC 的程控参数设定尚无明确的规律性结论。程控参数具有明显的个体化特征，需根据个体对刺激的响应程度确定程控策略。

根据已发表的研究报告和专家共识，DBS 和 SCS 在中高频率段（50～100Hz）的刺激效果较好，SCS 的低频率（5～20Hz）也是一个有效的刺激范围。新近有研究再次证实，SCS 的 5Hz 和 70Hz 刺激，具有更好的临床疗效。推荐出院前在脉冲发生器中预设多个参数和触点的程序组，供后期远程指导程控备选，以减少患者来院程控的次数。2～3 个月若无明显提高，可调整程序组。当刺激参数初步设定后，嘱咐陪护人员注意观察患者对刺激的反应，并做详细记录，以供程控参考。指导陪护人员正确使用患者的程控仪，每天定时开关机，并根据病情变化，在医生的指导下调整或切换程控组。

DBS 以单极刺激为主，设置程序组在 25～100Hz，脉宽 100～240μs，电压 1.0～4.0V 范围内；SCS 常用双极刺激，设置程序组在 5～70Hz，推荐 70Hz 作为优先刺激频率，脉宽 100～240μs，电压 1.0～5.0V。DBS 及 SCS 均采用循环刺激模式，日间刺激，夜间关闭，以对应正常的清醒—睡眠周期。

DBS 在植入过程中应仔细核对和操作。除使用手术计划系统及电子脑核团图谱提高定位精度外，最好选择有较长间距触点的刺激电极，以便尽可能覆盖中央丘脑各个核团，为术后程控提供足够的选择和调整空间。

尽管神经调控手术正成为治疗 DoC 的主要的研究热点及方向之一，但外科治疗研究受 DoC 疾病认识水平、实际调控能力及临床经验所限，在患者选择、治疗靶区确定、程控参数设定及疗效的科学验证上存在诸多的瓶颈和难题。因此，在成为普遍应用的临床治疗手段前，需谨慎、科学开展，并详细记录临床疗效及不良事件。

第三节 临床应用进展

一、帕金森病

丘脑底核（subthalamic nucleus，STN）是功能障碍与帕金森症状相关的关键核团，也是过去多年来 DBS 最常用的刺激目标。内侧苍白球也是一个共同的目标，STN 和内侧苍白球之间的选择通常由多学科团队讨论患者的临床情况和需求决定。尽管随机研究表明，与内侧苍白球刺激相比，STN 刺激对运动症状和多巴胺类药物减少的影响可能更大，但在STN 刺激后，不良的认知和情绪影响可能更普遍。大量的研究还表明，STN 的 DBS 手术，即使在术后 5 年或 10 年也能持续改善症状，但由于潜在的退行性疾病的发展可能导致认知下降和步态问题。在帕金森病治疗中，DBS 被称为"第二次蜜月"（多巴胺能治疗是第一次）。长远来说，这是步态问题，尤其在疾病的晚期很难解决。有学者提出了以脑桥核为靶目标的 DBS 手术，以改善冻结现象和姿势不稳定性，以减少其相关的跌倒的发生，但是选择合适的患者和证明客观益处的难度已成为该方法被广泛使用的主要障碍。

二、运动障碍

在过去的 25 年中，DBS 已成为治疗难治性运动回路疾病患者（最常见的是帕金森病、肌张力障碍和原发性震颤）的标准治疗。DBS 在控制运动症状方面非常有效，但迄今为止DBS 的使用常仅限于高收入国家，但许多发展中国家的使用率正在上升。对 2002—2011年美国国家住院患者数据库的分析表明，在此期间进行了 30000 多例 DBS 手术。同期，DBS 相关的论文和著作的数量也急剧增加，1991—2014 年间出版了 7000 份。在过去的 5年中，DBS 在帕金森治疗方面的出版物数量下降，可能代表了学术上逐渐接受，由此完善或改进设备或程序的研究数量超过了其评估初始疗效的报告总数。

三、肌张力障碍

用于肌张力障碍的 DBS 手术治疗，比其在帕金森病中的应用落后了大约 10 年。几项以随机对照试验现已证明，苍白球的 DBS 对广泛性和节段性原发性（遗传性和特发性）肌张力障碍和宫颈肌张力障碍的治疗有效，并证明 DBS 在肌张力障碍的治疗中起着重要作用。例如，如今在一些儿童期肌张力障碍中，苍白球的 DBS 手术被认为是一线治疗。虽然手术年龄和肌张力障碍持续时间是最重要的预后指标，遗传背景也被认为具有重要作用。例如，与 DYT6 肌张力障碍患者相比，DYT1 肌张力障碍患者的获益可能更好。因此，有人建议对可能接受 DBS 的肌张力障碍患者进行基因检测，以鉴定最有可能从该方式中受益的患者。

四、震 颤

原发性震颤是 DBS 在 1997 年被美国批准使用的第一个运动障碍适应证，并且在众多研究中证明其功效后，已成为常规的治疗方法。在长期随访中，部分患者的生活习惯，如构音障碍和步态共济失调等的长期不良反应，仍然是 DBS 治疗原发性震颤患者的挑战。刺激丘脑底核或直接瞄准该区域的纤维束是否会提供更好的长期改善仍不清楚。尽管 DBS 是安全有效的，但也经常考虑使用诸如射频消融以及经颅磁共振引导聚焦超声等病灶疗法。丘脑 DBS 也已用于其他类型的震颤，如多发性硬化症。

五、抽动秽语综合征

用于抽动秽语综合征的 DBS 最早是在 20 世纪 90 年代末期被引入。然而，与 DBS 在其他运动障碍中的发展相比，其在抽动秽语综合征中的传播缓慢。迄今为止，全球接受过 DBS 的抽动秽语综合征患者人数估计少于 300 人。在该患者人群中，DBS 发展缓慢的主要问题之一是症状的复杂性，其包括各种抽搐和精神障碍，例如人格障碍、焦虑、抑郁、滥用药物等。关于靶目标选择的不确定性反映了对如何最佳地利用 DBS 治疗的疑虑，其中包括运动和边缘回路中涉及的基底神经节和丘脑的具体区域。多年来，DBS 治疗抽动秽语综合征的功效已在多个病例系列中得到证实，但是患者的人数较少。根据 Meta 分析，症状较重的患者比症状较轻的患者受益更少。DBS 的治疗需要对随机对照设计以进行更多的研究。

六、疼　痛

慢性疼痛是 DBS 的第一个适应证，几十年前才被认为是运动障碍的常规的治疗方法。但是，在 20 世纪 80—90 年代由于各种原因（包括招募患者的时间长久）而停止了 2 项大规模的研究后，DBS 止痛未能获得广泛普及，其使用仅限于全球的一些专门中心。由于疼痛的自我评估具有主观性，因此对疼痛患者的 DBS 结果评估本质上比运动障碍患者更加困难。尽管通常可以通过阿片类药物治疗很好地控制伤害性疼痛，但对于重度难治性神经性疼痛患者，应考虑以丘脑或扣带回为靶目标的 DBS 治疗。

七、癫　痫

癫痫外科治疗的主要手段一直是手术切除，对于不适合手术切除病灶的患者，可以选择采用 DBS。刺激的目标包括丘脑，如丘脑前核、丘脑中央核、丘脑束旁核复合体和海马。人们对以 DBS 为癫痫治疗中心策略的早期期望被削弱（或者被病灶切除术取代），在以丘脑前核为靶目标的 DBS 研究证明了 DBS 的疗效，但也清楚地表明多数患者术后可能还会有癫痫发作。闭环刺激，可以通过传感电极检测癫痫发作活动并提供电刺激以防止癫痫发作，是一项有发展前景的技术，需要进一步探索。

八、阿尔茨海默病

阿尔茨海默病（Alzheimer's disease，AD）是最常见的神经退行性疾病，其特征是记忆力和认知功能的逐渐下降。尽管在过去的 30 年中，我们在组织学、遗传学和放射学上对 AD 的病理学标志的理解取得了实质性的进展，但是在治疗上几乎没有取得进展。当前的治疗策略旨在提高乙酰胆碱的利用率，逆转已知的生化和代谢紊乱，清除或防止淀粉样蛋白和 Tau 蛋白沉积。DBS 影响关键边缘回路传导活动中的能力推动了其在 AD 中的研究。最初的研究报告说，对海马 CA1 区的刺激可能会导致一些患者代谢不良和认知能力下降。目前已经提出了几种针对 AD 的 DBS 靶目标，包括穹窿前部、内嗅皮层和迈纳特基底核的区域。

迄今为止，大多数报告是前瞻性的，并且已经表明，记忆传导通路中的 DBS 可能会导致生理性的、全网络范围的代谢作用，并影响记忆功能的某些方面。一项针对轻度 AD 的穹窿 DBS 的随机双盲 Ⅱ 期研究中，在 12 个月的主要认知结局指标中，并未发现主动刺激与假刺激之间的显著差异。这项研究确实显示了患者的年龄和治疗结果之间的统计学差异，超过 65 岁的患者在术后 12 个月时表现出记忆力和脑代谢改善的趋势。因此，术前应确定哪些 AD 患者可能是对 DBS 敏感的，哪些患者不宜进行 DBS 手术。影响结果的因素是 DBS 临床应用固有的挑战，这些因素包括神经解剖学基质、手术技术、导线放置、目标人群和结果测量的选择。

九、精神疾病

在过去的 20 年中，我们在最常见的神经系统和精神疾病的病理基础方面有了飞速的发展。为了治疗难治性精神病症状，已经进行了一些前瞻性试验来确定靶目标处的局灶性破坏是否会影响整个电路和整个网络的变化。精神病是高度异质的状况，会影响多个重叠传导通路。利用生物标志物来指导治疗或测量结果，缺乏关于最佳测量结果的共识。这些因素阻碍了严格设计的临床试验的发展。此外，手术试验的执行还受到招募患者方面的重大挑战。

十、重度抑郁

重度抑郁是一种常见且具有挑战性的疾病，可能会严重影响生活质量、日常功能以及最终的预期寿命。目前正在研究 DBS 的几个大脑靶点以治疗抑郁症，包括与胼胝体下扣带回皮层中的 Brodmann 区域相邻的白质、内囊前肢、腹侧尾状核、缰外侧核和前脑内侧束的上外侧分支。迄今为止，暂无确凿的证据证明最有效的靶点，且有一些研究人员认为这些区域都代表同一情感调节回路中的关键节点。目前以胼胝体扣带回为靶目标的患者的数量最多。但是，在抑郁症中的 2 项针对在胼胝体扣带回或内囊前肢靶点的 DBS 手术的多中心随机对照试验研究均未成功。

十一、双向情感障碍

患有双向情感障碍的患者会在不同的时间出现极端强烈的情绪状态。这些疾病的发生频率不及严重抑郁症，但会使人衰弱，并增加自杀风险。很少有患者被纳入重度抑郁症的 DBS 研究中，但是没有证据表明 DBS 在双相抑郁症中的疗效不及单相抑郁症。DBS 刺激胼胝体扣带回、伏隔核和前脑内侧束似乎与双相情感障碍的治疗效果相关，但尚未完成随机对照试验。

十二、强迫症

强迫症是一种破坏性的精神疾病，其特征是严重的性欲减退性强迫症和焦虑症。尽管可以使用对许多患者有效的心理药物和心理治疗策略，但多达三分之一的患者对标准的治疗无反应。在 1999 年，有人提议采用内囊前肢刺激术替代不可逆囊切开术来治疗强迫症，这是 DBS 最早的精神适应证之一。

早期结果使靶标重新定义为内囊前肢腹侧区域（腹侧纹状体）和（或）伏隔核。在过去的几年中，有学者将靶点向后移动，以终末皮层的核团为目标。与抑郁症一样，已经提出了多种 DBS 治疗强迫症的靶标，大多数处于研究阶段。在北美、欧洲和其他区域，有关这些应用的研究正在进行。

十三、神经性厌食症

神经性厌食症是一种普遍且极具挑战性的疾病，在精神疾病中其死亡率很高。尽管疾病的身体表现（严重的消瘦和营养不良）通常是最明显的，但越来越多的文献已经认识到边缘和情绪回路在触发和维持该疾病中的关键作用。一些公开的、前瞻性的案例系列已经发表，以研究 DBS 在神经性厌食症中的作用。在迄今为止最大的系列研究中，有 16 名患者接受了以胼胝体扣带回为靶点的 DBS，并在临床和影像学上接受了 1 年的监测。DBS 与抑郁症和焦虑症的改善在统计学上显著相关，并且还与通过 PET 检查测得的与疾病相关的关键结构中脑葡萄糖代谢的持续变化有关。在治疗开始后的几个月，患者开始显示出体重的逐步改善，这被认为与改善对情绪调节的控制以及增加对神经性厌食症特有的强化治疗的参与有关。这些结果表明，DBS 在复杂情况下（如神经性厌食症）的作用可能是高度难治患者综合治疗中的辅助手段。

（张东泉）

参考文献

包赟，邱炳辉，李青，等. 早期肠内营养预防重型颅脑损伤患者应激性溃疡的临床研究. 肠外与肠内营养，2016，23（3）：133-135.

毕胜，马林，瓮长水，等. 动态功能性磁共振成像在强制性使用运动疗法治疗脑卒中上肢偏瘫中的应用研究. 中国康复医学杂志，2003，（12）：719-723.

曹宁，封亚平，谢佳芯. 脊髓损伤神经修复治疗临床指南（中国版）2021. 中国现代神经疾病杂志，2022，22（8）：567-568.

曾娟利，胡瑞成. 体外膈肌起搏的临床应用及研究进展. 临床与病理杂志，2017，37（9）：1978-1982.

常文涛，吴明莉，任亚锋，等. 十年高压氧治疗脊髓损伤机制的研究进展. 中国康复医学杂志，2022，37（9）：1281.

陈金，敖丽娟，杨菲菲，等. 计算机辅助上肢训练对脑卒中患者与正常人脑可塑性影响的功能磁共振成像对比研究. 中国康复医学杂志，2013，28（11）：990-995.

陈彦，吴霜. 肺康复训练对脑卒中患者肺功能影响的 Meta 分析. 华西医学，2018，33（10）：1277-1286.

成宜舜，栾丽芹，李奇，等. 脑深部电刺激术对帕金森病患者脑神经功能、脑血管储备能力、神经电生理的影响. 中西医结合心脑血管病杂志，2022，20（1）：152-157.

董晓阳，冯珍. 迷走神经电刺激促醒作用的研究进展. 中国康复医学杂志，2017，32（4）：491-494.

窦祖林. 经颅磁刺激技术基础与临床应用. 北京：人民卫生出版社,2012.

冯涛，张建国，马羽. 脑深部电刺激技术在神经科的应用. 继续医学教育，2005，20（6）：80-83.

郭燕舞，徐如祥. 持续性植物状态患者脑脊液中氨基酸类神经递质的检测. 第一军医大学学报，2005，25（1）：71-74.

国家市场监督管理总局. 医疗器械注册与备案管理办法.（2021-08-26）［2022-11-09］.https://www.gov.cn/zhengce/2021-08/31/content_5723519.htm.

国家药品监督管理局医疗器械技术审评中心. 医疗器械软件注册审查指导原则（2022年修订版）.（2022-03-09）［2022-11-09］. https://www.cmde.org.cn/flfg/zdyz/zdyzwbk/20220309091706965.html.

韩克艳，于鲁璐，王岚，等. 重复经颅磁刺激对老年人轻度认知损害影响的对照研究. 临床精神医学杂志，2013，23（3）：156-159.

韩震，殷光中，周岱，等.神经电刺激治疗对大鼠中脑损伤后意识障碍的影响.中华物理医学与康复杂志，2001，23（1）：11-13.

侯英诺.内皮祖细胞移植联合高压氧对大鼠脊髓损伤修复机制研究.石家庄：河北医科大学，2018.

胡学芳，王培东，杨德功，等.PVS患者血浆及脑脊液中单胺类递质的变化及相关性研究.中国应用生理学杂志，2002，（2）：33-35.

胡燕，胡晓莹，肖伽，等.早期活动对ICU患者身体功能状态影响的Meta分析.中华危重病急救医学，2019，31（4）：458-463.

金海，陶英群，巩顺，等.丘脑底核脑深部电刺激术治疗高龄帕金森病.中国微侵袭神经外科杂志，2021，26（4）：152-154.

李江涛，郑敏军，曹辉.经颅磁刺激技术的研究进展.高电压技术，2016，42（4）：1168-1178.

李立群，陈立勇.重复经颅磁刺激对阿尔茨海默病影响的对照研究.齐齐哈尔医学院学报，2014，35（7）：970-971.

李连欣，张进禄，周东生，等.电针对脊髓创伤后脊髓组织中氧自由基含量影响及意义.中国临床康复，2004，8（5）：912-913.

李帅，张恺，林雨，等.导航径路磁刺激定位手功能区初步研究.中国现代神经疾病杂志，2016，21（16）：522-526.

李伟浩，张学民，贺致宾，等.脊髓电刺激术治疗不可手术的慢性严重肢体缺血1例.北京大学学报（医学版），2019，51（2）：362-364.

李贤连，陈洁，胡碎钗，等.心理弹性及睡眠状况对ICU患者PTSD的影响.医院管理论坛，2016，33（4）：26-29.

李兴明，王勇.高压氧舱呼吸器的应用及故障处理.医疗设备信息，2005，20（12）：60.

梁恒，刘长文，陈蕾，等.高压氧舱内危重症呼吸机支持治疗安全性研究.华西医学，2020，35（5）：555-558.

林萍，黄丹，何海英.重复经颅磁刺激技术对抑郁症患者吸烟依赖及睡眠的效果研究.临床护理杂志，2023，22（1）：23-26.

刘蕾，李景辉，刘芙蓉，等.ICU获得性肌无力病理生理机制的研究进展.中华危重症医学杂志（电子版），2018，11（2）：133-138.

刘雪云，李高权，徐守宇.废用性肌萎缩的蛋白质合成和降解途径.中国运动医学杂志，2013，32（7）：654-657.

刘长文，徐淑秀.危重症脏器支持与护理.北京：人民卫生出版社，2000.

刘长文，严静.危重症临床基本监测与处置.北京：人民卫生出版社，2020：196-200.

刘长文，郑永科，陆骏，等.Lund 概念与重型颅脑创伤后脑水肿的治疗.中国危重病急救
医学，2010，10（22）：610-612.

卢新兵，丁四清，余晓.ICU 后认知损害发生的相关因素及干预措施的研究进展.中国护
理管理，2016，16（8）：1131-1135.

芦海涛，孙莉，郭华珍，等.低频重复经颅磁刺激对脑卒中后记忆及认知功能的影响.中
国康复理论与实践，2015，21（9）：1074-1077.

罗杰英，韩小彤，毛淑贞，等.早期体外膈肌起搏对机械通气患者的影响研究.中华急诊
医学杂志，2022，31（6）：798-803.

梦丽，林劲秋，王平.住院患者下肢深静脉血栓形成的预防性护理.现代临床护理，2010，
9（7）：80-82.

苗壮壮，蒋伟，舒凯，等.丘脑底核脑深部电刺激术治疗晚期帕金森病的疗效分析.中华
神经外科杂志，2022，38（11）：1098-1102.

牛杏果，焦宪法，郭宇红，等.肠内与肠外营养支持疗法对重型颅脑损伤患者的影响.中
国实用神经疾病杂志，2014，21（1）：72-73.

潘曙明.高压氧在脑复苏中的应用专家共识.中华急诊医学杂志，2019，28（6）：682-
684.

彭斌，刘鸣，崔丽英.中国急性缺血性脑卒中诊治指南 2018.中华神经科杂志，2018，51
（9）：666-682.

屈惠莹，包翠芬，于迪，等.地塞米松诱导的危重病性肌病大鼠骨骼肌 Beclin1、LC3 的表
达.中国临床解剖学杂志，2017（3）：276-281.

阮雯聪，李海峰.儿童神经系统疾病重症康复.中国实用儿科杂志，2018，33（8）：589-
590.

上海市医学会脑电图与临床神经生理专科分会.重复经颅磁刺激的临床应用与操作规范上
海专家共识.上海医学，2022，45（2）：65-70.

沈玉拜.慢性心力衰竭与运动康复.华内科杂志，2012，51（9）：731-733.

宋晓东，王敏，苏强.重复性经颅磁刺激治疗神经系统疾病的研究进展.山东第一医科大
学（山东省医学科学院）学报，2022，43（8）：635-640.

苏秋香，丁晓慧，姚敏，等.脊髓电刺激对心肌缺血再灌注损伤大鼠的作用.中国医科大
学学报，2012，41（9）：798-800.

陶炯，范方，杨肖嫦，等.地震后6月灾区创伤后应激障碍中学生伴发焦虑及抑郁分析.中华行为医学与脑科学杂志，2009，18（11）：991-993.

王婧，鲍梦婕，王建宁，等.ICU生存患者创伤后应激障碍的研究进展.中国实用护理杂志，2017，33（19）：1510-1513.

王蕊，于洋，陈付强.脊髓电刺激治疗带状疱疹后神经痛疗效的临床研究.中国疼痛医学杂志，2017，23（8）：616-618.

王婉怡，邱轶慧，高玉元，等.经颅磁刺激在认知功能障碍诊疗中的研究进展.中华老年心血管病杂志，2020，22（7）：774-776.

王苇，朱芳，漆剑频，等.人脑对针刺与对指反应的实时动态功能MRI的对比研究.中华放射学杂志，2002，36（3）：211-214.

王晓红.体外膈肌起搏对呼吸机相关膈肌功能障碍的有效性研究.青岛：青岛大学，2018.

王晓敏，朱晓萍.ICU获得性肌无力的发生和诊断及治疗.中华危重症急救医学，2020，32（8）：1020-1024.

王晓宁.体外膈肌起搏联合气道廓清技术对脑卒中气管切开患者肺康复的影响.扬州：扬州大学，2019.

温博，马林，瓮长水，等.脑卒中患者强制性使用运动治疗的fMRI研究.中国康复理论与实践，2008，14（4）：366-367.

吴妮，朱曦.膈肌起搏的研究进展.中国微创外科杂志，2008，14（7）：664-666.

夏思萍，徐雅洁，余颖聪.经颅磁刺激电场分析研究进展.中国生物医学工程学报，2020，39（6）：727-735.

熊慧，景昭，刘近贞.经颅磁刺激系统的研究进展.航天医学与医学工程，2020，33（6）：556-564.

熊慧，景昭，刘近贞.新型经颅磁刺激三层-8字形线圈的结构设计.浙江大学学报（工学版），2021，55（4）：793-800.

许欣，杜军.急性肺栓塞的诊治进展.实用医药杂志，2014，31（6）：553.

许行飞，祖洁，张伟，等.脑深部电刺激术对帕金森病患者非运动症状及生活质量的短期影响.临床神经病学杂志，2021，34（4）：264-267.

薛纪秀，倪家骧，徐娜.脊髓电刺激镇痛术的研究现状.中国临床康复，2004，29（8）：6462-6463.

鄢茵，邵秀芹，冯珍，等.体外膈肌起搏器联合呼吸训练对颈段脊髓损伤患者肺功能的影响.中国康复医学杂志，2018，9（33）：1094-1096.

杨春林 . 便携式径路磁刺激系统设计与研究 . 秦皇岛：燕山大学，2016.

杨健，王筠新，朱晓涵 . 重视儿童认知功能的临床应用 . 中国实用儿科杂志，2017，32（4）：245-248.

杨健 . 经颅磁刺激仪的维护与检修探讨 . 医学食疗与健康，2021，19（4）：190-191.

杨军，樊键，张桂青，等 . 精神创伤后应激障碍患者的症状特征与人格结构分析 . 农垦医学，2014，36（1）：65-68.

杨文荣 . 口服普瑞巴林联合脊髓电刺激治疗带状疱疹性神经痛的临床疗效观察 . 青岛：青岛大学，2017.

尧利书，孙聪，葛康 . 经颅磁刺激定位技术的研究进展 . 中国医疗设备，2022，37（2）：159-163，171.

叶迁乐，马红 .ICU 患者创伤后应激障碍的研究 . 护士进修杂志，2012，27（22）：2096-2097.

尹刚，姚长江 . 重复经颅磁刺激对阿尔茨海默病患者认知功能的影响 . 中国康复，2015，30（3）：174-176.

尤荣开，潘剑敏 . 慢性危重症治疗学 . 北京：中国科学技术出版社，2023.

于秋红，刘亚玲，王丛，等 . 高压氧对大脑中动脉阻塞大鼠细胞凋亡的影响 . 中华物理医学与康复杂志，2019，41（8）：561-564.

袁云 . 危重症神经肌肉综合征———一种难以诊断的获得性疾病 . 北京医学，2018，40（5）：387-389.

詹燕，王珊珊，高源，等 . 综合物理治疗对气管切开术后肺部感染患者的影响 . 中华物理医学与康复杂志，2017，39（3）：226-228.

张蒙梦，李晶晶，钱利娜 . 标准吞咽功能评估先行式分级饮食管理在脑卒中吞咽障碍患者中的应用研究 . 全科医学临床与教育，2019，17（12）：1148.

张萍，张良祥 . 高压氧对运动疲劳小鼠肝脏组织抗氧化能力和 ATP 酶代谢的影响 . 吉林大学学报（医学版），2018，44（6）：1200-1204.

张赛，李晓红 . 颅脑创伤诊疗新进展 . 武警医学，2014，25（4）：325-328.

张世叶，钟南山 . 体外膈肌起搏器临床应用适应证探讨 . 中华结核和呼吸杂志，1995，18（1）：49.

张通 . 中国脑卒中康复治疗指南（2011 完全版）. 中国康复理论与实践，2012，18（4）：301-318.

张卫东 . 经颅磁刺激技术的基本原理及应用现状 . 中国医疗设备，2014，29（1）：63-65.

张玉强，李游，曹阳，等．高压氧预处理损伤脊髓 Bcl-2/Bax 的表达．中国组织工程研究，2013，17（46）：11-12.

张云云，姜迎萍．现代康复技术治疗脑卒中的 fMRI 研究现状．新疆中医药，2016，34（8）：85-86.

郑玉岭．经颅磁刺激治疗仪在抑郁症患者中的应用进展．医疗装备，2019，32（14）：201-202.

支海君，郭晋平，赵雅宁，等．床旁超声测量肢体骨骼肌厚度对 ICU 获得性肌无力的诊断价值．中华危重症急救医学，2020，32（4）494-497.

中国吞咽障碍康复评估与治疗专家组．中国吞咽障碍康复评估与治疗专家共识（2013 年版）．中华物理医学与康复杂志，2013，35（12）：112.

中国吞咽障碍膳食营养管理专家共识组．吞咽障碍膳食营养管理中国专家共识（2019版）．中华物理医学与康复杂志，2019，41（12）：881-888.

中华医学会儿科学分会康复学组．儿童重症康复技术．中国实用儿科杂志，2018，33（8）：571-572.

中华医学会神经病学分会，中华医学会神经病学分会神经康复学组，中华医学会神经病学分会脑血管病学组．中国脑卒中早期康复治疗指南．中华神经科杂志，2017，50（6）：405-412.

左金鑫．经颅磁刺激仪器电源系统的研究与优化设计．武汉：华中科技大学，2018.

ADHIKARI N K, FOWLER R A, BHAGWANJEE S, et al. Critical care and the global burden of critical illness adults. Lancet, 2010, 376（9749）: 1339-1346.

ALI N A, O'BRIEN J M, HOFFMANN S P, et al. Acquired weakness, handgrip strength, and mortality in critically ill patients. Am J Respir Crit Care Med, 2008, 17（8）: 261-268.

ALS L C, PICOUTO M D, HAU S M, et al. Mental and physical wellbeing following admission to pediatric intensive care. Pediatr Crit Care Med, 2015, 16（5）: 141-149.

AMABILI P, WOZOLEK A, NOIROT I, et al. The edmonton frail scale improves the prediction of 30-day mortality in elderly patients undergoing cardiac surgery : a prospective observational study. J Cardiothorac Vasc Anesth, 2019, 33（4）: 945-952.

ANDELIC N, YE J, TORNAS S, et al. Cost-effectiveness analysis of an early-initiated, continuous chain of rehabilitation after severe traumatic brain injury. J Neurotrauma, 2014, 31（14）: 1313-1320.

ANDERKOVA L, ELIASOVA I, MARECEK R, et al. Distinct pattern of gray matter atrophy in mild Alzheimer's disease impacts on cognitive outcomes of noninvasive brain stimulation. J Alzheimers Dis, 2015, 48（1）: 251-260.

ANDERKOVA L, ELIASOVAI L, MARECEK R, et al. The effect of repetitive transcranial magnetic stimulation on attention and psychomotor speed in patients with mild cognitive impairment and early Alzheimer's disease. Clinical Neurophysiology, 2015, 126（3）: e43-e44.

ANEKWE DE, BISWAS S, BUSSIÈRES A, et al.Early rehabilitation reduces the likelihood of developing intensive care unit-acquired weakness: a systematic review and meta-analysis. Physiotherapy, 2020, 107: 1-10.

ANONYMOUS. On bed resting in heart failure. Lancet, 1990, 336（9）: 975-976.

ANTCZAK J, KOWALSK A K, KLIMKOWICZ-MROWIEC A, et al. Repetitive transcranial magnetic stimulation for the treatment of cognitive impairment in frontotemporal dementia: an open-label pilot study. Neuropsychiatr Dis Treat, 2018, 14: 749-755.

ASSOCIATION A P. Diagnostic and statistical manual of mental disorders: DSM-Ⅳ.4th ed. Washington, DC: American Psychiatric Press, 1994.

AVERT TRIAL COLLABORATION GROUP. Efficacy and safety of very early mobilisation within 24 h of stroke onset（AVERT）: a randomised controlled trial. Lancet, 2015, 386（9988）: 46-55.

BADNE M S, ZHOU Z, VAN D E, et al. Frequency of post-stroke pneumonia: systematic review and meta-analysis of observational studies. Int J Stroke, 2019, 14（2）: 125-136.

BAISANTRY A, BHAYANA S, RONG S, et al. Autophagy induces prosenescent changes in proximal tubular S3 segments. J Am Soc Nephrol, 2016, 27（6）: 1609-1616.

BALAS M C, VASILEVSKIS E E, OLSEN K M, et al. Effectiveness and safety of the awakening and breathing coordination, delirium monitoring/management, and early exercise/mobility bundle. Crit Care Med, 2014, 42（5）: 1024-1036.

BALBOA E, SAAVEDRA-LEIVA F, CEA L A, et al. Sepsis-induced channelopathy in skeletal muscles is associated with expression of non-selective channels. Shock, 2018, 49（2）: 221-228.

BANWELL B L, MILDNER R J, HASSALL A C, et al. Muscle weakness in critically ill children. Neurology, 2003, 61（12）: 1779.

BAROLAT G. Current status of epidural spinal cord stimulation. Neurosurg Quat, 1995, 5（2）: 98-124.

BARR M S, FARZAN F, RAJJI T K, et al. Can repetitive magnetic stimulation improve cognition in schizophrenia? Pilot data from a randomized controlled trial. Biol Psychiatry, 2013, 73（6）: 510-517.

BARTOLO M, BARGELLESI S, CASTIONI C A, et al. Early rehabilitation for severe acquired brain injury in intensive care unit : multicenter observational study. Eur J Phys Rehabil Med, 2016, 52（1）: 90-100.

BAUMBACH P, MEISSNER W, GUENTHER A, et al. Perceived cognitive impairments after critical illness : a longitudinal study in survivors and family member controls. Acta Anaesthesiol Scand, 2016, 60（8）: 1121-1130.

BEDNARIK J, LUKAS Z, VONDRACEK P. Critical illness polyneuromyopathy : the electrophysiological components of a complex entity. Intensive Care Med, 2003, 29（9）: 1505-1514

BERLOWITZ D J, TAMPLIN J. Respiratory muscle training for cervical spinal cord injury. Cochrane Database Syst Rev, 2013, 2013（7）: CD008507.

BIENVENU O J, COLANTUONI E, MENDEZ-TELLEZ P A, et al. Depressive symptoms and impaired physical function after acute lung injury : a 2-year longitudinal study. Am Respir Crit Care Med, 2012, 185（5）: 517-524.

BISSETT B, LEDITSCHKE I A, GREEN M, et al. Inspiratory muscle training for intensive care patients : a multidisciplinary practical guide for clinicians. Aust Crit Care, 2018, 32（3）: 249-255.

BLOCH S A, LEE J Y, WORT S J, et al. Sustained elevation of circulating growth and differentiation factor-15 and a dynamic imbalance in mediators of muscle homeostasis are associated with the development of acute muscle wasting following cardiac surgery. Crit Care Med, 2013, 41（4）: 982-989.

BOLASH R, CREAMER M, RAUCK R, et al. Wireless high-frequency spinal cord stimulation（10kHz）compared with multiwaveform low-frequency spinal cord stimulation in the management of chronic pain in failed back surgery syndrome subjects : preliminary results of a multicenter, prospective randomized controlled study. Pain Med, 2019, 20（10）: 1971-1979.

BONAKDARPOUR B, PARRISH T B, THOMPSON C K. Hemodynamic response function in patients with stroke induced aphasia : implications for fMRI data analysis. Neuroimage, 2017, 36（2）: 322-331.

BOUKHRIS S, MAGY L, KHALIL M, et al. Pain as the presenting symptom of chronic inflammatory demyelinating polyradiculoneuropathy（CIDP）. J Neurol Sci, 2007, 254

（1-2）：33-38.

BRUMMER U，CONDINI V，CAPPELLI P，et al. Spinal cord stimulation in hemodialysis patients with critical lower-limb ischemia. Am J Kidney Dis，2006，47（5）：842-847.

BUENO E A，MAMTANI R，FRISHMAN W H. Alternative approaches to the medical management of angina pectoris：acupuncture，electrical nerve stimulation，and spinal cord stimulation. Heart Dis，2001，3（4）：236-241.

BULIC D，BENNETT M，GEORGOUSOPOULOU E N，et al. Cognitive and psychosocial outcomes of mechanically ventilated intensive care patients with and without delirium. Ann Intensive Care，2020，10（1）：104.

BURCHIEL K，ANDERSON V C，BROWN F D，et al. Prospective，multicenter study of spinal cord stimulation for relief of chronic back and extremity pain. Spine，1996，21（231）：2786-2794.

BURCHIEL K，ANDERSON V C，WILSON B J，et al. Prognostic factors of spinal cord stimulation for chronic back and leg pain. Neurosurgery，1995，36（6）：1101-1110.

CALSAVARA A J C，COSTA P A，NOBRE V，et al. Factors associated with short and long term cognitive changes in patients with sepsis. Sci Rep，2018，8（1）：4509.

CALSAVARA A J C，NOBRE V，BARICHELLO T，et al. Post-sepsis cognitive impairment and associated risk factors：a systematic review. Aust Crit Care，2018，31（4）：242-253.

CANAUD G，BROOKS C R，KISHI S，et al. Cyclin G1 and TASCC regulate kidney epithelial cell G2-M arrest and fibrotic maladaptive repair. Sci Transl Med，2019，11（476）：eaav4754.

CARDOSO E F，FREGNI F，MARTINS MAIA F，et al. rTMS treatment for depression in Parkinson's disease increases BOLD responses in the left prefrontal cortex .Int J Neuropsychopharmacol，2008，11（2）：173-183.

CARENZO L，PROTTI A，DALLA CORTE F，et al. Short-term health-related quality of life，physical function and psychological consequences of severe COVID-19. Ann Intensive Care，2021，11（1）：91.

CASTRO A A，CALIL S R，FREITAS S A，et al. Chest physiotherapy effectiveness to reduce hospitalization and mechanical ventilation length of stay，pulmonary infection rate and mortality in ICU patients. Respir Med，2013，107（1）：68-74.

CHELLURI L，IM K A，BELLE S H，et al. Long-term mortality and quality of life after prolonged mechanical ventilation. Crit Care Med，2004，32（1）：61-69.

CHEN H, FANG Y, WU J, et al. RIPK3-MLKL-mediated necroinflammation contributes to AKI progression to CKD. Cell Death Dis, 2018, 9 (9): 878.

CHEN J L, XIE B X. Effects of diaphragmatic pacing on rehabilitation of chronic obstructive pulmonary disease ventilation function. New Medicine, 1989, 20 (4): 185-186.

CHEN P, KWONG P W, LAI C K, et al. Comparison of bilateral and unilateral upper limb training in people with stroke: a systematic review and Meta-analysis. PLoS ONE, 2019, 14 (5): 1-21.

CHEN X, DUAN X S, XU L J, et al. Interleukin-10 mediates the neuroprotection of hyperbaric oxygen therapy against traumatic brain injury in mice. Neuroscience, 2014, 266: 235-243.

CHENG C P W, WONG C S M, LEE K K, et al. Effects of repetitive transcranial magnetic stimulation on improvement of cognition in elderly patients with cognitive impairment: a systematic review and meta-analysis. Int J Geriatr Psychiatry, 2018, 33 (1): e1-e13.

CHRISTIANSEN L, PEREZ M A. Targeted-plasticity in the corticospinal tract after human spinal cord injury. Neurotherapeutics, 2018, 15 (3): 618-627.

CLAUSS R P. Neurotransmitters in coma, vegetative and minimally conscious states, pharmacological interventions. Med Hypotheses, 2010, 75 (3): 287-290.

COHEN O S, ORLEV Y, YAHALOM G, et al. Repetitive deep transcranial magnetic stimulation for motor symptoms in Parkinson's disease: a feasibility study. Clin Neurol Neurosurg, 2016, 140: 73-78.

COOPER E B, SCHERDER E J, COOPER J B. Electrical treatment of reduced consciousness: experience with coma and Alzheimer's disease. Neuropsychol Rehabil, 2005, 15 (3): 389-405.

CORPENO KALAMGI R, SALAH H, GASTALDELLO S, et al. Mechano-signaling pathways in an experimental intensive critical illness myopathy model. J Physiol, 2016, 591 (15): 4371-4388.

COTELLI M, CALABRIA M, MANENTI R, et al. Improved language performance in Alzheimer disease following brain stimulation. J Neurol Neurosurg Psychiatry, 2011, 82 (7): 794-797.

COTELLI M, MANENTI R, CAPPA S F, et al. Transcranial magnetic stimulation improves naming in Alzheimer disease patients at different stages of cognitive decline. Eur J Neurol, 2008, 15 (12): 1286-1292.

CRAPANZANO J T, HARRISON-BERNARD L M, JONES M R, et al. High frequency spinal cord stimulation for complex regional pain syndrome: a case report. Pain Physician, 2017, 20（1）: E177-E182.

CROWELL K T, LANG C H. Contractility and myofbrillar content in skeletal muscle are decreased during post-sepsis recovery, but not during the acute phase of sepsis. Shock, 2021, 55（5）: 649-659.

DANIEL M, RATZENHOFE-KOMENDA B, KOT J, et al. Hyperbaric oxygen therapy for intensive care patients: position statement by the European committee for hyperbaric medicine. Diving Hyperb Med, 2015, 45（1）: 42-46.

DAVIDSON J E, JONES C, BIENVENU O J. Family response to critical illness: postintensive care syndrome-family. Crit Care Med, 2012, 40（2）: 618-624.

DAVYDOW D S, DESAI S V, NEEDHAM D M, et al. Psychiatric morbidity in survivors of the acute respiratory distress syndrome: a systematic review. Psychosom Med, 2008, 70（4）: 512-519.

DAVYDOW D S, GIFFORD J M, DESAI S V, et al. Posttraumatic stress disorder in general intensive care unit survivors: a systematic review. Gen Hosp Psychiatry, 2008, 30（5）: 421-434.

DE JONGHE B, SHARSHAR T, LEFAUCHEUR J P, et al.Paresis acquired in the intensive care unit: a prospective multicenter study. JAMA, 2002, 288（22）: 2859-2867.

DE VOS C C, MEIER K, ZAALBERG P B, et al. Spinal cord stimulation in patients with painful diabetic neuropathy: a multicenter randomized clinical trial. Pain, 2014, 155（11）: 2426-2431.

DESAI S V, LAW T J, NEEDHAM D M. Long-term complications of critical care. Crit Care Med, 2011, 39（2）: 371-379.

DETTLING-IHNENFELDT D S, WIESKE L, HORN J, et al.Functional recovery in patients with and without intensive care unit-acquired weakness. Am J Phys Med Rehabil, 2017, 96（4）: 236-242.

DEVLIN J W, SKROBIK Y, GÉLINAS C, et al. Clinical practice guidelines for the prevention and management of pain, agitation/sedation, delirium, immobility, and sleep disruption in adult patients in the ICU. Crit Care Med, 2018, 46（9）: e825-e873.

DEVULDER J, DE LAAT M, VAN BASTELAERE M, et al. Spinal cord stimulation: a valuable treatment for chronic back surgery patients. J Pain Symptom Manage, 1997, 13（5）: 296-301.

DIMARCO A F. Restoration of respiratory muscle function following spinal cord injury. Review of electrical and magnetic stimulation techniques. Respir Physiol Neurobiol, 2005, 147（2-3）: 273-287.

DOBIE D J, KIVLAHAN D R, MAYNARD C, et al. Screening for post-traumatic stress disorder in female veterans affairs patients : validation of the PTSD checklist. Gen Hosp Psychiatry, 2002, 23（6）: 123-234.

DONG X, LIU Q, ZHENG Q, et al. Alterations of B cells in immunosuppressive phase of septic shock patients. Crit Care Med, 2020, 48（6）: 815-821.

DU T, YUAN T, ZHU G, et al. The effect of age and disease duration on the efficacy of subthalamic nuclei deep brain stimulation in Parkinson' s disease patients. CNS Neurosci Ther, 2022, 28（12）: 2163-2171.

DUARTE R V, ANDRONIS L, LENDERS M W, et al. Quality of life increases in patients with painful diabetic neuropathy following treatment with spinal cord stimulation. Qual Life Res, 2016, 25（7）: 1771-1777.

EGAN A M, VELLINGA A, HARREITER J, et al. Epidemiology of gestational diabetes mellitus according to IADPSG/WHO 2013 criteria among obese pregnant women in Europe. Diabetologia, 2017, 60（10）: 1913-1921.

EHLENBACH W J, HOUGH C L, CRANE P K, et al. Association between acute care and critical illness hospitalization and cognitive function in older adults. JAMA, 2010, 303（8）: 763-770.

EHRLICH JR, HOHNLOSER SH, NATTEL S. Role of angiotensin system and effects of its inhibition in atrial fibrillation : clinical and experimental evidence. Eur Heart J, 2006, 27（5）: 512-518.

EKRE O, ELIASSON T, NORRSELL H, et al. Long-term effects of spinal cord stimulation and coronary artery bypass grafting on quality of life an d survival in the ESBY study. Eur Heart J, 2002, 23（24）: 1938-1945.

ELEFLERIADES J A, QUIN J A, HOGAN J F, et al. Long-term follow-up of pacing of the conditioned diaphragm in quadriplegia. Pacing Clin Eleetrophysiol, 2002, 25（6）: 897-906.

ELENA Z A, PILAR S G, SILVIA N H, et al. Chest computed tomography findings and validation of clinical criteria of stroke associated pneumonia. J Stroke, 2019, 21（2）: 217-219.

ELIASOVA I, ANDERKOVA L, MARECEK R, et al. Non-invasive brain stimulation of the right inferior frontal gyrus may improve attention in early Alzheimer's disease : a pilot study. J Neurol Sci, 2014, 346（1-2）: 318-322.

ELLIOTT D, DAVIDSON J E, HARVEY M A, et al. Exploring the scope of post-intensive care syndrome therapy and care : engagement of non-critical care providers and survivors in a second stakeholders meeting. Crit Care Med, 2014, 42（12）: 2518-2526.

ENGELS P T, BECKETT A N, RUBENFELD G D, et al. Physical rehabilitation of the critically ill trauma patient in the ICU. Crit Care Med, 2013, 41（7）: 1790-1801.

FAN E, CHEEK F, CHLAN L, et al. An official American thoracic society clinical practice guideline : the diagnosis of intensive care unit-acquired weakness in adults. Am J Respir Crit Care Med, 2014, 190（12）: 1437-1446.

FAN E. Critical illness neuromyopathy and the role of physical therapy and rehabilitation in critically ill patients. Respir Care, 2012, 57（6）: 933-944.

FARBER D L. Tissues, not blood, are where immune cells function. Nature, 2021, 593（7860）: 506-509.

FIELD-RIDLEY A, DHARMAR M, STEINHORN D, et al. ICU-acquired weakness is associated with differences in clinical outcomes in critically ill children. Pediatr Crit Care Med, 2016, 17（1）: 53-57.

FIRST M, SPIZER R, GIBBON M, et al. Structured clinical interview for DSM-IV axis I disorders. Washington, DC: American Psychiatric Association Publishing, 1996.

FISICARO F, LANZA G, GRASSO A A, et al. Repetitive transcranial magnetic stimulation in stroke rehabilitation : review of the current evidence and pitfalls. Ther Adv Neurol Disord, 2019, 25: 12.

FLETCHER G F, ADES P A, KLIGFIELD P, et al. Exercise standards for testing and training : a scientific statement from the American Heart Association. Circulation, 2013, 128（8）: 873-934.

FOSSAT G, BAUDIN F, COURTES L, et al. Effect of in-bed leg cycling and electrical stimulation of the quadriceps on global muscle strength in critically ill adults : a randomized clinical trial. JAMA, 2018, 320（4）: 368-378.

FRANCK M, NERLICH K, NEUNER B, et al. No convincing association between post-operative delirium and post-operative cognitive dysfunction : a secondary analysis. Acta Anaesthesiol Scand, 2016, 60（10）: 1404-1414.

FRIEDRICH O, YI B, EDWARDS J N, et al. IL-1α reversibly inhibits skeletal muscle ryanodine receptor. A novel mechanism for critical illness myopathy? Am J Resp Cell Mol

Biol, 2014, 50（6）: 1096-1106.

FRUIN A H, TAYLON C, PETTIS M S. Caloric requirements in patients with severe head injuries. Surg Neurol, 1986, 25: 25-28.

FUEST K, SCHALLER S J. Recent evidence on early mobilization in critical-ill patients. Curr Opin Anaesthesiol, 2018, 31（2）: 144-150.

FUJII M, YAMADA T, AIHARA M, et al. The effects of stimulus rates upon median, ulnar and radial nerve somatosensory evoked potentials. Electroencephalogr Clin Neumphysiol, 1994, 92（6）: 518-526.

FUKAZAWA K, HOSOKAWA T. Spinal cord stimulation. Masui, 2009, 58（11）: 1393-1340.

FUNK G C. Differenzial diagnose und management von weaningproblemen. Intensiv Med, 2011, 48（4）: 281-289.

GAJEWSKI B J, BERRY S M, BARSAN W G, et al. Hyperbaric oxygen brain injury treatment（HOBIT）trial : a multifactor design with response adaptive randomization and longitudinal modeling. Pharm Stat, 2016, 15（5）: 396-404.

GALLAGHER T J, SMITH R A, BELL G C. Evaluation of mechanical ventilatorsin a hyperbaric environment. Aviat Space Environ Med, 1978, 49: 375-376.

GAN E Y, TIAN E A, TEY H L. Management of herpes zoster and post-herpetic neuralgia. Am J Clin Dermatol, 2013, 14（2）: 77-85.

GAO B Y, SUN C C, XIA G H, et al. Paired associated magnetic stimulation promotes neural repair in the rat middle cerebral artery occlusion model of stroke. Neural Regen Res, 2020, 15（11）: 2047-2056.

GARROUSTE-ORGEAS M, COQUET I, PÉRIER A, et al. Impact of an intensive care unit diary on psychological distress in patients and relatives. Crit Care Med, 2012, 40（7）: 2033-2040.

GENG C K, CAO H H, YING X, et al. The effects of hyperbaric oxygen on macrophage polarization after rat spinal cord injury. Brain Res, 2015, 1606: 68-76.

GEORGE M S, LISANBY S H, AVERY D, et al. Daily left prefrontal transcranial magnetic stimulation therapy for major depressive disorder : a sham-controlled randomized trial. Arch Gen Psychiatry, 2010, 67（5）: 507-516.

GIBBONS R J, ABRAMS J, CHATTERJEE K, et al. ACC/AHA 2002 guideline update for the management of patients with chronic stable angina—summary article: a report of the American College of Cardiology/American Heart Association task force on practice guidelines (committee on the management of patients with chronic stable angina). J Am Coll Cardiol, 2003, 41 (1): 159-168.

GIRARD T D, JACKSON J C, PANDHARIPANDE P P, et al. Delirium as a predictor of long-term cognitive impairment in survivors of critical illness. Crit Care Med, 2010, 38 (7): 1513-1520.

GIRARD T D, SHINTANI A K, JACKSON J C, et al. Risk factors for post-traumatic stress disorder symptoms following critical illness requiring mechanical ventilation: a prospective cohort study. Crit Care, 2007, 11 (1): R28.

GNANAVEL S, ROBERT R S. Diagnostic and statistical manual of mental disorders, fifth edition, and the impact of events scale revised. Chest, 2013, 144 (6): 1974.

GOEBEL A, LECKY B, SMITHL J, et al. Pain intensity and distribution in chronic inflammatory demyelinating polyneuropathy .Muscle Nerve, 2012, 46 (2): 294-295.

GOLIGHER E C, FAN E, HERRIDGE M S, et al. Evolution of diaphragm thickness during mechanical ventilation. Impact of inspiratory effort. Am J Respir Crit Care Med, 2015, 192 (9): 1080-1088.

GOOSSENS C, WECKX R, DERDE S, et al. Impact of prolonged sepsis on neural and muscular components of muscle contractions in a mouse model. J Cachexia Sarcopenia Muscle, 2021, 12 (2): 443-455.

GRIDER J S, MANCHIKANTI L, CARAYANNOPOULOS A, et al. Effectiveness of spinal cord stimulation in chronic spinal pain: a systematic review. Pain Physician, 2016, 19 (1): E33-E54.

GRIEBELER M L, MOREY-VARGAS O L, BRITO J P, et al. Pharmacologic interventions for painful diabetic neuropathy: an umbrella systematic review and comparative effectiveness network meta-analysis. Ann Intern Med, 2014, 161 (9): 639-649.

GRIFFITHS R D, HALL J B. Intensive care unit-acquired weakness. Crit Care Med, 2010, 38 (3): 779-787.

GRIFFITHS R, JONES C. Recovery from intensive care. BMJ, 1999, 319 (7207): 427-429.

GUILLON A, PREAU S, ABOAB J, et al. Preclinical septic shock research: why we need an animal ICU. Ann Intensive Care, 2019, 9 (1): 66.

GUILLOUET M, GUERET G, RANNOU F, et al. Tumor necrosis factor-α downregulates sodium current in skeletal muscle by protein kinase C activation : involvement in critical illness polyneuromyopathy. Am J Physiol Cell Physiol, 2011, 301（5）: C1057-C1063.

GUO F, LOU J, HAN X, et al. Repetitive transcranial magnetic stimulation ameliorates cognitive impairment by enhancing neurogenesis and suppressing apoptosis in the hippocampus in rats with ischemic stroke. Front Physiol, 2017, 8: 559.

GUO Z N, XU L, HU Q, et al. Hyperbaric oxygen preconditioning attenuates hemorrhagic transformation through reactive oxygen species/thioredoxin-interacting protein/nod-like receptor protein 3 pathway in hyperglycemic middle cerebral artery occlusion rats. Crit Care Med, 2016, 44（6）: e403-e411.

HAAS C S, LOIK P S, GAY S E. Airway clearance applications in the elderly and in patients with neurologic or neuromuscular compromise. Respir Care, 2007, 52（10）: 1362.

HALL R J, WATNE LO, CUNNINGHAM E, et al. CSF biomarkers in delirium : a systematic review. Int J Geriatr Psychiatry, 2018, 33（11）: 1479-1500.

HAN B, TONG J, ZHU M J, et al. Insulin-like growth factor-1（IGF-1）and leucine activate pig myogenic satellite cells through mammalian target of rapamycin（mTOR）pathway. Mol Reprod Dev, 2008, 75（5）: 810-817.

HAN J, CHEN D, LIU D, et al. Modafinil attenuates inflammation via inhibiting Akt/NF-κB pathway in ApoE-deficient mouse model of atherosclerosis. Inflammopharmacology, 2018, 26（2）: 385-393.

HASAN A, GUSE B, CORDES J, et al. Cognitive effects of high-frequency rTMS in Schizophrenia patients with predominant negative symptoms : results from a multicenter randomized sham-controlled trial. Schizophr Bull, 2016, 42（3）: 608-618.

HEESAKKERS H, VAN DER HOEVEN J G, CORSTEN S, et al. Clinical outcomes among patients with 1-year survival following intensive care unit treatment for COVID-19. JAMA, 2022, 327（6）: 559-565.

HEMPHILL J C, GREENBERG S M, ANDERSON C S, et al. Guidelines for the management of spontaneous intracerebral hemorrhage : a guideline for healthcare professionals from the American Heart Association/American Stroke Association. Stroke, 2015, 7（46）: 2032-2060.

HERMANS G, CASAER M P, CLERCKX B, et al. Effect of tolerating macronutrient deficit on the development of intensive-care unit acquired weakness : a subanalysis of the EPaNIC trial. Lancet Respir Med, 2013, 1（8）: 621-629.

HERMANS G, SCHROOTEN M, VAN D P, et al. Benefits of intensive insulin therapy on neuromuscular complications in routine daily critical care practice : a retrospective study. Crit Care, 2009, 13（1）: R5.

HERMANS G, WILMER A, MEERSSEMAN W, et al. Impact of intensive insulin therapy on neuromuscular complications and ventilator dependency in the medical intensive care unit. Am J Respir Crit Care Med, 2007, 175（5）: 480-489.

HERMANS A J H, LAARHUIS B I, KOUW I W K, et al. Current insights in ICU nutrition : tailored nutrition. Curr Opin Crit Care, 2023, 29（2）: 1645-1648.

HERRIDGE M S, CHEUNG A M, TANSEY C M, et al. One-year outcomes in survivors of the acute respiratory distress syndrome. N Engl J Med, 2003, 348（8）: 683-693.

HERRIDGE M S, TANSEY C M, MATTE A, et al. Functional disability 5 years after acute respiratory distress syndrome. N Engl J Med, 2011, 364（14）: 1293-1304.

HETLAND B, LINDQUIST R, CHLAN L L. The influence of music during mechanical ventilation and weaning from mechanical ventilation : a review. Heart Lung, 2015, 44（5）: 416-425.

HODGSON C L, STILLER K, NEEDHAM D M, et al. Expert consensus and recommendations on safety criteria for active mobilization of mechanically ventilated critically ill adults. Critical Care, 2014, 18（6）: 658.

HOLLEN M K, STORTZ J A, DARDEN D, et al. Myeloid-derived suppressor cell function and epigenetic expression evolves over time after surgical sepsis. Crit Care, 2019, 23（1）: 355.

HOOGENDAM J M, RAMAKERS G M, DI LAZZZARO V. Physiology of repetitive transcranial magnetic stimulation of the human brain. Brain Stimul, 2010, 3（2）: 95-118.

HOPKINS R O, GIRARD T D. Medical and economic implications of cognitive and psychiatric disability of survivorship. Semin Respir Crit Care Med, 2012, 33（4）: 348-356.

HOPKINS R O, JACKSON J C. Long-term neurocognitive function after critical illness. Chest, 2006, 130（3）: 869-878.

HOPKINS R O, WEAVER L K, POPE D, et al. Neuropsychological sequelae and impaired health status in survivors of severe acute respiratory distress syndrome. Am J Respir Crit Care Med, 1999, 160（1）: 50-56.

HOPKINS RO, WEAVER L K, COLLINGRIDGE D, et al. Two-year cognitive, emotional, and quality-of-life outcomes in acute respiratory distress syndrome. Am J Respir Crit Care

Med, 2005, 171 (4): 340-347.

HOROWITZ M, WILNER M, ALVAREZ W. Impact of event scale: a measure of subjective stress. Psychosomatic Medicine, 1979, 41 (3), 209-218.

HOSOBUCHI Y. Electrical stimulation of the cervical spinal cord increases cerebral blood flow in humans. Appl Neurophysiol, 1985, 48 (1-6): 372-376.

HSU W Y, KU Y, ZANTO T P, et al. Effects of noninvasive brain stimulation on cognitive function in healthy aging and Alzheimer's disease: a systematic review and meta-analysis. Neurobiol Aging, 2015, 36 (8): 2348-2359.

HU W H, ZHANG K, MENG F G, et al. Deep brain stimulation in China: present and future. Neuromodulation, 2012, 15 (3): 251-259.

HUANG Y, EDWARDS M J, ROUNIS E, et al. Theta burst stimulation of the Human motor cortex. Neuron, 2005, 45 (2): 201-206.

HUERTA P T, VOLPE B T. Transcranial magnetic stimulation, synaptic plasticity and network oscillations. J Neuroeng Rehabil, 2009, 6: 7.

HUNTER A, JOHNSON L, COUSTASSE A. Reduction of intensive care unit length of stay: the case of early mobilization. The Health Care Manager, 2014, 33 (2): 128-135.

HUNTER J P, ASHBY P. Segmental effects of epidural spinal cord stimulation in humans. J Physiol, 1994, 474 (3): 407-419.

IWASHYNA T J. Survivorship will be the defining challenge of critical care in the 21st century. Ann Intern Med, 2010, 153 (3): 204-205.

JABER S, PETROF B J, JUNG B, et al. Rapidly progressive diaphragmatic weakness and injury during mechanical ventilation in humans. Am J Respir Crit Care Med, 2011, 183 (3): 364-371.

JACKSON J, HART R, GORDON S, et al. Six-month neuropsychological outcomes of medical intensive care unit patients. Crit Care Med, 2003, 31 (4): 1226-1234.

JACQUES B, JÉRÔME A, THOMAS H, et al. Safety of hyperbaric oxygen therapy in mechanically ventilated patients. Int Marit Health, 2017, 68 (1): 46-51.

JESSURUN G A, TEN VAARWERK I A, DEJONGSTE M J, et al. Sequelae of spinal cord stimulation for refractory angina pectoris. Reliability and safety profile of long-term clinical application. Coron Artery Dis, 1997, 8 (1): 33-38.

JONES C, BÄCKMAN C, CAPUZZO M, et al. Precipitants of post-traumatic stress disorder following intensive care: a hypothesis generating study of diversity in care. Intensive Care

Med, 2007, 33 (6): 978-85

JONES C, SKIRROW P, GRIFFITHS R, et al. Rehabilitation after critical illness : a randomized, controlled trial. Crit Care Med, 2003, 31 (10): 2456-2461.

JOO E Y, HAN S J, CHUNG S, et al. Antiepileptic effects of low-frequency repetitive transcranial magnetic stimulation by different stimulation durations and locations. Clinical Neurophysiology, 2007, 118 (3): 702-708.

JUBRAN A, LAWM G, KELLY J, et al. Depressive disorders during weaning from prolonged mechanical ventilation. Intensive Care Med, 2010, 36 (5): 828-835.

KALIA L V, LANG A E. Parkinson disease in 2015 : evolving basic, pathological and clinical concepts in PD .Nat Rev Neurol, 2016, 12 (2): 65-66.

KANNO T, KAMEL Y, YOKOYAMA T, et al. Effects of dorsal column spinal cord stimulation (DCS) on reversibility of neuronal function——experience of treatment for vegetative states. Pacing Clin Electrophysiol, 1989, 12 (4 Pt 2): 733-738.

KASINATHAN A, SHARAWAT IK, SINGHI P, et al. Intensive care unit-acquired weakness in children : a prospective observational study using simplified serial electrophysiological testing (PEDCIMP Study) .Neurocrit Care, 2021, 34 (3): 927-934.

KAUKONEN K M, BAILEY M, SUZUKI S, et al. Mortality related to severe sepsis and septic shock among critically ill patients in Australia and New Zealand, 2000-2012. JAMA, 2014, 311 (13): 1308-1316.

KAYAMBU G, BOOTS R, PARATZ J. Physical therapy for the critically ill in the ICU : a systematic review and meta-analysis. Crit Care Med, 2013, 41 (6): 1543-1554.

KERCKHOFFS M C, SOLIMAN I W, WOLTERS A E, et al. Long-term outcomes of ICU treatment. Ned Tijdschr Geneeskd, 2015, 160 (4): A9653.

KHO M E, TRUONG A D, BROWER R G, et al. Neuromuscular electrical stimulation for intensive care unit-acquired weakness : protocol and methodological implications for a randomized, sham-controlled, phase II trial. Phys Ther, 2012, 92 (12): 1564-1579.

KIESEIER B C, MATHEY E K, SOMMER C, et al. Immune-mediated neuropathies .Nat Rev Dis Primers, 2018, 4 (1): 31.

KITAJIMA Y, YOSHIOKA K, SUZUKI N. The ubiquitin-proteasome system in regulation of the skeletal muscle homeostasis and atrophy : from basic science to disorders. J Physiol Sci, 2020, 70 (1): 40.

KRAMER C L. Intensive care unit-acquired weakness. Neurol Clin, 2017, 35 (4): 723-736.

KRANER S D, WANG Q, NOVAK K R, et al. Upregulation of the CaV 1.1-ryanodine receptor complex in aratmodel of critical illness myopathy. Am J Physiol Regul Integr Comp Physiol, 2011, 300（6）: R1384-R1391.

KRAUSS J K, YIANNI J, LOHER T J, et al. Deep brain stimulation for dystonia. J Clin Neurophysiol, 2004, 21（1）: 18-30.

KRESS J P, GEHLBACH B, LACY M, et al. Long-term psychological effects of daily sedative interruption on critically ill patients. Am J Respir Crit Care Med, 2003, 168（12）: 1457-1461.

KRESS J P, HALL J B.ICU-acquired weakness and recovery from critical illness. N Engl J Med, 2014, 370（17）: 1626-1635.

KUCHNIA A, EARTHMAN C, TEIGEN L, et al. Evaluation of bioelectrical impedance analysis in critically ill patients: results of a multicenter prospective study. JPEN J Parenter Enteral Nutr, 2017, 41（7）: 1131-1138.

LACOMIS D, PETRELLA J T, GIULIANI M J. Causes of neuromuscular weakness in the intensive care unit: a study of ninety-two patients. Muscle Nerve, 1998, 21（5）: 610-617.

LAI C C, CHOU W, CHAN K S, et al. Early mobilization reduces duration of mechanical ventilation and intensive care unit stay in patients with acute respiratory failure. Arch Phys Med Rehabil, 2017, 98（5）: 931-939.

LATIF O A, NEDELJKOVIC S S, STEVENSON L W. Spinal cord stimulation for chronic intractable angina pectoris: a unified theory on its mechanism. Clin Cardiol, 2001, 24（8）: 533-541.

LATORRE A, ROCCHI L, BERARDELLI A, et al. The use of transcranial magnetic stimulation as a treatment for movement disorders: a critical review .Movement Disord, 2019, 34（6）: 769-782.

LATRONICO N, RASULO F A. Presentation and management of ICU myopathy and neuropathy. Curr Opin Crit Care, 2010, 16（2）: 123-127.

LATRONICO N. Critical illness polyneuropathy and myopathy 20 years later. No man's land? No, it is our land! Intensive Care Med, 2016, 42（11）: 1790-1793.

LEFEBVRE J C, LYAZIDI A, PARCEIRO M, et al. Bench testing of a new hyperbaric chamber ventilator at different atmospheric pressures. Intensive Care Med, 2012, 38（8）: 1400-1404.

LIAO X, LI G, WANG A, et al. Repetitive transcranial magnetic stimulation as an alternative therapy for cognitive impairment in Alzheimer's disease： a meta-analysis. J Alzheimers Dis，2015，48（2）：463-472.

LIPPERT-GRÜNER M. Early rehabilitation of comatose patients after traumatic brain injury. Neurol Neurochir Pol，2010，44（5）：475-480.

LIPSHUTZ A K，GROPPER M A. Acquired neuromuscular weakness and early mobilization in the intensive care unit. Anesthesiology，2013，118（1）：202-215.

LIU J T，SU C H，CHEN S Y，et al. Spinal cord stimulation improves the microvascular perfusion insufficiency caused by critical limb ischemia. Neuromodulation，2018，21（5）：489-494.

LIU J T，TAN W C，LIAO W J. Effects of electrical cervical spinal cord stimulation on cerebral blood perfusion，cerebrospinal fluid catecholamine levels，and oxidative stress in comatose patients. Acta Neurochir Suppl，2008，101：71-76.

LIU X，RAMIREZ S，PANG P T，et al. Optogenetic simulation of a hippocampal engram activates fear memory recall. Nature，2012，484（7394）：381-385.

LLANO-DIEZ M，CHENG A J，JONSSON W，et al. Impaired Ca^{2+} release contributes to muscle weakness in a rat model of critical illness myopathy. Crit Care，2016，20（1）：254.

LOFTUS T J，MOHR A M，MOLDAWER L L. Dysregulated myelopoiesis and hematopoietic function following acute physiologic insult. Curr Opin Hematol，2018，25（1）：37-43.

LONG A C，KROSS E K，DAVYDOW D S，et al. Posttraumatic stress disorder among survivors of critical illness： creation of a conceptual model addressing identification，prevention，and management. Intensive Care Med，2014，40（6）：820-829.

LOOIJAARD W G，MOLINGER J，WEIJS P J. Measuring and monitoring lean body mass in critical illness. Curr Opin Crit Care，2018，24（4）：241-247.

LOOIJAARD WG，DEKKER IM，STAPEL SN，et al. Skeletal muscle quality as assessed by CT-derived skeletal muscle density is associated with 6-month mortality in mechanically ventilated critically ill patients. Crit Care，2016，20（1）：386.

LOPES-JUNIOR L C，ROSA M，LIMA R A G. Psychological and psychiatric outcomes following PICU admission： a systematic review of cohort studies. Pediatr Crit Care Med，2018，19（1）：e58-e67.

LUO J，ZHENG H，ZHANG L，et al. High-frequency repetitive transcranial magnetic stimulation（rTMS）improves functional recovery by enhancing neurogenesis and activating BDNF/TrkB signaling in ischemic rats. Int J Mol Sci，2017，18（2）：455

MAAROUF O H, UEHARA M, KASINATH V, et al. Repetitive ischemic injuries to the kidneys result in lymph node fibrosis and impaired healing. JCI Insight, 2018, 3（13）: e120546.

MADURSKI C, JARVIS J M, BEERS S R, et al. Serum biomarkers of regeneration and plasticity are associated with functional outcome in pediatric neurocritical illness: an exploratory study. Neurocrit Care, 2021, 35（2）: 457-467.

MAFFIULETTI N A, ROIG M, KARATZANOS E, et al. Neuromuscular electrical stimulation for preventing skeletal muscle weakness and wasting in critically ill patients: a systematic review. BMC Med, 2013, 11: 137.

MAKKOS A, PÁL E, ASCHERMANN Z, et al. High-frequency repetitive transcranial magnetic stimulation can improve depression in Parkinson's disease: a randomized, double-blind, placebo-controlled study. Neuropsychobiology, 2016, 73（3）: 169:177.

MALEY J H, BREWSTER I, MAYORAL I, et al. Resilience in survivors of critical illness in the context of the survivors' experience and recovery. Ann Am Thorac Soc, 2016, 13（8）: 1351.

MALLY J, GEISZ N, IINYA E. Follow up study: the influence of rTMS with high and low frequency stimulation on motor and executive function in Parkinson's disease. Brain Res Bull, 2017, 135: 98-104.

MARK V W, TAUB E. Constraint-induced movement therapy for chronic stroke hemiparesis and other disabilities. Restor Neurol Neurosei, 2004, 22（4）: 317-336.

MARTIN J H. Harnessing neural activity to promote repair of the damaged corticospinal system after spinal cord injury. Neural Regen Res, 2016, 11（9）: 1389-1391.

MARTIN M D, BADOVINAC V P, GRIFTH T S. CD4 T cell responses and the sepsis-induced immunoparalysis state. Front Immunol, 2020, 11: 1364.

MASMOUDI H, COIRAULT C, DEMOULE A, et al. Can phrenic stimulation protect the diaphragm from mechanical ventilation induced damage? Eur Respir J, 2013, 42（1）: 280-283.

MCCLAVE S A, MARTINDALE R G, RICE T W, et al. Feeding the critically ill patient. Crit Care Med, 2014, 42（12）: 2600-2610.

MCCLINTOCK S M, RETI I M, CARPENTER L L, et al. Consensus recommendations for the clinical application of repetitive transcranial magnetic stimulation（rTMS）in the treatment of depression. J Clin Psychiatry, 2018, 79（1）: 16cs10905.

MCHUGH P R. Striving for coherence, psychiatry efforts over classification. JAMA, 2005,

293（20）：2526-2528.

MEHUGH P R，SLAVNEY P R. The perspectives of psychiatry. 2nd ed. Baltimore：Johns Hopkins University Press，1998.

MEI Y W，LIU C Y，ZHANG X Q. Effects of transcranial magnetic stimulation on recovery of neural functions and changes of synaptic interface and dendritic structure in the contralateral brain area after cerebral infarction：experiment with rats. Zhonghua Yi Xue Za Zhi，2006，86（37）：2639-2642.

MEYERON B A，LINDEROTH B. Mechanisms of spinal cord stimulation in neuropathic pain. Neurol Res，2000，22（3）：285-292.

MEZIDI M，GUÉRIN C. Effects of patient positioning on respiratory mechanics in mechanically ventilated ICU patients. Ann Transl Med，2018，6（19）：384.

MIETANI K，SUMITANI M，OGATA T，et al. Dysfunction of the blood-brain barrier in postoperative delirium patients，referring to the axonal damage biomarker phosphorylated neurofilament heavy subunit. PLoS ONE，2019，14（10）：e0222721.

MIKKELSEN M E，CHRISTIE J D，LANKEN P N，et al. The adult respiratory distress syndrome cognitive outcomes study long-term neuropsychological function in survivors of acute lung injury. Am J Respir Crit Care Med，2012，18（51）：307-315.

MINGOLI A，SCIACCA V，TAMORRI M，et al. Clinic results of epidural spinal cord electrical stimulation in patient affected with limb-threatening chronic arterial obstructive disease. Angiology，1993，44（1）：21-25.

MOON R E，BERGQUIST L V，CONKLIN B，et al. Monaghan 255 ventilator use under hyperbaric conditions. Chest，1986，89（6）：846-851.

MOONEN H P，HERMANS A J，BOS A E，et al. Resting energy expenditure measured by indirect calorimetry in mechanically ventilated patients during ICU stay and post-ICU hospitalization：a prospective observational study. J Crit Care，2023，78：154361.

MORRIS P E，GOAT A，THOMPSON C，et al. Early intensive care unit mobility therapy in the treatment of acute respiratory failure. Crit Care Med，2008，36（8）：2238-2243.

MOSTOFI A，TAVAKKOLI M，BEDRAN H，et al. Spinal cord stimulation in the treatment of neuropathic pain in chronic inflammatory demyelinating polyneuropathy. J Clin Neurosci，2019，67：255-257.

MYCZKOWSKI M L, FERNANDES A, MORENO M, et al. Cognitive outcomes of TMS treatment in bipolar depression : safety data from a randomized controlled trial. J Affect Disord, 2018, 235: 20-26.

MYERS E A, SMITH D A, ALLEN S R, et al. Post-ICU syndrome : rescuing the undiagnosed. JAAPA, 2016, 29 (4): 34-37.

NAS K, YAZMALAR L, ŞAH V, et al. Rehabilitation of spinal cord injuries. World J Orthop, 2015, 6 (1): 8-16.

NCHIMI A, SZAPIRO D, GHAYE B, et al. Helical CT of blunt diaphragmatic rupture. AJR Am J Roentgenol, 2004, 184 (1): 24-30.

NEEDHAM D M, DAVIDSON J, COHEN H, et al. Improving long-term outcomes after discharge from intensive care unit : report from a stakeholders' conference. Crit Care Med, 2012, 40 (2): 502-509.

NEEDHAM D M, DINGLAS V D, BIENVENU O J, et al. One year outcomes in patients with acute lung injury randomised to initial trophic or full enteral feeding : prospective follow-up of EDEN randomised trial. BMJ, 2013, 346: f1532.

NEEDHAM D M, TRUONG A D, FAN E. Technology to enhance physical rehabilitation of critically ill patients. Crit Care Med, 2009, 37 (10 Suppl): S436-S441.

NEWTON J, SUNDERLAND A, BUTTERWORTH S E. A pilot study of event-related functional magnetic resonance imaging of monitored wrist movements in patients with partial recovery. Stroke, 2002, 33 (12): 2881-2887.

NORDON CRAFT A, MOSS M, QUAN D, et al. Intensive care unit-acquired weakness : implications for physical therapist management. Phys Ther, 2012, 92 (12): 1494-1506.

NORTH R B, KIDD D H, LEE M, et al. A prospective, randomized study of spinal cord stimulation versus reoperation for failed back surgery syndrome : initial results. Stereotact Funct Neurosurg, 1994, 62 (1-4): 267-272.

NORTH R B, KIDD D H, OLIN J C, et al. Spinal cord stimulation electrode design : prospective, randomized, controlled trial comparing percutaneous and laminectomy electrodes. Neurosurgery, 2002, 51 (2): 381-390.

NYDAHL P, SRICHAROENCHAI T, CHANDRA S, et al. Safety of patient mobilization and rehabilitation in the intensive care unit : systematic review with meta-analysis. Ann Am Thorac Soc, 2017, 14 (5): 766-777.

NYLAND B A, SPILMAN S K, HALUB M E, et al. A preventative respiratory protocol to identify trauma subjects at risk for respiratory compromise on a general in-patient ward.

Respir Care, 2016, 61（12）: 1580-1587.

OAKLEY J C, PRAGER J P. Spinal cord stimulation: mechanisms of action. Spine（Phila Pa 1976）, 2002, 27（22）: 2574-2583.

OLLEY S E, BUNNELL A E, HOUGH C L. ICU-acquired weakness.Chest, 2016, 150（5）: 1129-1140.

ONG C, LEE J H, LEOW M K, PUTHUCHEARY Z A. Functional outcomes and physical impairments in pediatric critical care survivors: a scoping review. Pediatr Crit Care Med, 2016, 17（5）: e247-e259.

OWEN A M, PATEL S P, SMITH J D, et al. Chronic muscle weakness and mitochondrial dysfunction in the absence of sustained atrophy in a preclinical sepsis model. Elife, 2019, 8: e49920.

PARIS M, MOURTZAKIS M. Assessment of skeletal muscle mass in critically ill patients: considerations for the utility of computed tomography imaging and ultrasonography. Curr Opin Clin Nutr Metab Care, 2016, 19（2）: 125-130.

PARK S H, HWANG S K. Prognostic value of serum levels of S100 calcium-binding protein B, neuron-specific enolase, and interleukin-6 in pediatric patients with traumatic brain injury. World Neurosurg, 2018, 118: e534-e542.

PARKER A M, SRICHAROENCHAI T, RAPARLA S, et al. Posttraumatic stress disorder in critical illness survivors: a metaanalysis. Crit Care Med, 2015, 43（5）: 1121-1129.

PARRY S M, EL-ANSARY D, CARTWRIGHT M S, et al. Ultrasonography in the intensive care setting can be used to detect changes in the quality and quantity of muscle and is related to muscle strength and function. J Crit Care, 2015, 30（5）: 1151.

PATEL B K, POHLMAN A S, HALL J B, et al. Impact of early mobilization on glycemic control and ICU-acquired weakness in critically ill patients who are mechanically ventilated. Chest, 2014, 146（3）: 583-589.

PATEL M B, MORANDI A, PANDHARIPANDE P P. What's new in post-ICU cognitive impairment. Intensive Care Med, 2015, 41（4）: 708-711.

PEIPOLI M F, CONRAADS V, CORRÀ U, et al. Exercise training in heart failure: from theory to practice. A consensus document of the Heart Failure Association and the European Association for Cardiovascular Prevention and Rehabilitation. Eur J Heart Fail, 2011, 13（4）: 347-357.

PEREIRA DE SOUZA GOLDIM M, DELLA GIUSTINA A, MATHIAS K, et al. Sickness behavior score is associated with neuroinflammation and late behavioral changes in polymicrobial sepsis animal model. Inflammation，2020，43（3）：1019-1034.

PERRY H M，HUANG L，WILSON R J，et al. Dynamin-related protein 1 deficiency promotes recovery from AKI.J Am Soc Nephrol，2018，29（1）：194-206.

PINTO S，ALVES P，SWASH M，et al. Phrenic nerve stimulation is more sensitive than ultrasound measurement of diaphragm thickness in assessing early ALS progression. Neurophysiol Clin，2017，47（1）：69-73.

PISTOIA F，MURA E，GOVONI S，et al. Awakenings and awareness recovery in disorders of consciousness：is there a role for drugs? CNS Drugs，2010，24（8）：625-638.

POWERS W J，RABINSTEIN A A，ACKERSON T，et al. 2018 Guidelines for the early management of patients with acute ischemic stroke：a guideline for healthcare professionals from the American Heart Association/American Stroke Association. Stroke，2018（49）3：e46-e110.

PREAU S，AMBLER M，SIGURTA A，et al. Protein recycling and limb muscle recovery after critical illness in slow- and fast-twitch limb muscle. Am J Physiol Regul Integr Comp Physiol，2019，316（5）：R584-R593.

PREAU S，VODOVAR D，JUNG B，et al. Energetic dysfunction in sepsis：a narrative review. Ann Intensive Care，2021，11（1）：104.

PUTHUCHEARY Z A，RAWAL J，MCPHAIL M，et al. Acute skeletal muscle wasting in critical illness. JAMA，2013，310（15）：1591-1600.

Quality of Life After Mechanical Ventilation in the Aged Study Investigators. 2-month mortality and functional status of critically ill adult patients receiving prolonged mechanical ventilation. Chest，2002，121（2）：549-558.

RAWAL G，YADAV S，KUMAR R. Post-intensive care syndrome：an overview. J Transl Int Med，2017，5（2）：90-92.

REES G，GLEDHILL J，GARRALDA M E，et al. Psychiatric outcome following pediatric intensive care unit（PICU）admission：a cohort study. Intensive Care Med，2004，30（8）：1607-1614.

REICH S G，SAVITT J M. Parkinson's Disease. Med Clin North Am，2019，103（2）：337-350.

REN B，LINDEROTH B，MEYERSON B A. Effects of spinal cord stimulation on the flexor reflex and involvement of supraspinal mechanisms：an experimental study in mononeuropathic rats. J Neurosurg，1996，84（2）：244-249.

RENGEL K F，HAYHURST C J，PANDHARIPANDE P P，et al. Long-term cognitive and functional impairments after critical illness. Anesth Analg，2019，128（4）：772-780.

RISSON E G，SERPA A P，BERGER J J，et al. Spinal cord stimulation in the treatment of complex regional pain syndrome type1：is trial truly required. Clin Neurol Neurosurg，2018，171：156-162.

ROBAINA F，CLAVO B. Spinal cord stimulation in the treatment of poststroke patients：current state and future directions. Acta Neurochir Suppl，2007，97（Pt 1）：277-282.

RODRIGUEZ-RUBIO M，PINTO N P，MANNING J C，et al. Post-intensive care syndrome in paediatrics：setting our sights on survivorship. Lancet Child Adolesc Health，2020，4（7）：486-488.

ROSENTHAL M D，VANZANT E L，MOORE F A. Chronic critical illness and PICS nutritional strategies. J Clin Med，2021，10（11）：2294.

ROSS J A，MANSON H J. Behaviour of three resuscitators under hyperbaric conditions. Aviat Space Environ Med，1977，48（1）：26-28.

ROSSI S ，HALLETT M ，ROSSINI P M，et al. Safety，ethical considerations，and application guidelines for the use of transcranial magnetic stimulation in clinical practice and research. Clin Neurophysiol，2009，120（12）：2008-2039.

ROTHENHÄUSLER H B，EHRENTRAUT S，STOLL C，et al. The relationship between cognitive performance and employment and health status in long-term survivors of the acute respiratory distress syndrome：results of an exploratory study. Gen Hosp Psychiatry，2001，23（2）：90-96.

RUTHERFORD G，LITHGOW B，MOUSSAVI Z. Short and long-term effects of rTMS treatment on Alzheimer's disease at different stages：a pilot study. J Exp Neurosci，2015，9：43-51.

SACCHERI C，MORAWIEC E，DELEMAZURE J，et al. ICU-acquired weakness，diaphragm dysfunction and long-term outcomes of critically ill patients. Ann Intensive Care，2020，10（1）：1.

SACHECK J M，HYATT J K，RAFFAELLO A，et al. Rapid disuse and denervation atrophy involve transcriptional changes similar to those of muscle wasting during systemic diseases. FASEB J，2007，21（1）：140-155.

SAUER S，BRUNO L，HERTWECK A，et al. T cell receptor signaling controls Foxp3 expression via PI3K，Akt，and mTOR. Proc Natl Acad Sci USA，2008，105（22）：7797-7802.

SAVIC G，DEVIVO M J，FRANKEL H L，et al. Causes of death after traumatic spinal cord injury-a 70-year British study. Spinal Cord，2017，55（10）：891-897.

SCHAEFER S T，KOENIGSPERGER S，OLOTU C，et al. Biomarkers and postoperative cognitive function：could it be that easy? Curr Opin Anaesthesiol，2019，32（1）：92-100.

SCHALLER S J，ANSTEY M，BLOBNER M，et al. Early，goal-directed mobilisation in the surgical intensive care unit：a randomised controlled trial. Lancet，2016，388（10052）：1377-1388.

SCHIEREN M，PIEKARSKI F，DUSSE F，et al. Continuous lateral rotational therapy in trauma-a systematic review and meta-analysis. J Trauma Acute Care Surg，2017，83（5）：926-933.

SCHWEICKERT W D，GEHLBACH B K，POHLMAN A S，et al. Daily interruption of sedative infusions and complications of critical illness in mechanically ventilated patients. Crit Care Med，2004，32（6）：1272-1276.

SCHWEICKERT W D，POHLMAN M C，POHLMAN A S，et al. Early physical and occupational therapy in mechanically ventilated，critically ill patients：a randomised controlled trial. Lancet，2009，373（9678）：1874-1882.

SEGERS J，VANHOREBEEK I，LANGER D，et al. Early neuromuscular electrical stimulation reduces the loss of muscle mass in critically ill patients—a within subject randomized controlled trial. J Crit Care，2021，62：65-71.

SHANKAR-HARI M，FEAR D，LAVENDER P，et al. Activation-associated accelerated apoptosis of memory B cells in critically ill patients with sepsis. Crit Care Med，2017，45（5）：875-882.

SHIBAHASHI K，SUGIYAMA K，KASHIURA M，et al. Decreasing skeletal muscle as a risk factor for mortality in elderly patients with sepsis：a retrospective cohort study. J Intensive Care，2017，5：8.

SIMPSON R K，ROBERTSON C S，GOODMAN J C. Segmental recovery of amino acid neurotransmitters during posterior epidural stimulation after spinal cord injury. J Am Paraplegia Soc，1993，16（1）：34-41.

SKELLY D T，GRIFN E W，MURRAY C L，et al. Acute transient cognitive dysfunction and acute brain injury induced by systemic inflammation occur by dissociable IL-1-dependent mechanisms. Mol Psychiatry，2019，24（10）：1533-1548.

SKRIFVARS M B，AMELOOT K，ÅNEMAN A. Blood pressure targets and management during post-cardiac arrest care. Resuscitation, 2023, 18 (4): 1123.

SOLLMANN N, ILLE S, OBERMUELLER T, et al. The impact of repetitive navigated transcranial magnetic stimulation coil positioning and stimulation parameters on human language function. Eur J Med Res, 2015, 20 (1): 47.

SOMMERS J, ENGELBERT RH, DETTLING-IHNENFELDT D, et al. Physiotherapy in the intensive care unit: an evidence-based, expert driven, practical statement and rehabilitation recommendations. Clin Rehabil, 2015, 29 (11): 1051-1063.

STAHL W, RADERMACHER P, CALZIA E. Functioning of ICU ventilators under hyperbaric conditions comparison of volume and pressure controlled modes. Intensive Care Med, 2000, 26 (4): 442-448.

STEIN M B, JANG K L, TAYLOR S, et al. Genetic and environmental influences on trauma exposure and posttraumatic stress disorder symptoms: a twin study. Am J Psychiatry, 2002, 159 (10): 1675-1681.

STEVENS R D, DOWDY D W, MICHAELS R K, et al. Neuromuscular dysfunction acquired in critical illness: a systematic review. Intensive Care Med, 2007, 33 (11): 1876-1891.

STILLER C O, CUI J G, O'CONNOR W T, et al. Release of gamma-aminobutyric acid in the dorsal born and suppression of tactile allodynia by spinal cord stimulation in mononeuropathic rats. Neurosurgery, 1996, 39 (2): 367-374.

STROM T, MARTINUSSEN T, TOFT P. A protocol of no sedation for critically ill patients receiving mechanical ventilation: a randomised trial. Lancet, 2010, 375 (9713): 475.

SUN L, ZHAO L, LI P, et al. Effect of hyperbaric oxygen therapy on HMGB1/NF-κB expression and prognosis of acute spinal cord injury: a randomized clinical trial. Neurosci Lett, 2019, 692: 47-52.

SZETO H H, LIU S, SOONG Y, et al. Mitochondria protection after acute ischemia prevents prolonged upregulation of IL-1β and IL-18 and arrests CKD. J Am Soc Nephrol, 2017, 28 (5): 1437-1449.

TAN J W, ZHANG F, LIU H J, et al. Hyperbaric oxygen ameliorated the lesion scope and nerve function in acute spinal cord injury patients: a retrospective study. Clin Biochem, 2018, 53: 1-7.

TANKISIN H, DE CARVALHO M, GRAGGEN W. Critical illness neuropathy. J Clin Neurophysiol, 2020, 37 (3): 205-207.

TARICCO M, DE TANTI A, BOLDRINI P, et al. The rehabilitation management of traumatic brain injury patients during the acute phase：criteria for referral and transfer from intensive care units to rehabilitative facilities（Modena June 20-21，2000）.Eura Medicophys，2006，42（1）：73-84.

THILLE A W，LYAZIDI A，RICHARD J C，et al. A bench study of intensive-care-unit ventilators：new versus old and turbine-based versus compressed gas-based ventilators. Intensive Care Med，2009，35（8）：1368-1376.

TIPPING C J，HARROLD M，HOLLAND A，et al. The effects of active mobilisation and rehabilitation in ICU on mortality and function：a systematic review. Intensive Care Med，2017，43（2）：171-183.

TRUNG J，HANGANU A，JOBERT S，et al. Transcranial magnetic stimulation improves cognition over time in Parkinson's disease. Parkinsonism Relat Disord，2019，66：3-8.

TURNER J A，LOESER J D，BELL K G. Spinal cord stimulation for chronic low back pain：a systematic literature synthesis. Neurosurgery，1995，37（6）：1088-1095.

TURNER-STOKES L，WADE D. Rehabilitation following acquired brain injury：concise guidance. Clin Med（Lond），2004，4（1）：61-65.

TURRIZIANI P，SMIRNI D，ZAPPALÀG，et al. Enhancing memory performance with rTMS in healthy subjects and individuals with mild cognitive impairment：the role of the right dorsolateral prefrontal cortex. Front Hum Neurosci，2012，6：62.

UHEL F，AZZAOUI I，GREGOIRE M，et al. Early expansion of circulating granulocytic myeloid-derived suppressor cells predicts development of nosocomial infections in patients with sepsis. Am J Respir Crit Care Med，2017，196（3）：315-327.

UNROE M，KAHN J M，CARSON S S，et al. One-year trajectories of care and resource utilization for recipients of prolonged mechanical ventilation：a cohort study. Ann Intern Med，2010，153（3）：167-175.

URBINA T，CANOUI-POITRINE F，HUA C，et al. Long-term quality of life in necrotizing soft-tissue infection survivors：a monocentric prospective cohort study. Ann Intensive Care，2021，11（1）：102.

VALLVERDU I，CALAF N，SUBIRANA M，et al. Clinical characteristics，respiratory functional parameters，and outcome of a two-hour T-piece trial in patients weaning from mechanical ventilation. Am J Respir Crit Care Med，1998，158（6）：1855-1862.

VAN AERDE N，MEERSSEMAN P，DEBAVEYE Y，et al. Aerobic exercise capacity in longterm survivors of critical illness：secondary analysis of the post-EPaNIC follow up study. Intensive Care Med，2021，47（12）：1462-1471.

VAN AERDE N, MEERSSEMAN P, DEBAVEYE Y, et al. Five-year impact of ICU-acquired neuromuscular complications : a prospective, observational study. Intensive Care Med, 2020, 46（6）: 1184-1193.

VANPEE G, HERMANS G, SEGERS J, et al. Assessment of limb muscle strength in critically ill patients: a systematic review. Crit Care Med, 2014, 42（3）: 701-711.

VANPEE G, SEGERS J, VAN MECHELEN H, et al. The interobserver agreement of handheld dynamometry for muscle strength assessment in critically ill patients. Crit Care Med, 2011, 39（8）: 1929-1934.

VASSILAKOPOULOS T, PETROF B J. Ventilator-induced diaphragmatic dysfunction. Am J Respir Crit Care Med, 2004, 169（3）: 336-341.

VISNJEVAC O, COSTANDI S, PATEL B A, et al .A comprehensive outcome-specific review of the use of spinal cord stimulation for complex regional pain syndrome. Pain Pract, 2017, 17（4）: 533-545.

VISOCCHI M, DELLA PEPA G M, ESPOSITO G, et al. Spinal cord stimulation and cerebral hemodynamics : updated mechanism and therapeutic implications. Sterotact Funct Neurosurg, 2011, 89（5）: 263-274.

VOGELMEIER C F, CRINER G J, MARTINEZ F J, et al. Global strategy for the diagnosis, management and prevention of chronic obstructive lung disease 2017 report : GOLD executive summary. Respirology, 2017, 22（3）: 575-601.

VOLLMAN K M. Introduction to progressive mobility. Critical Care Nurse, 2010, 30（2）: S3-S5.

VORONA S, SABATINI U, AL-MAQBALI S, et al. Inspiratory muscle rehabilitation in critically ill adults : a systematic review and meta-analysis. Ann Am Thorac Soc, 2018, 15（6）: 735-744.

WADE D M, BREWIN C R, HOWELL D C, et al. Intrusive memories of hallucinations and delusions in traumatized intensive care patients : an interview study. Br J Health Psychol, 2015, 20（3）: 613-631.

WADE D M, HOWELL D C, WEINMAN J A, et al. Investigating risk factors for psychological morbidity three months after intensive care : a prospective cohort study. Crit Care, 2012, 16（5）: R192.

WALLACE J D, CALVO R Y, LEWIS P R, et al. Sarcopenia as a predictor of mortality in elderly blunt trauma patients : comparing the masseter to the psoas using computed tomography. J Trauma Acute Care Surg, 2017, 82（1）: 65-72.

WALLEN K，CHABOYER W，THALIB L，et al. Symptoms of acute posttraumatic stress disorder after intensive care. Am J Crit Care，2008，17（6）：534-544.

WALSH C J，ESCUDERO KING C，GUPTA M，et al. MicroRNA regulatory networks associated with abnormal muscle repair in survivors of critical illness. J Cachexia Sarcopenia Muscle，2022，13（2）：1262-1276.

WALTZ J M. Spinal cord stimulation：quarter century of development and investigation. A review of its development and effectiveness in 1336 cases. Stereotact Funct Neurosurg，1997，69（1-4）：288-299.

WANG T H，WU C P，WANG L Y. Chest physiotherapy with early mobilization may improve extubation outcome in critically ill patients in the intensive care units. Clin Respir J，2018，12（11）：2613-2621.

WATSON R S，CHOONG K，COLVILLE G，et al. Life after critical illness in children-toward an understanding of pediatric post-intensive care syndrome. J Pediatr，2018，198：16-24.

WEINERT C R，GROSS C R，MARINELLI W A. Impact of randomized trial results on acute lung injury ventilator therapy in teaching hospitals. Am J Respir Crit Care Med，2003，167（10）：1304-1309.

WEISS D S，MARMAR C R. The impact of event scale：revised.//WILSON J P，KEANE T M. Assessing psychological trauma and PTSD. New York：Guildford，1997.

WILKINSON D J，PIASECKI M，ATHERTON P J. The age-related loss of skeletal muscle mass and function：measurement and physiology of muscle fibre atrophy and muscle fibre loss in humans. Ageing Res Rev，2018，47：123-132.

WILLIAMS J W，PIGNONE M，RAMIREZ G，et al. Identifying depression in primary care：a literature synthesis of case-finding instruments. Gen Hosp Psychiatry，2002，24（4）：225-237.

WILSON J R F，SCHIAVO S，MIDDLETON W J，et al. The treatment of perioperative spinal cord injury with hyperbaric oxygen therapy：a case report. Spine，2020，45（17）：E1127-E1131.

WILSON R S，HEBERT L E，SCHERR P A，et al. Cognitive decline after hospitalization in a community population of older persons. Neurology，2012，78（13）：950-956.

WINKLER M S，RISSIEK A，PRIEFER M，et al. Human leucocyte antigen（HLA-DR）gene expression is reduced in sepsis and correlates with impaired TNFα response：a diagnostic tool for immunosuppression? PLoS ONE，2017，12（8）：e0182427.

WINSTEIN C J, STEIN J, ARENA R, et al. Guidelines for adult stroke rehabilitation and recovery：a guideline for healthcare professionals from the American heart association/ American stroke association. Stroke, 2016, 47（6）: e98-e169.

WITTEVEEN E, SOMMERS J, WIESKE L, et al. Diagnostic accuracy of quantitative neuromuscular ultrasound for the diagnosis of intensive care unit-acquired weakness：a cross-sectional observational study. Ann Intensive Care, 2017, 7（1）: 40.

WOLTERS A E, SLOOTER A J, AW V D K, et al. Cognitive impairment after intensive care unit admission：a systematic review. Intensive Care Med, 2013, 39（3）: 376-386.

WOODRUF A G, CHOONG K. Long-term outcomes and the post-intensive care syndrome in critically ill children：a North American perspective. Children（Basel）, 2021, 8（4）: 254.

WU M, KOMORI N, QIN C, et al. Extracellular signal-regulated kinase（ERK）and protein kinase B（AKT）pathways involved in spinal cord stimulation（SCS）-induced vasodilation. Brain Res, 2008, 1207: 73-83.

YAKNITSA V, LINDEROTH B, MEYERSON B A. Spinal cord stimulation attenuates dorsal horn neuronal hyperexcitability in a rat model of mononeuropathy in a rat model of mononeuropathy. Pain, 1999, 79（2-3）: 223-233.

YANG B, LAN S, DIEUDE M, et al. Caspase-3 is a pivotal regulator of microvascular rarefaction and renal fibrosis after ischemia-reperfusion injury. J Am Soc Nephrol, 2018, 29（7）: 1900-1916.

YANG X, FARBER J P, WU M, et al. Roles of dorsal column pathway and transient receptor potential vanilloid type 1 in augmentation of cerebral blood flow by upper cervical spinal cord stimulation in rats. Neuroscience, 2008, 152（4）: 950-958.

ZEBHAUSER P T, VERNELM, UNTERBURGER E, et al. Visuospatial neglect-a theory-informed overview of current and emerging strategies and a systematic review on the therapeutic use of non-invasive brain stimulation. Neuropsychol Rev, 2019, 29（4）: 397-420.

ZHONG J, HUANG D L, SAGHER O. Parameters influencing augmentation of cerebral blood flow by cervical spinal cord stimulation. Acta Neurochir（Wien）, 2004, 146（11）: 1227-1234.

ZHOU Y, DONG Q, PAN Z, et al. Hyperbaric oxygen improves functional recovery of the injured spinal cord by inhibiting inflammation and glial scar formation. Am J Phys Med Rehabil, 2019,98（10）: 914-920.

ZIMMER M B, NANTWI K, GOSHGARIAN H G. Effect of spinal cord injury on the respiratory system : basic research and current clinical treatment options. J Spinal Cord Med, 2007, 30（4）: 319-330.

ZIMMERMAN M, MATTIA J I, POSTERNAK M A. Are subjects in pharmacological treatment trials of depression representative of patients in routine clinical practice? Am J Psychiatry, 2002, 159（3）: 469-473.

ZINK W, KAESS M, HOFER S, et al. Alterations in intracellular Ca^{2+}-homeostasis of skeletal muscle fibers during sepsis. Crit Care Med, 2008, 36（5）: 1559-1563.

附　录

附录1　鲁汶大学附属医院的开始康复草案

附表 1-1 为鲁汶大学附属医院的开始康复草案。

附表 1-1　鲁汶大学附属医院的开始康复草案

不配合（零级运动方式）	不配合 / 低配合（一级运动方式）	中度配合（二级运动方式）	基本配合（三级运动方式）	完全配合（四级运动方式）	完全配合（五级运动方式）
S5Q=0	S5Q ＜ 3	S5Q=3	S5Q=4/5	S5Q=5	S5Q=5
基础评估不满足	基础评估满足	基础评估满足	基础评估满足	基础评估满足	基础评估满足
1. 心肺功能不稳定：MRC 肌力和分数 ≥ 36、平均动脉压 ＜ 60mmHg 或 FiO_2 ＞ 60% 或呼吸 ＜ 30 次 / min 2. 神经系统不稳定 3. 手术	神经、手术、外伤条件下不允许转移到椅子上	肥胖、神经、手术、外伤条件下不允许在椅子上活动（即 MRC 肌力和分数 ＜ 36）	MRC 肌力和分数 ≥ 36；伯格平衡量表评分：坐到站 =0，站位 =0，坐位 ≤ 1	MRC 肌力和分数 ≥ 48；伯格平衡量表评分：坐到站 =0，站位 =0，坐位 ≤ 2	MRC 肌力和分数 ≥ 48；伯格平衡量表评分：坐到站 ≤ 1，站位 ≤ 2，坐位 ≤ 3
体位：每 2h 翻身	体位：每 2h 翻身；福勒体位；夹板疗法	体位：每 2h 翻身；夹板疗法；直坐于床上；床与座椅间被动转移	体位：每 2h 翻身；被动从床转移至座椅；脱离床坐；支持下站立（≥ 2 人）	体位：主动从床转移至座椅；脱离床坐；支持下站立（≤ 1 人）	体位：主动从床转移至座椅；脱离床坐；无支持站立
康复疗法：无	康复疗法：被动移动；被动床上踩车；神经肌肉电刺激	康复疗法：被动 / 主动运动；四肢抗阻力训练；被动 / 主动的下肢和（或）上肢在床或椅上踩车	康复疗法：被动 / 主动运动；四肢抗阻力训练；主动的下肢和（或）上肢在椅或床上踩车；神经肌肉电刺激；日常生活运动	康复疗法：被动 / 主动运动；四肢抗阻力训练；主动的下肢和（或）上肢在椅或床上踩车；行走（在帮助或支架下）；神经肌肉电刺激；日常生活运动	康复疗法：被动 / 主动运动；四肢抗阻力训练；主动的四肢在椅上踩车；行走（在帮助下）；神经肌肉电刺激；日常生活运动

附录 2　格拉斯哥昏迷量表（GCS）

GCS 评分标准如下。

- **睁眼反应**

4 分：自然睁眼。

3 分：呼唤会睁眼。

2 分：有刺激或痛楚时会睁眼。

1 分：对于刺激无反应。

C 分：肿到睁不开眼。

- **语言反应**

5 分：说话有条理。

4 分：可应答，但有答非所问的情形。

3 分：可说出单字。

2 分：可发出声音。

1 分：无任何反应。

T 分：插管或气管切开无法正常发声。

- **肢体运动**

6 分：可依指令动作。

5 分：施以刺激时，可定位出疼痛位置。

4 分：对疼痛刺激有反应，肢体会回缩。

3 分：对疼痛刺激有反应，肢体会弯曲。

2 分：对疼痛刺激有反应，肢体会伸直。

1 分：无任何反应。

昏迷程度通过以上 3 项的分数总和来评估，得分值越高，提示意识状态越好。14 分以上属于正常状态，昏迷程度越重者的 GCS 评分越低，3 分多提示脑死亡或预后极差。

轻度昏迷：13 ～ 14 分。

中度昏迷：9 ～ 12 分。

重度昏迷：3 ～ 8 分。

附录3 昏迷恢复量表修订版（CRS-R）

附表 3-1 为昏迷恢复量表修订版（CRS-R）。

附表 3-1 昏迷恢复量表修订版（CRS-R）

昏迷恢复分值		月	月	月	月	月	月	月	月	月	月	月
听觉	4分：对指令有稳定的反应											
	3分：可重复执行指令											
	2分：声源定位											
	1分：对声音有眨眼反应（惊吓反应）											
	0分：无											
视觉	5分：识别物体											
	4分：物体定位，看向物体											
	3分：眼球追踪性移动											
	2分：视觉对象定位（＞2s）											
	1分：对威胁有眨眼反应（惊吓反应）											
	0分：无											
运动	6分：会使用对象											
	5分：自主性运动反应											
	4分：能摆弄物体											
	3分：对伤害性刺激进行定位											
	2分：回撤屈曲											
	1分：异常姿势（屈曲/伸展）											
	0分：无											
言语反应	3分：表达可理解											
	2分：发声/发声动作											
	1分：反射性发声运动											
	0分：无											

续表

昏迷恢复分值		月	月	月	月	月	月	月	月	月	月	月	月
交流	2分：功能性（准确的）												
	1分：非功能性（意向性的）												
	0分：无												
唤醒度	3分：能注意												
	2分：睁眼												
	1分：刺激下睁眼												
	0分：无												
测试者													

附录4　美国国立卫生研究院卒中量表（NIHSS）

附表4-1为美国国立卫生研究院卒中量表（NIHSS）。

附表4-1　美国国立卫生研究院卒中量表

序号	检查	评分	得分
1	意识水平	0= 清醒，反应敏锐 1= 嗜睡，最小刺激能唤醒患者完成指令、回答问题或有反应 2= 昏睡或反应迟钝，需要强烈反复刺激或疼痛刺激才能有非固定模式的反应 3= 仅有反射活动或自发反应，或完全没反应、软瘫	
2	凝视：只测试水平眼球运动	0= 正常 1= 部分凝视麻痹（单眼或双眼凝视异常，但无被动凝视或完全凝视麻痹） 2= 被动凝视或完全凝视麻痹（不能被头眼反射克服）	
3	视野：用手指数或视威胁方法检测上、下象限视野	0= 无视野缺失 1= 部分偏盲 2= 完全偏盲 3= 双侧偏盲（全盲，包括皮质盲）	
4	面瘫	0= 正常 1= 最小（鼻唇沟变平、微笑时不对称） 2= 部分瘫痪（下面部完全或几乎完全瘫痪，中枢性面瘫） 3= 完全瘫痪（单或双侧瘫痪，上、下面部缺乏运动，周围性面瘫）	
5	上肢运动：上肢伸展坐位90°，卧位45°；要求坚持10s，仅评定患侧	0= 上肢于要求位置坚持10s，不下落 1 = 上肢能抬起，但不能维持10s，下落时不撞击床或其他支持物 2= 能对抗一些重力，但上肢伸展不能达到或维持坐位90°或卧位45°，较快下落到床 3= 不能抗重力，上肢快速下落 4= 无运动 9= 截肢或关节融合	
6	下肢运动：下肢卧位抬高30°，坚持5s，仅评定患侧	0= 于要求位置坚持5s，不下落 1= 在5s末下落，不撞击床 2=5s内较快下落到床上，但可抗重力 3= 快速落下，不能抗重力 4= 无运动 9= 截肢或关节融合	
7	共济失调：双侧指鼻、跟膝胫试验，共济失调与无力明显不成比例时记分。如患者不能理解或肢体瘫痪，不计分	0= 没有共济失调 1= 一侧肢体有 2= 两侧肢体均有 如有共济失调：左上肢1=有；2=无 9= 截肢或关节融合	

续表

序号	检查	评分	得分
8	感觉	0= 正常，没有感觉缺失 1= 轻到中度，患侧针刺感不明显或为钝性或仅有触觉 2= 完全感觉缺失，面部、上肢、下肢无触觉 昏迷或失语者可计 1 分或 0 分。脑干卒中双侧感觉缺失、无反应及四肢瘫痪者、昏迷患者计 2 分	
9	语言：命名、阅读测试	0= 正常，无失语 1= 轻到中度：流利程度和理解能力有一些缺损，但表达无明显受限 2= 严重失语，交流是通过患者破碎的语言表达，听者须推理、询问、猜测，能交换的信息范围有限，检查者感到交流困难 3= 哑或完全失语，不能讲或不能理解 昏迷患者计 3 分	
10	构音障碍	0= 正常 1= 轻到中度，至少有一些发音不清，虽有困难，但能被理解 2= 言语不清，不能被理解 9= 气管插管或其他物理障碍 若患者的气管插管或其他物理障碍导致不能讲话，计 9 分	
11	忽视	0= 没有忽视 1= 视、触、听、空间觉或个人的忽视；或对任何一种感觉的双侧同时刺激消失 2= 严重的偏身忽视；超过一种形式的偏身忽视；不认识自己的手，只对一侧空间定位 若患者失语，但确实表现为双侧感觉正确，计分 0	
总分			

附录 5　认知功能严重程度分级

Ⅰ级：没有反应的患者处于深昏迷状态，对任何刺激完全无反应。

Ⅱ级：一般反应的患者对无特定方式的刺激呈现不协调和无目的的反应，与刺激的类型无关。

Ⅲ级：局部反应的患者对特殊刺激起反应，但与刺激不协调，反应直接。与刺激的类型有关，以不协调延迟方式执行简单命令。

Ⅳ级：烦躁反应的患者处于躁动状态，行为古怪、毫无目的，不能辨别人与物，不能配合治疗，词语常与环境不相关或不恰当，出现虚构症，无选择性记忆，缺乏长期及短期记忆。

Ⅴ级：错乱反应的患者能对简单命令取得相当一致的反应，但随着命令复杂性的增加或缺乏外在结构，反应出现无目的、随机或零碎；对环境可表现出总体的注意，但精力涣散，缺乏特殊注意力，常用词不恰当，并且是闲谈；记忆严重障碍，常显示出访用对象不当；可以完成以前常有布局性的学习任务，如借助帮助可完成自理活动，在监护下可完成进食，但不能练习新信息。

Ⅵ级：适应反应的患者表现出与目的有关的行为，但要依赖外界的传入与指导；遵从简单的指令，过去的记忆比现在的记忆更深、更详细。

Ⅶ级：自主反应的患者在医院或家中表现恰当，能自主地进行日常生活和活动，很少出差错，但比较机械；对活动回忆肤浅，能进行新的活动，但速度慢。借助帮助可启动社会或娱乐性活动，判断力仍有障碍。

Ⅷ级：有目的反应的患者可整合过去和最近的时间，对环境有认识和反应，能进行新的学习。一旦学习活动展开，不需要监视，但仍未恢复到发病前的能力，如抽象思维、对应激的耐受性或紧急不寻常状态的判断等。

附录 6 Brunnstrom 运动六阶段理论分级

附表 6-1 为 Brunnstrom 运动六阶段理论分级。

附表 6-1 Brunnstrom 运动六阶段理论分级

特点	上肢	手	下肢	分级
无随意活动	无任何运动	无任何运动	无任何运动	I
引出联合反应、共同运动	仅出现共同运动模式	仅有极细微的屈伸	仅有极少的随意运动	II
随意出现的共同运动	可随意发起共同运动	钩状抓握，不能伸指	坐位和站位时，有髋、膝、踝共同性屈曲	III
共同运动模式打破，开始出现分离运动	出现脱离共同运动的活动：肩0°；肘屈90°；下前臂旋前旋后；肘伸直肩可屈90°；手背可触及腰骶部	能侧捏及松开拇指，手指有半随意的小范围伸展活动	坐位屈膝小于90°，可使足向后滑到椅子下方，在足跟不离地的情况下能使踝背屈	IV
肌张力逐渐恢复正常，有分离运动、精细活动	出现相对独立的共同运动活动：肘伸直肩外展90°；肘伸直肩前屈30°～90°时前臂旋前和旋后；肘伸直前臂取中间位，上肢上举过头	可作球状和圆柱状抓握，手指同时伸展，但不能单独伸展	健侧腿站立，患腿可先屈膝后伸髋，在伸膝下作踝背屈（重心落在健腿上）	V
精细、协调、控制运动，接近正常水平	运动协调接近正常，手指指鼻无明显辨距不良，但速度比健侧慢（＜5s）	所有的抓握均能完成，但速度和准确性比健侧差	在站立位可使髋外展到超出抬起该侧骨盆所能达到的范围；坐位下伸直膝可内外旋下肢，能完成合并足内外翻	VI

- Ⅰ～Ⅱ级（肌张力低或稍增高）

1. 治疗目的：通过对健侧肢体的活动施加阻力，引出患侧肢体的联合反应或共同运动。

2. 治疗方法：

* 近端牵拉引起屈曲反应。

* 轻扣上、中斜方肌和肱二头肌引起屈肌共同运动。

* 轻叩三角肌引起伸肌（肩外展）的共同运动。

* 快速牵张瘫痪肌肉并抚摸其皮肤引起反应。

* 先引出屈肌反应或共同运动，再引出伸肌反应或共同运动。

* 早期应用视觉和本体刺激。

- Ⅲ级（肌张力增高，可随意引起共同运动）——肩

1. 治疗目的：学会随意控制共同运动。

2. 治疗方法：

* 单侧肩胛上举，不能主动进行时，可以叩击或按摩上斜方肌。

* 利用类似于下肢的 Raimiste 反应：将患者健侧上臂外展 45° 后让其将臂向中线内收，治疗者在健侧上臂近端内侧施加阻力，以诱发患侧胸大肌收缩。

- Ⅲ级（肌张力增高，可随意引起共同运动）——促进伸肘反应

1. 治疗目的：在仰卧位通过紧张性迷路反射来促进伸肌群的收缩。

2. 治疗方法：

* 利用不对称紧张性颈反射，使头转向患侧，降低屈肌张力，增加伸肘肌群的张力。

* 前臂旋前促进伸肘，旋后促进屈肘。

* 利用紧张性腰反射，即躯干转向健侧，健肘屈曲，患肘伸直。

* 轻叩肱三头肌肌腹或在皮肤上刷擦，刺激肌肉收缩。

- Ⅲ级（肌张力增高，可随意引起共同运动）——把共同运动应用到功能活动中

* 屈曲共同运动：患手握牙刷，而健手上牙膏等。

* 伸展共同运动：穿衣时患手拿衣服，让健手穿入健侧衣袖中。

* 联合交替应用共同运动：擦桌子、熨衣服等。

* 与日常生活活动能力（activity of daily living，ADL）结合：进食、洗脸、梳头、洗健侧肢体等。

- Ⅲ级（肌张力增高，可随意引起共同运动）——手

1. 治疗目的：对抗异常的屈腕、屈指，诱发手指的抓握。

2. 治疗方法：

* 利用近端牵引反应、抓握反射和牵引内收肩胛肌等。

* 利用伸肌的共同运动模式保持伸腕。

* 治疗者上抬臂时扣击腕伸肌。

* 将臂保持在外展 90° 左右的位置，对手掌近端施加阻力，轻拍腕伸肌并让患者做伸腕动作；患者能握拳并能维持时，轻扣腕伸肌使握拳与伸腕同步，伸腕握拳时伸肘，屈腕放松时屈肘。

- Ⅳ级（脱离共同运动／痉挛减轻）——肩和肘

1. 治疗目的：促进上肢共同运动的随意运动。

2. 治疗方法：

* 训练患侧手放到后腰部。

* 通过转动躯干，摆动手臂，抚摸手背及背后。

* 在坐位状态被动移动患手触摸骶部。

* 试用手背推摩同侧肋腹，并逐渐向后移动。

* 用患手在患侧取一物体，经后背传递给健手。

- **Ⅳ级（脱离共同运动／痉挛减轻）——肩和肘**

* 训练肩前屈 90°：在前中三角肌上轻轻拍打后让其前屈肩；被动活动上肢到前屈 90°，并让患者维持住，同时在前中三角肌上拍打；在接近前屈 90° 的位置上小幅度继续前屈和大幅度地下降，然后再前屈。

* 前臂举起后按摩和刷擦肱三头肌表面以帮助充分伸肘。

* 训练屈肘 90° 时前臂旋前和旋后：伸肘时先对前臂旋前施加阻力，再逐步屈肘。屈肘 90° 时翻转扑克牌，取牌时旋前，翻牌时旋后。

- **Ⅳ级（脱离共同运动／痉挛减轻）——手**

1. 治疗目的：手的功能活动、伸、屈、抓握及放松。

2. 治疗方法：

* 患者前臂旋后，治疗者将其拇指外展并保持这一位置。

* 被动屈掌指关节及指间关节，以牵拉指伸肌，并在指伸肌皮肤上给予刺激。

* 肩前屈 90° 以上，前臂旋前可促进伸指，反复练习直到肩前屈小于 90° 时仍能伸指。

* 保持肩前屈位，前臂旋前促进伸第 4、5 指，前臂旋后可促进伸拇指。

* 能反射性伸指后，可练习交替握拳及放松。

- **Ⅴ级（独立或分离运动）**

1. 治疗目的：脱离共同运动，增强手部功能，巩固肩部功能。

2. 治疗方法：

* 通过上肢外展抗阻来抑制胸大肌和肱三头肌的联合反应。

* 被动肩前屈 90° ~ 180°，推动肩胛骨的脊柱缘来活动肩胛带。

* 加强前锯肌的作用，当肩前屈 90° 时让患者抗阻向前推，并逐渐增加肩前屈的活动范围。

* 增强肘及前臂训练：用类似于Ⅳ期中旋前／旋后的训练方法，训练肩前屈 30° ~ 90° 时伸肘并旋前和旋后。

* 强化手的练习：当拇指和各指能对指时，可以开始练习手的抓握。

- **Ⅵ级（协调运动，痉挛基本消失）**

1. 治疗目的：恢复肢体的独立运动。

2. 治疗方法：

* 主要方法是按照正常的活动方式来完成各种日常生活活动。

* 加强上肢协调性、灵活性及耐力的练习。

* 加强手的精细动作练习。

附录 7　Fugl-Meyer 评定量表

附表 7-1 为运动功能评定量表，附表 7-2 为平衡功能评定量表，附表 7-3 为四肢感觉功能评定量表，附表 7-4 为关节活动功能评定量表。

附表 7-1　运动功能评定量表

部位		运动功能检查	评分标准	评定日期		
				月 日	月 日	月 日
上肢（坐位）	Ⅰ 上肢反射活动	（1）肱二头肌腱反射	0 分：不能引出反射活动			
		（2）肱三头肌腱反射	2 分：能够引出反射活动			
	Ⅱ 屈肌共同运动	（1）肩关节上提	0 分：完全不能进行 1 分：部分完成 2 分：无停顿充分完成			
		（2）肩关节后缩				
		（3）外展（至少 90°）				
		（4）外旋				
		（5）肘关节屈曲				
		（6）前臂旋后				
	Ⅲ 伸肌共同运动	（1）肩关节内收内旋	0 分：完全不能进行 1 分：部分完成 2 分：无停顿充分完成			
		（2）肘关节伸展				
		（3）前臂旋前				
	Ⅳ 伴有共同运动的活动	（1）手触腰椎	0 分：没有明显活动 1 分：手必须通过髂前上棘 2 分：能顺利进行			
		（2）肩关节屈曲 90°（肘关节 0° 时）	0 分：开始时手臂立即外展或肘关节屈曲。 1 分：肩关节外展及肘关节屈曲发生较晚 2 分：能顺利充分进行			
		（3）在肩关节 0°、肘关节 90° 时，前臂旋前或旋后	0 分：在进行该活动时，肩关节 0° 但肘关节不能保持 90° 且完全不能完成该动作 1 分：肩关节处于正确位时，能在一定范围内主动完成该动作 2 分：完全旋前或旋后，活动自如			
	Ⅴ 分离运动	（1）肩关节外展 90°、肘关节 0° 位时，前臂旋前	0 分：一开始时肘关节就屈曲，前臂偏离方向不能旋前 1 分：可部分完成这个动作或者在活动时肘关节屈曲或前臂不能旋前 2 分：顺利完成			

续表

部位		运动功能检查	评分标准	评定日期		
				月	月	月
				日	日	日
		（2）肩关节屈曲度 90°～180°、肘于 0° 位时，前臂旋前后	0分：开始时肘关节屈曲或肩关节外展发生 1分：在肩部屈曲时，肘关节屈曲，肩关节外展 2分：顺利完成			
		（3）在肩关节屈曲 30°～90° 时，肘关节 0° 位时前臂旋前或旋后	0分：前臂旋前或旋后完全不能进行或肩肘位不正确 1分：能在要求肢位时部分完成旋前、旋后 2分：顺利完成			
	Ⅵ正常反射活动（该阶段得2分者在第Ⅴ阶段必须得到6分）	（1）肱二头肌腱反射	0分：至少2～3个反射明显亢进 1分：1个反射明显亢进或至少2个反射活跃 2分：反射活跃不超过1个并且无反射亢进			
		（2）指屈反射				
		（3）肱三头肌腱反射				
腕	Ⅶ腕稳定性	（1）肘关节 90°，肩关节 0°	0分：不能背屈腕关节达 15° 1分：可完成腕背屈，但不能抗阻 2分：有些轻微阻力仍可保持腕背屈			
		（2）肘关节 90°，肩关节 0° 时屈伸腕	0分：不能随意运动 1分：不能在全关节范围内活动腕关节 2分：能平滑地不停顿地进行			
		（3）肘关节 0°，肩关节 30°	评分同（1）项			
		（4）肘关节 0°，肩关节 30° 屈伸腕	评分同（2）项			
		（5）腕环形运动	0分：不能进行 1分：活动费力或不完全 2分：正常进行			
手	Ⅷ手运动	（1）手指共同屈曲	0分：不能屈曲 1分：能屈曲但不充分 2分：（与健侧比较）能完全主动屈曲			
		（2）手指共同伸展	0分：不能伸 1分：能放松主动屈曲的手指 2分：能充分主动地伸展			

续表

部位		运动功能检查	评分标准	评定日期		
				月	月	月
				日	日	日
手		（3）握力1：掌指关节伸展并且近端和远端指间关节屈曲，检测抗阻握力	0分：不能保持要求位置 1分：握力微弱 2分：能够抵抗相当大的阻力抓握			
		（4）握力2：所有关节处于零度位时，拇指内收	0分：不能进行 1分：能用拇指捏住一张纸，但不能抵抗拉力 2分：可牢牢捏住纸			
		（5）握力3：患者拇食指可夹住一支铅笔	评分方法同握力2			
		（6）握力4：能握住一个圆筒物体	评分方法同握力2、3			
		（7）握力5：能握球形物体，如网球	评分方法同握力2、3、4			
	IX手协调性与速度：指鼻试验（快速连续进行5次）	（1）震颤	0分：明显震颤 1分：轻度震颤 2分：无震颤			
		（2）辨距不良	0分：明显的或不规则的辨距障碍 1分：轻度、规则的辨距障碍 2分：无辨距障碍			
		（3）速度	0分：较健侧慢6s 1分：较健侧慢2～5s 2分：两侧差别小于2s			
下肢（仰卧位）	I 反射活动	（1）跟腱反射	0分：无反射活动 2分：反射活动			
		（2）(髌)膝腱反射				
	II A.屈肌共同运动	（1）髋关节屈曲	0分：不能进行 1分：部分进行 2分：充分进行			
		（2）膝关节屈曲				
		（3）踝关节背屈				

续表

部位		运动功能检查	评分标准	评定日期		
				月 日	月 日	月 日
下肢（坐位）	ⅡB.伸肌共同运动（抗阻运动）	（1）髋关节伸展	0分：没有运动 1分：微弱运动 2分：几乎与对侧相同			
		（2）髋关节内收				
		（3）膝关节伸展				
		（4）踝关节跖屈				
下肢（坐位）	Ⅲ联合的共同运动	（1）膝关节屈曲大于90°	0分：无主动活动 1分：膝关节能从微伸位屈曲但不能超过90° 2分：膝关节屈曲大于90°			
		（2）踝背屈	0分：不能主动背屈 1分：不完全主动屈曲 2分：正常背屈			
下肢（站位）	Ⅳ分离运动（髋关节0°）	（1）膝关节屈曲	0分：在髋关节伸展位不能屈膝 1分：髋关节不屈，膝能屈曲但不到90°或在进行时髋关节屈曲 2分：能自如运动			
		（2）踝背屈	0分：不能主动活动 1分：能部分背屈 2分：能充分背屈			
下肢（坐位）	Ⅴ正常反射	（1）膝部屈肌	0分：2～3个反射明显亢进 1分：1个反射亢进或2个反射活跃 2分：不超过1个反射活跃			
		（2）膝腱反射				
		（3）跟腱反射				
下肢（仰卧位）	Ⅵ协调/速度：跟膝胫试验（连续重复5次）	（1）震颤	0分：明显震颤。 1分：轻度震颤。 2分：无震颤。			
		（2）辨距障碍	0分：明显的不规则的辨距障碍。 1分：轻度的规则的辨距障碍。 2分：无辨距障碍。			
		（3）速度	0分：较健侧慢6s。 1分：较健侧慢2～5s。 2分：两侧差别小于2s。			

续表

部位	运动功能检查	评分标准	评定日期		
			月	月	月
			日	日	日

上肢（共 33 项，各项最高分为 2 分，共 66 分）
下肢（共 17 项，各项最高分为 2 分，共 34 分）
运动功能积分：上肢_____ 下肢_____ 总分_____

Fugl-Meyer 运动功能评分的临床意义

运动评分	分级	临床意义
＜ 50 分	I	严重运动障碍
50 ～ 84 分	II	明显运动障碍
85 ～ 95 分	III	中度运动障碍
96 ～ 99 分	IV	轻度运动障碍

附表 7-2　平衡功能评定量表

检查项目		评分标准	评定日期		
			月	月	月
			日	日	日
平衡反应	（1）无支撑坐位	0 分：不能保持坐姿 1 分：能坐但不少于 5min 2 分：能坚持以上坐姿 5min			
	（2）健侧"展翅"反应	0 分：肩部无外展肘关节无伸展 1 分：反应减弱 2 分：正常反应			
	（3）患侧"展翅"反应	评分同第（2）项			
	（4）支撑站位	0 分：不能站立 1 分：他人完全支撑时可站立 2 分：他人稍给支撑时能站立 1min			
	（5）无支撑站立	0 分：不能站立 1 分：不能站立 1min 或身体摇晃 2 分：能平衡站立 1min 以上			
	（6）健侧站立	0 分：不能维持 1 ～ 2s 1 分：平衡站稳达 4 ～ 9s 2 分：平衡站立超过 10s			
	（7）患侧站立	评分同第（6）项			

附表 7-3　四肢感觉功能评定量表

检查项目	检查部位	评分标准	评定日期		
			月	月	月
			日	日	日
轻触觉	（1）上臂	0分：麻木，无感觉 1分：感觉过敏或感觉减退 2分：正常			
	（2）手掌				
	（3）股部				
	（4）足底				
本体感觉	（1）肩部	0分：没感觉 1分：4次回答中有3次是正确的，但与健侧比仍有差别 2分：所有回答正确，两侧无差别			
	（2）肘				
	（3）腕				
	（4）拇指				
	（5）膝关节				
	（6）踝关节				
	（7）趾关节				

附表 7-4　关节活动功能评定量表

检查部位	关节活动度检查	评分标准	评定日期		
			月	月	月
			日	日	日
肩关节	屈曲				
	外展 90°				
	外旋				
	内旋				
肘关节	屈曲				
	伸展				
腕关节	屈曲				
	伸展				
指关节	屈曲				
	伸展				

续表

检查部位	关节活动度检查	评分标准	评定日期		
			月 日	月 日	月 日
前臂	旋前				
	旋后				
髋关节	屈曲				
	外展				
	外旋				
	内旋				
膝关节	屈曲				
	伸展				
踝关节	背屈				
	趾屈				
足	外翻				
	内翻				

附录 8 脊髓损伤水平评分（美国脊髓损伤协会制定）

附表 8-1 为脊髓损伤水平评分（美国脊髓损伤协会制定）。

附表 8-1 脊髓损伤水平评分（美国脊髓损伤协会制定）

神经节段	感觉检查关键点	左		右		运动检查（关键肌群）	左	右
		痛觉	触觉	痛觉	触觉			
C2	枕骨粗隆							
C3	锁骨上窝							
C4	肩锁关节顶部							
C5	肘前窝外侧面					屈肘肌		
C6	拇指					伸腕肌		
C7	中指					伸肘肌		
C8	小指					中指屈指肌		
T1	肘前窝尺侧面					小指展肌		
T2	腋窝							
T3	第 3 肋间							
T4	第 4 肋间（乳头）							
T5	第 5 肋间							
T6	第 6 肋间（剑突）							
T7	第 7 肋间							
T8	第 8 肋间（肋弓下缘）							
T9	第 9 肋间							
T10	第 10 肋间（脐）							
T11	第 11 肋间							
T12	腹股沟韧带中部							
L1	T12 与 L2 间的上 1/2							
L2	大腿前中部					屈髋肌		
L3	股骨内侧髁					伸膝肌		

续表

神经节段	感觉检查关键点	左		右		运动检查（关键肌群）	左	右
		痛觉	触觉	痛觉	触觉			
L4	内踝					踝背伸肌		
L5	第3跖骨颈背侧					趾伸肌		
S1	足跟外侧					踝跖屈肌		
S2	腘窝中点							
S3	坐骨结节							
S4～S5	肛门周围							
总感觉评分						总运动评分		
括约肌功能及反射检查		球海绵体反射						
		肛门指诊				肛门反射		
总评分				损害程度分级				
评定日期：_____ 年 _____ 月 _____ 日　医生签字：_____								

评分标准如下。

（1）损伤程度评定

按美国脊髓损伤协会制定的评定标准，损伤程度的评定根据最低骶节（S4～S5）有无残留功能（骶部保留）为准。残留感觉功能时，刺激肛门皮肤与黏膜交界处有反应或刺激肛门深部时有反应；残留运动功能时，肛门指诊时肛门外括约肌有随意收缩。

①完全损伤：S4～S5无感觉与运动功能。

②不完全损伤：损伤水平下保留感觉功能，包括S4～S5的感觉。

③不完全损伤：损伤水平下保留运动功能，但其大部分关键肌的肌力＜3级。

④不完全损伤：损伤水平下保留运动功能，其关键肌的肌力＞3级。

⑤正常：运动感觉功能正常。

（2）运动功能评定

分值按徒手肌力评定的结果来记录：如1级肌力，评为1分；5级肌力，评为5分。共10组肌肉，共100分。

（3）感觉功能评定

浅感觉：痛觉和轻触觉。

评分标准：感觉正常为2分；感觉异常为1分；感觉消失为0分。

共28个关键感觉点，痛觉左56分、右56分，轻触觉左56分、右56分。总分最高224分。

（4）球海绵体反射

球海绵体反射的消失为提示脊髓休克，球海绵体反射的再出现表示脊髓休克的终止。

检查方法：食指插入肛门，另一手刺激龟头（女性刺激阴蒂），阳性时手指可以明显感觉肛门括约肌的收缩（正常人有15%～30%不出现该反射；圆锥损伤时也不出现该反射）。

附表8-2为不同的脊髓损伤水平所对应的康复目标与需要的支具轮椅种类。

附表8-2　不同的脊髓损伤水平所对应的康复目标与需要的支具轮椅种类

脊髓损伤水平	康复目标	需要的支具轮椅种类
C5	桌上动作自理，其他需帮助	电动轮椅；平地可用手动轮椅
C6	ADL部分自理	手动或电动轮椅、可用多种支具
C7	ADL基本自理，乘轮椅活动	手动轮椅、残疾人专用汽车
C8～T4	ADL自理，轮椅活动，支具站立	手动轮椅、骨盆长支具、双拐
T5～T8	ADL自理，可应用支具治疗性步行	手动轮椅、骨盆长支具、双拐
T9～T12	ADL自理，长下肢支具治疗性步行	轮椅、长下肢支具、双拐
L1	ADL自理，家庭内支具功能性步行	轮椅、长下肢支具、双拐
L2	ADL自理，社区内支具功能性步行	轮椅、长下肢支具、双拐
L3	ADL自理，社区内支具功能性步行	短下肢支具
L4	ADL自理，可驾驶汽车，可不需轮椅	短下肢支具
L5～S	无拐足托功能性步行及驾驶汽车	足托或短下肢支具